T. C. Wetter, R. Popp, M. Arzt, T. Pollmächer

ELSEVIER ESSENTIALS

Schlafmedizin

In der Reihe ELSEVIER ESSENTIALS sind bis jetzt folgende Titel erschienen:

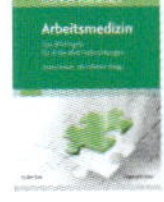

Arbeitsmedizin
978-3-437-21571-1

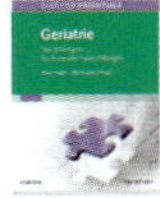

Geriatrie
978-3-437-22841-4

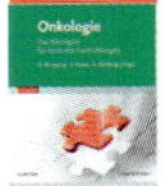

Onkologie
978-3-437-21431-8

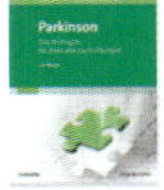

Parkinson
978-3-437-21023-5

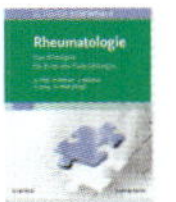

Rheumatologie
978-3-437-21401-1

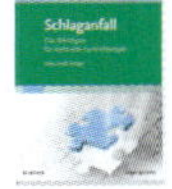

Schlaganfall
978-3-437-21501-8

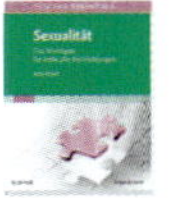

Sexualität
978-3-437-21461-5

Thomas C. Wetter, Roland Popp, Michael Arzt,
Thomas Pollmächer

ELSEVIER ESSENTIALS
Schlafmedizin

Das Wichtigste für Ärzte aller Fachrichtungen

ELSEVIER

ELSEVIER
Hackerbrücke 6, 80335 München, Deutschland
Wir freuen uns über Ihr Feedback und Ihre Anregungen an books.cs.muc@elsevier.com

ISBN 978-3-437-21021-1
eISBN 978-3-437-17295-3

1. Auflage 2019

Wichtiger Hinweis für den Benutzer
Ärzte/Praktiker und Forscher müssen sich bei der Bewertung und Anwendung aller hier beschriebenen Informationen, Methoden, Wirkstoffe oder Experimente stets auf ihre eigenen Erfahrungen und Kenntnisse verlassen. Bedingt durch den schnellen Wissenszuwachs insbesondere in den medizinischen Wissenschaften sollte eine unabhängige Überprüfung von Diagnosen und Arzneimitteldosierungen erfolgen. Im größtmöglichen Umfang des Gesetzes wird von Elsevier, den Autoren, Redakteuren oder Beitragenden keinerlei Haftung in Bezug auf jegliche Verletzung und/oder Schäden an Personen oder Eigentum, im Rahmen von Produkthaftung, Fahrlässigkeit oder anderweitig, übernommen. Dies gilt gleichermaßen für jegliche Anwendung oder Bedienung der in diesem Werk aufgeführten Methoden, Produkte, Anweisungen oder Konzepte.

Für die Vollständigkeit und Auswahl der aufgeführten Medikamente übernimmt der Verlag keine Gewähr.
Geschützte Warennamen (Warenzeichen) werden in der Regel besonders kenntlich gemacht (®). Aus dem Fehlen eines solchen Hinweises kann jedoch nicht automatisch geschlossen werden, dass es sich um einen freien Warennamen handelt.

Bibliografische Information der Deutschen Nationalbibliothek
Die Deutsche Nationalbibliothek verzeichnet diese Publikation in der Deutschen Nationalbibliografie; detaillierte bibliografische Daten sind im Internet über http://www.d-nb.de/ abrufbar.

19 20 21 22 23 5 4 3 2 1

Um den Textfluss nicht zu stören, wurde bei Patienten und Berufsbezeichnungen die grammatikalisch maskuline Form gewählt. Selbstverständlich sind in diesen Fällen immer Frauen und Männer gemeint.

Planung: Uschi Jahn, München
Projektmanagement: Stefanie Schröder, München
Redaktion: Dr. Antje Kronenberg, Gronau (Westf.)
Satz: abavo GmbH, Buchloe
Druck und Bindung: Drukarnia Dimograf Sp. z o. o., Bielsko-Biała/Polen
Zeichnungen: Martha Kosthorst, Borken
Umschlaggestaltung: SpieszDesign, Neu-Ulm

Aktuelle Informationen finden Sie im Internet unter **www.elsevier.de**

Vorwort

Kaum ein klinisches Problem betrifft so viele verschiedene medizinische Fachrichtungen wie die Diagnostik und Therapie nächtlicher Schlafstörungen. Und auch die andere Seite der Medaille – Müdigkeit und Schläfrigkeit am Tage – ist eine klassische interdisziplinäre Herausforderung.

Seit etwa 15 Jahren gibt es Spezialisten, welche die Zusatzbezeichnung Schlafmedizin erworben haben. Aber ihre Zahl ist klein, und da laut Erhebungen von Krankenkassen mehr als ein Viertel der Bevölkerung zumindest gelegentlich unter Störungen des Schlafes oder der Vigilanz leidet, sollte das Problem schon frühzeitig beim Haus- oder Facharzt erkannt und behandelt oder in schwierigen Fällen zumindest der Weg zum Spezialisten gebahnt werden.

Um Haus- und Fachärzten, aber auch psychologischen Psychotherapeuten in kompakter Form einen einfachen Zugang zur Schlafmedizin zu ermöglichen, haben wir dieses Buch in der Essentials-Reihe verfasst. In übersichtlicher Form stellen wir den Zugang zum Patienten ausgehend von Leitsymptomen dar, aber natürlich auch aus der Perspektive klinischer Diagnosen.

Neben differenzialdiagnostischen und therapeutischen Erwägungen finden sich in nahezu jedem Kapitel auch Informationen und Tipps für die Patienten mit Hinweisen auf therapeutische Ansätze, die in unkomplizierten Situationen schnell und teilweise äußerst effektiv wirken.

Auf diesem Wege hoffen wir, allen Kolleginnen und Kollegen ein praktisches und leicht zu nutzendes Kompendium zur Verfügung zu stellen, das gerade für diejenigen hilfreich ist, die sich nicht täglich als Spezialisten mit Schlafproblemen befassen.

Regensburg/Ingolstadt, im September 2018
Prof. Dr. med. Thomas C. Wetter
Priv.-Doz. Dr. phil. Roland Popp
Prof. Dr. med. Michael Arzt
Prof. Dr. med. Thomas Pollmächer

Adressen

Prof. Dr. med. Thomas-Christian Wetter
Klinik und Poliklinik für Psychiatrie und Psychotherapie der
Universität Regensburg am Bezirksklinikum
Universitätsstraße 84
93053 Regensburg

Priv.-Doz. Dr. phil. Roland Popp
Universitäres Schlafmedizinisches Zentrum Regensburg-Donaustauf
Klinik und Poliklinik für Psychiatrie und Psychotherapie der
Universität Regensburg am Bezirksklinikum
Universitätsstraße 84
93053 Regensburg
www.schlaf-medizin.de

Prof. Dr. med. Michael Arzt
Universitätsklinikum Regensburg
Schlafmedizinisches Zentrum der Klinik und Poliklinik für
Innere Medizin II
Franz-Josef-Strauß-Allee 11
93053 Regensburg

Prof. Dr. med. Thomas Pollmächer
Klinikum Ingolstadt
Direktor des Zentrums für psychische Gesundheit und
Chefarzt der Klinik für Psychiatrie und Psychotherapie I
Krumenauerstraße 25
85049 Ingolstadt

Abkürzungen

AASM American Academy of Sleep Medicine
ACE Angiotensin-Converting-Enzym
ADHS Aufmerksamkeitsdefizit-/Hyperaktivitätsstörung
ADNFLE Autosomal Dominant Nocturnal Frontal Lobe Epilepsy
AHI Apnoe-Hypopnoe-Index
ASS Acetylsalicylsäure
AVT apparative Verhaltenstherapie
BAI Beck-Angst-Inventar
BDI Beck-Depressions-Inventar
Btm Betäubungsmittel
BUB Bewertung medizinischer Untersuchungs- und Behandlungsmethoden
CPAP Continuous Positive Airway Pressure
d Tag
DGP Deutsche Gesellschaft für Pneumologie und Beatmungsmedizin e. V.
DGSM Deutsche Gesellschaft für Schlafforschung und Schlafmedizin
DLMO Dim-Light-Melatonin-Onset
D-MEQ deutsche Version des Morningness-Eveningness-Questionnaire
DSM Diagnostic and Statistical Manual of Mental Disorders
ECP Endogenous Circadian Pacemaker
EDS Excessive Daytime Sleepiness
EEG Elektroenzephalografie
EFAS Essener Fragebogen Alter und Schläfrigkeit
EFM exzessiver fragmentarischer Myoklonus
EMG Elektromyografie
EOG Elektrookulografie
ESS Epworth Sleepiness Scale
FFI Fatal Familial Insomnia
FSS Fatigue Severity Scale
FVC forcierte Vitalkapazität
GABA Gamma-Aminobuttersäure
GHB Gammahydroxybutyrat
h Stunde
HFnEF Heart Failure with Normal Ejection Fraction
HFrEF Heart Failure with Reduced Ejection Fraction
HWS Halswirbelsäule
ICD International Statistical Classification of Diseases and Related Health Problems
ICSD International Classification of Sleep Disorders
IRLS International Restless Legs Severity Scale
KRPSG kardiorespiratorische Polysomnografie
KSS Karolinska Sleepiness Scale
KVT Kognitive Verhaltenstherapie
LC Locus caeruleus
LH lateraler Hypothalamus
LISST Landecker Inventar zur Erfassung von Schlafstörungen
WA langsamwellige Aktivität
M., Mm. Musculus, Musculi
MAO Monoaminooxidase
MCTQ Munich Chronotype Questionnaire
MDMA 3,4-Methylendioxy-N-Methylamphetamin
min Minute(n)
mmHg Millimeter Quecksilbersäule
MRT Magnetresonanztomografie
ms Millisekunde
MS Multiple Sklerose
MSLT Multipler Schlaflatenztest
MWT Mehrfachwachbleibetest
N., Nn. Nervus, Nervi
NFLE nächtliche Frontallappenepilepsie
NIV nichtinvasive Beatmung
NREM Non-REM
ODI Oxygen Desaturation Index
OSAS obstruktives Schlafapnoesyndrom
OSLER Oxford Sleep Resistance Test
PAS Posterior Airway Space
PET Positronenemissionstomografie
PLMD Periodic Limb Movement Disorder
PLMS Periodic Leg Movements in Sleep
PNP Polyneuropathie
PSG Polysomnografie
PSQI Pittsburgh Sleep Quality Index
PST Pupillografischer Schläfrigkeitstest
PTBS posttraumatische Belastungsstörung
PUI Pupillenunruhe-Index
PVT Psychomotorischer Vigilanztest
RAAS Renin-Angiotensin-Aldosteron-System
REM Rapid Eye Movements
RGC retinale Gangliennervenzellen
RLS Restless-Legs-Syndrom
s, Sek. Sekunde
SAD Saisonal Affective Disorder
SAQLI Sleep Apnea Quality of Life Index
SBAS schlafbezogene Atmungsstörungen
SCN Nucleus suprachiasmaticus
SE Schlafentzug
SMA spinale Muskelatrophie
SNP Single Nucleotide Polymorphism
SNRI Selective Noradrenalin Reuptake Inhibitors
SOREM Sleep-Onset-REM-Episode
SPECT Single-Photon-Emissionscomputertomografie
SSRI Selective Serotonin Reuptake Inhibitors
SSS Stanford Sleepiness Scale
Std. Stunde(n)
SWS Slow Wave Sleep
TAP Testbatterie zur Aufmerksamkeitsprüfung
THC Delta-9-tetra-hydrocannabinol
TSH Thyreoidea-stimulierendes Hormon
UPS Unterkieferprotrusionsschiene
VAS Visuelle Analogskala
VIS-A, VIS-M Visuelle Analogskala zur Erfassung von Schlafqualität
VLPO ventrolateraler präoptischer Nukleus
WASO Wake after Sleep Onset
ZAHS zentralalveoläres Hypoventilationssyndrom
ZSA Zentrale Schlafapnoe
ZSWRS zirkadiane Schlaf-Wach-Rhythmusstörung

Abbildungs- und Tabellennachweis

Der Verweis auf die jeweilige Abbildungs- oder Tabellenquelle befindet sich bei Abbildungen und Tabellen im Werk am Ende des Legendentextes in eckigen Klammern. Alle nicht besonders gekennzeichneten Grafiken, Abbildungen und Tabellen © Elsevier GmbH, München.

E767 Meir H. Kryger. Atlas of Clinical Sleep Medicine. Online and Print. 1st ed. Elsevier Health Sciences, 2009

F560-002 Hobson JA. Sleep is of the brain, by the brain and for the brain. Nature. 2005; 437(7063), 1254–6

F783-004 Becker HF et al. Effect of nasal continuous positive airway pressure treatment on blood pressure in patients with obstructive sleep apnea. Circulation. 2003 Jan 7; 107(1): 68–73

F759-005 American Academy of Sleep Medicine. International Classification of Sleep Disorders. 3rd ed. Darien IL: American Academy of Sleep Medicine, 2014

F877-002 Arzt M, Luigart R. Obstruktive Schlafapnoe bei Patienten mit Typ-2-Diabetes. Der Diabetologe. 5/2012; 8: 415–425. DOI 10.1007/s11428-012-0929-7

G710 Möller H-J, Laux G, Kapfhammer H-P. Psychiatrie, Psychosomatik, Psychotherapie. 4. A. Berlin Heidelberg: Springer Verlag, 2011

G711 Möller H-J, Laux G, Kapfhammer H-P. Psychiatrie, Psychosomatik, Psychotherapie, 5. A. Berlin Heidelberg: Springer Verlag, 2017

G736 Mayer G, Pollmächer T. Narkolepsie – Neue Chancen in Diagnostik und Therapie, 1. A. Stuttgart: Georg Thieme Verlage, 2006, S.37/38. DOI 10.1055/s-2006-958727

H053-001 Tinuper P et al. Movement disorders in sleep: guidelines for differentiating epileptic from non-epileptic motor phenomena arising from sleep. Sleep Med Rev. 2007 Aug; 11(4): 255–67. Epub 2007 Mar 26doi.org/10.1016/j.smrv.2007.01.001

H053-002 Benedetti F, Barbini B, Colombo C, Smeraldi E. Chronotherapeutics in a psychiatric ward. Sleep Medicine Reviews 2007; 11: 509–522

H054-001 Riemann D et al. S3-Leitlinie Nicht erholsamer Schlaf/Schlafstörungen. Somnologie. 2017; 21: 2–44. Berlin: Springer Medizin Verlag, 2017. DOI 10.1007/s11818-016-0097-x. Online publiziert: 27. Februar 2017

H054-002 Frohnhofen H, Schlitzer J, Netzer N. Schlaf und Schlafstörungen beim alten Menschen. Somnologie. 2007; 21(1), 67–81

H054-003 Mayer G et al. Klinischer Algorithmus. In: Nicht erholsamer Schlaf/Schlafstörungen. Berlin Heidelberg: Springer Verlag, 2010, S. 27

H055-001 Allen RP et al. Restless legs syndrome: Diagnostic criteria, special considerations, and epidemiology – a report from the restless legs syndrome diagnosis and epidemiology workshop at the NIH. Sleep Med. 2003; 4: 101–119

H056-001 Portland Press Journal

H057-001 Mallampati SR et al. A clinical sign to predict difficult tracheal intubation; a prospective study. Canadian Journal of Anesthesia / Journal canadien d'anesthésie, Jul 1, 1985

H058-001 Linz D, Arzt M. Schlafstörungen und Herzerkrankungen. Dtsch med Wochenschr. 2015; 140(17): 1272–1277

L138 Martha Kosthorst, Borken

P492 Thomas-Christian Wetter

P493 Roland Popp

T972 Peter Geisler, medbo Bezirksklinikum Regensburg

W1040 Deutsche Gesellschaft für Schlafforschung und Schlafmedizin (DGSM)

W203 WHO

Inhaltsverzeichnis

KAPITEL

1

Roland Popp

Grundlagen des Schlafs

Kernaussagen

- Schlaf ist kein passiver, ausschließlich der Regeneration dienender Zustand, sondern ein aktiver, dynamischer Prozess.
- Mithilfe der Polysomnografie lässt sich der Schlaf nach definierten neurophysiologischen Kriterien in verschiedene Schlafstadien (v. a. REM- und Non-REM-Schlaf) unterscheiden.
- Die subjektive Wahrnehmung von Schlafdauer, Wachphasen und Weckreaktionen kann vor allem bei insomnischen Schlafstörungen stark von objektiv gemessenen Schlafparametern abweichen.
- Grundlegende Modelle der Schlaf-Wach-Regulation vermögen wichtige Veränderungen der Schläfrigkeit in Abhängigkeit des Tagesverlaufs und der vorangegangenen Wachzeit vorauszusagen.
- Schlaf und Wachen gehören eng zusammen, wobei das Schlaf-Wach-Verhalten einer homöostatischen und zirkadianen Regulation unterliegt.
- Geträumt wird nicht nur während des REM-Schlafs, sondern in allen Schlafphasen. Allerdings weisen die Träume in Abhängigkeit der verschiedenen Schlafstadien unterschiedliche Merkmale auf.
- Schlaf spielt für die Neuroplastizität, die körperliche Regeneration und die Gedächtniskonsolidierung eine wesentliche Rolle. Allerdings ist die Frage, warum Menschen schlafen müssen, immer noch ungeklärt.
- Um die Schlafqualität bei Schlafproblemen zu verbessern, gibt es zahlreiche Empfehlungen zur sogenannten Schlafhygiene.

1.1 Typische Merkmale des Schlafs

Schlaf ist unabdingbar. Schlafen ist ein weitverbreitetes biologisches Phänomen und für uns genauso lebensnotwendig und vital wie für alle höheren Organismen. Das Phänomen wirft jedoch zahleiche fundamentale Fragen auf: Was ist Schlaf überhaupt, was sind seine Mechanismen und welche Funktionen kommen dem Schlaf zu?

1.1.1 Allgemeine Charakteristika des Schlafs

Schlaf ist ein besonderer Zustand, sowohl physiologisch als auch auf der Verhaltensebene. Er lässt sich klar von anderen Verhaltenszuständen wie Bewusstlosigkeit, Koma, Trance, Entspannung oder „Winterschlaf" bei Tieren abgrenzen. Selbst wenn eine allgemeingültige Definition von Schlaf schwerfällt, lassen sich typische Kennzeichen des Schlafs auf unterschiedlichen Ebenen finden (➤ Tab. 1.1). Organismusübergreifend sind drei Hauptkriterien hervorzuheben:

- Reversibilität des Schlafs
- Reduktion der sensorischen und motorischen Reaktivität
- Homöostatische Regulation

Betrachtet man eine schlafende Person, ohne etwas über die Physiologie des Schlafs zu wissen, drängt sich einem zunächst der Eindruck auf, es handele sich um einen passiven Ruhezustand. Im Vergleich zum Wachsein fehlt es vor allem an motorischer Bewegung, Wahrnehmung und Aktivität. Oberflächlich betrachtet, scheint der Schlafende leblos zu sein. Nicht zuletzt deswegen hielt schon die griechische Mythologie Schlaf und Tod für Zwillingsbrüder, für Hypnos und Thanatos.

Tab. 1.1 Typische Kennzeichen von Schlaf bei Mensch und Tier

Situativ
• Bestimmter Schlafplatz • Bevorzugte Tageszeit (nachts bei tagaktiven Organismen) • Meist geschützte Umgebung • Vorbereitende Elemente (Einrichten des Schlafplatzes, „Einschlafrituale")
Auf Verhaltensebene
• Spezifische Körperhaltung im Schlaf (z. B. meist geschlossene Augen, liegend) • Reglosigkeit: weitgehende körperliche Ruhe und motorische Inaktivität • Rasche Erweckbarkeit (je nach Schlaftiefe erhöhte Weckschwelle) • Verminderte sensorische Reaktivität • Nichtbewusstes oder teilbewusstes Erleben von Selbst und Umwelt
Physiologisch
• Charakteristisches EEG • Schnelle Reversibilität des Schlafzustands • Homöostatische Regulation • Funktionelle Veränderungen vieler verschiedener Systeme: Atmung, Thermoregulation, Herz-Kreislauf-System, Immunsystem, autonomes Nervensystem, neuroendokrine Regulation etc.

CAVE

Schlaf darf keineswegs als passiver, energiesparender, ausschließlich der Regeneration dienender Ruhezustand gesehen werden, sondern stellt einen aktiven, dynamisch regulierten Prozess dar. Schlaf ist ein hoch differenzierter und variabler Zustand.

Schlaf ist jedoch nur scheinbar ein Zustand der äußeren Ruhe. Bei näherer und längerer Betrachtung zeigt sich, dass wir in der Nacht häufig, manchmal bis zu 30-mal, die Körperlage verändern – und das, ohne aus dem Bett zu fallen.

Ein charakteristisches Merkmal des Schlafzustands ist seine **Reversibilität.** Durch Weckreize, seien sie akustisch (z. B. Weckeralarm oder Weinen eines Babys), optisch durch helles Licht oder taktil/haptisch (z. B. bei Berührungen oder Schmerzreizen) kann der Schlafzustand unterbrochen und aufgehoben werden. Der Organismus reagiert im Schlaf auf diese Reize. Schon im 19. Jahrhundert konnten durch experimentelle Untersuchungen unterschiedliche **Weckschwellen** für akustische Reize während des Schlafablaufs festgestellt werden. Ebenso macht die typische Weckreaktion einer Mutter, die während der Nacht auf das leise Weinen ihres Babys hin aufwacht, deutlich, dass während dieses sogenannten **Ammenschlafs** akustische Informationen vom Gehirn verarbeitet und bewertet werden.

Schlafen und Wachen sind auch keine distinkten, sich komplett ausschließenden Zustände: Sie lassen sich nicht analog zur digitalen Dichotomie mit 0 oder 1 charakterisieren. Die Grenzen zwischen Schlafen und Wachen sind fließend, ohne dass es einen exakten **Einschlafzeitpunkt** gäbe. So tritt im Übergang zum Wachzustand eine Phase der **Schlaftrunkenheit** mit reduzierter motorischer und kognitiver Leistungsfähigkeit auf. Umgekehrt lässt sich der Einschlafprozess nur über eine **hypnagoge Phase** beschreiben, in deren Verlauf es zu einem allmählichen Abdriften in den Schlafzustand kommt. Der Zustand beim Schlafwandeln unterstreicht ebenfalls, dass es in diesem Fall keine klare Trennung von Schlafen und Wachen gibt.

1.1.2 Elektrophysiologische Kennzeichen des Schlafs

Erst die systematische naturwissenschaftliche Erforschung des Schlafs im 20. Jahrhundert und die Entdeckung des **Elektroenzephalogramms** durch den Psychiater Hans Berger veränderten das Bild von den physiologisch zugrunde liegenden Prozessen beim Schlafen und Wachen grundlegend.

Heutzutage ist bekannt, dass es sich beim Schlaf eben nicht um einen passiven Ruhezustand handelt, sondern um einen Zustand, der aktiv vom zentralen Nervensystem reguliert wird. Dazu trug besonders die Entdeckung des **REM-Schlafs (Rapid Eye Movement Sleep)** in den 1950er-Jahren bei, wodurch sich innerhalb des Schlafverlaufs zwei physiologisch distinkte Subzustände klarer voneinander abgrenzen lassen: **REM-Schlaf** versus **Non-REM-Schlaf** (➤ Abb. 1.1).

Die beiden Zustände unterliegen einer **ultradianen Rhythmik** und treten zyklisch in einer bestimmten Abfolge auf. Nach heutigen Erkenntnissen beginnt gesunder Schlaf üblicherweise mit Non-REM-Schlaf, dessen intensivste Ausprägung der Tiefschlaf ist. Tiefschlaf tritt vor allem im ersten Drittel der Nacht auf. Aus dem Tiefschlaf heraus lassen sich auch die meisten Non-REM-Parasomnien beobachten (➤ Kap. 9.2).

Die erste **REM-Schlafepisode** tritt normalerweise erst ca. 90 Minuten nach dem Einschlafen auf, bei Kindern und bei Patienten mit Narkolepsie (➤ Kap. 7.2) durchaus früher. Während der Nacht kann es zu 4–5 REM-Schlaf-Episoden kommen. Der Anteil des REM-Schlafs am Gesamtschlaf beträgt beim Erwachsenen etwa 20–25 %, beim Neugeborenen sind es sogar 50 %. Die Länge der einzelnen REM-Schlafphasen nimmt zum Morgen hin zu. Vor allem während des REM-Schlafs finden sich im Vergleich zum Non-REM-Schlaf sehr lebhafte, manchmal bizarre und fantastische Trauminhalte (➤ Kap. 1.5). Im REM-Schlaf kommt es zudem zu einer kompletten **Muskelatonie,** die vor allem die Stell- und Haltemuskulatur betrifft. Ebenso treten in den REM-Phasen regelmäßig **Penis-** und **Klitoriserektionen** auf.

Während des Schlafs werden im Gehirn die Interaktionen mit der Umwelt fundamental modifiziert. So zeigten kernspintomografische Untersuchungen Anfang der 2000er-Jahre eine dramatische Veränderung der Signalverarbeitung z. B. akustischer Reize. Es kommt nicht nur nicht zur klassischen Aktivierung des primären Hörkortex – ein Großteil des Neokortex wird sogar deaktiviert. Im REM-Schlaf treten zusätzliche Veränderungen der Hirnrindenaktivität auf, die vermutlich mit dem Traumerleben in Zusammenhang stehen.

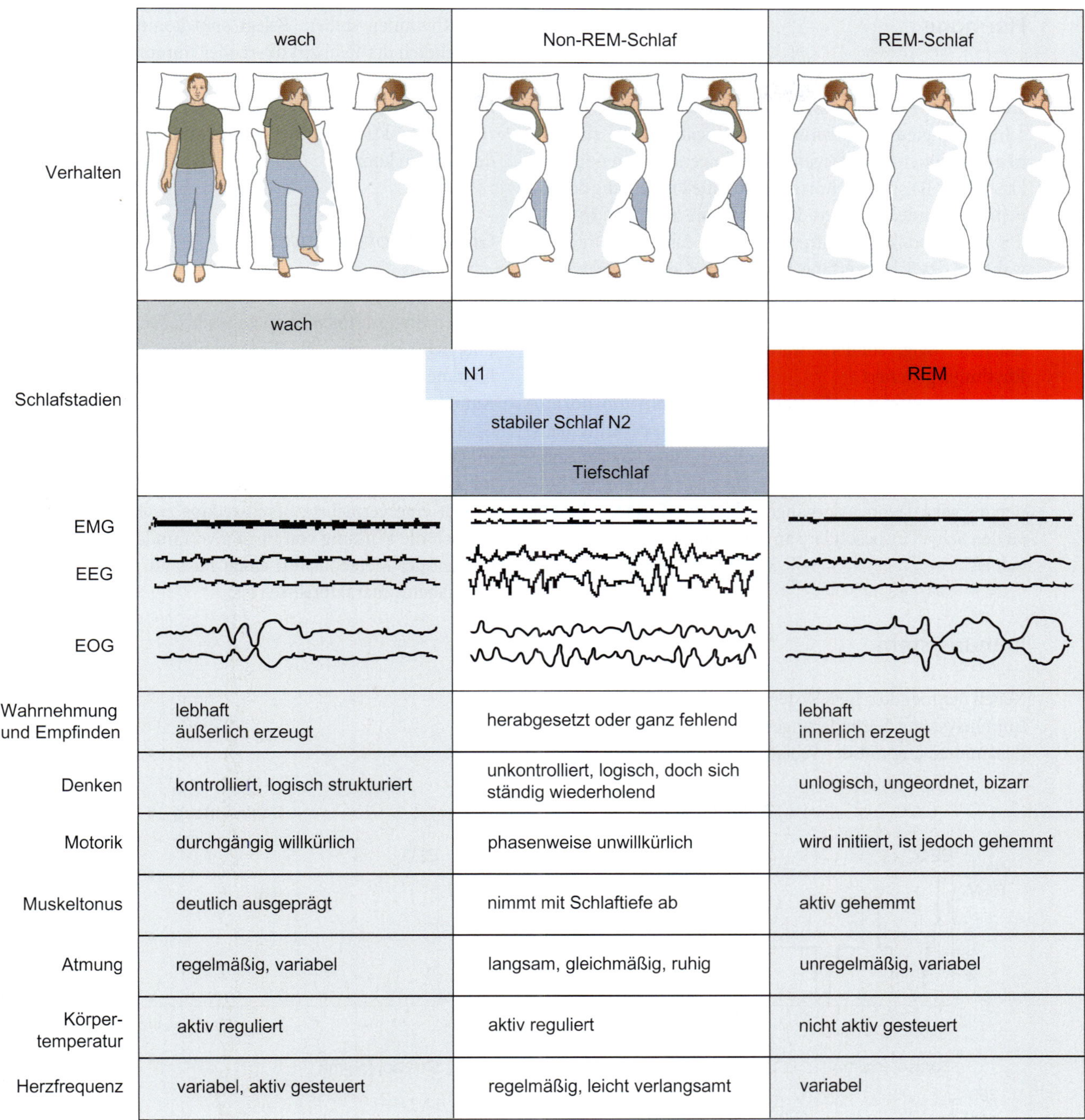

Abb. 1.1 Vergleich der Schlafstadien Wach versus REM-Schlaf und Non-REM-Schlaf (modifiziert nach [1]) [L138/F560-002]

1.1.3 Vegetative Merkmale des Schlafs

Der Schlaf geht nicht nur mit zentralnervösen, elektrophysiologisch messbaren Veränderungen des Gehirns einher, sondern verändert funktional fast alle physiologischen Systeme.

Atmung

Während des Schlaf verändert sich die Atmung: Sie unterliegt einer überwiegend autonomen Steuerung, zeigt eine verminderte CO_2-Sensibilität und eine reduzierte Atemfrequenz und -tiefe. Die Atemwegswiderstände nehmen zu und die Fehlertoleranz der Regelsysteme steigt.

Hormone

Auch auf hormoneller Ebene kommt es zu erheblichen Veränderungen (➤ Abb. 1.2). Eine Unterscheidung zwischen schlafbedingten Veränderungen und solchen, die zirkadianen Rhythmen unterliegen, ist zwingend notwendig. Ein klassisches Beispiel im Kortex betrifft die Freisetzung des Nebennierenrindenhormons **Kortisol** (ein zentrales Hormon der neuroendokrinen Stressantwort), das sein Minimum während des Schlafs erfährt und gegen Morgen wieder deutlich ansteigt. Die beschrieben Veränderungen bleiben allerdings auch bei Schlafentzug bestehen. Daher sind sie nicht schlafabhängig, sondern werden von einem zirkadianen Rhythmus generiert.

Hingegen erfolgt die Freisetzung von **Wachstumshormonen** zu 90 % innerhalb der ersten Stunde des Nachtschlafs. Wird der Schlaf verhindert, kommt es zu einer Blockade, wodurch die Wachstumshormone nicht freigesetzt werden können. Es wird davon ausgegangen, dass die Hormonsekretion an den Schlaf, insbesondere an den Non-REM-Schlaf, gekoppelt ist.

Immunsystem

Neben neuroendokrinen Systemen sind auch Funktionen des Immunsystems Veränderungen ausgesetzt, die teilweise in Zusammenhang mit der Schlafregulation bzw. mit zirkadianen Rhythmen stehen. Belegt sind komplexe Variationen hinsichtlich der Zahl zirkulierender Immunzellen, der Proliferationsantworten und der Freisetzung inflammatorischer **Mediatoren (Zytokine),** bei denen eine exhaustive Erklärung der funktionellen Bedeutung immer noch nicht gefunden werden konnte.

Glukosestoffwechsel

Ein beträchtlicher Stellenwert wird dem Einfluss des Schlafs auf den Glukosestoffwechsel zugeschrieben, der als primärer Energielieferant für viele Hirnfunktionen bedeutsam ist. Das filigrane Netzwerk des Glukosemetabolismus, bestehend aus Aufnahme, Verwertung, Speicherung und Freisetzung der Glukose, unterliegt erheblichen schlafassoziierten Veränderungen. Aufgrund einer Verminderung des Energiebedarfs im Schlaf wird weniger Glukose bereitgestellt. Bei Schlafentzug ist eine vermehrte Bereitstellung beobachtbar, da vermutlich die Wirkung von Insulin vermindert wird. Dadurch erreicht der Metabolismus einen Zustand, wie er prinzipiell für Diabetes charakteristisch ist.

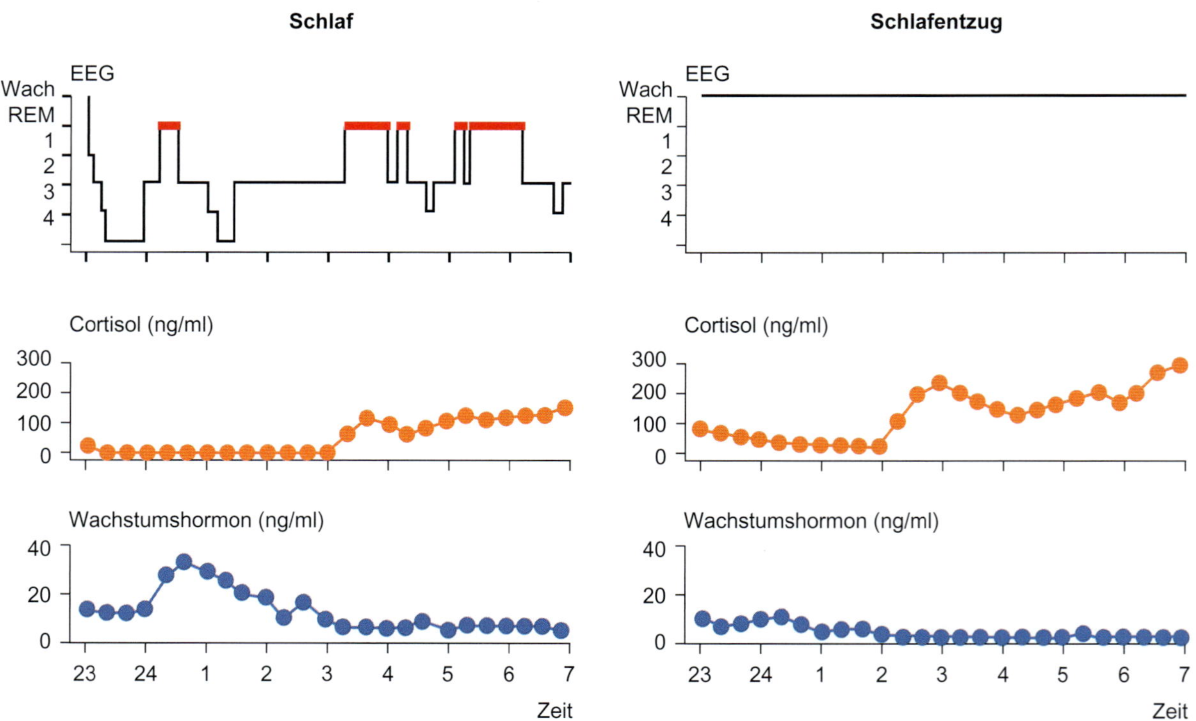

Abb. 1.2 Verlauf der Plasmakonzentrationen von Kortisol und Wachstumshormon im Schlafverlauf (links) und während nächtlicher Schlafdeprivation (rechts). Nur die Wachstumshormonsekretion wird durch den Schlafentzug unterdrückt.

1.2 Messung des Schlafs

Die experimentelle Schlafforschung begann im 19. Jahrhundert mit der Beobachtung der reduzierten Motorik. Seit der Entwicklung der Elektroenzephalografie (EEG) in den 1930er-Jahren bestand die Möglichkeit, elektrische Aktivität im Hirn während des Schlafs objektiv zu messen und unterschiedliche Schlafstadien zu erfassen. Eine erste Erkenntnis zeigte den Zusammenhang zwischen Schlaftiefe im Non-REM-Schlaf und langsamwelliger Aktivität im EEG **(Delta-Aktivität** oder **Slow Wave Sleep, SWS).** Die Häufigkeit dieser Aktivität und die damit verbundene Schlaftiefe unterlagen einer rhythmischen Veränderung der Abstände von 90 bis 120 Minuten. Unklar blieb jedoch vorerst, aus welchen Gründen dieses Phänomen auftrat und zu welchem physiologischen Zustand die Phasen dazwischen passten, innerhalb derer die Probanden zwar offensichtlich schliefen, das EEG aber dem Wachzustand außerordentlich ähnelte. Als in den 1950er-Jahren auffiel, dass sich während dieser Phasen unter den geschlossenen Lidern der eindeutig schlafenden Probanden die Augen schnell bewegen, konnte das Rätsel gelöst werden: Der **REM-Schlaf (Rapid Eye Movements, REM)** war entdeckt.

In ➤ Abb. 1.3 sind der abwechselnde Verlauf des Non-REM- und REM-Schlafs während der Nacht bei einer gesunden Person sowie charakteristische Biosignale der jeweiligen Schlafstadien ersichtlich. Auffällig für den REM-Schlaf ist, abgesehen von den raschen Augenbewegungen, der annähernd vollständig unterdrückte Tonus der Halte- und Stellmuskulatur. Diese sogenannte aktive supraspinale Inhibition soll das Ausagieren von Träumen verhindern.

Heutzutage findet die Messung des Schlafs in Schlaflaboren mithilfe der Polysomnografie statt (➤ Kap. 3.5.3). Mittels digitalisierter Messsysteme, die notwendige Signale wie EEG, EOG, EMG und diverse andere Biosignale wie EKG, Atmungsparameter und Motoraktivität der Beinmuskulatur umfassen, können Schlafstadien bestimmt und pathologische Phänomene erfasst werden.

1.3 Wahrnehmung des Schlafs

Schlaf lässt sich auf subjektiver und objektiver Ebene erfassen. Bereits frühe Experimente in den 1960er-Jahren hatten gezeigt, dass die neurophysiologisch definierten und gemessenen Schlafstadien nicht zu 100 % mit dem Erleben vom Probanden übereinstimmen. Objektiv gemessener und subjektiv erlebter Schlaf unterscheiden sich in vielerlei Hinsicht

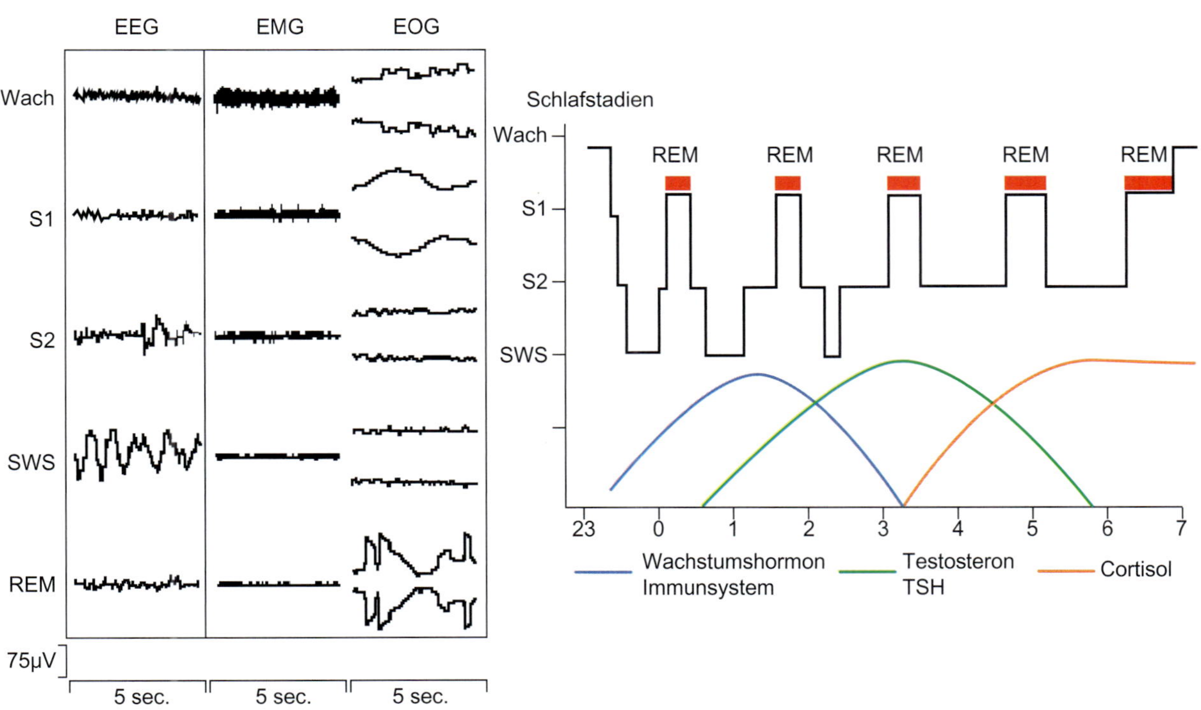

Abb. 1.3 Schematisierter Schlafverlauf einer gesunden Versuchsperson (rechts) und Charakteristika der Biosignale in den verschiedenen Schlafstadien (links). Das EEG synchronisiert mit zunehmender Schlaftiefe, sodass im Tiefschlaf (SWS) hohe, langsame Delta-Wellen vorherrschen. Parallel dazu nimmt die Muskelspannung (gemessen mittels Elektromyogramm, EMG) am Kinn ab, ist aber am niedrigsten im REM-Schlaf. Rasche Augenbewegungen finden sich im Wachen und REM-Schlaf. Langsame, rollende Augenbewegungen sind auf den leichten Non-REM-Schlaf beschränkt.

deutlich. Diese Divergenzen betreffen ganz verschiedene Aspekte der Schlafaufzeichnung:

- Einschlaflatenz
- Gesamtschlafzeit
- Häufigkeit und Dauer von Wachphasen
- Anzahl von Schlafunterbrechungen und Weckreaktionen
- Schlafqualität/Menge an Tiefschlaf

Je nach Störungsbild können die Diskrepanzen zwischen subjektiver und objektiver Erfassung des Schlafs verschärft werden. Vor allem bei Patienten mit einer chronischen Insomnie, die über schwere Ein- und/oder Durchschlafstörungen klagen, zeigen sich häufig extreme Divergenzen. Dabei werden vor allem Einschlafdauer und die Zeit nächtlicher Wachphasen deutlich überschätzt. Häufig kommt zu einer Fehlwahrnehmung des Schlafzustands (➤ Kap. 4.1). Aus der Sicht objektiv messbaren Schlafverhaltens ergibt sich oft eine wesentlich geringgradigere Schlafstörung, als es der subjektiven Einschätzung und Perspektive der Insomniepatienten entspricht.

Eine Abfrage der Schlafwahrnehmung und die subjektive Erfassung von Schlaf erfolgen üblicherweise über standardisierte Fragen (➤ Kap. 3.2) bzw. Fragebögen und fragen nach oben genannten Aspekten der Schlaferfassung.

1.3.1 Einschlaflatenz

Auf der Grundlage von **Verhaltensbeobachtungen** ist eine Person eingeschlafen, wenn sie z. B. nicht mehr adäquat auf einen äußeren Reiz (z. B. Aufleuchten eines schwachen Lichtes) reagiert. Aus elektrophysiologischer Sicht ist dies typischerweise im Übergang zu Schlafstadium N1 oder bei Mikroschlafepisoden der Fall. Dieses Verhalten nutzt der OSLER-Test (➤ Kap. 3.7.2) zur Messung der Einschlaflatenz unter standardisierten Bedingungen.

Ein weiteres Verhaltenskorrelat für das Einschlafen ist der **Verlust motorischer Kontrolle.** Beim ungewollten Einnicken kommt es zu einem Absinken des Kopfes und Zufallen der Augenlider, beim Einschlafen zu Hause fallen einem die Bettlektüre oder die TV-Fernbedienung aus der Hand.

Mit dem Einschlafen beginnen bei Schlafapnoepatienten auch **Schnarchen** und Atemaussetzer. All diese Ereignisse werden von den Betroffenen nicht mehr bewusst wahrgenommen. Daher wird z. B. der Vorwurf, beim Fernsehen schnarchend eingeschlafen zu sein, oft von den betroffenen Personen vehement abgestritten.

Unter **Schlaflaborbedingungen** wird die Einschlafdauer mittels polysomnografischer Kriterien bestimmt. So wird die Schlaflatenz durch die Dauer von „Licht aus" bis zur ersten Epoche irgendeines Schlafstadiums definiert. Diese elektrophysiologisch gemessene Einschlaflatenz kann von der empfundenen Einschlafdauer deutlich abweichen. Bei gesunden Personen korreliert die geschätzte Einschlafdauer am besten mit der Schlaflatenz zu Schlafstadium N2 bzw. mit dem ersten Auftreten einer Schlafspindel. Bei insomnischen Patienten hingegen zeigen sich die stärksten Korrelationen erst bei 15 Minuten ununterbrochenem Schlafstadium N2.

Bei Insomnie wird die Einschlaflatenz zu N1 oder N2 meist unterschätzt. Zu starken Diskrepanzen zwischen subjektiver und objektiver Einschlaflatenz kommt es insbesondere dann, wenn es während der Einschlafphase zu häufigen Wechsel zwischen Wach und Schlaf kommt. Im Extremfall sind Patienten mit chronischer Insomnie davon überzeugt, überhaupt nicht eingeschlafen zu sein und die *„ganze Nacht kein Auge zugetan zu haben"*. In der Polysomnografie hingegen sind sämtliche Schlafstadien nachweisbar.

1.3.2 Gesamtschlafzeit

Gesunde Schläfer – aber auch hypersomnische Patienten – schätzen nicht nur ihre Einschlafdauer, sondern auch die Gesamtdauer des Schlafs normalerweise ziemlich korrekt ein; denn es fällt ihnen leicht, die Gesamtschlafzeit aus der bekannten Bettliegezeit abzuleiten. Dies setzt allerdings voraus, dass weder Ein- noch Durchschlafstörungen bestehen.

Bei insomnischen Patienten wird die objektiv gemessene Gesamtschlafzeit im Gegensatz dazu stark unterschätzt. Dies ist darauf zurückzuführen, dass meistens die Schlaflatenz überschätzt wird und selbst längere Schlafphasen als Wachzeit empfunden werden.

1.3.3 Wachphasen

Weckversuche haben gezeigt, dass Probanden oftmals der Meinung waren, wach zu sein, obwohl sie sich objektiv betrachtet in einem eindeutigen Schlafstadium befanden. Andererseits gab es Fälle, dass Probanden der Ansicht waren, vor dem Wecken geschlafen zu haben, obwohl sie sich bei Ansprache im objektiven Wachzustand befanden.

Vor allem insomnische Patienten überschätzen die Länge der nächtlichen Wachliegezeit und die Häufigkeit einzelner Wachphasen. Selbst wenn zwischen kürzeren, vom Patienten bewusst erlebten Wachphasen Schlaf auftritt, erleben die Betroffenen die Wachzeit als zusammenhängend. Dann wird sogar registrierter Delta-Schlaf als „wach" erlebt. Subjektiv empfundenes stundenlanges nächtliches Wachliegen stellt sich bei der objektiven Messung häufig als ein Wechsel von Schlaf- und Wachphasen dar.

Offenbar werden vom Schlafgestörten voneinander eigentlich getrennte, zeitlich distante Wachphasen subjektiv fusioniert und dazwischenliegende Schlafphasen in das Erlebnis, wach zu sein, mit einbezogen.

Außerdem macht es für die subjektive Einschätzung einer z. B. 30-minütigen nächtlichen Wachphase einen großen Unterschied, ob sie von einer Person nach einer Schlafunterbrechung, z. B. durch einen äußeren Reiz, gelassen hingenommen wird oder aber bei einem schlafgestörten Patienten von negativen Kognitionen, Gedankenkreisen oder Grübeln begleitet ist. Im letzteren Fall wird die Länge der halbstündigen Wachzeit deutlich überschätzt.

1.3.4 Schlafunterbrechungen und Weckreaktionen

Die Anzahl und Dauer nächtlicher Aufwachereignisse werden selbst von jungen, gesunden Probanden in aller Regel unterschätzt. Diese geben nach einem völlig ungestörten Nachtschlaf im Schlaflabor oftmals an, sehr gut durchgeschlafen zu haben und maximal ein- bis zweimal kurz aufgewacht zu sein. In der Poysomnografie zeigen sich jedoch etliche Schlafunterbrechungen und Weckreaktionen (bis zu 30-mal in der Nacht), die sich im EEG eindeutig dem Schlafstadium WACH zuordnen lassen. Diese Aufwachereignisse werden nicht bewusst erlebt und hinterlassen keine Erinnerungsspur. Kurze, unbewusste Aufwachreaktionen scheinen auch beim nächtlichen Lagewechsel eine protektive Funktion zu erfüllen: Das Gehirn ist kurz wach, verarbeitet Informationen und verhindert dadurch, dass wir aus dem Bett rollen. Kleine Kinder hingegen drehen sich im Schlafzustand und haben deswegen ein erhöhtes Risiko, aus dem Bett zu fallen.

Auch für längere Wachphasen, vor allem wenn eine extreme Schlaftrunkenheit besteht, kann am nächsten Morgen eine komplette Amnesie bestehen.

CAVE

„Schlafen wie ein Stein", ohne Schlafunterbrechungen, ist ein Mythos. Selbst junge, gesunde Personen wachen in der Regel 3- bis 5-mal pro Stunde kurz auf, ohne dies bewusst zu registrieren. Bei jedem Wechsel der Körperlage zeigen sich während der Nacht kurze Wachphasen im EEG der Polysomnografie, die nicht als solche bewusst erlebt werden.

Noch wesentlich größere Diskrepanzen zwischen dem, was objektiv gemessen werden kann, und dem, was subjektiv empfunden wird, zeigen sich bei Schlafstörungen, die vorwiegend mit einer Schlaffragmentation einhergehen. In diesen Fällen führen z. B. Schlafapnoen oder motorische Ereignisse wie periodische Beinbewegungen oder Zähneknirschen zu kurzfristigen **Weckreaktionen (Arousals),** die den Schlafablauf behindern. Diese Aufwachereignisse werden von den Patienten subjektiv oft überhaupt nicht als Schlafstörung erlebt. Hunderte von nächtlichen Weckreaktionen, die meist nur von kurzer Dauer sind, werden von den Patienten nicht bewusst wahrgenommen. Die häufigen Schlafunterbrechungen und der fragmentierte Schlafablauf machen sich erst am nächsten Morgen bemerkbar: Die Patienten beklagen dann häufig einen nicht erholsamen Schlaf und eine erhöhte Tagesschläfrigkeit.

1.3.5 Tiefschlaf

Schlaf wird subjektiv als tief bezeichnet, wenn er als ungestört erlebt wird und Personen das Gefühl haben, nur schwer zu wecken zu sein. Tatsächlich haben Weckexperimente gezeigt, dass z. B. die akustische Weckschwelle während des Tiefschlafs (Schlafstadium N3) im Vergleich zu anderen Non-REM-Schlafstadien deutlich erhöht ist.

Werden Personen aus den Schlafstadium N3 gerissen, spüren sie eine starke Schlaftrunkenheit und merken deutlich eine passagere Einschränkung der Kognition und der Motorik. In diesen Fall decken sich sowohl das subjektive Erleben als auch der objektive Nachweis der Dysfunktionen.

Aus elektrophysiologischer Sicht wird Tiefschlaf durch ein charakteristisches Schlaf-EEG definiert und als Schlafstadium N3 bezeichnet. Bei der Beurteilung des Tiefschlafanteils stimmen subjektive Einschätzungen und objektive Messungen nur selten überein. Dies hat mehrere Gründe:

- Schlaf nehmen wir per se nicht unmittelbar wahr. Schlaf ist ein Zustand des reduzierten Bewusstseins, sodass unsere subjektive Beurteilung des Schlafs indirekt über den bewussten Wachzustand erfolgen muss.
- Tiefschlaf wird von den meisten Personen mit erholsamem Schlaf gleichgesetzt.
- Im Alter nimmt der Tiefschlaf (Schlafstadium N3) ab; ein stabiles Schlafstadium N2 wird dann ebenso als „tief" und erholsam erlebt
- Schlafapnoepatienten zeigen oft ein stark gestörtes und fragmentiertes Schlafprofil mit einem reduzierten Schlafstadium N3. Sie beschreiben ihren Schlaf dennoch oftmals als tief und fest. Diese Patienten überschätzen ihren Tiefschlafanteil somit deutlich.

Bei der Information und Aufklärung von schlafgestörten Patienten ist es wichtig, dass keine falschen oder überzogenen Vorstellungen von erholsamem Schlaf bestehen. So ist es wichtig zu betonen, dass häufige Weckreaktionen in der Nacht ganz normal sind und nur dann zum Problem werden, wenn ein schnelles Wiedereinschlafen nicht gegeben ist.

1.4 Modelle der Schlaf-Wach-Regulation

Einblick in die Regulationsmechanismen von Schlafen und Wachen lieferten neben experimentellen und Grundlagenstudien bei Menschen und Tieren auch die verschiedenen, z. T. sehr komplexen Schlafstörungen, bei denen Patienten zu viel, zu wenig oder fragmentierten Schlaf aufweisen. Auch die Auswirkungen von gestörtem, nicht erholsamem Schlaf auf Tagesschläfrigkeit und Vigilanz, kognitive Leistungsfähigkeit und emotionale Informationsverarbeitung dienten zur Entwicklung von Modellen der zugrunde liegenden zentralnervösen Regelkreise.

1.4.1 Basismodelle der Schlaf-Wach-Regulation

Schlaf ist kein passives Ergebnis einer reduzierten Wachheit, sondern ein Prozess, der aktiv vom zentralen Nervensystem gesteuert wird. Eine wichtige Rolle für die Regulation von Schlafen und Wachen spielen hierbei vor allem Teile des Hypothalamus.

Insgesamt umfasst die Steuerung des Schlafens und Wachens jedoch vielzählige Bereiche, einschließlich diverser Nuclei im Hirnstamm. Beteiligt sind dabei vielfältige Neurotransmitter, Peptide, Hormone und andere körpereigene Substanzen (➤ Tab. 1.2). Diese interagieren nicht nur in komplexer Weise miteinander, sondern erklären und ermöglichen auch die Verbindung der Schlaf-Wach-Regulation mit verschiedenen Hirnfunktionen und anderen grundlegenden Regelkreisen des gesamten Organismus.

Die ersten Basismodelle zum Schlafen und Wachen setzten sich mit der Regulation verschiedener Schlafphasen und dem Schlaf-Wach-Rhythmus auseinander. Wichtiger Ausgangspunkt war dabei der Tiefschlaf, charakterisiert durch langsame EEG-Aktivität im Bereich von 1–4 Hz (Deltawellen). Er erreicht sein Maximum kurz nach dem Einschlafen. Danach nimmt der Anteil von langsamwelliger Aktivität über den Nachtschlaf hinweg wieder ab, wobei sich diese abfallende Tendenz mithilfe einer exponentiellen Funktion beschreiben lässt. Nach Schlafentzug nimmt der Tiefschlafanteil zu, die exponentielle Abnahme bleibt jedoch konstant. Im Laufe der Wachzeit kommt es zu einer Zunahme des „Schlafdrucks", der während des Schlafs wieder abnimmt. Der Schlafdruck bestimmt auch die Steilheit des Anstiegs langsamwelliger Aktivität (LWA) innerhalb einer Non-REM-(NREM-)Schlafepisode, bevor ein Plateau erreicht wird und die LWA wieder abfällt.

Tab. 1.2 Schlafregulierende Botenstoffe

Hormone/Neuropeptide
• Orexin A und B (Hypocretin) • Neurosteroide • Neurotensin • Prokineticin • Stresshormone • Wachstumshormon • u. a.
Neurotransmitter
• Acetylcholin • Noradrenalin • Histamin • Serotonin • GABA • Dopamin • Adenosin • u. a.
Andere
• Zytokine • Prostaglandine • Fettsäuren

Zwei-Prozess-Modell der Schlafregulation

Nach dem sogenannten Zwei-Prozess-Modell der Schlafregulation [2], das in den 1980er-Jahren von Borbély entwickelt wurde, hängt das Schlafbedürfnis in Wesentlichen von zwei unabhängigen regulatorischen Komponenten ab, die miteinander interagieren:

- **Dem homöostatischen System (Prozess S):**
  - Dieses System ist von der vorausgehenden Wachdauer abhängig und verhält sich funktional ähnlich wie eine Sanduhr.
  - Je länger die Wachzeit ist, umso größer wird das Schlafbedürfnis, wobei dieser Zusammenhang kein linearer, sondern ein asymptotischer ist.
  - Das Schlafbedürfnis steigt während der Wachzeit an und nimmt im Schlaf wieder ab.
- **Dem zirkadianen System (Prozess C):**
  - Dieses zweite, unabhängige System generiert für viele physiologische Systeme periodische, sinusförmige Schwankungen, die ungefähr 24 Stunden dauern.
  - Der zirkadiane Schlaf-Wach-Rhythmus wird dabei durch eine innere Uhr, lokalisiert im Nucleus suprachiasmaticus (SCN) des Hyperthalamus, gesteuert.

Vor allem in der ersten Non-REM-Schlafepisode steigt die LWA steil an, bei den nachfolgenden Episoden kommt es zu einer Abflachung. Der typische Verlauf der LWA im Schlaf-EEG bildet die Grundlage für einen postulierten Prozess S, der die Veränderung des Schlafdrucks beschreibt und Ausdruck einer homöostatischen Schlaf-Wach-Regulierung ist. Die homöostatische Komponente reflektiert damit die vorausgegangene Länge der Wachzeit und die Menge des vorausgegangenen Schlafs. Dieser Prozess S interagiert jedoch mit einem zirkadianen Prozess C, der von einer „inneren Uhr" gesteuert wird und ebenfalls durch periodische Komponenten das Schlafverhalten und die Schläfrigkeit beeinflusst. So ist z. B. der REM-Schlaf – im Gegensatz zum Tiefschlaf – deutlich an die zirkadiane Phase gekoppelt. Sogenannte ultradiane Rhythmen beeinflussen so das periodische Auftreten von REM-Schlaf in der Nacht. Dadurch wird der Prozess S unterbrochen und der REM-NREM-Schlafzyklus bedingt (➤ Abb. 1.4). Wird nämlich der REM-Schlaf durch pharmakologische Substanzen unterdrückt, kommt es zu einer stetigen Abnahme der LWA während des Schlafs, wie es der Verlauf von Prozess S erwarten lässt.

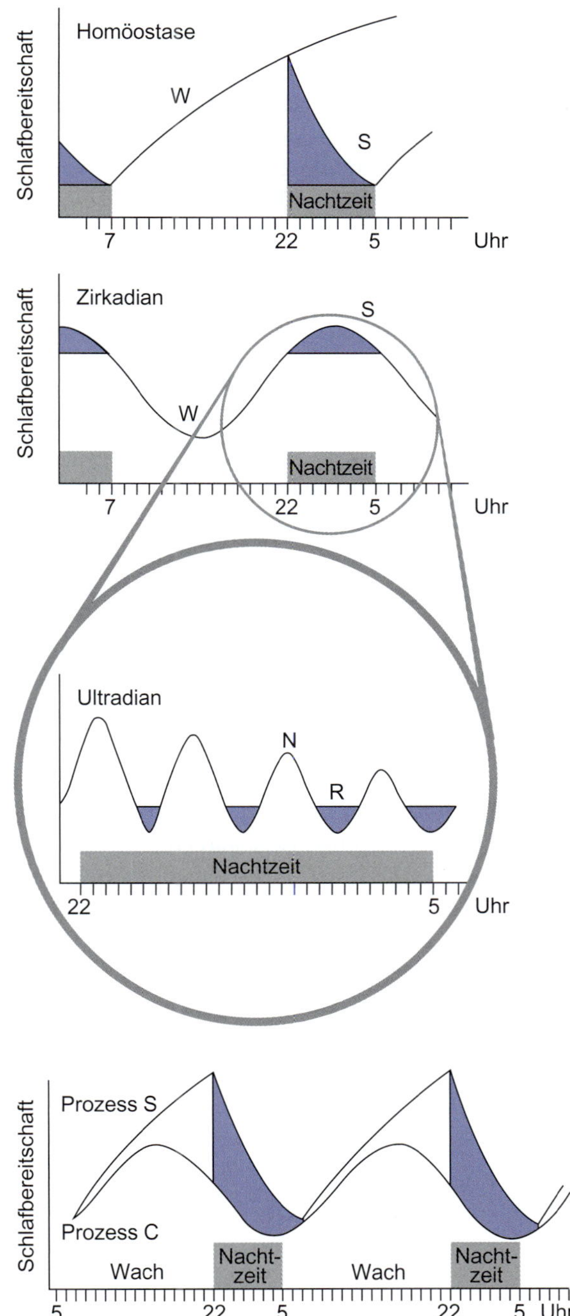

Abb. 1.4 Prozesse, die nach dem Modell von Borbély [2] der Schlafregulation zugrunde liegen; W = Wach; S = Schlaf; N = NREM-Schlaf; R = REM-Schlaf

Auf der Grundlage dieses Modells lassen sich die Schlafdauer und der Verlauf der LWA simulieren und vorhersagen. Weiterentwickelte Modelle erlauben auch quantitative Aussagen und zeigen eine gute Übereinstimmung von empirischen mit theoretisch simulierten Daten in ganz unterschiedlichen Bereichen (z. B. Erholungsschlaf nach Schlafdeprivation, Schlaf während Schichtarbeit, Schlaf bei Kurz- und Langschläfern etc.).

EVIDENZ

Das Zwei-Prozess-Modell der Schlafregulation [2] liefert auch eine plausible Erklärung für zwei häufig zu beobachtende Phänomene:

1. Der Schlafdruck und die Schläfrigkeit sind während einer durchwachten Nacht um etwa 3:00 bis 5:00 Uhr am größten. Gegen Morgen nimmt der Wachheitsgrad jedoch wieder etwas zu. Obwohl das Schlafdefizit (oder Prozess S) weiter ansteigt, entfaltet Prozess C am Morgen eine aktivierende, dem Prozess S gegenläufige Wirkung.
2. Das Gehirn versucht nach komplettem Schlafentzug, den verlorenen Schlaf nicht quantitativ 1:1 auszugleichen, sondern das Schlafdefizit in der folgenden Nacht durch einen erhöhten Tiefschlafanteil zu kompensieren. Diese Kompensation durch Tiefschlaf erklärt auch, warum sich Schlafwandelepisoden oftmals durch Schlafdeprivation in der vorherigen Nacht provozieren lassen: Non-REM-Parasomnien treten vor allem im ersten Nachtdrittel aus dem Tiefschlaf heraus auf, der durch Prozess S nach Schlafentzug deutlich erhöht wird.

Drei-Prozess-Modell der Schlafregulation

Ein dritter Faktor, **Prozess W,** wurde als Ergänzung zum ursprünglichen Zwei-Prozess-Modell der Schlafregulation vorgeschlagen und führte zum Drei-Prozess-Modell der Wachheit. Dieser Faktor beschreibt den Zustand unmittelbar nach dem Erwachen, der oftmals von **Schlaftrunkenheit (Sleep Inertia)** geprägt ist. In dieser Phase, die besonders stark ausgeprägt ist, wenn man aus dem Tiefschlaf geweckt wird, sind die kognitive Leistungsfähigkeit und Reaktionsbereitschaft des Organismus erheblich eingeschränkt.

Diese Basismodelle, die z. T. weiterentwickelt und spezifiziert wurden, haben nach wie vor Bestand. Sie erfahren jedoch ihre Grenzen, da sie wichtige andere Faktoren wie Erregung (Arousal) oder externale Stimulation unberücksichtigt lassen. Zudem gehen meist situative Rahmenbedingungen und individuelle Parameter nicht mit ein. Dies führte zur Entwicklung alternativer Ansätze, welche die Rolle von Arousalkomponenten betonen.

1.4.2 Schläfrigkeit-Wachheits-Modelle mit Arousalkomponente

Modelle, welche die Bedeutung von Arousalkomponenten betonen, postulieren neben einem **Schlafdruck (Sleep Drive)** auch einen Erregungs- oder **Wachdruck (Wake Drive):** Ob jemand einschläft (bzw. auch, wie schnell, inwieweit gewollt oder ungewollt, unter welchen Umständen jemand einschläft oder einnickt), ob sich jemand müde fühlt oder mit Vigilanzproblemen zu kämpfen hat, ist nach diesem Ansatz nicht nur vom Grad der Einschlafneigung und dem Schlafdruck abhängig, sondern ebenso vom Grad der Erregung, dem Wachdruck. Schlaf- und Wachdruck sind gegenläufig und hemmen sich gegenseitig. Die tatsächlich beobachtbare Einschlafbereitschaft bzw. objektivierbare Leistungseinbußen sind demnach von der relativen Stärke der beiden antagonistischen Prozesse abhängig. So kann es etwa zu einem schnellen und ungewollten Einschlafen kommen, wenn trotz hoher Arousalkomponenten (Teilnahme an einer Gesprächsrunde) der Schlafdruck entsprechend hoch ist, z. B nach Schlafdeprivation oder bei chronischer Hypersomnie. Umgekehrt kann ein nur geringer Schlafdruck bereits zum Einschlafen führen, wenn der situative Rahmen monoton und schlaffördernd ist (z. B. das sich Hinlegen in einem abgedunkelten Raum) oder die Person gut abschalten und sich entspannen kann.

1.4.3 Modell der internen Schlafregulation

Die interne Regulation des Ablaufs von Non-REM- und REM-Schlaf-Episoden wird im Wesentlichen durch die Wechselwirkung des Pons mit bestimmten Regionen des Hirnstamms bestimmt. Dieses Regulationsmodell wird im sogenannten **reziproken Interaktionsmodell** nach Hobson und McCarley formalisiert (➤ Abb. 1.5). Bei dem Modell liegt der Fokus auf der reziproken Interaktion zweier Prozesse, der aminergen Inhibition und der cholinergen Exzitation, welche die Abfolge von REM- und Non-REM-Phasen regelmäßig generiert. Dabei interagieren aminerge und cholinerge Neuronenverbände im Hirnstamm in einer gegenseitig hemmenden und aktivierenden Weise miteinander. REM-Schlaf fällt mit hoher cholinerger, Non-REM Schlaf mit hoher aminerger Aktivität zeitlich zusammen.

1.4.4 Zirkadianes System

Das Forschungsgebiet der **Chronobiologie** (griechisch chronos für „Zeit") beschäftigt sich mit wissenschaftlichen Untersuchungen und Anwendungen zum rhythmischen Verlauf biologischer Funktionen. Tagesperiodische Schwankungen unterliegen oft einer endogenen Steuerung über **Schrittmacher** oder Rhythmusgeber **(Pacemaker)**, häufig auch als **„innere Uhr"** bezeichnet. Beim Menschen spielen vor allem zirkadiane, d. h. etwa 24 Stunden lange Rhythmen eine zentrale Rolle, da dadurch hauptsächlich das Schlaf-Wach-Verhalten und viele autonome Funktionen des Organismus gesteuert werden. Externe Reize oder Signale **(Zeitgeber)** synchronisieren dabei die endogen generierte Periodik mit dem 24-Stunden-Tag. Bei längeren Flügen mit Zeitzonenwechsel kommt es zu einer Desynchronisation des 24-Stunden-Tages mit dem inneren biologischen Rhythmus und wir erfahren diese Diskrepanz als sogenannten **Jetlag** (➤ Kap. 8.6).

Für diese Synchronisation stellt vor allem Licht einen zentralen Faktor dar, da es physiologisch die nächtliche Produktion des Pinealhormons **Melatonin** – oft als „Zeiger der biologischen Uhr" bezeichnet – unterdrücken kann und dadurch direkten Einfluss auf die Steuerung der „inneren Uhr" im **Nucleus suprachiasmaticus** (SCN) hat. Befunde aus unterschiedlichen Forschungsrichtungen deuten darauf hin, dass der zirkadian bedingte Anstieg von Melatonin in der Nacht mit einer vermehrten Schläfrigkeit und einer erhöhten Einschlafbereitschaft beim Menschen einhergeht. Unterstützt wird diese Beobachtung durch die Tatsache, dass die Einnahme von Melatonin-Tabletten die Schläfrigkeit erhöht und oftmals sedierend und einschlaffördernd wirkt.

Der Schlaf ist ein integraler Bestandteil des zirkadianen Rhythmus. Er findet vor allem in den Zeiträumen statt, die von der zirkadianen Periodik vorgegeben werden. Ein zentraler Zeitraum liegt beim zirkadian bedingten Minimum der **Körperkerntemperatur** und dem Maximum des Melatoninspiegels (nachts gegen 3:00 bis 4:00 Uhr). Viele andere Funktionen zeigen hier ebenfalls Maximal- bzw. Minimalwerte.

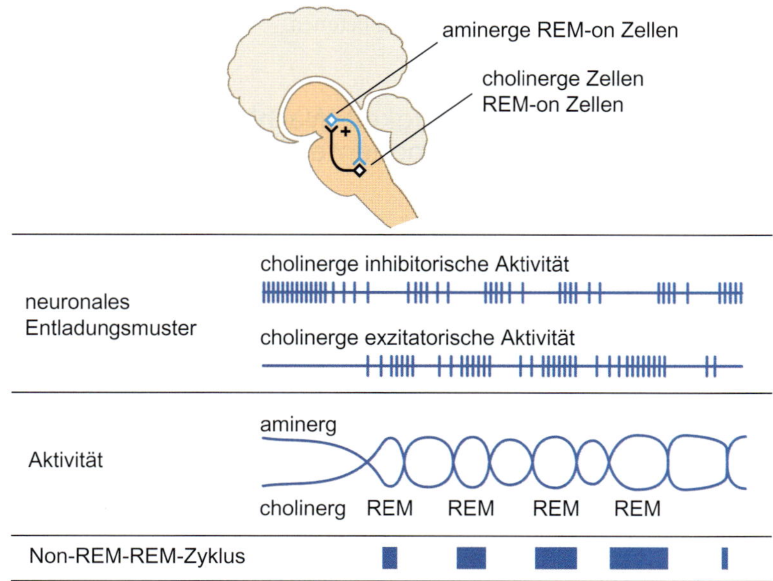

Abb. 1.5 Reziprokes Interaktionsmodell der internen Schlafregulation nach Hobson und McCarley [3]

Dies betrifft z. B. den Zeitpunkt geringster Konzentrationsfähigkeit, erhöhter Kreislauflabilität sowie zunehmender Befindlichkeitsverschlechterung und verstärkter Schmerzwahrnehmung. Der zeitliche Zusammenhang dieser Verläufe lässt sich als ein Überbrücken eines Zeitraums ausgeprägter Funktionsineffektivität und Labilität der verschiedenen Organsysteme mit Schlaf beschreiben. Zu diesem Zeitpunkt können dann Funktionen, die antagonistisch zur normalen Aktivität arbeiten (Verdauungsfunktionen, Hormonausschüttungen etc.), maximal tätig sein. Schlafen wir in dieser Phase nicht, sind wir zur „falschen Zeit" wach und vor allem in unserer Leistungsfähigkeit wie auch in unserem subjektiven Wohlbefinden erheblich eingeschränkt.

Licht ist das wichtigste externe Signal für den ca. 24-stündigen Schlaf-Wach-Rhythmus des Menschen: Als sogenannter Zeitgeber nimmt Licht Einfluss auf die zirkadianen

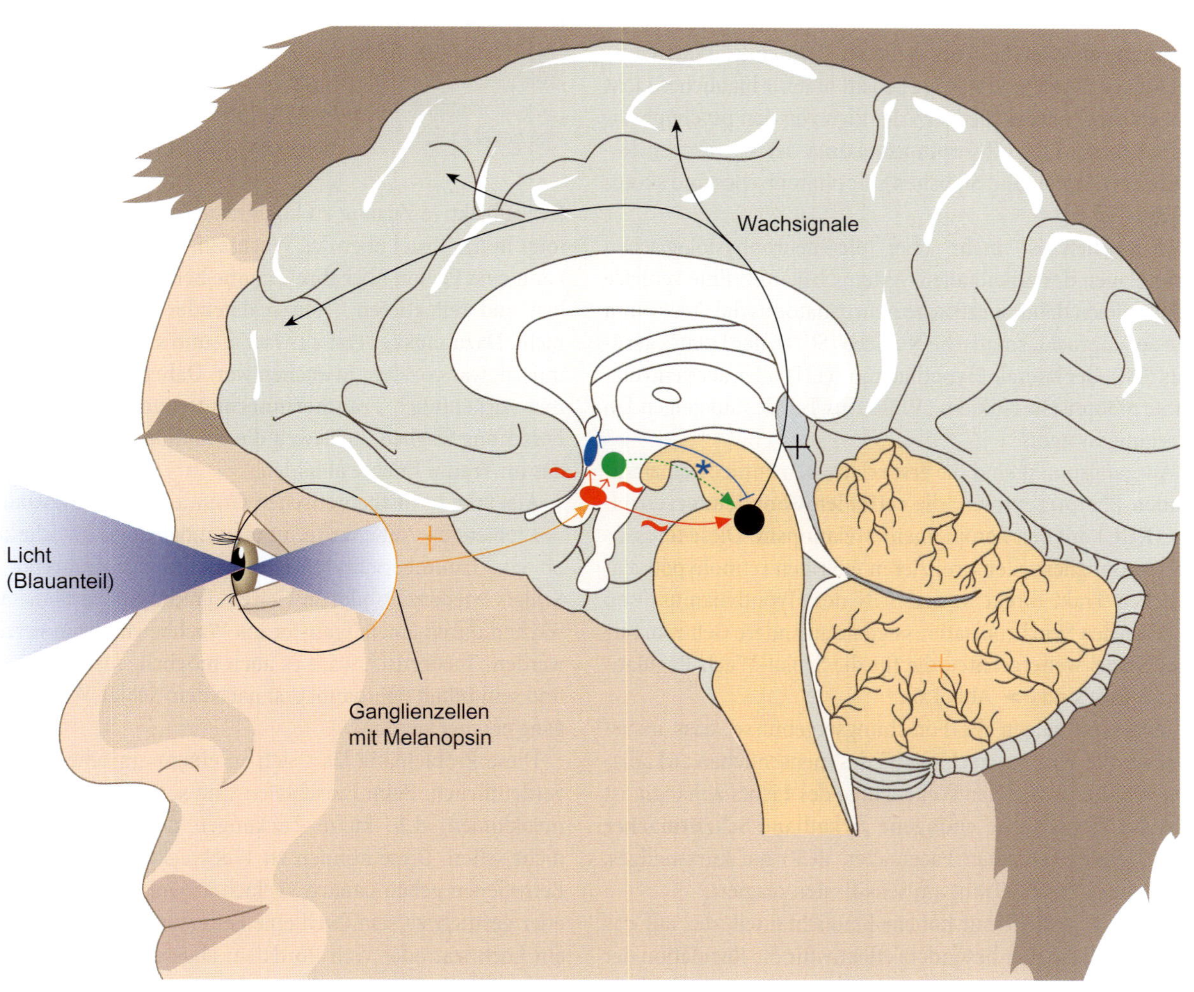

RHT Nervenfasern des **retinohypothalamischen Trakts**

→ + aktivieren den SCN

● **SCN** **suprachiasmatischer Nukleus**

→ ~ sendet Synchronisationssignale an andere Gehirnzentren

● **LC** **Locus caeruleus** Teil des aufsteigenden Erregungssystems

→ + sendet Wachsignale an Kortexregionen

● **LH** **lateraler Hypothalamus**

···→ + aktiviert LC am Tag

● **VLPO** **ventrolateraler präoptischer Nukleus**

⊢ * **VLPO** und **LC** hemmen sich gegenseitig

Abb. 1.6 Neurobiologie des zirkadianen Systems – stark vereinfachte Darstellung (modifiziert nach [4])

Schwankungen der Organismusfunktionen und ermöglicht eine Synchronisation der zirkadianen Rhythmik mit dem natürlichen Tag-Nacht-Zyklus bzw. dem sozialen 24-Stunden-Tag. Die wesentliche Bedeutung von Licht liegt darin, als zirkadianer Faktor auf die nächtliche Melatoninproduktion Einfluss zu nehmen. So vermag vor allem helles Licht über ein spezialisiertes fotosensitives System die Melatoninsynthese in der Epiphyse zu unterdrücken.

Im Jahr 2001 stellen zeitgleich zwei Forschergruppen unabhängig voneinander fest, dass die Unterdrückung der Melatoninproduktion bei kurzwelligem Licht am stärksten ausgeprägt ist. Diese einzigartige Sensitivität für bläuliches Licht (ca. 460 nm) unterschied sich deutlich von den psychophysikalisch bekannten Absorptionsmaxima der klassischen Rezeptoren (Zapfen und Stäbchen) für photopisches und skotopisches Sehen.

Inzwischen ist mehr über die neurophysiologischen Grundlagen des zirkadianen Systems bekannt. Eine zentrale Rolle spielen dabei spezifische neuroanatomische Strukturen wie der suprachiasmatische Nukleus (SCN), der Locus caeruleus (LC), der laterale Hypothalamus (LH) oder der ventrolaterale präoptische Nukleus (VLPO) als Teil des aufsteigenden Erregungssystems.

Ausgangspunkt sind die erst relativ neu entdeckten zirkadianen Photorezeptoren: die **retinalen Ganglienzellen (RGC)** mit den Fotopigment **Melanopsin.** Diese fotosensitiven Ganglienzellen projizieren über den retinohypothalamischen Trakt direkt in den SCN des Hypothalamus. Von dort werden Synchronisationssignale an andere Gehirnareale und Nuclei weitergeleitet, die für die Schlaf-Wach-Regulation relevant sind (➤ Abb. 1.6).

Insgesamt zeigen die Forschungsergebnisse, dass insbesondere die Phasenverschiebung des menschlichen zirkadianen Rhythmus von der Wellenlänge des Lichts abhängig ist und der menschliche **endogene zirkadiane Schrittmacher** (Endogenous Circadian Pacemaker, ECP) auf kurzwelliges, bläuliches Licht (460 nm) am sensitivsten reagiert.

Helles Tageslicht mit hohem Blaulichtanteil, das auf das Auge trifft, ist daher besonders effektiv für die Regulation der zirkadianen Rhythmik. Einen unerwünschten Effekt auf die zirkadiane Steuerung kann hingegen die intensive Nutzung von Laptops, Tablets und Handys während der Nacht haben, da deren **LED-Bildschirme** genau in diesem blauen Spektrumbereich verstärkt Licht abgeben.

1.5 Träume

1.5.1 Traum und Traumerinnerung

Der Traum gilt gemeinhin als Inbegriff mentaler Aktivität des Gehirns im Schlaf. Mit dem Träumen werden bewusste oder unbewusste Wahrnehmungsprozesse während des Schlafs in Verbindung gebracht. Dennoch ist unsere unmittelbare Introspektion beim Träumen erschwert. Während wir schlafen, sind uns unsere Trauminhalte nicht bewusst. Auch lassen sich Traumprozess und Trauminhalte nicht von außen beobachten. So sind Träume weder der träumenden Person selbst noch einem Beobachter unmittelbar zugänglich.

DEFINITION

Als **Traum** wird die psychische Aktivität während des Schlafs bezeichnet, die durch ein ganzheitliches Erleben mit Gedanken, sensorisch-multimodalen Wahrnehmungen und oft intensiven Gefühlen gekennzeichnet ist.

Der subjektive Zugang zu kognitiver Aktivität im Schlaf erfolgt in der Regel über das Wachsein. Nur im Wachzustand kann eine Person über ihre Träume berichten, sie aufschreiben und reflektieren – ein schlafender Mensch kann dies nicht. Dazu muss er erst aufwachen und sich dann zurückerinnern, was vor dem Erwachen war. Daher sind Träume immer vornehmlich **Traumerinnerungen** und es bleibt in der Forschung fraglich, inwieweit die Traumberichte tatsächlich das im Traum Erlebte abbilden.

Aus erkenntnistheoretischen Gründen ist es aufgrund eines fehlenden Außenkriteriums unmöglich zu entscheiden, ob ein Traumbericht tatsächlich Vorgänge während des Schlafs wiedergibt oder inwieweit Trauminhalte beim Aufwachen durch einen Transfer ins Wachbewusstsein verzerrt werden. Theoretisch wäre es auch möglich, dass der Traum und sein Inhalt überhaupt erst nach dem Schlaf-Wach-Übergang erzeugt werden.

Diese Problematik lässt sich an einem einfachen Beispiel verdeutlichen: Beim Einschlafen sind sogenannte Einschlafmyoklonien, d. h. kurze Zuckungen der Beinmuskulatur, nicht selten. Diese können zu Weckreaktionen führen. Die Betroffenen geben danach vielfach an, im Traum gestolpert oder gestürzt zu sein (weil eine Leitersprosse brach, man in ein Loch trat oder vom Bordstein abgerutscht war etc.). Es lässt sich jedoch empirisch nicht beurteilen, ob ein Traumgeschehen zu der Beinzuckung geführt hatte oder ob das motorische Phänomen an sich eine passende Traumerinnerung generiert hat, d. h. beim Wachwerden eine retrospektive Erklärung für das Ereignis geliefert hat.

Selbst wenn Personen behaupten, nie zu träumen, so haben Weckexperimente demonstriert, dass sie unmittelbar nach dem Wecken Träume auf Nachfrage berichten können.

Daher ist anzunehmen, dass jeder Mensch jede Nacht mehr oder weniger träumt. Die größten Unterschiede bestehen jedoch in der Traumerinnerung. Frauen können sich in der Regel besser an ihre Träume erinnern. Ob auch Persönlichkeitsfaktoren bei der Traumerinnerung eine Rolle spielen, ist in der Forschung bislang noch weitgehend ungeklärt. Gut belegt ist, dass nach häufigen Weckungen durch Außenreize oder bei vermehrten Schlafunterbrechungen und Wachzeiten (z. B. bei Depressionen) die Personen sich vermehrt an ihre Träume erinnern können. Die Traumerinnerung lässt sich auch durch einfache Verhaltensmaßnahmen (➤ Praxistipps) nachweislich verbessern.

PRAXISTIPPS

Hinweise zur Verbesserung der Traumerinnerung:

- Am Abend Schreibzeug oder Aufnahmegerät (Handy, Diktiergerät) zurechtlegen
- Vorsatz fassen, den Traum erinnern zu wollen
- Sofort nach dem Aufwachen Träume aufschreiben oder diktieren
- Wiederholen des Traums in Gedanken nach Schlafunterbrechungen
- Notizen, selbst Stichwörter genügen, sollten regelmäßig gemacht werden

Bisherige Ergebnisse aus der Schlaf- und Traumforschung haben gezeigt, dass in allen Schlafstadien geträumt werden kann, jedoch Trauminhalte und -prozesse in den verschiedenen Schlafstadien typische Unterschiede aufweisen [5]. Somit gibt es verschiedene Formen von Träumen (➤ Tab. 1.3).

Tab. 1.3 Unterschiedliche Traumarten

Bezeichnung	Typische Merkmale
REM-Schlaf-Traum	• Tritt während des REM-Schlafs auf • Sehr bildhaft, lebhaft und intensiv • Oft bizarrer, unrealistischer Inhalt
Non-REM-Schlaf-Traum	• Tritt während des Non-REM-Schlafs auf • Meist kürzer, weniger intensiv, alltagsnäher und eher gedankenähnlicher als der REM-Schlaf-Traum
Einschlaftraum	• Tritt im Übergang von Wach zu Schlaf bzw. während Schlafstadium N1 auf • Meist traumartige visuelle Eindrücke • Kontrollverlust über geordnete Gedankengänge
Albtraum	• Besonderer REM-Traum mit stark negativem Affekt (Inhalt ist meist angst- und panikauslösend) • Führt direkt zum Erwachen und ist sehr belastend • Auswirkungen auf die Tagesbefindlichkeit
Posttraumatischer Wiederholungstraum	• Nicht REM-Schlaf gebunden, tritt in allen Schlafstadien auf • Nochmaliges Durchleben eines traumatisierenden Ereignisses (Missbrauch, Gewalt, Krieg etc.) im Rahmen einer posttraumatischen Belastungsstörung • Tagsüber in Form von „Flashbacks"
Luzider Traum (Klartraum)	• Meist im REM-Schlaf • Bewusstsein und Klarheit liegen vor, dass gerade geträumt wird • Das Handeln im Traum ist willentlich kontrollierbar

1.5.2 REM-Schlaf-bezogene Träume

Wenn eine Person direkt aus dem REM-Schlaf geweckt wird, kann sie sich mit hoher Wahrscheinlichkeit (über 80 %) an einen **bilderreichen, szenischen Traum** erinnern.

Wie experimentelle Weckungen aus dem REM-Schlaf heraus zeigen, weisen REM-Schlaf-Träume typischerweise sehr lebhafte, bisweilen sogar bizarre Aspekte auf, wie etwa die Verwischung von Raum-Zeit-Grenzen. Die Trauminhalte werden intensiv erlebt, mit überwiegend visuellem, akustischem und kinästhetischem Charakter (taktiles, olfaktorisches und gustatorisches Erleben treten selten auf). Diese Träume erscheinen manchmal verrückt, unlogisch und sehr realitätsfern. Dies machte die Träume jahrhundertelang sehr attraktiv für weitreichende Interpretationen und „tiefenpsychologische" Deutungen, für retrospektive Erklärungen oder prospektive Vorhersagen in der Zukunft.

Kennzeichnend für den REM-Schlaf ist auch, dass Träume Elemente enthalten, die der aktiven Hemmung der Halte- und Stellmuskultur **(Schlaflähmung)** entsprechen, also dem Gefühl, unkontrolliert zu fallen oder sich überhaupt nicht bzw. stark verlangsamt bewegen zu können.

Während einzelner REM-Schlaf-Phasen lässt sich **sexuelle Erregung** bei Männern und Frauen messen. Dies muss aber nicht immer mit erotischen Traumerleben bzw. -erinnerungen assoziiert sein. Folglich treten beim Mann auch nächtliche Erektionen unabhängig von sexuellen Trauminhalten auf.

Experimentelle Versuche, aus den mess- und beobachtbaren Aspekten des REM-Schlafs, z. B. Veränderungen von Herz- und Kreislaufparametern oder den raschen Augenbewegungen, auf konkrete Trauminhalte zu schließen, sind bisher nicht erfolgreich gewesen. Ebenso haben funktionelle kernspintomografische Untersuchung zwar gut abgrenzbare Aktivitätsmuster des Gehirns im REM-Schlaf nachgewiesen, aber auch hier lässt sich aktuell kein Bezug zum Trauminhalt herstellen. Einen Sonderfall mag die REM-Schlaf-Verhaltensstörung darstellen: Bei den betroffenen Patienten funktioniert die normale Schlaflähmung während des REM-Schlafs nicht, sodass es zu einem **Ausagieren der Träume** kommt (➤ Kap. 9.3.1). Traumerinnerungen zeigen dann oftmals recht gut Übereinstimmungen mit aufgezeichneten Videos.

1.5.3 Non-REM-Schlaf-bezogene Träume

Wie bereits erwähnt, darf der REM-Schlaf nicht mit dem „Traumschlaf" gleichgesetzt werden, da Träume – wie Berichte nach experimentellen Weckungen belegen – keineswegs auf den REM-Schlaf beschränkt sind. Zwar sind Traumberichte bei Weckungen aus REM-Schlaf etwas häufiger, aber sie treten auch im Non-REM-Schlaf bei etwa 60 bis 70 % der Fälle auf. Die Trauminhalte im Non-REM-Schlaf scheinen grundsätzlich jedoch eher realistisch und mehr alltäglich zu sein als jene im REM-Schlaf.

Sie zeigen einen Bezug zum Tagesgeschehen und Erlebnissen am Tag. Die Träume werden als mehr gedankenartig beschrieben und ähneln eher der kognitiven Aktivität im Wachen. Auch wenn Träume im Non-REM-Schlaf meist kürzer, weniger intensiv und eher gedankenartig sind als REM-Schlaf-Träume, müssen die Übergänge als fließend angesehen werden.

Bei vielen **Non-REM-Schlaf-Parasomnien** wie Schlafwandeln, Pavor nocturnus oder schlafbezogenes Essen und Trinken kommt den im Non-REM-Schlaf auftretenden Träumen eine wichtige Rolle bei der Diagnosestellung zu (➤ Kap. 9.2). Sprechen im Schlaf oder komplexere motorische Handlungen während des Schlafs erlauben – genauso wie die REM-Schlaf-Verhaltensstörung – einen gewissen Einblick von außen in das Traumerleben des Schlafenden und können mit den Traumberichten abgeglichen werden.

1.5.4 Einschlafträume

Beim Einschlafen, d. h. im Übergangsstadium zwischen Wachen und Schlafen, kommt es während der sogenannten **hypnagogen Phase** zu einem Kontrollverlust über geordnete Gedankenabläufe. Das Bewusstsein verändert sich und wird immer unklarer. Zudem können die oben erwähnten Einschlafzuckungen oder traumartige visuelle Eindrücke auftreten. In dieser Phase, die meist durch Schlafstadium N1 gekennzeichnet ist, können diese Bilder und Bilderfolgen auch beeinfluss- und steuerbar sein. In der Regel sind die Einschlafträume jedoch Fortsetzungen der Gedanken, die jemand vor dem Einschlafen hatte. Werden Personen in diesem Stadium angesprochen, können sie meistens nicht angeben, ob sie bereits geschlafen haben.

Während der Einschlafphase treten sehr selten auch **hypnagoge Halluzinationen** auf, bei Patienten mit Narkolepsie werden sie häufiger beschrieben (➤ Kap. 7.2.2). Dabei handelt es sich um lebhafte Vorstellungsbilder, die meist negativ getönt sind (z. B. eine Person, die neben dem Bett steht und einen anstarrt). Sie werden so wirklichkeitsnah erlebt, dass sie nicht sofort als Trug- und Traumwahrnehmungen erkannt werden. Streng genommen werden die hypnagogen Halluzinationen in der Schlafmedizin nicht zu den Träumen gerechnet.

CAVE

Hypnagoge Halluzinationen sollten nicht mit Einschlafträumen verwechselt werden. Diese überwiegend visuellen Halluzinationen unterscheiden sich von normalen Einschlafträumen dadurch, dass sie die Umgebung miteinbeziehen und sehr intensiv, manchmal sogar beängstigend erlebt werden. Nach der Episode sind die Betroffenen jedoch in der Lage, den Inhalt als irreal einzuordnen, und können sich klar von dieser „Pseudo-Halluzination" distanzieren.

1.5.5 Albträume

Albträume sind erschreckende und angstauslösende Träume, die fast ausschließlich im REM-Schlaf auftreten. Ihnen ist gemeinsam, dass sie mit einem **stark negativen Affekt** verbunden sind und zum Erwachen führen. Dann werden sie auch gut erinnert und detailliert beschrieben (➤ Kap. 9.3.3). Bei Kindern haben Albträume oftmals fantastischen Charakter und es kommt im Traum zu Bedrohungen durch Monster oder Fabelwesen. Nächtliche Albträume haben für die Betroffenen auch tagsüber noch unangenehme Auswirkungen und beeinträchtigen oftmals die Tagesbefindlichkeit.

Albträume sind durch spezielle Vorstellungstrainings oder durch luzides Träumen beeinflussbar. Dies verdeutlicht, dass es einer Person möglich ist, den Traumverlauf aktiv zu ändern und in das Traumgeschehen handelnd einzugreifen.

1.5.6 Posttraumatischen Wiederholungsträume

Posttraumatische Wiederholungsträume unterscheiden sich von Albträumen dadurch, dass sie sich auf schreckliche biografisches Erlebnisse wie Gewalterfahrung, sexuellen Missbrauch oder Kriegsereignisse zurückführen lassen. Diese Träume sind nicht REM-Schlaf-gebunden, sondern treten in allen Schlafstadien auf, selbst beim Einschlafen. Auch tagsüber kann es zu diesen Wiederholungsträumen kommen. Sie werden dann als **Flashbacks** erlebt und führen zu dissoziativen Zuständen (➤ Kap. 12.3).

1.5.7 Luzide Träume

In einem luziden Traum erlebt sich der Träumer nicht als passiv, sondern kann den Traum gezielt steuern. Als Mindestvoraussetzung für einen luziden Traum muss erfüllt sein, dass sich der Träumende seines Traums bewusst ist.

DEFINITION

Als **luzide Träume** (Klarträume) werden Träume bezeichnet, in denen Schlafenden völlig klar bewusst ist, dass sie träumen und ihr Handeln im Traum kontrollieren können.

Allein diese Definition zeigt, dass es sich hier um ein komplexes, schwer zu verstehendes und zu untersuchendes Phänomen handelt. Entweder ist der Klarträumende wach, denn er ist sich ja des Traums bewusst, oder aber es gibt innerhalb des an sich bewusstlosen Zustands Schlaf einen Subzustand, der eben doch mit Bewusstsein einhergeht. Definitionsgemäß weiß also der Klarträumende, dass er träumt, und häufig kann er diese Träume auch steuern.

Klarträume sind nicht so selten. Bei einer größeren Umfrage unter Studierenden gaben ca. 25 % der Befragten an, zwei- bis viermal im Jahr einen Klartraum erlebt zu haben. Klarträume treten überwiegend in der REM-Phase des Schlafs auf. Es bedarf jedoch einer Veranlagung und einiges an Übung, um diesen Zustand während des Schlafens willentlich herbeizuführen.

Experimentelle Untersuchungen konnten zeigen, dass Probanden im Klartraum in der Lage sind, während des REM-Schlafs vorher vereinbarte Augenbewegungen (die Augenmuskeln bleiben trotz der REM-Schlaf-spezifischen Schlafparalyse willkürlich steuerbar) durchzuführen. Dies belegt, dass luzide Träumer ein Signal „nach außen" senden können, sich auf einer Metaebene darüber im Klaren sind und in diesem Zustand bewusst handeln können. In polysomnografischen Untersuchungen konnte während der luziden Traumepisoden eine veränderte Aktivität des präfrontalen Kortex festgestellt werden.

Inzwischen wurden sogar Techniken entwickelt, um Klarträume einzuleiten und zu trainieren.

1.5.8 Traumforschung

Trotz des zentralen Problems, dass sich Träume als solche nicht direkt beobachten oder messen lassen, stützt sich die naturwissenschaftlich ausgerichtete Traumforschung darauf, messbare Korrelate im Verhalten und in der Physiologie zu identifizieren. Ein **neurobiologischer Ansatz** erforscht das Phänomen Traum über EEG-Messungen, die Identifizierung von Schlafstadien und beteiligter Hirnareale sowie die Verbindung zu vegetativen Funktionen wie Atmung, Herzschlag oder anderen physiologischen Parametern.

Auf einer **verhaltensbiologischen Ebene** werden motorische Ereignisse wie Lagewechsel, Muskelzuckungen, Augen-, Arm- oder Beinbewegungen sowie Verhaltensauffälligkeiten während des Schlafs (➤ Kap. 4.4) erforscht. Nicht zuletzt untersucht ein **experimentell-psychologischer Ansatz** die Auswirkung von Tagerlebnissen oder äußeren Reizen auf das Träumen, die Möglichkeit, durch luzides Träumen den Traum zu beeinflussen, die Rolle des Träumens beim Lernen sowie die Traumberichte nach gezielten Weckungen in verschiedenen Schlafstadien.

Insgesamt stützen die empirischen Ergebnisse der Traumforschung die **Kontinuitätshypothese,** die davon ausgeht, dass sich das Wachleben in den Traum fortsetzt und sich ziemlich direkt darin widerspiegelt.

Psychoanalytische Grundannahmen für eine spezifische Traumdeutung als „Königsweg zum Unbewusstsein" konnten wissenschaftlich weder neurophysiologisch noch experimentell-psychologisch nachgewiesen werden. Ebenso gibt es keine messbaren schlafassoziierten Phänomene, die Traumdeutung in irgendeiner Form objektivieren könnten.

Die Schlafforschung vermochte jedoch z. B. im Fall von Albträumen und posttraumatischen Wiederholungsträumen zu zeigen, wie **Ängste** oder traumatische Erfahrungen das Traumgeschehen negativ beeinflussen können. Die Wirksamkeit therapeutischer Ansätze war nachweisbar, wenn die Behandlung auf den Umgang mit den Ängsten abzielte. Im Gegensatz dazu lässt sich gut begründen, dass das Auftreten eines **Pavor nocturnus** mit nächtlichem angstbesetztem Aufschrecken aus dem Tiefschlaf keine Therapie einer Angstproblematik indiziert. Schließlich ist diese nicht die Ursache dieser speziellen Non-REM-Schlaf-Parasomnie (➤ Kap. 9.2.3).

Nach wie vor ist die Frage nach der **Funktion des Traums** offen, d. h., ob das Erleben von Träumen eine eigenständige Funktion hat, die von der Funktion des Schlafs und dessen verschiedenen Schlafstadien (➤ Kap. 1.1) unabhängig ist oder darüber hinausgeht. Die **Bedeutung von Trauminhalten,** die zu Problemlösungen, Entdeckungen oder Erkenntnissen während des Träumens führen können, bleibt bislang eher anekdotischer Natur (z. B. die Entdeckung der ringförmigen Benzolstruktur durch August von Kekulé, nachdem er von einer Schlange geträumt hatte, die sich in den eigenen Schwanz biss).

Dennoch vermuten einige Forscher, dass Träumen eine **Problemlösefunktion** beinhalten könnte, wenn bekanntes Wissen umstrukturiert oder mit neuen Eindrücken in Verbindung gebracht werden kann. Dies wäre dann eine besondere Form der Neuroplastizität. Diese u. ä. Fragen bedürfen jedoch noch der empirischen Absicherung.

1.6 Funktionen des Schlafs

Wie bereits ausgeführt, greifen alte Theorien, die Schlaf als einen unspezifischen, passiven Ruhezustand mit reduzierten kognitiven und motorischen Funktionen ansehen, zu kurz. Das Großhirn und das Bewusstsein werden nicht einfach „heruntergefahren" und gehen in einen Energiesparmodus.

EVIDENZ

„Sleep is of the brain, by the brain and for the brain" (J. Alan Hobson). Grundlagenstudien zeigen, dass der Schlaf vor allem als eine Reorganisation der neuronalen Aktivität im zentralen Nervensystem gesehen werden sollte und nicht als eine Reduktion oder Einstellung der Aktivität [1].

Der Schlaf erfüllt vor allem auf neuronaler Ebene eine ganze Reihe von in ihrer Summe **lebenswichtigen Funktionen.** Eine naheliegende Aufgabe von Schlaf scheint es zu sein, uns längeres Wachsein zu ermöglichen. Schließlich ist die Aufrechterhaltung eines angemessenen Wachheits- und Vigilanzgrades eine wichtige Voraussetzung für unsere kognitive und emotionale Funktionstüchtigkeit. Dies haben vor allem Untersuchungen zu Schlafentzug eindrücklich gezeigt. Eine **komplette Schlafdeprivation** über einen längeren Zeitraum von mehreren Tagen führt zu massiven Beeinträchtigungen der neurokognitiven Leistungsfähigkeit vor allem im Bereich der Vigilanz und Daueraufmerksamkeit. Ebenso sind das Reaktionsvermögen, das Arbeitsgedächtnis und exekutive Funktionen wie etwa die Problemlösefähigkeit deutlich herabgesetzt. Nach langen Wachphasen – der Weltrekord in freiwilligem Wachbleiben liegt bei über 11 Tagen – kommt es zu regelrechten Einschlafattacken und kaum zu unterdrückendem Sekundenschlaf. Das Gehirn scheint ab einem gewissen Punkt den Schlaf dann regelrecht erzwingen zu wollen. Der Schlaf ist also für vielschichtige kognitive Leistungen von wesentlicher Bedeutung. Darunter fällt insbesondere die Affektregulation. Kennzeichnend für Schlafentzug sind Irritabilität, Reizbarkeit sowie Dünnhäutigkeit. Schlafdeprivierte Personen fühlen sich müde oder schläfrig und klagen meist über ein beeinträchtigtes Wohlbefinden.

Zu den wesentlichen Funktionen des Schlafs gehören, wie zahlreiche wissenschaftliche Studien belegen, auch die **Bildung** und **Konsolidierung von Gedächtnisinhalten.** Schlaf führt zu einer Verbesserung der Übernahme expliziter und impliziter Inhalte ins Langzeitgedächtnis. Dabei sind Non-REM- wie REM-Schlaf essenziell beteiligt, auch wenn deren Rolle noch nicht bis ins letzte Detail geklärt ist.

Auch die **Problemlösefähigkeit** (z. B. das Erkennen von impliziten Regeln) kann während des Schlafs verstärkt werden. Evolutionär ausgerichtete Theorien betonen ebenfalls die direkte Beziehung zwischen Schlafbedarf und der **Leistungsfähigkeit des Gehirns,** vor allem was die Verarbeitung und Speicherung von Informationen anbelangt.

Diese Resultate gehen einher mit Experimenten aus der Grundlagenforschung und Neurophysiologie, die eine enge Beziehung zwischen Schlaf und neuronaler Plastizität nachweisen konnten. Auf diesen Zusammenhang stützt sich auch die **Synaptische-Homöostase-Hypothese,** die davon ausgeht, dass vor allem der Non-REM-Schlaf dazu notwendig sei, durch ein **Synaptic Downscaling** ein Grundniveau synaptischer Verschaltung wiederherzustellen. Sonst käme es im Wachzustand aufgrund der permanenten Informationsverarbeitung zu immer mehr synaptischen Neuverknüpfungen, die am Ende zu einer Überlastung des Nervensystems führen würden. In diesem Kontext wird dem Schlaf auch eine Filterfunktion zugeschrieben, wichtige von unwichtigen Informationen zu trennen und auszusortieren.

Seit einigen Jahren wird zudem die Funktion des neu entdeckten **glymphatischen Systems** untersucht, das Abfallstoffe und Abbauprodukte im Zentralnervensystem von Wirbeltieren entsorgt. Der spezielle Mikrokreislauf im ZNS dient zum „Ausschwemmen" von überflüssigem bzw. schädlichem Materials und ist vor allem während des Schlafs aktiv.

Somit wird dem Schlaf eine **vitale Regenerations- und Reorganisationsfunktion** auf der Ebene der Zellen und der neuronalen Netzwerke das ZNS zugeschrieben.

Schlaf hat nicht nur für bestimmte Hirnfunktionen eine essenzielle Funktion, sondern das Schlaf-Wach-Verhalten interagiert auch intensiv mit dem Immunsystem, mit metabolischen Funktionen und mit endokrinen Netzwerken. Auch hier werden Regenerationsfunktionen des Schlafs vermutet.

So kommt es z. B. im Tiefschlaf zur selektiven Ausschüttung von **Wachstumshormonen.** Im Hinblick auf metabolische Funktionen hat in der neueren Forschung die klinische Relevanz des Schlafs an Bedeutung gewonnen. Studien zeigten eindrücklich, dass sowohl eine verkürzte Schlafdauer als auch gestörter Schlaf mit **Adipositas** und **Diabetes** in Verbindung stehen.

Bereits eine Nacht Schlafentzug führt zu einer Verschlechterung der **Impfantwort** auf eine Hepatitis-Impfung. Wird der Schlaf subjektiv über einige Wochen hinweg als gestört wahrgenommen, erhöht sich die Wahrscheinlichkeit, mit vermehrten Symptomen auf eine experimentelle virale Infektion zu reagieren.

Trotz der Vielfalt verschiedener Hypothesen und Befunde zu Funktionen des Schlafs bleibt die zugrunde liegende Fragestellung **„Warum und wozu Menschen und Tiere schlafen"** bislang eine der größten offenen Fragen in der Biologie.

1.7 Schlafhygienische Maßnahmen

1.7.1 Übersicht

Wie lässt sich der Schlaf verbessern? Wie kann Schlafstörungen vorgebeugt werden? Was trägt zu einem gesunden Schlaf bei? Für diese Fragen gibt es schon seit der Antike Handreichungen und Empfehlungen zur **Schlafhygiene** (Hygiene von griechisch *hygieiné [téchne] „der Gesundheit zuträgliche Kunst*") mit den verschiedensten Regeln und Ratschlägen zur Förderung eines gesunden Schlafs [6].

DEFINITION

Unter **schlafhygienischen Maßnahmen** versteht man Verhaltensweisen oder Praktiken, die einen gesunden und erholsamen Schlaf ermöglichen oder fördern sollen. Die Nutzung der Maßnahmen soll der Entwicklung von Schlafstörungen vorbeugen oder zur Verbesserung der Schlafqualität vor allem bei Schlafproblemen beitragen.

Schlafen – ebenso wie der Wachzustand – ist nicht nur ein physiologischer Prozess, sondern auch ein gelerntes, kontext- und situationsabhängiges Verhalten, das von einer Vielzahl von Gewohnheiten, Einstellungen und Umgebungsfaktoren abhängig ist. Auf diese zielen schlafhygienische Maßnahmen ab, um schlafstörende Verhaltensweisen zu beseitigen und schlaffördernde Bedingungen zu etablieren.

Viele der Verhaltensempfehlungen beruhen auf schlafmedizinischen und -physiologischen Erkenntnissen. Sie stützen sich auf empirische Befunde aus den Bereichen der Chronobiologie (z. B. Schlaf-Wach-Rhythmus, Auswirkungen von hellem Licht; ➤ Kap. 1.4.4), Physiologie (z. B. Schlaf-Wach-Regulation, Wirkung von Stimulanzien, homöostatischer Faktor; ➤ Kap. 1.4), Psychologie (z. B. Stressmodell, Konditionierungsprozesse) oder Verhaltenstherapie (z. B. Stimuluskontrolle, Entspannungstechniken). Einige Empfehlungen leiten sich auch von typischen Fehlverhaltensweisen insomnischer Patienten ab (➤ Kap. 5.4).

So ist z. B. empirisch gut abgesichert, dass störende Umwelteinflüsse und ein stark erhöhter physiologischer bzw. psychischer Anspannungsgrad am Abend erheblich zu insomnischen Schlafproblemen beitragen können. Darauf stützen sich Maßnahmen zur Reduktion von Stress und psychophysiologischem Erregungsniveau.

Schlafhygiene als **Regeln für den gesunden Schlaf** sollte jedoch nicht dogmatisch gesehen werden. Ist eine Person mit ihrer Leistungsfähigkeit am Tag sowie mit ihrem Schlaf und mit der Schlafqualität zufrieden, obwohl sie gegen etliche Regeln verstößt (z. B. spät essen und danach noch einen Espresso trinken; vor dem Zubettgehen noch ausgiebig Sport treiben), besteht insgesamt kein Handlungsbedarf, Lebensgewohnheiten zu ändern.

Umgekehrt kann bei beginnenden oder bereits bestehenden Schlafproblemen – vor allem bei leichteren Formen – dieser Katalog an Maßnahmen hilfreich sein, sein eigenes Schlaf-Wach-Verhalten zu überprüfen und ggf. Fehlverhalten zu korrigieren. Allein durch das konsequente Befolgen der Hinweise kann hier in vielen Fällen eine erhebliche Verbesserung der Schlafstörung erzielt werden.

Schlafhygienische Maßnahmen gehören daher zu den **Grundbausteinen jeder nichtmedikamentösen Therapie.** Sie erlauben, alle Faktoren, die den Schlaf negativ oder positiv beeinträchtigen, zu berücksichtigen und Schlafstörungen zu vermeiden oder ihnen entgegenzuwirken. In einem klinischen Setting können die Maßnahmen im Rahmen einer Beratung oder in Form einer **Schlafedukation** eingebaut werden.

An erster Stelle steht meist, dass Betroffene die eigenen Lebensgewohnheiten und Verhaltensmuster beobachten, bewerten und hinsichtlich der empfohlenen Maßnahmen überprüfen. Oftmals ist es zielführend, dass sich die Personen konsequent über einen bestimmten Zeitraum (z. B. einen Monat) an schlafhygienische Regeln halten und mögliche Veränderungen des Schlafverhaltens in **Schlaftagebüchern** festhalten.

Bei stark ausgeprägter, chronischer Insomnie sind die Maßnahmen alleine jedoch nicht ausreichend, um nachhaltige Verbesserungen zu erzielen. Sie müssen dann um eine verhaltenstherapeutische oder ggf. medikamentöse Therapie ergänzt werden. Bei der **kognitiven Verhaltenstherapie für Insomnie** (KVT-I; ➤ Kap. 5.6.1) hat sich Schlafhygiene in Kombination mit Schlafedukation und therapeutischen Maßnahmen wie Schlafrestriktion als effektiv erwiesen.

Ganz allgemein sollten Aktivitäten vermieden werden, die mit einem physiologischen Schlafablauf unverträglich sind oder zu einem erhöhten kognitiven, emotionalen oder physischen Arousal vor dem Zubettgehen führen.

Zu den häufigsten schlafhygienischen Empfehlungen gehören:

- Das Einhalten eines adäquaten Schlafrhythmus mit regelmäßigen Bettzeiten
- Das Vermeiden körperlicher oder geistiger Anstrengungen kurz vor dem Zubettgehen
- Der Verzicht auf Koffein, Nikotin und sonstigen Stimulanzien, insbesondere am Abend
- Keine Verwendung von Alkohol als Einschlafhilfe
- Nutzung des Bettes nur zum Schlafen, nicht für andere Aktivitäten
- Schaffen einer angenehmen Schlafumgebung

1.7.2 Konkrete schlafhygienische Empfehlungen für Patienten

Die folgenden Regeln sind für Patienten mit Schlafstörungen so formuliert, dass sie einen appellativen Charakter mit klarer Handlungsaufforderung haben. Diese Regeln können als eine Art **„nichtmedikamentöses" Rezept und Checkliste** zur Überprüfung mitgegeben werden.

CAVE

„Zu einem gesunden Schlaf gehört es, nachts durchzuschlafen!" Diese Ansicht ist ein Mythos. Im Schlaflabor lässt sich zeigen, dass häufige Weckreaktionen (4- bis 5-mal pro Stunde) während der Schlafphase vollkommen normal sind, vor allem bei Lagewechsel. Allerdings nehmen wir dieses kurze Aufwachen in der Regel nicht bewusst wahr.

CAVE

Das Gefühl am Morgen, unausgeschlafen und noch sehr müde zu sein, heißt nicht zwangsläufig, dass der Schlaf zu kurz oder unerholsam war. Beim Chronotyp „Eule" kann es sein, dass trotz ausreichendem Schlaf der Betroffene eine Weile braucht, um in die Gänge zu kommen. Ob der Schlaf ausreichend und erholsam war, lässt sich eher an der Leistungsfähigkeit und am Wachheitsgrad über den ganzen Tag hinweg beurteilen.

PATIENTENINFO

Schlafhygiene

ALLGEMEINE GRUNDSÄTZE

1. **Halten Sie einen regelmäßigen Schlaf-Wach-Rhythmus ein!**
   Sorgen Sie für konstante Zubettgehzeiten am Abend und Aufstehzeiten am Morgen (auch am Wochenende und an freien Tagen). Versuchen Sie dabei, Ihre individuell notwendige Schlafmenge einzuhalten. Aktivität und helles Licht am Morgen tragen dazu bei, die innere Uhr zu stabilisieren und mit der Umwelt zu synchronisieren. Gleichzeitig hat Tageslicht – auch bei einem bedeckten Tag – eine stimmungsaufhellende und aktivierende Wirkung.
2. **Sorgen Sie für angenehme, schlaffördernde Bedingungen im Schlafzimmer!**
   - Die Schlafzimmerumgebung sollte möglichst angenehm sein und für Sie einen Rückzugsort zur Erholung darstellen. Am besten ist es, wenn der Raum möglichst dunkel und gut belüftet ist und eine für Sie angenehme Raumtemperatur (zwischen 16 und 18 °C) aufweist. Versuchen Sie, Lärmbelästigung und andere äußere Störquellen zu meiden.
     – Das Schlafzimmer sollte nach Möglichkeit dem Schlafen vorbehalten sein. Vor allem in und am Bett haben Laptop, Fernseher oder alles andere, was sonst mit Arbeit oder mit Stressoren des Alltags zu tun hat, nichts zu suchen.
3. **Nutzen Sie das Bett nur zum Schlafen!**
   Verwenden Sie den Schlafort zum Schlafen und benutzen Sie das Bett nicht für andere Tätigkeiten wie Fernsehen, Lesen, Lernen, Nachdenken, Essen etc. (sexuelle Aktivität ist davon ausgenommen). Das Bett als Schlafstätte sollte hauptsächlich mit dem Schlaf konditioniert werden und nicht mit anderen Aktivitäten oder Reizen. In der Psychologie wird dies als **Stimuluskontrolle** bezeichnet.
4. **Achten Sie auf Ihre Ernährung – vermeiden Sie umfangreiche und schwere Mahlzeiten am Abend!**
   - Nehmen Sie am Abend keine schwere bzw. fett- und kohlenhydratreiche Mahlzeit ein. Mit vollen Magen schläft es sich schlecht und die erhöhte Magen- und Darmtätigkeit kann zu einem unruhigeren und weniger erholsamen Schlaf führen.
   - Am besten ist ein eiweißreiches und kohlenhydratarmes Abendessen vor 20:00 Uhr. Dies fördert die Schlafbereitschaft und bedingt eine möglichst niedrige Ausschüttung von Insulin während der Nacht, was auch eine bessere Fettverbrennung im Schlaf begünstigt.
   - Auch Sodbrennen während der Nacht hat einen negativen Einfluss auf das Ein- und Durchschlafen.
   - Ein Hungergefühl während der Nacht kann zu Schlafunterbrechungen und Weckreaktionen führen
   - Nehmen Sie am Abend genügend Flüssigkeit zu sich, damit Sie nachts nicht von einem Durstgefühl geweckt werden.
   - Ein nicht koffeinhaltiges Warmgetränk am Abend kann das Einschlafen begünstigen, wenn es in Form eines Abendrituales eingebaut wird.
5. **Vermeiden Sie Stimulanzien!**
   - **Koffeinhaltige Getränke** (Kaffee, schwarzer oder grüner Tee, Energy Drinks, aber auch Koffein enthaltende Medikamente wie etwa Schmerzmittel) führen in der Regel zu einer Aktivierung des Sympathikus. Dadurch können sowohl das Ein- als auch das Durchschlafen erheblich gestört werden. Die Wirkung wie auch Toleranz gegenüber Koffein ist allerdings individuell stark unterschiedlich. Hat Koffein eine wachmachende und aktivierende Wirkung auf Sie, sollten Sie am Nachmittag und am Abend auf koffeinhaltige Getränke verzichten.
   - Aufgrund der stimulierenden Wirkung von **Nikotin** sollte auf das Rauchen einige Stunden vor dem Zubettgehen verzichtet werden. Entzugserscheinungen können den Nachtschlaf zusätzlich fragmentieren.
6. **Verzichten Sie weitgehend auf Alkohol, verwenden Sie Alkohol keinesfalls als Einschlafhilfe!**
   Der Genuss von **Alkohol** kann zwar das Einschlafen subjektiv begünstigen, führt aber danach meist zu einem vermehrt unruhigen und gestörten Schlaf. Der sogenannte „Schlummertrunk" hat daher insgesamt eher eine negative Auswirkung auf die Schlafqualität. Alkohol gehört mit zu den häufigsten Verursachern von Durchschlafstörungen, besonders in der zweiten Nachthälfte. Bei der Metabolisierung des Alkohols wird der Schlafablauf durch häufige Weckreaktionen fragmentiert und unruhig, auch der Tief- und REM-Schlaf werden verringert.

VOR DEM ZUBETTGEHEN

1. **Vermeiden Sie helles Licht vor dem Einschlafen!**
   Helles Licht oder auch **Licht mit hohem Blaulichtanteil** (z. B. bei Smartphones, LED-Bildschirmen von Fernsehern, Laptops oder Tablets) wirkt als „Wachmacher": Es unterdrückt die Ausschüttung des Hormons Melatonin und beeinträchtigt das Einschlafen. Auch helles Licht im Badezimmer kann in der Nacht einen wachmachenden Effekt haben. Beim Umgang mit LED-Bildschirmen können Sie die oft eingebauten Filterfunktionen, die den Blaulichtanteil herausfiltern (z. B. Night-Shift-Modus), nutzen. Oder Sie verwenden eine sogenannte „Blaulichtschutzbrille" beim Lesen oder Arbeiten an LED-Displays.
2. **Nicht zu früh ins Bett gehen!**
   Sie sollten erst dann ins Bett gehen, wenn Sie sich wirklich müde und schläfrig fühlen. Häufig wird der Fehler begangen, zuviel Zeit im Bett zu verbringen. Wenn Sie also Schwierigkeiten mit dem Einschlafen haben, sollten Sie auf keinen Fall möglichst früh ins Bett gehen.
3. **Fördern Sie den Schlafdruck am Abend!**
   Vermeiden Sie längere Tagschlafepisoden (z. B. ausgedehnten Mittagsschlaf), wenn Sie unter Einschlafstörungen leiden. Ausgenommen davon sind kurze, durch einen Wecker kontrollierte Nickerchen **(Power-Naps)** von maximal 25 Minuten Länge. Bei erhöhter Schläfrigkeit am Tage können solche Nickerchen durchaus hilfreich sein. Ein ungewolltes Eindösen vor dem Fernseher am Abend kann das Einschlafen erschweren.
   Cave: Einschlafen vor dem Fernseher kann den homöostatischen Schlafdruck am Abend schnell abbauen und das Einschlafen im Bett beeinträchtigen.
   Sollten der TV-Sessel oder die TV-Couch einen zu stark einschlaffördernden Effekt haben, kann es hilfreich sein, sich aktiv zu beschäftigen (z. B. Bügeln, Stricken etc.) oder sich eine weniger bequeme Sitzgelegenheit wie etwa einen Küchenstuhl zu suchen.
4. **Üben Sie Zubettgeh- und Einschlafrituale!**
   - Lassen Sie den Tag ausklingen und sorgen Sie für einen zeitlichen Puffer, bevor Sie zu Bett gehen. Wie bei Kindern können individuelle Gewohnheiten dazu beitragen, leichter vom Tag abzuschalten und sich innerlich auf die Nacht einzustellen. Dies können Tagebuchschreiben, Lesen, Zubereiten eines nicht koffeinhaltigen Heißgetränks, Musikhören etc. sein. Schlafrituale können alle Tätigkeiten sein, Die Sie als angenehm, entspannend und beruhigend empfinden.

- Wenn Sie nicht ausreichend müde sind und im Bett nicht einschlafen können, stehen Sie nach 20–30 Minuten wieder auf, gehen Sie dann in einem anderen Raum einer ruhigen, entspannten Tätigkeit nach, bis sich die Schläfrigkeit wieder einstellt.
- Schlafen Sie nicht außerhalb des Betts und achten Sie darauf, dass Ihr Bett mit angenehmen Gefühlen (z. B. Rückzugsort) assoziiert bleibt.

5. **Kein Stress – der Königsweg in den Schlaf ist die Entspannung!**
   Machen Sie sich nicht zu viele Gedanken über den Schlaf. Versuchen Sie erst recht nicht, ihn zu erzwingen. Die Einstellung *„Ich muss jetzt unbedingt (wieder) einschlafen"* führt meist zum genauen Gegenteil. Abendrituale helfen, den Tag ausklingen zu lassen. Versuchen Sie, sich vor der Schlafenszeit nicht zu vielen gedanklichen Stress zu machen oder Probleme zu wälzen. Vermeiden Sie vor allem Konfliktgespräche vor dem Zubettgehen.
   Geht Ihnen zu vieles durch den Kopf – Sorgen, Grübeln oder Anforderungen des nächsten Tages –, so schreiben Sie sich Ihre Gedanken am besten stichpunktartig auf oder erstellen Sie für den nächsten Tag eine möglichst konkrete „Zu-erledigen-Liste". Das macht den Kopf oft wieder frei und stoppt das Gedankenkarussell. Generell fördern **Entspannungstechniken** wie Autogenes Training, Yoga, Meditation, Progressive Muskelrelaxation nach Jacobson etc. die Einschlafbereitschaft. Auch andere beruhigende und wohltuenden Tätigkeiten (z. B. das Anhören von Hörbüchern) sind hilfreich, wenn sie zu einem entspannten Zustand führen – physisch und psychisch.
6. **Keine körperliche Überanstrengung am Abend – nicht zu viel Sport!**
   Viel motorische Bewegung am Tag ist für das Einschlafen förderlich. Vermehrte sportliche Aktivität am späteren Abend kann jedoch einen gegensätzlichen Effekt haben: Obwohl Sie sich womöglich körperlich erschöpft und müde fühlen, ist Ihr Organismus – besonders der Sympathikus des Nervensystems – möglicherweise so stark aktiviert, dass Sie Schwierigkeiten haben, sowohl physisch als auch geistig in einen Entspannungszustand zu kommen. Anstrengende geistige oder körperliche Tätigkeiten kurz vor dem Einschlafen beeinträchtigen das Einschlafen. Eine Ausnahme stellt sexuelle Aktivität dar, die sogar das Einschlafen fördert.

WÄHREND DER NACHT

1. **Sehen Sie nachts nicht auf den Wecker oder die Uhr!**
   Falls Sie unter Schlaflosigkeit leiden, vermeiden Sie es nachts unbedingt, ständig auf die Uhr zu sehen und die verstreichende Zeit zu kontrollieren. Setzen Sie sich nicht unter Zeitdruck! Stellen Sie Ihren Wecker außer Sichtweite oder drehen Sie ihn um. Ein ständiger Uhrenvergleich kann zu Wut, Enttäuschung oder innerlicher Anspannung führen. Negative Gedanken wie *„Schon wieder so früh wach!"* oder *„… in wenigen Stunden muss ich aufstehen"* sind hinderlich, erneut einzuschlafen. Zeit- oder Erwartungsdruck sind für ein entspanntes Schlafen kontraproduktiv.
2. **Kein nächtliches Essen!**
   Wenn Sie in der Nacht aufwachen, sollten Sie nichts essen, da dies leicht zu Gewöhnungseffekten führen kann.
3. **Vermeiden Sie negative Lernprozesse!**
   Falls Sie längere Zeit nicht einschlafen können oder während der Nacht wach werden und bemerken, dass Sie unruhig und angespannt sind, verlassen Sie das Bett, am besten auch das Schlafzimmer. Damit soll vermieden werden, dass es zu einer unbewussten Koppelung **(Konditionierung)** bzw. zu negativen Assoziationen zwischen quälendem Wachliegen und der Schlafumgebung kommt. Unternehmen Sie jedoch nichts Aktivierendes, sondern gehen Sie entspannenden Tätigkeiten (z. B. Musik hören) nach. Bewahren Sie sich die Wohlfühlatmosphäre im Bett und ärgern Sie sich nicht über die Schlaflosigkeit.
4. **Machen Sie sich keine Sorgen um den nächsten Tag!**
   Sorgen und eine vermehrte Anspannung während der Nacht entstehen dann, wenn Sie fürchten, nach einer schlechten Nacht dem kommenden Tag nicht gewachsen zu sein. Eine schlechte Nacht bedingt noch lange nicht einen schlechten Tag. Vermeiden Sie daher eine übersteigerte Fixierung auf den Schlaf und entwickeln Sie keine Angst vor der Schlaflosigkeit. Bewahren Sie sich eine positive Einstellung zum Schlaf.

AM MORGEN

1. **Aufstehen am Morgen!**
   Wenn Sie besondere Schwierigkeiten haben, am Morgen aufzustehen, vermeiden Sie die Schlummertaste des Weckers, sondern stehen zu dem Zeitpunkt auf, zu dem Sie aufstehen müssen. Der Einsatz eines Lichtweckers vor dem Aufstehzeitpunkt kann vor allem im Winter einen aktivierenden Effekt am Morgen haben. Dies gilt auch für helles Licht im Schlafzimmer während der Sommermonate.
2. **Warten Sie nicht darauf, bis Sie sich ganz munter fühlen!**
   Morgentypen fühlen sich gleich beim morgendlichen Aufwachen ausgeschlafen und leistungsfähig. Abendtypen hingegen haben häufig Anlaufschwierigkeiten und erhebliche Probleme, aus den Federn zu kommen, auch wenn sie bereits ausreichend erholsamen Schlaf hatten. Wie man sich unmittelbar beim Aufstehen fühlt, ist daher nicht zwingend ein Indikator für die nächtliche Schlafmenge und Schlafqualität.
3. **Bleiben Sie nicht zu lange im Bett!**
   Stehen Sie, wann immer möglich, zur selben Uhrzeit auf. Bei Schlaflosigkeit sollten die Bettzeiten nicht verlängert, sondern eher verkürzt werden. Die Bettzeiten auszudehnen, um den subjektiven Schlafmangel mit verlängerten Liegephasen zu kompensieren, ist der verkehrte Ansatz und fördert Ein- und Durchschlafprobleme.

KAPITEL

2

Thomas Pollmächer

Klassifikation von Schlafstörungen

Kernaussagen

- Die aktuell für Deutschland verbindliche Klassifikation der Erkrankungen, ICD-10, ist hinsichtlich der Störungen des Schlafs sehr wenig differenziert und weitgehend überholt. Mit ihrer Ablösung durch die IC-11 ist aber erst nach 2020 zu rechnen.
- Die internationale Klassifikation der Schlafstörungen in ihrer 3. Version (ICSD-3) ist wesentlich differenzierter und bildet die über 80 Krankheitsbilder systematisch ab.
- Auch die amerikanische Klassifikation psychischer Störungen (DSM-5) enthält eine differenziertes Kapitel zu Schlafstörungen

2.1 ICD-10

Die aktuell in Deutschland gültige, sozialrechtlich für Dokumentations- und Abrechnungszwecke verbindliche Klassifikation der Krankheiten ist die ICD-10 GM (➤ Tab. 2.1) [1].

Tab. 2.1 Klassifikation der Schlafstörungen nach ICD-10 [W203]

Nichtorganische Schlafstörungen	
F51.0	Nichtorganische Insomnie
F51.1	Nichtorganische Hypersomnie
F51.2	Nichtorganische Störung des Schlaf-Wach-Rhythmus
F51.3	Schlafwandeln
F51.4	Pavor nocturnus
F51.5	Albträume
F51.8	Andere nichtorganische Schlafstörungen
F51.9	Nicht näher bezeichnete nichtorganische Schlafstörungen
Organische Schlafstörungen	
G 25.80	Periodische Beinbewegungen im Schlaf (PLMS)
G 25.81	Syndrom der unruhigen Beine (Restless-Legs-Syndrom)
G 47.0	Organisch bedingte Insomnie
G 47.1	Krankhaft gesteigertes Schlafbedürfnis (idiopathische Hypersomnie)
G 47.2	Störung des Schlaf-Wach-Rhythmus
G 47.3	Schlafapnoesyndrom
G 47.4	Narkolepsie und Kataplexie
G 47.8	Sonstige Schlafstörungen (z. B. Kleine-Levin-Syndrom)

Obwohl erst seit dem Jahr 2000 gültig, ist sie inhaltlich auf dem wissenschaftlichen Stand von vor 1990. Da die Schlafmedizin in den letzten 30 Jahren erhebliche Fortschritte in der differenziellen Diagnostik von Erkrankungen gemacht hat, ist die ICD-10-Einteilung zu grob; insbesondere die Trennung von organischen und nichtorganischen Schlafstörungen genügt dem heutigen Wissen und den heutigen Ansprüchen nicht mehr. Schlafwandeln, z. B. in der ICD-10 als nichtorganische Schlafstörung klassifiziert, hat eindeutige und valide neurobiologische Korrelate. Solche sind für manche Formen krankhaft gesteigerten Schlafbedürfnisses durchaus zweifelhaft, obwohl sie die ICD-10 den organischen Schlafstörungen zuschlägt. Zwar wird die ICD-11, deren Entwicklung im Gange ist, viele der Probleme der ICD-10 beseitigen; mit ihrer internationalen Einführung wird aber frühestens 2018 gerechnet. Die verbindliche Anwendung in Deutschland wird wohl noch einige Jahre später beginnen.

2.2 Internationale Klassifikation der Schlafstörungen (ICSD)

Die immense Entwicklung der Schlafmedizin in den letzten Jahrzehnten hat hinsichtlich der Diagnostik ihren Niederschlag in der *International Classification of Sleep Disorders* (ICSD) gefunden, die in einer ersten Version 1990 durch die American Association of Sleep Medicine (AASM) und in einer revidierten Fassung 1997 von der AASM zusammen mit

Tab. 2.2 Schlafstörungen nach ICSD-3 (übersetzt durch die Verfasser, ohne isolierte Symptome und Normvarianten)

• Insomnie
– Chronische Insomnie
– Kurzzeitige Insomnie
– Andere Formen der Insomnie
• Schlafbezogene Atmungsstörungen
– Obstruktive Schlafapnoesyndrome
– Obstruktives Schlafapnoesyndrom beim Erwachsenen
– Obstruktives Schlafapnoesyndrom bei Kindern
– Zentrale Schlafapnoesyndrome
– Zentrale Schlafapnoe (ZSA) mit Cheyne-Stokes-Atmung
– ZSA bei einer somatischen Erkrankung ohne Cheyne-Stokes-Atmung
– ZSA durch höhenbedingte periodische Atmung
– ZSA durch Medikamente oder Drogen
– Primäre ZSA
– Primäre ZSA des Kindesalters
– Primäre ZSA bei Frühgeborenen
– Behandlungsbedingte ZSA
– Schlafbezogene Hypoventilation
– Obesitas-Hypoventilationssyndrom
– Kongenitales zentralalveoläres Hypoventilationssyndrom (ZAHS)
– ZAHS mit hypothalamischer Dysfunktion und spätem Beginn
– Idiopathisches ZAHS
– Schlafbezogene Hypoventilation durch Drogen oder Medikamente
– Schlafbezogene Hypoventilation durch eine somatische Erkrankung
– Schlafbezogene Hypoxämie
• Hypersomnien zentralen Ursprungs
– Narkolepsie Typ 1
– Narkolepsie Typ 2
– Idiopathische Hypersomnie
– Kleine-Levin-Syndrom
– Hypersomnie im Rahmen einer somatischen Erkrankung
– Hypersomnie durch Medikamente oder Drogen
– Hypersomnie assoziiert mit einer psychiatrischen Erkrankung
– Hypersomnie durch Schlafmangel
• Zirkadiane Rhythmusstörungen (ZRS)
– ZRS vom Typ verzögerte Schlafphase
– ZRS vom Typ vorverlagerte Schlafphase
– ZRS vom Typ unregelmäßige Schlafphase
– ZRS vom Typ freilaufender Rhythmus (größer oder kleiner als 24 h)
– ZRS bei Schichtarbeit
– ZRS bei Jetlag
– ZRS nicht näher bezeichnet

Tab. 2.2 Schlafstörungen nach ICSD-3 (übersetzt durch die Verfasser, ohne isolierte Symptome und Normvarianten) *(Forts.)*

• Parasomnien
– NREM-Schlaf-Parasomnien
– Schlaftrunkenheit
– Schlafwandeln
– Pavor nocturnus
– Schlafbezogene Essstörung
– REM-Schlaf-Parasomnien
– REM-Schlaf-Verhaltensstörung
– Wiederkehrende isolierte Schlaflähmung
– Albträume
– Andere Parasomnien
– Exploding-Head-Syndrom
– Schlafbezogene Halluzinationen
– Bettnässen
– Parasomnie im Rahmen einer somatischen Erkrankung
– Parasomnie durch Medikamente oder Drogen
– Parasomnie nicht näher bezeichnet
• Schlafbezogene Bewegungsstörungen
– Restless-Legs-Syndrom
– Syndrom periodischer Gliedmaßenbewegungen
– Schlafbezogene Beinkrämpfe
– Schlafbezogener Bruxismus
– Schlafbezogene rhythmische Bewegungen
– Benigner schlafbezogener Myoklonus in der Kindheit
– Propriospinaler Myoklonus am Schlafbeginn
– Schlafbezogene Bewegungsstörung aufgrund einer somatischen Erkrankung
– Schlafbezogene Bewegungsstörung durch Medikamente oder Drogen
– Schlafbezogene Bewegungsstörung nicht näher bezeichnet
• Schlafbezogene medizinische oder neurologische Erkrankungen
– Fatale familiäre Insomnie
– Schlafbezogene Epilepsie
– Schlafbezogene Kopfschmerzen
– Schlafbezogener Laryngospasmus
– Schlafbezogener gastroösophagealer Reflux
– Schlafbezogene Myokardischämie

der japanischen, lateinamerikamischen und europäischen Schlafforschungsgesellschaft veröffentlicht wurde. Eine weitere Version wurde 2005 als ICSD-2 veröffentlicht und schließlich wurde 2014 die aktuelle Version als ICSD-3 vorgestellt (➤ Tab. 2.2) [2].

Die ICSD-3 unterscheidet 7 Kategorien von Schlafstörungen, denen jeweils in unterschiedlich starker Binnendifferenzierung einzelne Erkrankungen zugeordnet sind. Der Abschnitt zur Insomnie wurde im Vergleich zur ICSD-2 erheblich verändert. Insbesondere wird nun nur noch eine einzige Form der chronischen Insomnie aufgeführt, während früher davon ausgegangen wurde, dass eine Vielzahl unterschiedlicher Insomnien existiert. Hierzu zählten z. B. die paradoxe, die idiopathische und die psychophysiologische Insomnie. Allerdings hat die Forschung der letzten beiden Jahrzehnte keine empirischen Daten erbracht, die eine valide Trennung dieser Subtypen rechtfertigen würde. Abschnitt 2 der ICSD-3 befasst sich mit den schlafbezogenen Atmungsstörungen, die in obstruktive sowie zentrale Schlafapnoesyndrome, Erkrankungen mit schlafbezogener Hypoventilation und die schlafbezogene Hypoxämie unterteilt werden. Mit Schwerpunkt auf das besonders häufige obstruktive Schlafapnoesyndrom werden diese Erkrankungen in ➤ Kap. 7 behandelt. Abschnitt 3 der ICSD-3 widmet sich den Hypersomnien zentralen Ursprungs. Die wesentliche Neuerung hier ist die Unterscheidung von 2 Typen der Narkolepsie. Die Abschnitte 4, 5 und 6 befassen sich mit zirkadianen Schlaf-Wach-Rhythmusstörungen, Parasomnien und schlafbezogenen Bewegungsstörungen. Der 7. und letzte Abschnitt der ICSD-3 beschreibt schlafbezogene medizinische und neurologische Erkrankungen.

2.3 Schlafstörungen in DSM-5

Auch die amerikanische Klassifikation psychiatrischer Erkrankungen, das Diagnostic and Statistical Manual of Mental Disorders (DSM, [3]; ➤ Tab. 2.3), befasst sich mit Schlafstörungen. Die Gliederung der neuesten Version DSM-5 weicht in mancherlei Hinsicht erheblich sowohl von der geplanten ICD-11 als auch von der ICSD-3 ab.

Tab. 2.3 DSM-5, Kapitel Schlaf-Wach-Störungen
Insomnische Störung
Hypersomnische Störung
Narkolepsie
Schlafbezogene Atmungsstörung • Obstruktives Schlafapnoe-/Hypopnoesyndrom • Zentrales Schlafapnoesyndrom • Schlafbezogene Hyperventilation
Zirkadiane Störungen des Schlaf-Wach-Rhythmus • Verzögerte Schlafphase • Vorverlagerte Schlafphase • Irreguläre Schlafphase • Nicht-24-h-Schlafphase • Schichtarbeit
Parasomnien • NREM-Schlaf-Arousal-Störungen: Somnambulismus, Pavor nocturnus • Albtraumstörung • REM-Schlaf-Verhaltensstörung
Restless-Legs-Syndrom
Substanz-/medikationsinduzierte Schlafstörung
Andere spezifische insomnische Störungen
Unspezifische insomnische Störungen
Andere spezifische hypersomnische Störungen
Unspezifische hypersomnische Störungen
Andere spezifische Schlaf-Wach-Rhythmusstörungen
Unspezifische Schlaf-Wach-Rhythmusstörungen

KAPITEL

3

Roland Popp

Diagnostik von Schlafstörungen

Kernaussagen

- Die Diagnostik in der Schlafmedizin ist ein interdisziplinäres Feld und umfasst sowohl psychologische und psychiatrische als auch neurologische und internistische Gebiete.
- Der schlafmedizinischen Anamnese kommt eine zentrale Funktion zu, wenn die klinische Relevanz eines nicht erholsamen Schlafs beurteilt werden soll.
- Die Stufendiagnostik bei Schlafstörungen stützt sich auf einen S3-leitlinienorientierten klinischen Algorithmus der DGSMS.
- Das Assessment des Schlaf-Wach-Verhaltens beruht maßgeblich auf Schlaftagebüchern, Schlaf-Wach-Protokollen und Langzeit-Aktigrafien.
- Zur Erfassung von Beeinträchtigungen der Schlafqualität und von Schlafstörungen steht auf subjektiver Ebene eine Reihe von störungsspezifischen Fragebögen zur Verfügung, auf objektiver Ebene werden vor allem apparative Verfahren eingesetzt.
- Die im Schlaflabor überwachte kardiorespiratorische Polysomnografie stellt ein zentrales Element und die Referenz in der schlafmedizinischen Diagnostik dar.
- Die Schlafmedizin zielt nicht nur auf die Identifikation von Störungen während des Nachtschlafs ab, sondern berücksichtigt auch die Tagesbefindlichkeit und mögliche Leistungsbeeinträchtigungen am Tag.
- Da eine erhöhte Tagesschläfrigkeit mit einer erhöhten Unfallgefahr assoziiert ist, kommt der Erfassung dieses Leitsymptoms auf multidimensionaler Ebene eine besonders große Relevanz zu.

3.1 Übersicht

Die Diagnostik in der Schlafmedizin ist sehr **interdisziplinär** ausgerichtet. Schließlich spielen bei einem gestörten Schlaf fast immer verschiedene Einflüsse eine Rolle: psychologische, soziale, internistische, neurologische oder psychiatrische Faktoren.

Ausgangspunkt der Diagnostik ist der **nicht erholsame Schlaf** oder der Verdacht auf eine **Schlafstörung.** Ersterer Begriff entspricht einer unspezifischen Beschwerde und umfasst als übergeordnetes Konzept sowohl insomnische als auch hypersomnische Symptome. Auch bei Patienten, die über keine Beeinträchtigung der Schlafqualität klagen, kann bei einer vorliegenden Verdachts- oder Vordiagnose eine weiterführende differenzialdiagnostische Abklärung notwendig sein. Indiziert ist diese z. B. bei einem Patienten, der mit seinem Schlaf zufrieden ist und Beeinträchtigungen am Tag verneint, jedoch nach Berichten des Bettpartners zahlreiche und lange Atempausen im Schlaf aufweist.

In der Schlafmedizin kommt der **Anamnese** – auch der **Fremdanamnese** – eine zentrale Rolle zu, um die klinische Relevanz einer zugrunde liegenden Schlafstörung beurteilen zu können. Die Anamnese umfasst sowohl allgemeine als auch schlafspezifische Aspekte. Das diagnostische Prozedere stützt sich auf einen klinischen Algorithmus, der in der S3-Leitlinie **„Nicht erholsamer Schlaf/Schlafstörungen"** der Deutschen Gesellschaft für Schlafforschung und Schlafmedizin (DGSM) formuliert wurde [1].

Beim **Assessment der Schlafstörungen** sind sowohl der Schlaf selbst als auch das Wachverhalten zu untersuchen. Dazu stehen Verfahren zur Verfügung, die entweder die

Schlafqualität und schlafspezifische Störungen prüfen oder das Schlaf-Wach-Verhalten direkt mittels Schlaf-Wach-Protokollen und Langzeit-Aktigrafie erfassen. Im Mittelpunkt der schlafmedizinischen Diagnostik steht häufig die **kardiorespiratorische Polysomnografie,** die durch geschultes Personal und in akkreditierten Schlaflaboren (gelistet von der DGSM unter www.dgsm.de/schlaflabore.php) durchgeführt werden sollte.

Nicht zuletzt kommt der Erfassung der **Tagesbefindlichkeit** und hier vor allem der **Tagesschläfrigkeit** eine wesentliche Funktion zu. Hier stützt sich die Diagnostik sowohl auf subjektive Verfahren (vornehmlich Ratings und Fragebögen) als auch auf objektive Messmethoden, die physiologische, verhaltensbezogene oder leistungsorientierte Komponenten der Schläfrigkeit erfassen.

3.2 Schlafmedizinische Anamnese

Schlafmedizinische Beschwerden, wie ein nicht erholsamer Schlaf oder eine Beeinträchtigung der Tagesbefindlichkeit, lassen sich in erster Linie über eine ausführliche Anamnese, ergänzt durch Fragebögen, ermitteln. Bei der Anamnese geht es zunächst darum, die **Leitsymptome** zu identifizieren (➤ Kap. 4), die entweder mit einem erhöhten **Leidensdruck** von Seiten des Patienten verbunden sind oder von außen auf eine Schlafstörung, z. B. Schlafapnoe oder Schlafwandeln, verweisen. Bei Verhaltensauffälligkeiten im Schlaf sind fremdanamnestische Angaben besonders wichtig.

Neben den schlafspezifischen Aspekten ist auch nach dem psychischen Befinden und der Leistungsfähigkeit am Tage zu fragen. Bei der schlafmedizinischen Anamnese sollten Kennparameter wie Bettzeiten, subjektive Schlafdauer, Anzahl der Schlafunterbrechungen und vor allem die Erholsamkeit des

Tab. 3.1 Ausführliche schlafmedizinische Anamnese und Fremdanamnese zu aktuellen Beschwerden

Bereich	Relevante Fragen und Aspekte
Hauptsymptom	• Welches Symptom hat zur Vorstellung geführt? • Welches Leitsymptom bzw. welche Leitsymptome liegt/liegen vor? • Typ der Schlafstörung (Insomnie, Hypersomnie, Parasomnie etc.)
Aktuelle Problematik	• Beschwerden am Tag und in der Nacht • Stärke des Leidensdrucks, Ausmaß der Störung • Beeinträchtigung der Lebensqualität? • Eigen- oder Fremdgefährdung? (z. B. bei Hypersomnie oder Parasomnien)
Schlafqualität	• Ist der Schlaf erholsam? • Adäquate Schlafumgebung? (Licht, Lautstärke, Temperatur, störende Umwelteinflüsse, Bett, Bettpartner etc.)
Schlafquantität (Tag und Nacht)	• Bettzeiten und deren Regelmäßigkeit (Zeitpunkte des Zubettgehens und Aufstehens, Unterschiede zwischen werktags und Wochenende) • Geschätzte Gesamtschlafdauer (unter der Woche und am Wochenende) • Häufigkeit, Länge und äußere Umstände von Tagschlafepisoden (Mittagsschlaf, Kurzschlaf, Power-Naps, ungewolltes Einschlafen, TV-Schlaf) • Subjektiv ausreichende Schlafmenge? Individueller Schlafbedarf?
Einschlafverhalten am Abend	• Einschlaflatenz, geschätzte Einschlafdauer • Einschlafstörungen (vgl. Leitsymptom ➤ Kap. 4.1) • Aktivitäten vor dem Einschlafen (körperliche Aktivität, Genussmittel, Essen, Schlafrituale, motorischer Anspannungsgrad) • Befinden beim Einschlafen bzw. vor dem Zubettgehen (Sorgen, erhöhtes Anspannungs- oder Erregungsniveau, Angst vor Schlaflosigkeit, Fokussieren auf Schlafprobleme) • Besonderheiten während des Einschlafens (unruhige Beine, Einschlafzuckungen, negative Gedanken/Grübeln, Atemnot, hypnagoge Halluzinationen etc.)
Nachtschlaf	• Durchschlafstörungen (Häufigkeit, Art und Dauer von nächtlichen Wachphasen; vgl. Leitsymptom ➤ Kap. 4.1) • Aktivitäten und Kognitionen während nächtlicher Wachphasen • Träume, Albträume oder Schlaflähmung • Vegetative Beschwerden (z. B. Schwitzen, Atemnot, Nykturie etc.) • Nächtliche Problematik (z. B. Grübeln, Schmerzen, Enuresis etc.)
Verhalten im Schlaf Besonderheiten	• Beobachtete Atemaussetzer, lautes Schnarchen (vgl. Leitsymptom ➤ Kap. 4.3) • Beinbewegungen und Beinunruhe • Sprechen im Schlaf oder Schlafwandeln • Zähneknirschen (Bruxismus) • Verhaltensauffälligkeiten (z. B. Schreien, Umsichschlagen, Stöhnen, Schlaflähmung, Selbstverletzungen, komplexe Bewegungsmuster wie Aufstehen, Aufsetzen, nächtliches Essen etc.; ➤ Kap. 4.4) • Albträume oder Pavor nocturnus

Tab. 3.1 Ausführliche schlafmedizinische Anamnese zu aktuellen Beschwerden *(Forts.)*

Bereich	Relevante Fragen und Aspekte
Morgendliches Erwachen	• Befinden am Morgen (ausgeschlafen, erholt, gerädert, erschlagen etc.) • Aufwachverhalten (von selbst, mit Wecker, vorzeitig, Aktivitäten vor und nach dem endgültigen Aufwachen bzw. Aufstehen) • Ausmaß und Dauer der Schlaftrunkenheit • Morgendliche Kopfschmerzen, trockener, schmerzhafter Hals?
Tagesbefindlichkeit, Tagessymptomatik	• Tagesschläfrigkeit (ungewolltes Einschlafen, Sekundenschlaf, Monotonieintoleranz, Einschlafattacken, Schwierigkeiten, tagsüber wach zu bleiben, erhöhte Einschlafneigung etc.; vgl. Leitsymptom ➤ Kap. 4.2) • Tagesmüdigkeit/Fatigue (Mattigkeit, Abgeschlagenheit, leichte Erschöpfbarkeit) • Stimmungsbeeinträchtigungen (Gereiztheit, Dünnhäutigkeit, Depressivität, Ängstlichkeit, reduzierter Antrieb etc.) • Leistungseinschränkungen aufgrund von Vigilanz-, Konzentrations- oder Gedächtnisstörungen (bei der Arbeit, im Sozialleben und beim Autofahren) • Libidoverlust, sexuelle Funktionsstörungen • Psychiatrische Auffälligkeiten (z. B. gesteigerter Antrieb, Anhedonie, Hyperaktivität)
Schlaf-Wach-Rhythmus	• Störungen des Schlaf-Wach-Rhythmus (vgl. Leitsymptom ➤ Kap. 4.5) • Regelmäßige Schlaf-Wach-Zeiten (Schlafverhalten unter der Woche versus am Wochenende) • Schlaf-Wach-Strukturierung (schlafförderndes vs. schlafstörendes Verhalten in der Nacht und am Tag) • Art des Chronotyps (Abend- versus Morgentyp) • Tagesverlauf der Schläfrigkeit • Art und Intensität von zirkadianen Zeitgebern (helles Licht, feste Tagesstruktur)

Schlafs ermittelt werden (➤ Tab. 3.1). Generell geht es darum, die Schlafquantität und die Schlafqualität zu beurteilen. Die Anamnese sollte am besten auf der Grundlage eines standardisierten Interviews erfolgen und sich am **klinischen Algorithmus** der S3-Leitlinie „Nicht erholsamer Schlaf/Schlafstörungen" orientieren (➤ Abb. 3.1).

Auf der Grundlage der Anamnese werden Verdachtsdiagnosen generiert, die durch weiterführende apparative oder nichtapparative Diagnostik ergänzt werden müssen. Dabei steht die **Diagnose von Leitsymptomen** im Mittelpunkt. So sollten Beschwerden hinsichtlich Tagesschläfrigkeit sowohl mit Fragebögen als auch mit objektiven, apparativen Methoden überprüft werden. Dasselbe gilt für insomnische Beschwerden. Bei zirkadianen Schlafrhythmusstörungen ist häufig die Verwendung von Schlaftagebüchern und einer Aktigrafie indiziert. Das diagnostische Vorgehen beim Verdacht auf spezifische Schlafstörungen wird in den jeweiligen Kapiteln ausführlich vorgestellt. Manche Störungen können im Rahmen eines ambulanten Settings diagnostiziert und nachfolgend therapiert werden. Eine Reihe von Störungen bedarf aber einer weiterführenden Diagnostik mittels Polysomnografie in einem entsprechend ausgestatteten Schlaflabor oder schlafmedizinischen Zentrum.

Die schlafspezifische Anamnese muss durch eine allgemeine Anamnese des Gesundheitszustands ergänzt werden, die sowohl somatische und psychiatrische Erkrankungen erfragt als auch Suchtmittel- und Medikamentengebrauch erfasst.

3.3 Leitlinienbasierter klinischer Algorithmus

Die DGSM hat in ihrer **S3-Leitlinie „Nicht erholsamer Schlaf/Schlafstörungen"** einen klinischen Algorithmus zur Diagnose von Schlafstörungen entwickelt (➤ Abb. 3.1). Ausgangspunkt für den Algorithmus ist der klinische Zustand eines Patienten, bei dem entweder die unspezifische Beschwerde eines nicht erholsamen Schlafs vorliegt oder bei dem die Verdachts- bzw. Vordiagnose einer Schlafstörung besteht. Der Algorithmus erfordert ein schrittweises Vorgehen, das sowohl Entscheidungsprozesse berücksichtigt (hellblaue Rauten) als auch konkrete diagnostische und therapeutische Handlungsanweisungen (blaue Kästen) liefert.

Der Ablauf soll einen Überblick geben, ob ein zugrunde liegendes schlafmedizinisches Problem mit einfachen diagnostischen Mitteln gelöst werden kann oder ob aufwendigere Verfahren notwendig sind. Damit soll eine effiziente Diagnosestellung und Therapie von Schlafstörungen und schlafmedizinischen Erkrankungen gewährleistet werden.

Die einzelnen Entscheidungs- und Handlungsschritte sind im klinischen Algorithmus von 1 bis 11 durchnummeriert und werden als Knoten in spitzen Klammern <x> angegeben.

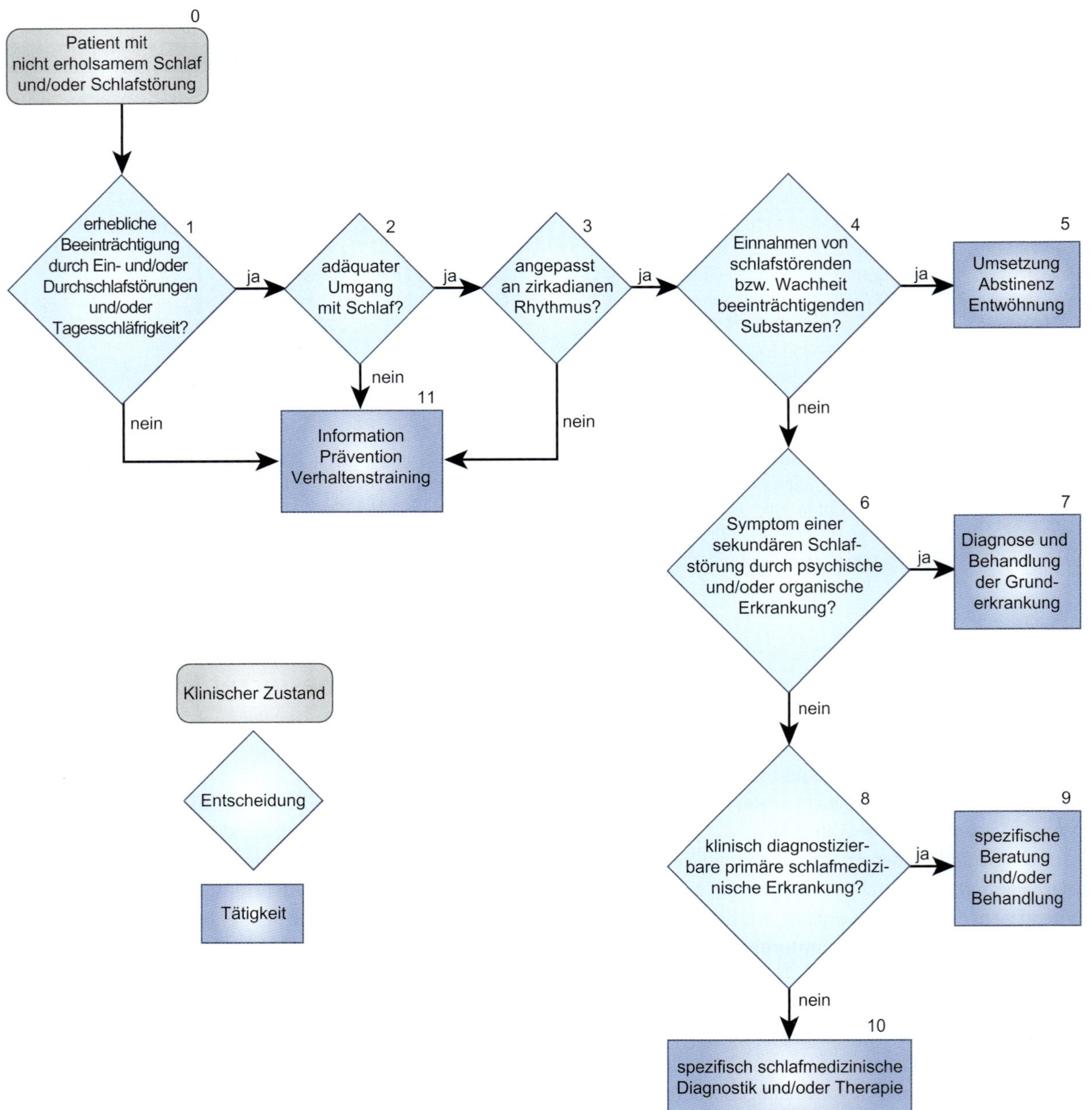

Abb. 3.1 Klinischer Algorithmus „Nicht erholsamer Schlaf/Schlafstörungen" nach der S3-Leitlinie der Deutschen Gesellschaft für Schlafforschung und Schlafmedizin (DGSM) [L138/H054-003]

3.3.1 Klinische Relevanz der Symptomatik

➤ Abb. 3.1 <1>

Liegen das Beschwerdebild „nicht erholsamer Schlaf" oder der Hinweis auf eine Schlafstörung vor, ist zunächst anamnestisch abzuklären, inwieweit eine bedeutsame Beeinträchtigung der Lebens- und Schlafqualität vorliegt. Denn ein gestörter Schlaf kann zu bedeutsamen Gesundheitsstörungen sowie zu Beeinträchtigungen der sozialen und beruflichen Leistungsfähigkeit führen.

Insomnie (Ein- und/oder Durchschlafstörungen) und/oder **Hypersomnie** (Tagesschläfrigkeit) stellen dabei wesentliche Leitsymptome dar, die zu einer Einschränkung der Lebensqualität führen. Eine Schweregradeinteilung in „leicht", „mittel" bzw. „schwer" ist abhängig von der Häufigkeit und dem Ausmaß der Störung sowie von deren Effekt auf Emotion, Leistung und psychosozialen Funktionen.

Ein- und Durchschlafstörungen

Insomnische Beschwerden beeinträchtigen die Tagesbefindlichkeit in Form von leichter Reizbarkeit, Müdigkeit, Erschöpfung oder Angst. Damit können erhebliche soziale und berufliche Beeinträchtigungen verbunden sein (vgl. Leitsymptom Ein- und Durchschlafstörungen; ➤ Kap. 4.1).

Tagesschläfrigkeit

Ebenso können hypersomnische Symptome zu einer Beeinträchtigung der Vigilanz und Leistungsfähigkeit im Alltag führen, vor allem wenn es häufig zu unfreiwilligen Einschlafepisoden kommt. Diese sind fast immer mit einem erhöhten Unfallrisiko am Arbeitsplatz und im Straßenverkehr verbunden (vgl. Leitsymptom Tagesschläfrigkeit; ➤ Kap. 4.2).

Konsequenzen von Schlafstörungen

In dem Algorithmus sollen auch Störungen berücksichtigt werden, bei denen keine Beschwerden über eine funktionelle Beeinträchtigung oder einen nicht erholsamen Schlaf vorliegen. So kann bei einem stark ausgeprägten obstruktiven Schlafapnoesyndrom aus internistischer Sicht die Indikation für eine therapeutische Behandlung bestehen. Auch bei Parasomnien oder schlafbezogenen Bewegungsstörungen muss fremdanamnestisch geklärt werden, inwieweit eine **Eigen- oder Fremdgefährdung** vorliegt.

Um die klinische Relevanz von Schlafstörungen beurteilen zu können, müssen deswegen sowohl der Schweregrad als auch die Auftretenshäufigkeit der Störung und deren mögliche negativen Konsequenzen berücksichtigt werden.

CAVE

Bei Klagen über **„Tagesmüdigkeit"** sollte aus schlafmedizinischer Sicht zwischen Tagesschläfrigkeit im engeren Sinne (reduzierter Wachheitsgrad, erhöhte Einschlafneigung, Schwierigkeiten, wach und konzentriert zu bleiben) und einer unspezifischen Müdigkeit in Form von Mattigkeit, Abgeschlagenheit und leichter Erschöpfbarkeit unterschieden werden. **Tagesschläfrigkeit** ist meist ein Leitsymptom von Hypersomnien, wohingegen Erschöpfung oder **Fatigue** ein häufiges klinisches Bild bei Insomnie oder Depression sind (➤ Kap. 4).

3.3.2 Schlafmenge und Schlafhygiene ➤ Abb. 3.1 <2>

Im folgenden Schritt des Algorithmus werden eher verhaltensbezogene Ursachen für den nicht erholsamen Schlaf abgeklärt. So stellt sich die Frage, inwieweit ein adäquater Umgang mit dem Schlaf vorliegt.

Schlafbedarf

Das individuelle Schlafbedürfnis variiert von Person zu Person. Die durchschnittliche Schlafmenge eines Erwachsenen beträgt etwa 7,5 Stunden; es gibt aber deutliche Abweichungen nach oben und unten, wobei die Schlafzeiten einer Gauß-Normalverteilung folgen. So lassen sich im Erwachsenenalter **Langschläfer** (> 10 Stunden) von **Kurzschläfern** (< 5 Stunden) unterscheiden.

Die meisten Personen wissen jedoch aus eigener Erfahrung, wie viel Schlaf sie benötigen, um sich am nächsten Tag erholt, ausgeschlafen und leistungsfähig zu fühlen. Daher ist zu überprüfen, ob sich bei Auftreten der Schlafstörung auch die Schlafgewohnheiten verändert haben.

Zudem ist nach inneren und äußeren Faktoren zu fragen, die möglicherweise zu einem Schlafmangel bzw. einem kumulativen Schlafdefizit geführt haben.

Schlafhygiene

In diesem Zusammenhang ist auch zu berücksichtigen, inwieweit eine ausreichende Schlafhygiene (➤ Kap. 1.7.2) eingehalten wird. Schlafhygienische Empfehlungen betreffen hauptsächlich die Gestaltung der Schlafumgebung und berücksichtigen den natürlichen Schlaf-Wach-Rhythmus. Zudem werden Verhaltensempfehlungen für einen erholsamen Schlaf gegeben. Ausreichende Schlaf- und Bettzeiten sowie die Regeln zur Schlafhygiene dienen vor allem der Prävention von Schlafstörungen. Inadäquate Schlafhygiene kann vor allem insomnische Beschwerden fördern und verstärken.

3.3.3 Zirkadianer Rhythmus ➤ Abb. 3.1 <3>

Schlafen und Wachen, Erholung und Leistungsfähigkeit, Passivität und soziale Aktivitäten folgen rhythmischen Schwankungen und werden durch ein zirkadianes System maßgeblich bestimmt (➤ Kap. 1.4.4). Verhalten, das nicht an einen zirkadianen Rhythmus angepasst ist, kann zu einem nicht erholsamen Schlaf sowie zu insomnischen oder hypersomnischen Störungen führen. Ein **gestörter Schlaf-Wach-Rhythmus** stellt auch ein wichtiges Leitsymptom bei Schlafstörungen dar (➤ Kap. 4.5). Diskrepanzen zwischen dem vorgegebenen Schlaf-Wach-Rhythmus und dem zirkadianen System sind oft weit verbreitet und können durch individuelle Gewohnheiten, Anforderungen des Arbeitsplatzes (z. B. bei Schichtarbeit) und durch soziale Erfordernisse bedingt sein.

In diesem Zusammenhang ist auch der **Chronotyp** (Morgentyp vs. Abendtyp) zu berücksichtigen. Aufgrund zirkadianer Schlaf-Wach-Rhythmusstörungen (➤ Kap. 8) kann es vorübergehend oder chronisch zu einer Beeinträchtigung der Tagesbefindlichkeit, der Leistungsfähigkeit und der Erholung kommen.

3.3.4 Schlafstörungen bedingt durch Medikamente, Drogen oder andere Substanzen ➤ Abb. 3.1 <4>

Pharmakologisch wirksame Substanzen, z. B. Alkohol, Nikotin, andere Drogen und Medikamente (v. a. Sedativa und Stimulanzien), interagieren mit den verschiedenen Neurotransmittersystemen des Gehirns, die für die Schlaf-Wach-Regulation maßgeblich verantwortlich sind. Dadurch kann es zu einer Imbalance der homostatischen Schlaf-Wach-Regulation kommen, die sowohl das Schlafen als auch das Wachen kurz- oder längerfristig stark beeinträchtigt.

Medikamente

In diesem Zusammenhang ist eine ausführliche Anamnese hinsichtlich des **Suchtmittelgebrauchs** und **Medikation** erforderlich. Allgemein können pharmakologische Substanzen einen dosisunabhängigen oder einen dosisabhängigen Effekt haben, der unter Umständen zu einer Schlaflosigkeit mit Insomnie oder zu einer erhöhten Schläfrigkeit/Fatigue führt. Typische Wachmacher sind z. B. Stimulanzien, wohingegen klassische Schlafmittel zu den Hypnotika zu rechnen sind.

Darüber hinaus sind **unerwünschte Nebenwirkungen** auf das Schlaf-Wach-Muster durch eine Vielzahl von Medikamenten zu berücksichtigen. In der Roten Liste wird bei jeder Substanzgruppe nach Tagesschläfrigkeit, Wachheit und Schlafstörung verursachender Wirkung unterschieden. Im Einzelfall müssen diagnostisch die detaillierten Informationen aus der Roten Liste oder der jeweiligen Fach- und Gebrauchsinformation der Substanz berücksichtigt werden. In ➤ Kap. 16 wird speziell auf substanzinduzierte Schlafstörungen eingegangen.

Genuss- und Suchtmittel

Die in der Gesellschaft weitverbreiteten Genussmittel wie Alkohol, Nikotin oder Koffein können zu kurz- oder längerfristigen negativen Effekten auf das Schlaf- und Wachverhalten führen. Ihre Wirkung ist von der Dauer und Menge des Konsums abhängig.

Illegale Drogen wie Kokain, Heroin, Cannabis, LSD oder Cristal Meth können ebenfalls das Schlaf-Wach-Verhalten massiv beeinflussen, wobei zwischen akuten und längerfristigen Auswirkungen zu unterscheiden ist. Bei Abhängigkeit kann der Entzug von Genussmitteln oder illegalen Drogen ebenfalls zu Absetzeffekten mit negativen Folgen für die Schlafqualität und die Tagesbefindlichkeit führen (➤ Kap. 15).

3.3.5 Schlafstörungen bei psychischen oder psychiatrischen Erkrankungen ➤ Abb. 3.1 <6a>

Viele psychische Erkrankungen gehen mit insomnischen Schwierigkeiten in Form von Ein- und Durchschlafstörungen einher. Meist wird der Nachtschlaf nicht als erholsam erlebt und es kommt zu Beeinträchtigungen der Tagesbefindlichkeit aufgrund von **Fatigue, Erschöpfung** oder **Müdigkeit.** Daher ist vor allem bei den insomnischen Störungen zu unterscheiden, ob diese einen psychophysiologischen Ursprung haben oder durch eine zugrunde liegende psychiatrische Erkrankung sekundär bedingt sind.

Sekundär bedingte Hypersomnien treten bei psychiatrischen Erkrankungen im Gegensatz zu organisch bedingten sehr viel seltener auf, können aber auch bei atypischen Depressionen oder saisonal-affektiven Störungen angetroffen werden. Ebenso kann bei schizophrenen Patienten mit Residual-Symptomatik ein erhöhtes Schlafbedürfnis mit langen Bettzeiten und Schwierigkeiten, am Morgen aufzustehen, bestehen. Aufgrund der engen Assoziation von Schlafstörungen und psychiatrischen Erkrankungen sowie deren hoher klinischer Relevanz bedarf es einer genauen diagnostischen Abklärung (➤ Kap. 12).

3.3.6 Schlafstörungen aufgrund organischer Erkrankungen ➤ Abb. 3.1 <6b>

Schlafstörungen durch neurologische Erkrankungen

In der Klassifikation der ICD-10 wird eine Reihe primärer Schlafstörungen als neurologische Erkrankungen klassifiziert. Dazu gehören die Narkolepsie, die Parasomnien wie auch Bewegungsstörungen (z. B. Restless-Legs-Syndrom oder Periodic Limb Movement Disorder).

Bei einem Großteil von **neurodegenerativen Erkrankungen,** wie etwa bei Demenz, Morbus Parkinson, Multiple Sklerose, kommt es sekundär oftmals zu Schlafstörungen in Form von Insomnie oder Hypersomnie, Schlafrhythmusstörungen oder Parasomnien. So ist eine REM-Schlaf-Verhaltensstörung oftmals ein Frühsymptom bei der Entwicklung eines Morbus Parkinson.

Bei **Schmerzstörungen** kommt es ebenfalls verstärkt zu ausgeprägten insomnischen Symptomen (z. B. bei schlafbezogenem Kopfschmerz). Schlafstörungen bei neurologischen Erkrankungen werden in ➤ Kap. 13 ausführlich dargestellt.

Schlafstörungen bei anderen organischen Erkrankungen

Tagesschläfrigkeit, Ein- und Durchschlafstörungen sowie nicht erholsamer Schlaf sind häufig als Begleiterscheinungen bei einer Reihe anderer organischer Erkrankungen anzutreffen. So kann etwa eine Hyperthyreose zu einer verstärkten Tagesschläfrigkeit führen. Schlafstörungen bei internistischen Erkrankungen behandelt ➢ Kap. 14.

3.3.7 Endpunkte des Algorithmus ➢ Abb. 3.1 <5, 7, 9–11>

Aus den diagnostischen und klinischen Entscheidungsprozessen des Algorithmus (➢ Abb. 3.1: Rauten mit Ja/Nein) resultieren **Handlungen und Tätigkeiten,** die als Endpunkte in rechteckiger Form dargestellt sind. Diese enthalten unter anderem verhaltensorientierte Maßnahmen wie Verhaltenstraining und Beratung zu besserem Schlaf, Prävention oder Schlafhygiene. Substanzinduzierte Schlafstörungen verlangen oft eine Entwöhnung von Sucht- oder Genussmitteln. Auch das Absetzen oder Umstellen von Medikamenten kann notwendig werden. Nicht zuletzt kann die komplette Abstinenz von bestimmten Substanzen erforderlich sein (➢ Kap. 16).

Primäre schlafmedizinische Erkrankungen bedürfen eine spezifische Diagnostik und/oder Therapie (➢ Kap. 5, ➢ Kap. 6, ➢ Kap. 7, ➢ Kap. 8, ➢ Kap. 9, ➢ Kap. 10). Sind Schlafstörungen sekundär bedingt, steht die Diagnose und adäquate Behandlung der Grunderkrankung, sei sie psychiatrisch, neurologisch oder internistisch, im Vordergrund (➢ Kap. 12, ➢ Kap. 13, ➢ Kap. 14).

3.4 Assessment des Schlaf-Wach-Verhaltens

Die schlafmedizinische Diagnostik beschränkt sich nicht allein auf Störungen des nächtlichen Schlafs und der Schlafqualität (➢ Kap. 3.5), sondern berücksichtigt auch die **Tagesbefindlichkeit** und den **Wachzustand,** insbesondere wenn eine erhöhte Tagemüdigkeit oder -schläfrigkeit vorliegen (➢ Kap. 3.6 und ➢ Kap. 3.7). Das Schlaf-Wach-Verhalten, also der Wechsel von Aktivitäts- und Ruhezuständen, lässt sich sowohl subjektiv über Protokolle als auch objektiv mittels Aktigrafie erfassen.

3.4.1 Schlaf-Wach-Protokoll

Schlafprotokolle dienen der subjektiven Erfassung der Schlaf- und Wachzeiten und stellen eine **Methode der Ver-**

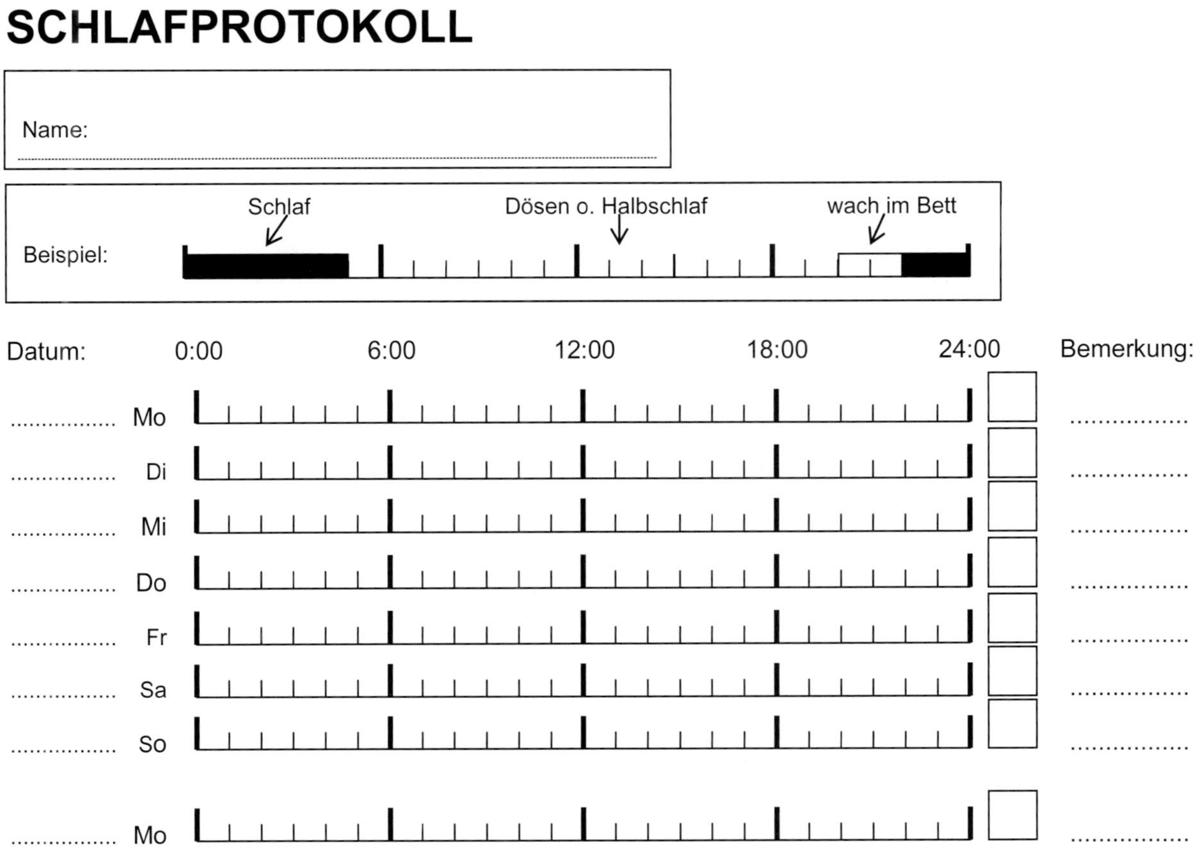

SCHLAFPROTOKOLL

Name: ....

Beispiel: Schlaf | Dösen o. Halbschlaf | wach im Bett

Datum:		0:00	6:00	12:00	18:00	24:00		Bemerkung:
....	Mo						☐	....
....	Di						☐	....
....	Mi						☐	....
....	Do						☐	....
....	Fr						☐	....
....	Sa						☐	....
....	So						☐	....
....	Mo						☐	....

Abb. 3.2 Ausschnitt eines Schlaf-Wach-Protokolls für 3 Wochen (www.dgsm.de/Fachinformationen/Frageboegen) [T972]

haltensbeobachtung dar. Untersuchungen haben gezeigt, dass retrospektive Angaben der Schlaf- und Bettzeiten häufig unzuverlässig sind. Werden Schlafprotokolle hingegen zeitnah ausgefüllt, ist die systematische Erfassung von Aufsteh- und Zubettgehzeiten über einen längeren Zeitraum viel genauer und aussagekräftiger. Bei Schlaf-Wach-Rhythmusstörungen, Insomnie, Schichtarbeit oder bei Verdacht auf chronischen Schlafmangel haben sich Schlafprotokolle als Monitoringinstrument bewährt. Übersichtliche, leicht auszufüllende Schlafprotokolle, die hauptsächlich grafisch aufgebaut sind, erleichtern die Auswertung des **Schlaf-Wach-Verhaltens** (➤ Abb. 3.2).

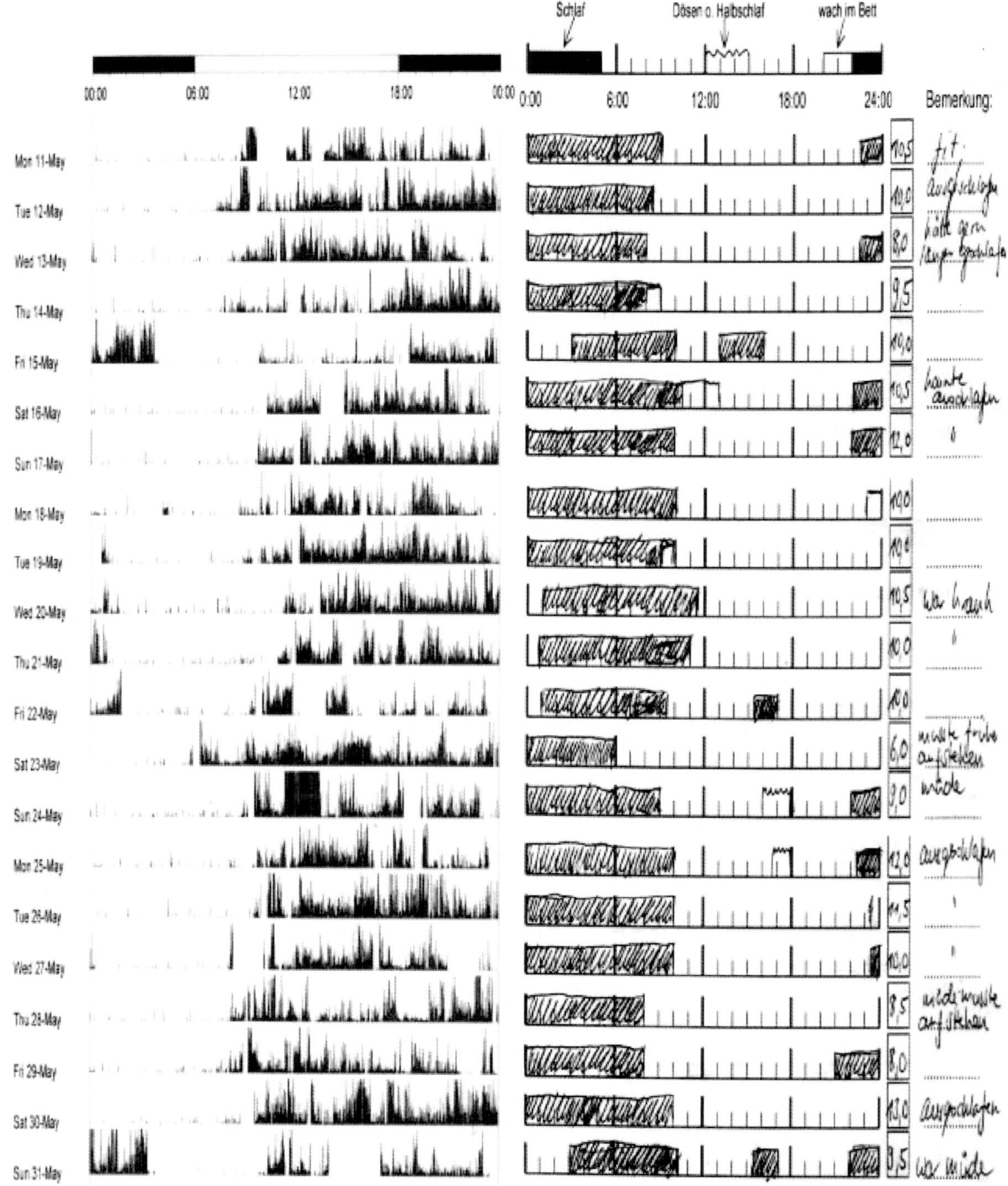

Abb. 3.3 Schlaf-Wach-Aufzeichnungen einer Langschläferin. Bei den objektiv gemessenen Wach- und Ruhezeiten mittels Aktigrafie am Handgelenk (links) sind Bewegungen bzw. Aktivität schwarz dargestellt. Im Vergleich dazu sind die subjektiv angegebenen Schlaf- und Wachzeiten eingezeichnet (rechts). Über einen Zeitraum von drei Wochen zeigt sich in beiden Messungen eine durchschnittliche Schlafdauer von 10 Stunden. [T972]

Das **Schlafprotokoll** lässt sich durch verschiedene Variablen ergänzen, indem z. B. die Schlafqualität bewertet wird oder Besonderheiten der Nacht bzw. des Tages mitregistriert werden. Mit diesen Protokollen lassen sich besondere Ereignisse und Verhaltensauffälligkeiten (z. B. bei parasomnischen Störungen) über einen längeren Zeitraum aufzeichnen und deren Häufigkeit auswerten.

Neben den visuellen Schlafprotokollen stehen ausführlichere **Abend-Morgen-Protokolle** zur Verfügung (www.dgsm.de/fachinformationen_frageboegen.php), die gezielt nach der Befindlichkeit am Morgen und am Abend fragen und Schlafparameter standardisiert erfassen (➤ Kap. 3.6).

Ein neuerer Ansatz verfolgt das Ziel, Schlaf- und Wachzeiten über eine App digital und mit Zeitstempel zu erfassen. Ein Abgleich mit Smartwatches oder Smartphones als Aktigrafen (➤ Kap. 3.4.2) ist bislang noch nicht zufriedenstellend möglich.

3.4.2 Langzeit-Aktigrafie

Mit der Aktigrafie können die individuell erhobenen Schlaftagebücher durch eine **objektive Messung der Schlaf- und Wachzeiten** sinnvoll ergänzt werden. In der Regel werden die Aktigrafen wie eine Armbanduhr am Handgelenk an der nichtdominanten Hand getragen. Der Messzeitraum erstreckt sich von wenigen Tagen bis hin zu mehreren Wochen. Da viele Aktigrafen wasserdicht und stoßsicher sind, können die Messgeräte auch über 24 Stunden nahezu ununterbrochen getragen werden. Weil es meist eine gute Übereinstimmung zwischen der **Bewegungsaktivität** und den Schlaf- und Wachzeiten gibt, kann man aufgrund der Aktigrafiedaten sehr gut auf die Bett- und Schlafzeiten rückschließen (➤ Abb. 3.3). Dadurch wird die objektive Erfassung des Schlaf-Wach-Rhythmus über einen längeren Zeitraum möglich.

Das Einsatzgebiet der Aktigrafie umfasst die **Aufzeichnung der Schlaf-Wach-Zeiten** bei chronischer Insomnie, zirkadianen Schlaf-Wach-Rhythmusstörungen (v. a. bei Schichtarbeit) sowie bei Schlafgesunden mit Verdacht auf ein Schlafmangelsyndrom oder sozialem Jetlag.

3.5 Erfassung von Schlafqualität und gestörtem Schlaf

Gestörter Schlaf und die Qualität des Nachtschlafs lassen sich sowohl auf **subjektiver** als auch auf **objektiver Ebene** erfassen. In der diagnostischen Praxis sollten diese Ebenen sich immer ergänzen und ein **mehrdimensionales Assessment** erfolgen. Dasselbe gilt für die Erfassung der Tagesschläfrigkeit (➤ Kap. 3.8).

Tab. 3.2 Unterscheidung zwischen subjektiven und apparativen bzw. objektiven Verfahren beim Assessment von Schlafqualität und gestörtem Schlaf

Subjektiv mittels Selbstbeurteilung
Fragebögen zur Schlafqualität
Fragebögen zu spezifischen Schlafstörungen
Objektiv mittels apparativer Methoden
Polysomnografie
Polygrafie
Aktigrafie der Beine
Objektiv mittels Fremdbeobachtung
Verhaltensbeobachtungen
Videoaufzeichnungen

Auf subjektiver Ebene stehen Verfahren zur **Selbsteinschätzung** zur Verfügung, die vornehmlich auf Introspektion beruhen. Objektive Verfahren sind meistens **apparativ.** Sie stützen sich auf Verhaltensaufzeichnungen und (elektro-)physiologischen Messverfahren (➤ Tab. 3.2). Dabei nimmt die **Polysomnografie** in der Schlafmedizin eine zentrale Rolle ein.

3.5.1 Fragebögen zur Schlafqualität und Schlafstörungen allgemein

Zur ersten Beurteilung der Schlafqualität und der Erholungsfunktion des Schlafs gibt es einfache Methoden wie die **Visuelle Analogskala zur Erfassung von Schlafqualität** (VIS-A VIS-M) [2]. Weiter verbreitet ist der **Pittsburgh Schlafqualitätsindex** (PSQI) [3]. Das Verfahren dient zur Erfassung der allgemeinen Schlafqualität während der letzten vier Wochen. Der PSQI erfragt retrospektiv die Häufigkeit schlafstörender Ereignisse, die Einschätzung der Schlafqualität, die gewöhnlichen Schlafzeiten, Einschlaflatenz und Schlafdauer sowie die Einnahme von Schlafmedikationen und die Tagesmüdigkeit. Er liefert einen Gesamtwert (von 0–25 Punkten) für die Schlafqualität insgesamt. Ein Gesamtwert über 5 Punkte gilt als Abweichung vom Normwert der Schlafqualität.

Störungsspezifische Fragebögen erheben die Schlafqualität z. B. bei schlafbezogenen Atmungsstörungen (**Sleep Apnea Quality of Life Index,** SAQLI) [4]. Umfangreichere Verfahren zur Selbsteinschätzung der Schlafqualität und von möglichen Schlafstörungen wie das **Landecker Inventar zur Erfassung von Schlafstörungen** (LISST) [5] liefern als Screeningmethode Hinweise auf das Vorliegen spezifischer Schlafstörungen wie Insomnie, Narkolepsie oder OSAS.

3.5.2 Fragebögen zu spezifischen Schlafstörungen

Eine Reihe von Verfahren erlaubt eine symptomorientierte Differenzialdiagnostik und zielt zumeist auf spezifische Schlafstörungen oder schlafbezogene Leitsymptome ab (➤ Kap. 4). ➤ Tab. 3.3 gibt eine Übersicht etablierter Verfahren, von denen die meisten in der S3-Leitlinie „Nicht erholsamer Schlaf/Schlafstörungen" der DGSM gelistet sind. Einige der Verfahren werden auf der Homepage der DGSM (www.dgsm.de/fachinformationen_frageboegen.php) näher beschrieben und stehen zum freien Herunterladen zur Verfügung.

Die meisten Verfahren werden in den Kapiteln zu den Leitsymptomen (➤ Kap. 4) und den spezifischen Schlafstörungen näher behandelt.

3.5.3 Polysomnografie

Polysomnografie als zentraler Kern der Diagnostik

Die Polysomnografie (PSG) stellt in der Schlafmedizin den Goldstandard dar, um Schlafquantität und -qualität zu messen. Werden zusätzliche physiologische Parameter des Stoffwechsels und der Atmung miterfasst, spricht man korrekterweise von einer **kardiorespiratorischen Polysomnografie** (KRPSG). Im üblichen Sprachgebrauch hat sich jedoch auch hierfür die Kurzform PSG durchgesetzt. Im Schlaflabor ist die überwachte PSG zentrales Grundelement und die Referenz für die schlafmedizinische Diagnostik (➤ Praxistipp).

Die PSG ist technisch sehr aufwendig und ihre Überwachung muss im Schlaflabor durch schlafmedizinisch qualifiziertes Personal erfolgen. Man spricht häufig auch von einer **nächtlichen Schlafableitung,** da eine Vielzahl von Biosignalen über Elektroden und Messfühler aufgezeichnet wird (➤ Abb. 3.4).

PRAXISTIPPS

Der Weg ins Schlaflabor – Indikationen für eine Polysomnografie

Verschiedene Symptome und Komorbiditäten können eine systematische schlafmedizinische Abklärung erfordern:

1. Zu den häufigsten Symptomen gehören der nicht erholsame Schlaf, chronische Ein-und/oder Durchschlafstörungen, chronische Tagesschläfrigkeit und beobachtete Atempausen im Schlaf (➤ Kap. 4). Die häufigsten Komorbiditäten einer schlafbezogenen Atmungsstörung, die zu einer schlafmedizinischen Abklärung führen, sind die medikamentös schwer einstellbare arterielle Hypertonie und die Adipositas (Grad II und III).
2. Eine Indikation für eine weiterführende Diagnostik mittels Polysomnografie kann sich für verschiedene Störungsbilder ergeben:

Tab. 3.3 Fragebögen zur Erfassung von Leitsymptomen und spezifischen Schlafstörungen

Testname	Abkürzung	Literatur
Ein- und Durchschlafstörungen		
Regensburg Insomnie Skala	RIS	Crönlein et al. 2013 [6]
Insomnia Severity Index (dt. Version)	ISI	Dieck et al. 2018 [7]
Tagesschläfrigkeit		
Epworth Sleepiness Scale	ESS	Johns 1991 [8]
Karolinska Sleepiness Scale	KSS	Akerstedt und Gillberg 1990 [9]
Stanford Sleepiness Scale	SSS	Hoddes et al. 1973 [10]
Essener Fragebogen Alter und Schläfrigkeit	EFAS	Frohnhofen et al. 2010 [11]
Schnarchen und Atempausen		
Berlin Questionnaire zur Erfassung des Risikos für die Diagnose Schlafapnoe	Berlin-Q	Netzer et al. 1999 [4]
Sleep Apnea Quality of Life Index	SAQLI	Flemons und Reimer 1998 [12]
Verhaltensauffälligkeiten in der Nacht/Parasomnien		
Münchner Parasomnie-Screening	MUPS	Fulda et al. 2008 [13]
REM Sleep Behavior Disorder Screening Questionnaire	RBDSQ	Stiasny-Kolster et al. 2007 [14]
Bewegungsstörungen		
RLS Screening Questionnaire	RLSSQ	Stiasny-Kolster et al. 2009 [15]
Johns Hopkins RLS Severity Scale	JHRLSS	Allen und Earley 2001 [16]
Schlaf-Wach-Rhythmusstörungen		
Morningness-Eveningness-Questionnaire (dt. Version)	D-MEQ	Griefahn et al. 2001 [17]
Träume		
Mannheimer Traumfragebogen	MADRE	Schredl et al. 2014 [18]

- Schlafbezogene Atmungsstörung (s. u.; ➤ Kap. 6)
- Insomnie (➤ Kap. 5)
- Hyersomnien zentralen Ursprungs, z. B. Narkolepsie (➤ Kap. 7)
- Parasomnien (➤ Kap. 4; ➤ Tab. 4.7; ➤ Kap. 9)
- Bewegungsstörungen z. B. RLS (➤ Kap. 10; ➤ Tab. 10.5)

Wegweisend hierfür sind die S3-Leitlinie der DGSM und deren klinischer Algorithmus (➤ Abb. 3.1). Der Hausarzt bewertet die Symptome und Komorbiditäten und entscheidet, ob eine apparative Diagnostik erforderlich ist.

Bei Verdacht auf eine schlafbezogene Atmungsstörung:

3. Vor der Überweisung in ein Schlaflabor muss eine **ambulante Polygrafie** durchgeführt werden, um zu prüfen, ob eine schlafbezogene Atmungsstörung vorliegt. Diese Untersuchung wird von Fachärzten verschiedener Fachdisziplinen mit schlafmedizinischen Kenntnissen (nach BUB-Richtlinie [19]) angeboten (z. B. Allgemeinmedizin, Innere Medizin, Pneumologie, Hals-Nasen-Ohren Heilkunde, Neurologie, Psychiatrie oder Pädiatrie). Auch schlafmedizinische Spezialambulanzen führen Polygrafien durch. Weitere Voruntersuchungen wie eine Prüfung der Lungenfunktion, eine HNO-ärztliche Untersuchung oder eine Echokardiografie können den Befund sinnvoll ergänzen.
4. Anhand der Ergebnisse aus den Schritten 1, 2 und/oder 3 wird die **Indikation zur Polysomnografie im Schlaflabor** gestellt.
5. Die **Einweisung in ein Schlaflabor zur Polysomnografie** erfolgt durch einen Arzt. Wichtig ist auch die Auswahl eines Schlaflabors mit geeignetem Schwerpunkt.

Sowohl die Durchführung als auch die Auswertung richtet sich nach den aktuellen Empfehlungen der *American Association of Sleep Medicine (AASM)* [20]. Dies beinhaltet die Registrierung von Schlaf-EEG, EOG, EMG, EKG, des Atemflusses an Mund und Nase, Atembewegungen von Brust und Bauch, Schnarchen, der Sauerstoffsättigung, der Körperlage und des Videos.

Ursprüngliche Bestimmung der Schlafstadien

Für die Unterscheidung der Schlafstadien haben sich weltweit Standards etabliert, die meist auf die grundsätzliche Unterteilung der Schlafstadien nach Ellen Rechtschaffen und Anthony Kales im Jahre 1968 zurückgehen [21]:

- **Wach**
- **Non-REM-Schlaf** mit den Unterformen S1 und S2 (Leichtschlaf) sowie S3 und S4 (Tiefschlaf)
- **REM-Schlaf**

Die Auswertung stützt sich dabei auf die Bestimmung eines Schlafstadiums innerhalb einer Schlafepoche, die definitionsgemäß 30 Sekunden umfasst. Diese Arbeit ermöglichte erstmals, dass weltweit Schlaf standardisiert registriert und über genau definierte Parameter und Kenngrößen beschrieben werden konnte.

Die normalerweise zyklische Abfolge der Schlafstadien über die Nacht hinweg, auch **Schlafarchitektur** genannt, lässt sich grafisch in Form eines **Hypnogramms** darstellen. Dieses stellt schematisch den Verlauf der definierten Schlafstadien visuell auf einfache Weise dar (➤ Abb. 3.5).

Aktuelle Schlafstadienbestimmung nach AASM

2007 wurde das Standardwerk durch das **Manual der AASM** [19] abgelöst, das exakte Verfahrensweisen zur Schlafstadienbestimmung (Staging) sowie Aufzeichnungs- und Auswerteregeln für kardiorespiratorische Ereignisse, Arousals und Bewegungen beinhaltet. Die Verfahrensvorschriften des AASM-Manuals sollten bei einer kardiorespiratorischen Polysomnografie hinsichtlich Durchführung, Auswertung und Befundung eingehalten werden. Zur Bestimmung der Schlafstadien sind besonders drei Messparameter bedeutsam:

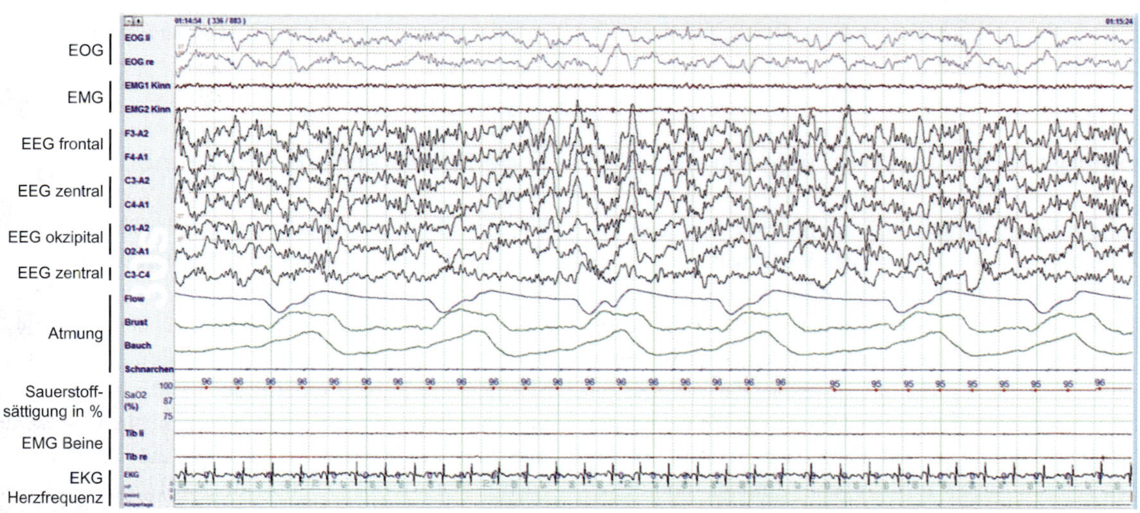

Abb. 3.4 Ausschnitt aus einer diagnostischen Polysomnografie (30-Sekunden-Epoche mit Kanalbelegung) einer jungen Frau im Tiefschlaf [P493]

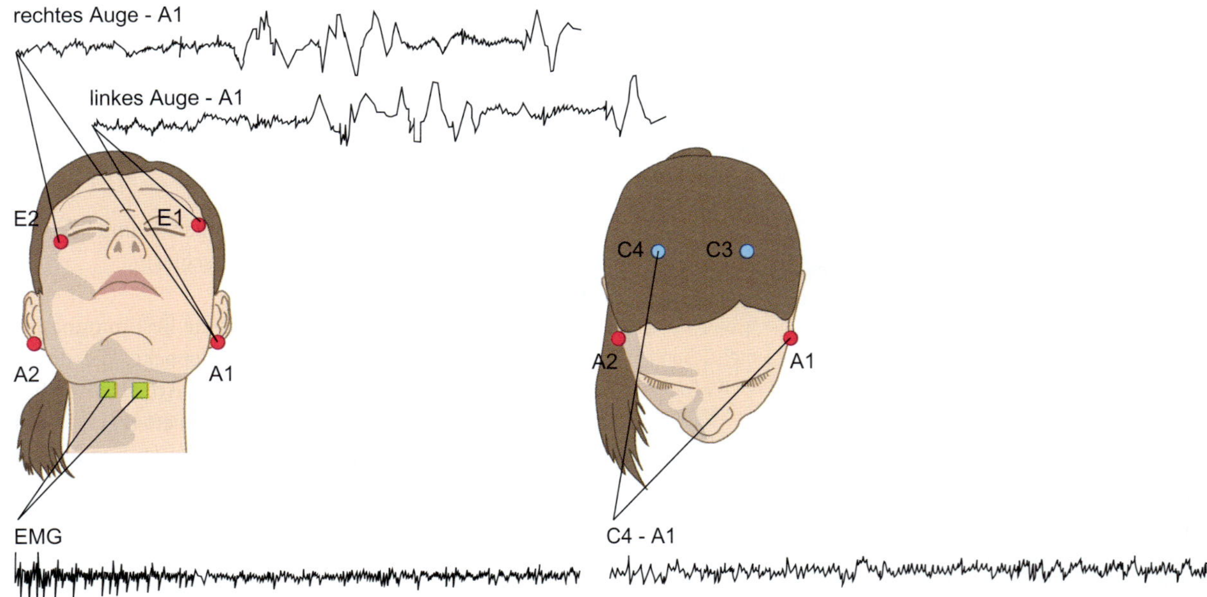

Abb. 3.5 Schlafstadien nach Rechtschaffen und Kales

- **EEG (Elektroenzephalogramm)** der Gehirnströme, aufgezeichnet von mindestens einer frontalen, einer zentralen und einer okzipital Elektrode
- **EMG (Elektromyogramm)**: Registrierung des Muskeltonus am Kinn (Ableitung von M. mentalis oder M. submentalis)
- **EOG (Elektrookulogramm)** zur Bestimmung der Augenbewegungen mittels elektrophysiologischer Messung (erlaubt die Registrierung der Augenbewegungen auch bei geschlossenen Augen)

Nach den neuen Kriterien der AASM wird unter anderem nicht mehr zwischen Schlafstadium S3 und S4 unterschieden; diese werden zum Tiefschlafstadium N3 zusammengefasst. Eine längere Phase mit Schlafstadium N2 wird inzwischen eher als gut konsolidierter, stabiler Schlaf denn als „Leichtschlaf" angesehen.

Automatische Schlafstadienauswertung

Die **computergestützten Polysomnografie-Systeme** zur Aufzeichnung und Auswertung der Biosignale erfolgen im Falle der Schlafstadienbestimmung oftmals automatisch. Bei der Auswertung der Polysomnografie sollte jedoch immer auch eine zusätzliche **visuelle Analyse** erfolgen, da bisherige Computerprogramme nicht mit ausreichender Zuverlässigkeit die Schlafstadien bestimmen. Dies ist vor allem dann der Fall, wenn es während der Aufzeichnung zu technischen Artefakten kommt. Auch schlafbezogene Atmungs- und Bewegungsstörungen können zu biologischen Artefakten bei der Registrierung von EEG, EOG und EMG führen.

Kardiorespiratorische Polysomnografie

Die kardiorespiratorische Polysomnografie umfasst neben der Schlafstadienbestimmung auch die Registrierung und Auswertung von Atmungs- und Kreislaufparametern, wie den Atemfluss an Nase und Mund (meist gemessen mittels Staudruckmessung), Atembewegungen von Thorax und Abdomen, Schnarchgeräusche, arterielle Sauerstoffsättigung und mindestens ein 1-Kanal-EKG. Des Weiteren wird das EMG beider Beine (M. tibialis anterior) simultan, aber seitengetrennt registriert. Außerdem wird die Körperlage mit einem Messsensor aufgezeichnet. Ebenfalls zur Polysomnografie gehört die Überwachung des Patienten im Schlaflabor anhand einer Audio- und Videometrie, die durch Infrarotaufzeichnungen auch Aufnahmen bei Dunkelheit erlaubt (➤ Abb. 3.6).

Erweiterte Standard-Polysomnografie

Für spezielle Fragestellungen muss die herkömmliche kardiorespiratorische Polysomnografie erweitert werden. So ist bei der Abklärung von epileptischen Anfällen in der Nacht eine **erweiterte EEG-Montage** nach dem 10–20-System hilfreich. Bei der differenzialdiagnostischen Abklärung pulmologischer Störungen (z. B. bei Verdacht auf nächtliche Hypoventilationssyndrome) empfiehlt sich eine zusätzliche **transkutane Messung des Kohlendioxids** bzw. die Bestimmung der nächtlichen arteriokapillären Blutgase. Für die Diagnose kardiologischer Störungen können eine zusätzliche **Langzeit-Blutdruckmessung** bzw. ein **Mehrkanal-EKG** hilfreich sein.

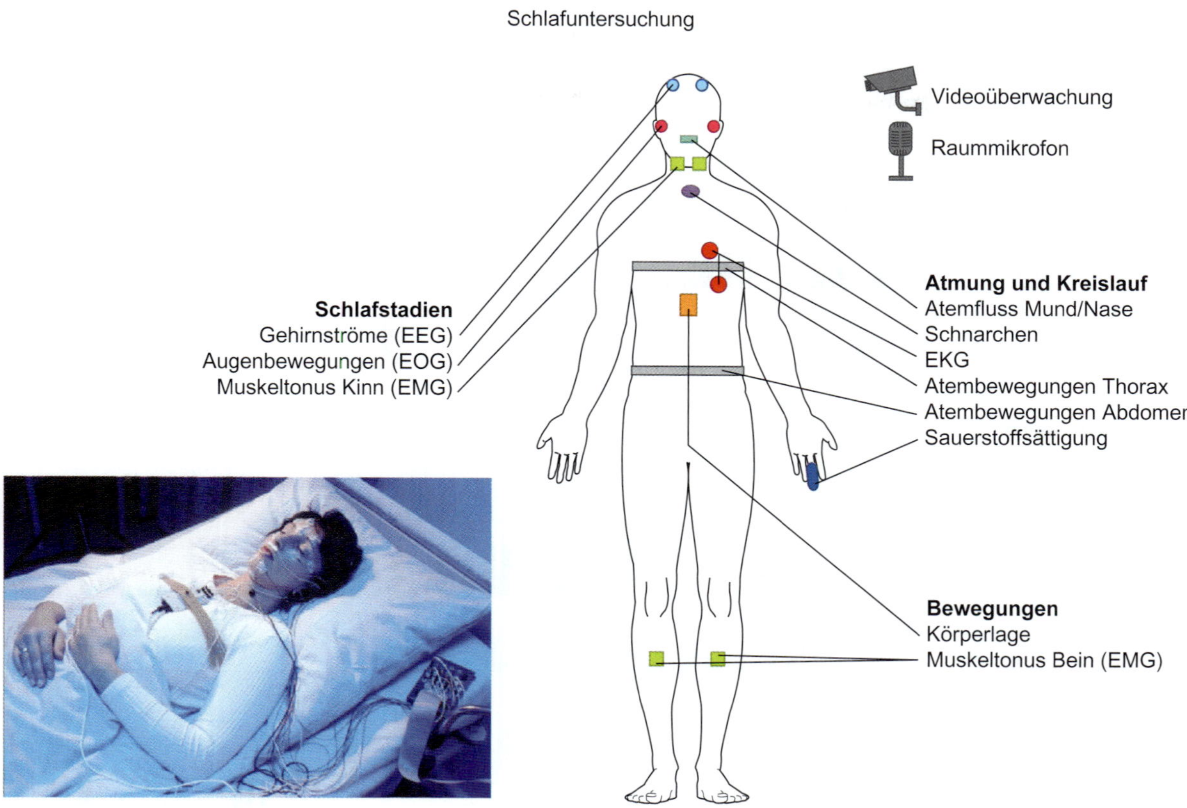

Abb. 3.6 Montage bei einer nächtlichen Schlafuntersuchung (kardiorespiratorische Polysomnografie) [T972]

Zur Überprüfung eines nächtlichen Refluxes ist eine **Ösophagusdruckmessung** indiziert. Bei Verdacht auf periodische Armbewegungen im Schlaf oder bei Bruxismus kann eine Erweiterung der EMG-Signale an Armen respektive Kiefer ebenfalls diagnostisch hilfreich sein.

Bei zirkadianen Rhythmusstörungen, epileptischen Anfällen oder extremer Hypersomnie kann die Durchführung einer **32-Stunden-Polysomnografie** aufschlussreich sein, um während der Schlaf- und Wachzeiten insbesondere das EEG registrieren zu können. Eine Langzeit-PSG kann ebenfalls um eine Messung der Körperkerntemperatur ergänzt werden.

Eine Sonderform der Polysomnografie am Tage stellen der **Multiple Schlaflatenztest** (MSLT) sowie der **Mehrfachwachbleibetest** (MWT) dar, die hauptsächlich zur Differenzialdiagnostik von Hypersomnien eingesetzt werden (➤ Kap. 3.7.2).

Polygrafie

Bei Verdacht auf eine schlafbezogene Atmungsstörung ist nach den BUB-Richtlinien eine Polygrafie (auch **Apnoescreening** genannt) durchzuführen, bevor eine weiterführende Diagnostik mittels kardiorespiratorischer Polysomnografie in einem Schlaflabor erfolgen darf. Dabei kommen portable Geräte zum Einsatz. Diese erlauben eine ambulante Aufzeichnung von Atem- und Kreislaufparametern bei dem Patienten zu Hause oder im Rahmen einer Konsiliaruntersuchung im Krankenhaus.

Um den Schweregrad einer schlafbezogenen Atmungsstörung bestimmen zu können, werden **4–6 Aufzeichnungskanäle** empfohlen; diese sollten die Registrierung von Sauerstoffsättigung, Atemfluss (Flow), Atmungsanstrengungen im Thorax- und/oder Abdomenbereich, Herz- oder Pulsfrequenz und Körperlage umfassen.

Der Einsatz der Polygrafie-Systeme sollte durch schlafmedizinisch ausgebildete und **zertifizierte Fachkräfte** erfolgen; ebenso ist wie bei den Polysomnografien eine visuelle Kontrolle der automatisierten Auswertung notwendig. Ein automatisches Scoring ist in der Regel nicht ausreichend und aussagekräftig.

Die Aussagekraft des Apnoescreenings ist besonders dann erheblich eingeschränkt, wenn zusätzlich **komorbide Erkrankungen,** wie etwa ein Restless-Legs-Syndrom, vorliegen. Um eine klinisch relevante schlafbezogene Atmungsstörung diagnostisch ausschließen zu können, reicht eine Polygrafie nicht aus; hier ist eine kardiorespiratorische Polysomnografie notwendig.

Da bei einer Polygrafie der Schlaf selbst nicht erfasst wird, besteht zudem die Gefahr, dass Indizes, wie der **Apnoe-Hypopnoe-Index, unterschätzt** werden, wenn die Person mit dem angelegten Polygrafiegerät insgesamt auf wenig Schlaf kommt. Daher sollte bei einem Apnoescreening immer auch die subjektiv eingeschätzte Schlafzeit als Referenz angegeben werden.

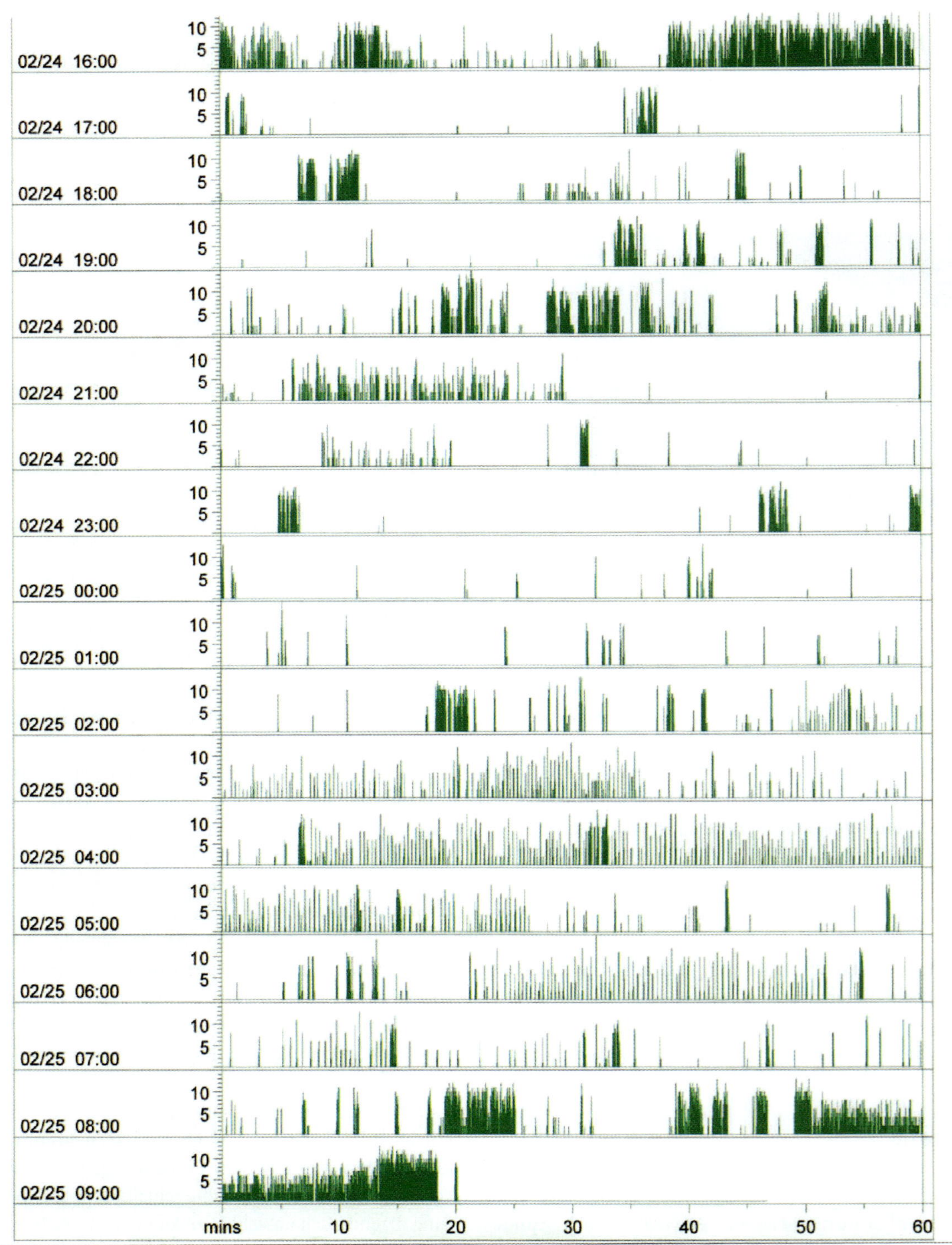

Abb. 3.7 Aktigrafie der Beine für eine Nacht. Bei dem RLS-Patienten zeigen sich in der zweiten Nachthälfte ab ca. 3:00 Uhr ausgeprägte Phasen mit periodischen Beinbewegungen im Schlaf. [P493]

CAVE

Selbst wenn ein ambulanter Polygrafiebefund hinsichtlich höhergradiger Schlafapnoen unauffällig sein sollte, kann eine weiterführende Diagnostik mittels PSG in einem Schlaflabor notwendig sein; denn bereits ausgeprägtes Schnarchen vermag den Schlafablauf zu fragmentieren. Bei nicht erholsamem Schlaf und erhöhter Tagesschläfrigkeit sollte daher bei Vorliegen von auffällig lautem Schnarchen immer eine zusätzliche PSG erfolgen.

Aktigrafie der Beine

Die Aktigrafie kann ebenfalls zum Einsatz kommen, wenn ambulant nächtliche **Arm- oder Beinbewegungen im Schlaf** registriert werden sollen, vor allem wenn es um die Objektivierung von periodischen Bewegungen der Extremitäten im Schlaf (Periodic Limb Movements in Sleep, PLMS) im Rahmen eines Restless-Legs-Syndroms geht. Hier liefert die Aktigrafie wichtige Hinweise über die Stärke und Dauer der PLMS. Bei der Kurzzeit-Aktigrafie wird generell eine höhere zeitliche Auflösung (z. B. 1–2 Sek.) gewählt. In der Aufzeichnung zeigen sich charakteristische Bewegungsmuster, die eine klare Periodik erkennen lassen (➤ Abb. 3.7).

Mit der Aktigrafie kann überprüft werden, ob periodische Beinbewegungen im Schlaf eine Ursache für eine erhöhte Tagesschläfrigkeit darstellen könnten. Die Aktigrafie der Beine bietet sich außerdem an, wenn der Therapieerfolg einer medikamentösen RLS-Behandlung hinsichtlich PLMS objektiv beurteilt werden soll.

Bei der Auswertung der Aktigrafie ist zu beachten, dass auch das Vorliegen einer schlafbezogenen Atmungsstörung zu einem periodischen Bewegungsmuster führen kann, da wiederkehrende respiratorische Arousals häufig mit Beinbewegungen assoziiert sind.

Verhaltensbeobachtung durch Dritte

Wie bereits bei der Erstellung der Anamnese angemerkt wurde (➤ Kap. 3.2), können **Fremdbeobachtungen** anderer Personen wichtige Informationen für das diagnostische Prozedere liefern. Dies gilt für Verhaltensauffälligkeiten im Schlaf (z. B. Parasomnien, Schnarchen) oder im Wachzustand, wenn etwa die Tagesschläfrigkeit oder die Stimmung beurteilt werden sollen.

Einige Fragebögen wie der **Essener Fragebogen für Alter und Schlaf** (EFAS) [11] beruhen ausschließlich auf Fremdbeobachtungen anderer, um etwa das Ausmaß an Tagesschläfrigkeit beurteilen zu können. Die weitverbreitete **Epworth Sleepiness Scale** (ESS) [8], welche die Einschlafwahrscheinlichkeit in Alltagsituationen erfasst (➤ Kap. 3.7), kann sowohl vom Patienten selbst als auch von Angehörigen ausgefüllt werden.

Videoaufzeichnungen

In einem Schlaflabor kann die **Videometrie** wertvolle Informationen liefern, wenn während der Nacht Verhaltensauffälligkeiten auftreten. Die Videometrie ist vor allem für die differenzialdiagnostische Abklärung von Parasomnien und einigen Epilepsieformen zwingend erforderlich.

Auch am Tag kommt die Videometrie zum Einsatz, wenn z. B. das Verhalten des Probanden während einer Vigilanztestung registriert werden soll. Beim **Mehrfachwachbleibetest** (MWT) oder im Fahrsimulator ist die Videoaufzeichnung des Verhaltens sogar unabdingbar, um das Verhalten kontrollieren zu können.

Außerhalb des Schlaflabors zeichnen häufig die Bettpartner Schnarchen oder nächtliche Besonderheiten wie Schlafwandeln, Atempausen oder Zähneknirschen mittels Handy oder Tablet auf. Diese Aufzeichnungen – wie auch der gezielte Einsatz eines **Video-Home-Monitoring** – sind bisweilen für eine erste diagnostische Einschätzung sehr hilfreich.

3.6 Erfassung der Tagesbefindlichkeit

3.6.1 Abend-Morgen-Protokoll

Während Schlafprotokolle (➤ Kap. 3.4) hauptsächlich die Schlaf- und Aktivitätszeiten systematisch erfassen, werden bei den **Abend-Morgen-Protokollen** zusätzlich unterschiedliche Variablen abgefragt, die den Nachtschlaf oder den vorhergegangenen Tag betreffen. In der Regel werden die Daten sowohl am Morgen als auch am Abend erhoben. Ein Beispiel für ein elaboriertes Abend-Morgen-Protokoll in Form eines **Schlaftagebuchs** findet sich auf der Homepage der DGSM (www.dgsm.de/fachinformationen_frageboegen.php). Diese Form von Schlaftagebüchern soll helfen, mögliche Ursachen von gutem und schlechtem Schlaf zu protokollieren. Auch sollen mögliche Einflussfaktoren (z. B. Stress, Anspannung, Genussmittelkonsum etc.) auf den Schlaf näher beleuchtet werden.

3.6.2 Lebensqualität

Eine beeinträchtigte Schlafqualität mindert die Lebensqualität. Es gibt standardisierte Verfahren, um die allgemeine und spezifische Lebensqualität abzufragen. Der weitverbreitete Fragebogen **SF-36** [22] berücksichtigt hauptsächlich gesundheitsbezogene Aspekte. Spezielle Fragebögen erfassen Teilaspekte, wie etwa eine beeinträchtigte Lebensqualität bei Schlafapnoe **(Sleep Apnea Quality of Life Index, SAQLI)** [12].

3.6.3 Psychische Dysfunktionen

Ein verkürzter oder fragmentierter Schlaf, Ein- oder Durchschlafstörungen sowie viele Schlafstörungen können die Tagesbefindlichkeit erheblich beeinträchtigen. Zu den typischen Leitsymptomen gehören nicht nur eine erhöhte Tagesmüdigkeit in Form von Fatigue oder Tagesschläfrigkeit (➤ Kap. 3.7), sondern auch **psychische Symptome.** Vor allem bei chronischer Insomnie, aber auch beim Restless-Legs-Syndrom kann es verstärkt zum Auftreten von **Angst- und Depressionsmerkmalen** kommen oder es wird auf Nachfrage von psychischen Dysfunktionen wie etwa Grübelzwang, Antriebsschwäche oder Libidoverlust berichtet.

Daher sollte bei der Anamnese nicht nur gezielt nach solchen psychischen Symptomen gefragt, sondern die Diagnostik durch **psychiatrische Screeningmethoden** ergänzt werden. Dazu steht eine Reihe von standardisierten Fragebögen (z. B. Beck-Depressions-Inventar, BDI [23], Beck-Angst-Inventar, BAI [24]) zur Verfügung.

Zur besseren Unterscheidung von Tagesschläfrigkeit und Fatigue im Sinne einer geistigen und körperlichen Erschöpfbarkeit (➤ Kap. 4.2, ➤ Tab. 4.4) sollte ergänzend die **Fatigue Severity Scale** (FSS) [25] eingesetzt werden.

Vor allem bei der Diagnostik und Therapie von Insomnien ist ein Assessment des psychischen Befindens zentral, da hier vor allem Erwartungsängste, dysfunktionale Gedanken oder eine erlernte Hilflosigkeit eine besonders große Rolle spielen (➤ Kap. 6).

3.7 Messung der Tagesschläfrigkeit

In der Schlafmedizin steht eine Reihe von Messverfahren zur Verfügung, die auf unterschiedlicher Ebene Schläfrigkeitsaspekte erfassen und bewerten können (➤ Tab. 3.4).

Bei der Erfassung der Tagesschläfrigkeit wird zwischen akuten und eher dauerhaften, d. h. chronischen Zuständen unterschieden. So erfassen einige Messinstrumente den momentanen Schläfrigkeits- bzw. Wachheitsgrad **(State),** der sich aufgrund situativer Gegebenheiten kurzfristig ändern kann. Andere Verfahren wie z. B. die ESS messen hingegen Schläfrigkeit als charakteristische Eigenschaft einer Person **(Trait),** deren Level intraindividuell relativ stabil ist.

Wie im ➤ Kap. 4.2 näher ausgeführt wird, darf Tagesschläfrigkeit nicht als eine eindimensionale Messgröße missverstanden werden, sondern gilt nach gängiger Einschätzung als Konstrukt, das nur mehrdimensional, d. h. auf verschiedenen Ebenen (subjektiv, physiologisch, verhaltensorientiert oder leistungsbezogen), erfasst werden kann.

Tab. 3.4 Unterscheidung zwischen subjektiven und apparativen bzw. objektiven Verfahren beim Assessment von Tagesschläfrigkeit

Subjektiv	Objektiv
Einschlafneigung am Tage	**Elektophysiologisch/Verhalten**
Epworth Schläfrigkeitsskala (ESS)	• Langzeit-Wach-EEG • Multipler Schlaflatenztest (MSLT) • Mehrfachwachbleibetest (MWT) • Oxford Sleep Resistance Test (OSLER)
Aktueller Schläfrigkeitsgrad	**Physiologisch**
• Visuelle Analogskala (VAS) • Karolinska Schläfrigkeitsskala (KSS) • Stanford Schläfrigkeitsskala (SSS)	Pupillografie
	Leistungsbezogen
	• Vigilanz- und Daueraufmerksamkeitstests • Testbatterien • Fahrsimulatoren

3.7.1 Subjektive Messverfahren

Epworth Schläfrigkeitsskala (ESS)

Die Epworth Schläfrigkeitsskala (Epworth Sleepiness Scale, ESS) ist ein einfach anzuwendendes Selbstbeurteilungsverfahren, das nach der Wahrscheinlichkeit fragt, in verschiedenen Alltagssituationen einzuschlafen oder einzunicken (➤ Abb. 3.8).

Die ESS erfasst die **chronische Tagesschläfrigkeit** im Sinne der Eigenschaft einer Person (Trait). Sie ist weltweit wohl das am häufigsten verwendete Verfahren und wird routinemäßig als Screening-Instrument für das Leitsymptom Tagesschläfrigkeit eingesetzt.

Punktwerte größer als 10 (ESS-Werte von 0–24) spiegeln eine erhöhte Einschlafbereitschaft (Sleep Propensity) in Alltagssituationen wider. Test-Retest-Untersuchungen zeigen eine hohe Reliabilität und interne Konsistenz. Das Verfahren ist weltweit etabliert und lässt sich auch als Fremdbeobachtungsinstrument verwenden.

Aktueller Schläfrigkeitsgrad

Es steht eine Reihe von Selbstbeurteilungsverfahren zur Verfügung, um den momentanen Zustand der Schläfrigkeit und Aktiviertheit standardisiert zu beschreiben. Die Verfahren sind hilfreich, wenn es darum geht, Schwankungen des Wachheitsgrads über den Tagesverlauf hinweg abzubilden.

Fragebogen zur Tagesschläfrigkeit
(Epworth Sleepiness Scale)

Name:.. Datum: ....

Die folgende Frage bezieht sich auf Ihr normales Alltagsleben in der letzten Zeit:

Für wie wahrscheinlich halten Sie es, dass Sie in einer der folgenden Situationen einnicken oder einschlafen würden, sich also nicht nur müde fühlen?

Auch wenn Sie in der letzten Zeit einige dieser Situationen nicht erlebt haben, versuchen Sie sich trotzdem vorzustellen, wie sich diese Situationen auf Sie ausgewirkt hätten.

Benutzen Sie bitte die folgende Skala, um für jede Situation eine möglichst genaue Einschätzung vorzunehmen und kreuzen Sie die entsprechende Zahl an:

0 = würde *niemals* einnicken

1 = *geringe* Wahrscheinlichkeit einzunicken

2 = *mittlere* Wahrscheinlichkeit einzunicken

3 = *hohe* Wahrscheinlichkeit einzunicken

Situation	**Wahrscheinlichkeit einzunicken**
Im Sitzen lesend	⓪ ① ② ③
Beim Fernsehen	⓪ ① ② ③
Wenn Sie passiv (als Zuhörer) in der Öffentlichkeit sitzen (z.B. im Theater oder bei einem Vortrag)	⓪ ① ② ③
Als Beifahrer im Auto während einer einstündigen Fahrt ohne Pause	⓪ ① ② ③
Wenn Sie sich am Nachmittag hingelegt haben, um auszuruhen	⓪ ① ② ③
Wenn Sie sitzen und sich mit jemand unterhalten	⓪ ① ② ③
Wenn Sie nach dem Mittagessen (ohne Alkohol) ruhig dasitzen	⓪ ① ② ③
Wenn Sie als Fahrer eines Autos verkehrsbedingt einige Minuten halten müssen	⓪ ① ② ③
Bitte nicht ausfüllen Summe	

Abb. 3.8 Epworth Schläfrigkeitsskala (ESS) zur Erfassung der Einschlafneigung am Tage (www.dgsm.de/Fachinformationen/Frageboegen) [W1040]

Eine standardisierte Einschätzung der subjektiven Schläfrigkeit ist besonders wichtig, um evaluieren zu können, ob eine Unter- oder Überschätzung des Schläfrigkeitsgrads in Bezug zu objektivierbaren Leistungseinbußen – z. B. Vigilanzeinbruch bei einer Hypersomnie – vorliegt.

Eine einfache Messmethode ist die **Visuelle Analogskala (VAS).** Auf einer üblicherweise 10 cm langen Linie mit zwei gegensätzlich beschrifteten Polen (z. B. „schläfrig" vs. „hellwach") muss die Person ihren momentanen Zustand markieren (➤ Abb. 3.9).

Die **Stanford Sleepiness Scale (SSS)** ist ein 7-stufiges Selbstbeurteilungsverfahren, das bereits in den 1970er-Jahren entwickelt wurde und von 1 *„Fühle mich aktiv und vital, vollkommen wach"* bis 7 *„Fast träumend, schlafe bald ein, kein Bemühen mehr, wach zu bleiben"* reicht [10]. Da sich jedoch gezeigt hat, dass die SSS nicht ausschließlich die Dimension „Schläfrigkeit" misst, kommt das Verfahren inzwischen kaum mehr zum Einsatz.

International am weitesten verbreitet ist die **Karolinska Schläfrigkeitsskala (KSS)** [9]. Sie erfasst den akuten und situativen Schläfrigkeitsgrad (State) einer Person. Bei der KSS werden Probanden gebeten anzugeben, wie schläfrig oder wach sie sich in den letzten 5–10 Minuten gefühlt haben. Dabei wird auf der neunstufigen Likert-Skala (➤ Abb. 3.9) zwischen folgenden Extremwerten unterschieden: 1 (*„extrem wach"*) bis 9 (*„extrem schläfrig, kann nur mit großer Mühe wach bleiben, kämpfe gegen den Schlaf an"*).

Die KSS ist sehr sensitiv, um zirkadian bedingte Veränderungen der Wachheit oder Effekte nach Schlafentzug abzubilden.

Bitte bewerten Sie, wie wach oder schläfrig Sie sich in den letzten 5 Minuten fühlten. Markieren Sie dazu die entsprechende Zahl.

KSS

1. Extrem wach .... ❑
2. Sehr wach .... ❑
3. Wach .... ❑
4. Eher wach .... ❑
5. Weder wach noch schläfrig .... ❑
6. Einige Anzeichen von Schläfrigkeit .... ❑
7. Schläfrig, kann aber ohne Mühe wach bleiben .... ❑
8. Schläfrig, habe Mühe wach zu bleiben .... ❑
9. Extrem schläfrig, kann nur mit großer Mühe wach bleiben; kämpfe mit dem Schlaf .... ❑

VAS

Bitte geben Sie an, wie Sie sich gerade fühlen.

Bsp. satt ——|———————— hungrig

hellwach ———————————— schläfrig

Abb. 3.9 Zwei Methoden zur subjektiven Erfassung des aktuellen Schläfrigkeitsgrades: Karolinska Schläfrigkeitsskala (KSS) und Visuelle Analogskala (VAS) [W1040]

3.7.2 Objektive Messverfahren

Langzeit-Wach-EEG

Schwankungen der Aktiviertheit und der Wachheit gehen mit Schwankungen im tonischen zentralnervösen Aktivierungsniveau einher und finden häufig ihren Ausdruck in Amplitudenschwankungen und kurzfristigen Frequenzverlangsamungen im EEG. Jedoch liegen bislang keine einheitlichen Kriterien vor, um das Aktivierungsniveau und schläfrigkeitsbedingte Einschränkungen des Wachzustands quantitativ zu erfassen. Es besteht jedoch die Möglichkeit, Mikroschlafphasen und Vigilanzeinbrüche zu analysieren.

Multipler Schlaflatenztest (MSLT)

Der Multiple Schlaflatenztest (MSLT) wird hauptsächlich bei der Diagnostik der zentral bedingten Hypersomnien eingesetzt, vor allem wenn es um den diagnostischen Nachweis einer Narkolepsie oder Hypersomnolenz geht [26]. Der MSLT wurde lange Zeit als Goldstandard zur **Erfassung der Einschlafneigung** bzw. Einschlafbereitschaft angesehen. Über Jahrzehnte galt er als das verbindliche Maß, um den Schlafdruck am Tag zu erfassen.

Der MSLT untersucht die Einschlafbereitschaft unter standardisierten Bedingungen. Dazu wird eine Person vier- bis fünfmal am Tag zu bestimmten Uhrzeiten, meist um 9:00 Uhr, 11:00 Uhr, 13:00 Uhr, 15:00 Uhr und 17:00 Uhr, gebeten, unter Schlaflabor-Bedingungen einzuschlafen. Dabei liegt der Patient im Bett in einem ruhigen, abgedunkelten Raum und erhält die Instruktion, ruhig zu bleiben und mit geschlossenen Augen im Bett zu liegen. Gleichzeitig wird die Person angehalten, falls möglich, einzuschlafen. Während dieser Zeit werden die Polysomnografie-Daten aufgezeichnet und die Einschlaflatenzen zu Schlafstadium N1 oder eines anderen Schlafstadiums bestimmt.

Es ist wichtig, dass die Person vor dem MSLT ausreichend lange geschlafen hat (mindestens 6 Stunden). Ebenso dürfen während des MSLT-Durchlaufs weder Alkohol, Nikotin noch Koffein konsumiert werden. Medikamente, die vor allem den REM-Schlaf beeinflussen oder aktivierend wirken, müssen – abhängig von ihrer Halbwertszeit – mindestens eine Woche vor dem Untersuchungszeitpunkt abgesetzt werden.

Eine technisch vereinfachte Variante ist der **MSLT-30,** bei dem die Testdauer für jeden Durchgang auf 30 Minuten festgelegt ist und die Einschlaflatenz nicht während der Testung bestimmt werden muss [27].

Wird während der fünf Durchgänge in mindestens zwei Durchgängen REM-Schlaf aufgezeichnet und liegt insgesamt die mittlere Einschlaflatenz zu Schlafstadium N1 unter 8 Minuten, lässt sich die Diagnose einer Narkolepsie stellen (➤ Kap. 8.2). Kurze Einschlaflatenzen von 5 Minuten (aktuell 8 Minuten in der ICSD-3) werden üblicherweise als diagnostischer Hinweis auf eine erhöhte Tagesschläfrigkeit gewertet.

Liegt hingegen die mittlere Einschlaflatenz über 8 Minuten, spricht dies gegen die Diagnose einer Hypersomnie und das Vorliegen einer exzessiven Tagesschläfrigkeit. Die 8-Minuten-Grenze dient somit als **diagnostisches Ausschlusskriterium** für eine Hypersomnie.

Untersuchungen bei Normalpersonen haben gezeigt, dass es deutliche **interindividuelle Schwankungen** hinsichtlich der Schnelligkeit, unter monotonen Bedingungen einzuschlafen, gibt. So tritt schnelles Einschlafen auch bei gesunden Probanden ohne Vigilanz- oder Schläfrigkeitsprobleme häufiger als gedacht auf. Dies zeigt, dass kurze Einschlaflatenzen nicht notwendigerweise pathologisch und daher diagnostisch nicht wegweisend für eine Hypersomnolenz sind [27]. Da die Instruktion des MSLT darauf abzielt, willentlich einzuschlafen, entspricht das Verfahren ebenfalls nicht der oben genannten Definition von Tagesschläfrigkeit.

Zur Objektivierung einer exzessiven Tagesschläfrigkeit wird daher inzwischen dem **Mehrfachwachbleibetest** (MWT) der Vorzug gegeben, insbesondere wenn es um die Evaluation des Schläfrigkeitsgrades im Rahmen einer Begutachtung geht. Bei diesem Verfahren sind die Probanden angehalten, wach zu bleiben und nicht einzuschlafen.

Mehrfachwachbleibetest (MWT)

Der Mehrfachwachbleibetest (**Maintenance of Wakefulness Test,** MWT) basiert auf der realitätsnahen Instruktion „*Versuchen Sie, wach zu bleiben!*" [28]. Dabei dient der MWT in erster Linie zur Erfassung des Einschlafdrucks unter monotonen, einschlaffördernden Bedingungen.

Der MWT wird unter vergleichbaren Bedingungen wie der MSLT durchgeführt, mit dem Hauptunterschied, dass die Patienten explizit angehalten sind, während der Testung NICHT einzuschlafen. Der Test wird vier- bis fünfmal in einem abgedunkelten Raum durchgeführt und dauert 20 bzw. 40 Minuten. Die Patienten liegen dabei nicht wie im MSLT in einem Bett, sondern sitzen bequem in einem EEG-Stuhl. Außerdem müssen sie die Augen offenhalten und dürfen keine außergewöhnlichen Maßnahmen (starke geistige oder physische Aktivitäten ergreifen), um wach zu bleiben. Bei der 40-Minuten-Version mit vier Durchgängen gilt eine mittlere Schlaflatenz unter 12,9 Minuten als pathologisch, bei der 20-Minuten-Variante sind es Werte unter 10,9 Minuten [29].

Der MWT kommt dem Konzept „Tagesschläfrigkeit", verstanden als die Unfähigkeit, wach und alert zu bleiben (➤ Kap. 4.2), näher als der MSLT. Daher wird der Test zur Objektivierung einer exzessiven Tagesschläfrigkeit besonders bei gutachterlichen Fragestellungen eingesetzt.

Generell messen MWT und MSLT verschiedene Fähigkeiten, nämlich Wachheit (Alertness) und Schläfrigkeit (Sleepiness). Für diese sind möglicherweise unterschiedliche Gehirn-Mechanismen verantwortlich. Der MWT scheint im Besonderen die **Stärke des Arousalsystems** zu erfassen, der MSLT misst eher die Bedeutung des **Schlafdrucks** (Sleep Drive) bzw. die Fähigkeit, leicht einschlafen zu können.

Oxford Sleep Resistance Test (OSLER-Test)

Der Oxford Sleep Resistance Test (OSLER-Test) stellt eine vereinfachte Alternative zum MWT dar [30]. Wie der MWT erfasst er die Fähigkeit, unter einschlaffördernden Bedingungen 40 Minuten lang wach zu bleiben. Bei dem Verfahren wird die Einschlaflatenz jedoch nicht mittels PSG bestimmt, sondern beruht ausschließlich auf der Verhaltensebene: Reagiert ein Patient nicht mehr per Knopfdruck auf visuelle Reize (LED-Signal für 1 Sekunde im 3-Sekunden-Takt), wird dies als Einschlafen gewertet. Der OSLER-Test ist deutlich einfacher durchzuführen und technisch weniger aufwendig als der MWT.

Pupillografie

Der **Pupillografische Schläfrigkeitstest** (PST, AMTech Pupilknowlogy GmbH, Dossenheim) erfasst Schläfrigkeit auf der Ebene des vegetativen Nervensystems. Das Messprinzip beruht darauf, dass unter Dunkelbedingungen die Pupillenweite hauptsächlich unter der Kontrolle von Sympathikus und Parasympathikus steht. Bei Schläfrigkeit kommt es zu einer Instabilität der zentralen sympathischen Aktivierung. Dies führt zu langsamen Oszillationen der Pupillenweite, auch **Fatigue Waves** genannt.

Der 11-minütige PST misst das spontane Pupillenverhalten im Dunklen mit Infrarot-Videografie und berechnet einen Pupillenunruhe-Index (PUI, in mm/s). Höhere PUI-Werte, die von den Normwerten abweichen, gelten dabei als Indikator für Schläfrigkeit.

Vigilanz- und Daueraufmerksamkeitstests

Bei Patienten mit Hypersomnolenz oder nach Schlafentzug kommt es neben der Beeinträchtigung von exekutiven Funktionen vor allem in den Bereichen **Vigilanz** und **Daueraufmerksamkeit** (Sustained Attention) oft zu schläfrigkeitsspezifischen Leistungseinbußen:

Kurzzeitige Einbrüche der Aufmerksamkeit (Lapses of Attention) Diese Leistungseinbrüche können sich in Form von Auslassungsfehlern oder in stark verzögerten Reizantworten zeigen.

Abnahme der Performanz über die Zeit hinweg (Time-on-Task-Effekte) Ein Leistungsabfall (Vigilance Decrement) wie z. B. die Zunahme von Reaktionszeiten oder Fehlern macht sich vor allem bei längeren, langweiligen Aufgaben bemerkbar und gilt als kritischer Faktor bei klassischen Vigilanzaufgaben.

Intraindividuelle Instabilität des Reaktionsverhaltens Extrem schläfrige Personen vermögen in einem Reaktionstest durchaus schnelle Reaktionszeiten zu erreichen, allerdings haben sie Schwierigkeiten, konstant schnell zu reagieren.

All diese typischen Leistungseinbußen zeigen sich besonders in der Instabilität der Leistung. Sie spiegeln die Schwierigkeit von schläfrigen Personen wider, ein **konstantes Leistungsniveau** aufrechtzuerhalten – vor allem über einen längeren Zeitraum oder unter Monotoniebelastung.

Bei den Daueraufmerksamkeitstests muss zwischen Verfahren mit hoher und niedriger Reizdichte unterschieden werden. Tests von mindestens 30-minütiger Dauer und mit monotonen Rahmenbedingungen (seltene, oft schwer zu erkennende Reize) werden als **Vigilanztests** bezeichnet.

Vigilanztest – MACKWORTH-Clock

Vigilanztests zeichnen sich durch lange Testdauer (> 30 Minuten), seltene kritische Ereignisse (< 1 Reiz/Minute) und extrem monotone Rahmenbedingungen aus. Vigilanztests vom Typ der MACKWORTH-Clock erfassen die Aufmerksamkeitsleistung bei Dauerbeanspruchung unter monotonen Bedingungen. Bei dieser Aufgabe muss die **Aktivierung (Wachheit)** über einen längeren Zeitraum in einer reizarmen und reizschwachen Beobachtungssituation aufrechterhalten werden. In computerisierten „Uhrversionen" (z. B. nach Qatember und Maly, VIGIL-S1, Wiener Testsystem, Schuhfried, Mödlingen) wird statt des ursprünglichen Zifferblatts ein Kreis mit kleinen Ringen auf dem PC-Bildschirm präsentiert (➤ Abb. 3.10).

Während des ca. 30-minütigen Tests springt im Uhrzeigersinn ein heller Punkt von einem Ring zum nächsten. Gelegentlich springt der Punkt jedoch um zwei Ringe weiter. Die Aufgabe der Testperson besteht darin, möglichst schnell auf eine Reaktionstaste zu drücken, sobald ein Ring vom Lichtpunkt übersprungen wurde. Ein Anstieg der Reaktionszeiten über den Testverlauf hinweg oder gehäufte Auslassungsfehler weisen auf schläfrigkeitsbedingte Vigilanzeinbußen hin.

Psychomotorischer Vigilanztest (PVT)

Als eines der sensitivsten Verfahren für Schläfrigkeit vor allem nach Schlafentzug gilt der **Psychomotorische Vigilanztest** (Psychomotor Vigilance Task, PVT-192; Ambulatory Monitoring Inc., New York, USA), ein Daueraufmerksamkeitstest mit hoher Reizdichte.

Bei dem Testsystem handelt es sich um eine einfache psychomotorische Reaktionsaufgabe, bei der 10 Minuten lang

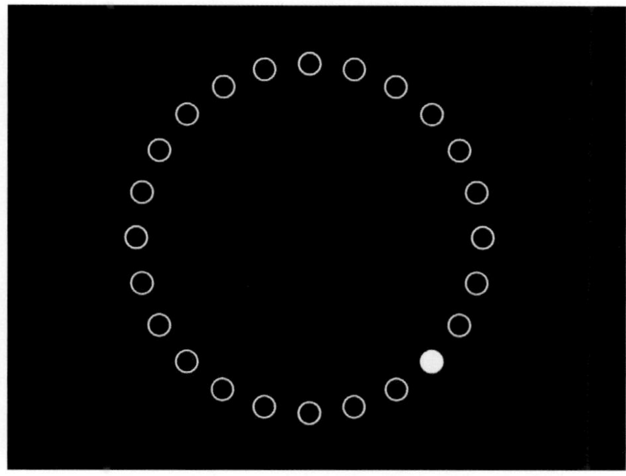

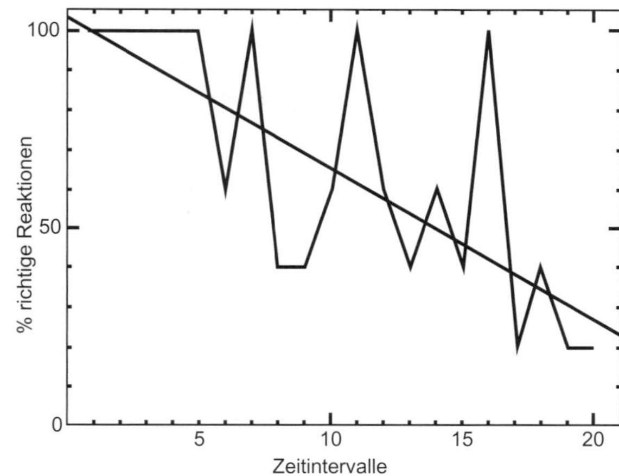

Abb. 3.10 Vigilanztest nach dem Prinzip der MACKWORTH-Clock
Links: Bei dem ca. 30-minütigen Test springt ein Punkt jeweils um einen Punkt im Uhrzeigersinn weiter.
Rechts: Testverlauf eines Narkolepsie-Patienten mit deutlichem Vigilanz- und Leistungseinbruch bereits nach wenigen Minuten [P493]

möglichst schnell auf repetitiv präsentierte visuelle Reize (durchlaufende rote LED-Ziffern auf schwarzem Grund) durch Tastendruck reagiert werden muss. Die gemessene Zeit gilt als Maß der psychomotorischen Reaktionsfähigkeit und stellt gleichzeitig einen Indikator für das Vigilanzniveau (Alertness) bzw. für die Daueraufmerksamkeit (Sustained Attention) dar. Das Verfahren ist wenig anfällig gegenüber Lerneffekten. In zahlreichen Untersuchungen wurde die Sensitivität des Verfahrens gegenüber einem zunehmenden Schlafdruck und bezüglich des zirkadianen Rhythmus belegt. Für rein diagnostische Zwecke ist der Einsatzbereich der PVT allerdings eingeschränkt, da keine verbindlichen Normwerte vorliegen.

Testbatterien und Fahrsimulatoren

Weitere apparative Verfahren zur Leistungsdiagnostik stellen Testbatterien zur Aufmerksamkeitsprüfung dar. Verfahren wie das **Wiener System** (Fa. Schuhfried, Mödling) oder die **Testbatterie zur Aufmerksamkeitsprüfung (TAP)** [31] bieten die Möglichkeit, verschiedene Dimensionen der Leistungsdiagnostik – inkl. der Vigilanz – getrennt zu untersuchen.

Idealerweise sollten die Testbedingungen Aspekte der Leistungsfähigkeit evaluieren, die für alltägliche Aktivitäten relevant sind, z. B. das Lenken eines Fahrzeugs. Bei der Begutachtung der Fahreignung kommen daher gelegentlich **Fahrsimulatoren** (z. B. CARSIM, Foerst GmbH, Wiehl) zum Einsatz. Eine einfache Alternativversion stellt der **Spurverfolgungstest** (Steer-Clear) [32] dar.

Ziel ist dabei, praxisnahe Alltagssituationen im Labor nachzubilden. Die während der simulierten Autofahrten ermittelten Fehlerraten, Spurabweichungen oder Steuerungsfehler werden dann als Maß für schläfrigkeitsbedingte Leistungseinbußen ausgewertet. Der technische Aufwand ist dabei sehr hoch; er ist umso aufwendiger, je naturalistischer die Fahrsimulation ist.

Im Einzelfall muss die Fahreignung bei erhöhter Tagesschläfrigkeit eigens mit einer praktischen Fahrprobe überprüft werden (➤ Kap. 4.2).

KAPITEL

4 Leitsymptome

Kernaussagen

- Bis zu einem Viertel der Bevölkerung beklagt Ein- und Durchschlafstörungen. Die Ursachen können fast alle Bereiche der Medizin betreffen.
- Ein- und Durchschlafstörungen sind die häufigsten schlafbezogenen Symptome. Die klinische Anamnese erlaubt meistens eine diagnostische Einordnung.
- Tagessschläfrigkeit, d. h. die Schwierigkeit, tagsüber ausreichend wach und aufmerksam zu sein, ist ein zentrales Leitsymptom für viele Schlaf-Wach-Störungen – insbesondere für die Gruppe der Hypersomnien.
- Fremdanamnestisches Schnarchen mit Atempausen im Schlaf ist hochspezifisch für die obstruktive Schlafapnoe.
- Verhaltensauffälligkeiten im Schlaf können komplexe Bewegungsstörungen, Parasomnien oder epileptische Phänomene zugrunde liegen.
- Dem Leitsymptom eines gestörten Schlaf-Wach-Rhythmus liegt eine unzureichende Übereinstimmung zwischen dem endogenen zirkadianen Rhythmus und der äußeren Umgebung zugrunde.
- Die wichtigsten Ursachen der paroxysmalen nächtlichen Dyspnoe sind Asthma cardiale, obstruktive Schlafapnoe, Asthma und Panikattacken.
- Nykturie ist insbesondere bei älteren Patienten eine häufige Ursache von Schlafstörungen und kann das Sturzrisiko erhöhen.
- Wichtige Leitsymptome in der Schlafmedizin sind Ein- und Durchschlafstörungen, Tagesschläfrigkeit, schlafbezogene Atempausen, auffällige nächtliche Verhaltensweisen, Schlaf-Wach-Rhythmusstörungen sowie nächtliche kardiale Beschwerden.

4.1 Ein- und Durchschlafstörungen

Thomas Pollmächer

4.1.1 Erster Zugang zum Patienten

Ein- und Durchschlafstörungen sind das wohl häufigste schlafbezogene Symptom, das von Patienten ihrem Arzt gegenüber vorgebracht wird. Nach Untersuchungen von Krankenkassen berichten davon über 25 % der Versicherten in der einen oder anderen Form. Aufgrund dieser enormen Häufigkeit ist die Analyse dieses Leitsymptoms besonders wichtig, aufgrund der vielen möglichen Ursachen aber auch besonders anspruchsvoll. Da Ein- und Durchschlafstörungen über die Zeit hinweg stark fluktuieren, ist anamnestisch nicht nur ihr Beginn von Interesse, sondern auch ihr Verlauf. Episodisch auftretende Schlafstörungen mit Phasen völliger Beschwerdefreiheit sind z. B. typisches Begleitsymptom rezidivierender depressiver Erkrankungen, während ein jahrelang undulierender Verlauf ohne freie Intervalle besser zu einer chronischen Insomnie passt.

Kurzfristig schwankt die Ausprägung der Beschwerden bei den meisten Patienten ebenfalls sehr deutlich, was sich prospektiv am besten mittels eines Schlaftagebuches erfassen lässt, dessen Handhabung in ➤ Kap. 3 ausführlich beschrieben ist.

Gelegentlich sind die Sorgen von Patienten um ihren Schlaf unberechtigt; eine Einschlafdauer von bis zu 30 min, 2–3 kurze nächtliche Aufwachereignisse und eine damit verbundene Gesamtwachzeit in der Nacht von bis zu 30 min können als normal betrachtet werden, solange nicht andere Beschwerden am Tage, wie Müdigkeit, Schläfrigkeit, Antriebsmangel oder Depressivität, hinzutreten.

Auch etwas ausgeprägtere Schlafstörungen, die kürzer als 4 Wochen anhalten, sind in der Regel nicht von ernsthafter medizinischer Relevanz, wenn sie ohne begleitende weitere Symptome einer somatischen oder psychiatrischen Erkrankung auftreten. Insgesamt gibt es also eine Reihe von Situationen, in denen zunächst ohne intensive diagnostische Bemühungen ein beobachtendes Abwarten gerechtfertigt erscheint (➤ Praxistipps).

PRAXISTIPPS

„Watchful Waiting" bei Schlafstörungen

- Einschlafzeit bis zu 30 min
- und weniger als 3 Aufwachereignisse pro Nacht
- und insgesamt bis zu 30 min Wachzeit nach dem Einschlafen
- und Dauer der Beschwerden unter 4 Wochen
- und keine Hinweise auf neu aufgetretene Tagesmüdigkeit, Schläfrigkeit, Antriebsmangel oder Depressivität
- und keine anderen neu aufgetretenen Symptome einer somatischen oder psychiatrischen Erkrankung

4.1.2 Diagnostisches Vorgehen

Der erste diagnostische Schritt zu einer genaueren Einordnung von Ein- und Durchschlafstörungen ist deren detaillierte Beschreibung. Diese umfasst 3 wesentliche Aspekte:

1. Zunächst den **Einschlafprozess,** bei dem nicht nur die subjektive Dauer des Einschlafens interessiert, sondern auch die Zeit des Zubettgehens, mögliche schlafstörende Einflüsse am Abend (z. B. zu intensive körperliche Aktivität, zu große und schwere Mahlzeiten, Genuss von Stimulantien wie Koffein, Licht und Lärm), schlafstörende Kognitionen (z. B. Angst, nicht schlafen zu können, Sorgen, Grübeln, Ängste vor dem nächsten Tag) und schlafstörende sensomotorische Phänomene (z. B. Einschlafmyoklonien, „unruhige Beine" [Restless Legs]).
2. Der zweite Aspekt ist **der Schlaf selbst,** seine geschätzte Dauer, der Anteil der geschätzten Schlafdauer an der insgesamt im Bett verbrachten Zeit, die Zahl und Dauer von Unterbrechungen, die Ursachen solcher Unterbrechungen (z. B. Harndrang, Erwachen mit Angst oder Luftnot), die Aktivität während der Unterbrechung, Träume und fremdanamnestisch beobachtete Ereignisse wie Schnarchen, rhythmische Zuckungen der Beine, andere heftige Bewegungen oder Sprechen im Schlaf.
3. Drittens schließlich **das morgendliche Erwachen,** dessen Zeitpunkt (z. B. frühmorgendliches Erwachen), die subjektiv geschätzte Erholsamkeit des vorausgegangenen Schlafs, persistierende Müdigkeit oder gar Schläfrigkeit und morgendliche Kopfschmerzen.

Viele schlafgestörte Patienten überschätzen im Vergleich zu objektiven Messmethoden das Ausmaß ihrer Schlafstörung. Insbesondere die Einschlaflatenz wird häufig über- und die Gesamtschlafdauer unterschätzt. Dies bedeutet allerdings nicht, dass die Patienten ihre Symptomatik aggravieren oder gar simulieren. Als Behandler sollte man immer zunächst die Beschreibung, die der Patient selbst von seinem Nachtschlaf gibt, als Ausgangspunkt der gemeinsamen therapeutischen Bemühungen nutzen. Eine Diskussion mit dem Patienten über den Wahrheitsgehalt seiner Schilderungen führt regelhaft zum Abbruch der therapeutischen Beziehung.

CAVE

Patienten neigen dazu, das Ausmaß ihrer Ein- und Durchschlafstörung – im Vergleich zu objektiven Messmethoden – zu überschätzen. Dennoch sollte die subjektive Sicht des Patienten der eindeutige Ausgangspunkt für das gemeinsame therapeutische Bündnis sein.

Der zweite diagnostische Schritt ist die Anamnese zur **Tagesbefindlichkeit** und zum Verhalten am Tage. Hierbei spielt im Tagesverlauf zunehmende Müdigkeit ebenso eine Rolle wie Anspannung, Nervosität, Ängstlichkeit, Antriebslosigkeit, Niedergeschlagenheit und sowohl akute als auch chronische psychosoziale Stressoren privater und beruflicher Natur. Daneben ist die Substanzanamnese, insbesondere hinsichtlich Koffein und Alkohol, aber auch hinsichtlich illegaler Drogen von erheblicher Bedeutung.

Diese beiden diagnostischen Schritte, die ohne jede apparative Diagnostik auskommen, erlauben in vielen Fällen schon durchaus treffsichere vorläufige diagnostische Einschätzungen, wie in ➤ Tab. 4.1 an einigen Beispielen dargestellt.

Tab. 4.1 Typische diagnostische Einordnung von Ein- und Durchschlafstörungen allein anhand anamnestischer Kriterien

Symptomschwerpunkte	Verlauf	Befinden/Verhalten am Tage	Verdachtsdiagnose
Durchschlafstörung, frühmorgendliches Erwachen	Akut einsetzend	Antriebslosigkeit, Konzentrationsstörungen	Depressive Episode
Durchschlafstörung mit Schnarchen	Chronisch-progredient	Zunehmende Müdigkeit im Verlauf des Tages	Schlafapnoesyndrom
Einschlafstörung Unruhige Beine	Episodisch	Unruhige Beine gegen Abend	Restless-Legs-Syndrom
Einschlafstörung	Akut einsetzend	Sorgen nach Verlust des Arbeitsplatzes	Anpassungsstörung
Im Verlauf häufig wechselnd	Chronisch-fluktuierend	Nervosität, Anspannung, intensive Beschäftigung mit dem Schlaf	Primäre Insomnie

4.1.3 Vertiefende Diagnostik

Solche Verdachtsdiagnosen bedürfen allerdings der Erhärtung durch weitere diagnostische Hinweise. Der Verdacht auf eine depressive Episode oder eine andere **psychiatrische Erkrankung** sollte in aller Regel durch einen Facharzt für Psychiatrie und Psychotherapie erhärtet werden. Unkomplizierte depressive Syndrome können auch in der nicht fachärztlichen Praxis zumindest medikamentös behandelt werden; für zusätzliche psychotherapeutische Interventionen fehlen hier aber doch meist die Möglichkeiten. Die kausale Verknüpfung beruflicher oder privater psychosozialer Belastungen mit Ein- und Durchschlafstörungen fällt bei akutem Beginn und zeitlich eindeutigen Zusammenhängen leicht. Sie birgt allerdings immer die Gefahr, eine andere Ursache der Schlafstörung zu übersehen. Deshalb sollte stets nach Abklingen der Belastung überprüft werden, ob die Schlafstörung tatsächlich sistiert und ggf. auch nach Absetzen der gewählten Behandlung tatsächlich remittiert bleibt.

Der Verdacht auf ein **Schlafapnoesyndrom** oder eine andere nächtliche Atmungsstörung erfordert stets den Einsatz zumindest einer nächtlichen Polygrafie (➤ Kap. 3 und ➤ Kap. 4.2). Die Indikation hierzu sollte immer dann großzügig gestellt werden, wenn bei Patienten mit Ein- und Durchschlafstörungen erhöhte Tagesmüdigkeit besteht, selbst dann, wenn das Leitsymptom „Schnarchen" fehlt. Denn zum einen leben viele Patienten alleine, sodass fremdanamnestische Informationen nicht zu erheben sind, zum anderen tritt Schnarchen oft nur episodisch auf und entgeht dem Bettpartner, und schließlich kommen nächtliche Atmungsstörungen, insbesondere bei Frauen, auch ohne deutlich hörbares Schnarchen vor. Natürlich treten nächtliche Ein- und Durchschlafstörungen gepaart mit Tagesschläfrigkeit auch bei einer Reihe weiterer Erkrankungen auf, für die aber hier auf die Spezialkapitel verwiesen sei (➤ Kap. 4.2, ➤ Kap. 7, ➤ Kap. 9).

CAVE

Patienten mit Schlafapnoesyndrom berichten überwiegend über einen ungestörten Nachtschlaf. Dennoch stehen bei etwa 25 % der Patienten Ein- und Durchschlafstörungen im Vordergrund der Beschwerden. Hierzu gehören vor allem Frauen und ältere Patienten. Deshalb sollte man auch bei subjektiv schlafgestörten Patienten immer an eine nächtliche Atmungsstörung denken.

Das Symptom **„unruhige Beine"** ist hoch sensitiv für das Vorliegen eines Restless-Legs-Syndroms (RLS). Es ist allerdings von geringer Spezifität, wenn die vom Patienten empfundene Unruhe nicht eine Reihe weiterer Charakteristika erfüllt. Zum RLS im Detail ➤ Kap. 10.2.

Die Diagnose einer **primären Insomnie,** also einer idiopathischen Ein- und/oder Durchschlafstörung, ist deshalb schwer zu stellen, weil es sich um eine Ausschlussdiagnose handelt. Hierauf wird im ➤ Kap. 5 ausführlich eingegangen. Für die Einordung des Leitsymptoms Ein- und Durchschlafstörungen ist es aber auch für den Nichtspezialisten wichtig zu wissen, dass es eine Vielzahl somatischer Ursachen für solche Beschwerden gibt. Hier sind zum einen substanzinduzierte Schlafstörungen zu nennen (➤ Kap. 15; ➤ Tab. 15.1) und zum anderen eine Vielzahl von Erkrankungen, von denen die wesentlichen in ➤ Tab. 4.2 zusammengefasst sind.

Tab. 4.2 Typische somatische Ursachen einer Ein- und Durchschlafstörung
Neurodegenerative oder entzündliche ZNS-Erkrankungen
Herzinsuffizienz und Hypertonie
Obstruktive Lungenerkrankungen
Schilddrüsenerkrankungen, insbesondere Hyperthyreose
Nebenniereninsuffizienz
Dekompensierte Leberfunktionsstörungen
Akute und chronische Infektionen und Autoimmunerkrankungen
Schmerzzustände jeder Genese

Zur Einschätzung des Ausmaßes der Schlafstörung und der Befindlichkeit am Tage eignen sich drei einfache Selbstbeurteilungsinstrumente, die im ➤ Kap. 3 eingehender beschrieben sind:

1. Der **Pittsburgh Sleep Quality Index (PSQI),** der nicht nur einen Summenwert liefert, der eine globale Einschätzung der Schlafstörung erlaubt, sondern dessen Einzelitems in gewissem Umfang auch diagnostische Hinweise geben
2. Die **Epworth Sleepiness Scale (ESS),** die eine verlässliche Einschätzung der Einschlafneigung am Tage erlaubt
3. Das **Beck Depressions-Inventar,** das die Erfassung von Störungen der Stimmung, des Antriebs, der Konzentration und anderer depressionstypischer Symptome ermöglicht, für sich genommen allerdings nicht die Diagnose einer Depression erlaubt

4.1.4 Apparative schlafmedizinische Diagnostik

Von den apparativen Möglichkeiten schlafmedizinischer Diagnostik (zu Details ➤ Kap. 3) kommt die **Aktigrafie** zusätzlich zur Führung eines Schlaftagebuches zur Objektivierung des Ruhe-Aktivitätsmusters über längere Zeiträume bis zu etwa 4 Wochen infrage. Entgegen anderslautender Versprechungen mancher Herstellerfirmen eignen sich Aktigrafiegeräte zwar nicht zur Unterscheidung von Schlafen und Wachen, aber sie erfassen zuverlässig Anfang, Ende und Dauer von Ruheepisoden am Tage und in der Nacht und geben damit wichtige Hinweise auf die Variabilität des Schlaf-Wach-Verhaltens über die Zeit hinweg.

Die **Polygrafie** ist die wesentliche Methode zur Diagnostik nächtlicher Atmungsstörungen auch bei Patienten mit Ein-

und Durchschlafstörungen. Allerdings kann die Polygrafie gerade bei Patienten mit schweren Schlafstörungen zu falsch negativen Ergebnissen führen, weshalb im Zweifel in solchen Fällen eine **Polysomnografie** durchgeführt werden sollte. Diese ist auch immer dann indiziert, wenn Schlafstörungen mit auffälligen nächtlichen motorischen Phänomenen verbunden sind oder wenn eine chronische Schlafstörung sich als therapieresistent erweist.

Zusammenfassend stellen Ein- und Durchschlafstörungen das häufigste Leitsymptom in der Schlafmedizin dar. Die Ursachen sind vielfältig und komplex; dennoch ermöglicht allein schon die sorgfältige klinische Anamnese in den meisten Fällen die diagnostisch zutreffende Einordnung der Beschwerden.

4.2 Tagesschläfrigkeit

Roland Popp

4.2.1 Übersicht

Ein angemessener **Vigilanz- oder Wachheitsgrad (Alertness)** ist eine Grundvoraussetzung für die meisten Aktivitäten des alltäglichen Lebens und vor allem im Straßenverkehr unverzichtbar. Gut belegt ist, dass Schläfrigkeit am Steuer zu einem erhöhten Unfallrisiko führt, sowohl in der Nacht wie auch am Tag. Eine Einschränkung der **Fahreignung** liegt bei Personen vor, bei denen eine messbare auffällige Tagesschläfrigkeit als persistierendes Problem vorliegt und trotz ausreichender Schlafdauer chronisch auftritt (➤ Patienteninfo Fahreignung).

Aus diagnostischer Sicht stellt die Tagesschläfrigkeit ein wichtiges **schlafmedizinisches Leitsymptom** dar, sowohl bei spezifischen Schlaf-Wachstörungen – insbesondere für die Gruppe der Hypersomnien – als auch bei einigen psychiatrischen Erkrankungen wie etwa bei Depressionen.

CAVE

Die Begriffe **Müdigkeit** oder **Schläfrigkeit** werden sowohl in der Fachliteratur als auch in der Alltagssprache häufig synonym verwendet. Aus schlafmedizinischer Sicht lässt sich der Begriff „Tagesschläfrigkeit" jedoch klarer definieren und messtechnisch besser erfassen als der Ausdruck „Tagesmüdigkeit".

Eine chronisch erhöhte Tagesschläfrigkeit ist von erheblicher **klinischer Relevanz:** Sie führt zu bedeutsamen Beeinträchtigungen der Leistungsfähigkeit und der Stimmung sowie der individuellen Lebensqualität insgesamt. Vor allem im Alter beeinträchtigt Tagesschläfrigkeit den funktionellen Status und erhöht das Risiko sowohl für Stürze als auch für Mortalität (➤ Kap. 11).

Aufgrund dieser Bedeutung dient die Tagesschläfrigkeit als ein zentraler **Verlaufs- und Outcome-Parameter** in der Behandlung von Patienten mit Schlaf-Wachstörungen, die unter einer Hypersomnolenz leiden. Dabei wird unter **Hypersomnolenz** das Symptom einer übermäßigen Tagesschläfrigkeit **(Excessive Daytime Sleepiness, EDS)** verstanden. Im Gegensatz dazu bezieht sich der Begriff **Hypersomnie** auf spezifische Schlafstörungen wie etwa die die Hypersomnien zentralen Ursprungs (➤ Kap. 7).

Auch **bei gesunden Personen** ist eine akut erhöhte Tagesschläfrigkeit aufgrund Schlafmangels oder gestörten Nachtschlafs von erheblicher Bedeutung, da diese eine erhöhte Unfallgefahr im Alltag und im Straßenverkehr birgt und negative Auswirkungen auf die körperliche, emotionale und geistige Fitness haben kann.

Über lange Zeit war der Begriff der Tagesschläfrigkeit in der Schlafmedizin nur unzureichend definiert und operationalisiert. Häufig wurde Tagesschläfrigkeit mit einer **erhöhten Einschlafbereitschaft** am Tag gleichgesetzt. Allerdings muss das Vermögen, tagsüber schnell einschlafen zu können, wenn man dies will (z. B. während einer Siesta-Pause), nicht zwangsläufig als pathologisch angesehen werden, sondern kann eine besondere Fähigkeit **(Sleep Ability)** widerspiegeln, nämlich schnell abschalten, entspannen und den Einschlafprozess initiieren zu können.

4.2.2 Der Begriff Tagesschläfrigkeit

Derzeit wird in der Schlafforschung Tagesschläfrigkeit hauptsächlich als die Schwierigkeit verstanden, während des Tages ausreichend wach und aufmerksam zu sein.

DEFINITION

Tagesschläfrigkeit ist die Unfähigkeit, während der Hauptwachperiode wach und aufmerksam (Alert) zu bleiben, was zu Episoden eines nicht zu unterdrückenden Bedürfnisses nach Schlaf und zu einem unbeabsichtigten Abgleiten in einen Zustand der Benommenheit (Drowsiness) oder in den Schlaf führt (nach ICSD-3 [1]).

Der Begriff Schläfrigkeit ist aus schlafmedizinischer Sicht (s. o.) klar definiert und bezieht sich hauptsächlich auf eine erhöhte Einschlafneigung, vor allem zu einem Zeitpunkt, an dem von dem Betroffenen eine ungestörte Wachheit erwartet wird. Dies ist üblicherweise am Tage, also außerhalb der normalen Schlafenszeit, der Fall.

Als typische Kennzeichen einer Tagesschläfrigkeit gelten Aufmerksamkeitsstörungen, ungewolltes Einschlafen bzw. Einnicken am Tag und eine erhöhte Einschlafneigung vor allem bei passiven Alltagsaktivitäten. Kurze Schlafepisoden von einigen Sekunden Dauer, auch **Sekundenschlaf** oder **Mikroschlafepisoden** genannt, während alltäglicher Tätigkeiten werden dabei als besonders kritisch bewertet.

Charakteristisch ist ebenso die Schwierigkeit, einen angemessenen Vigilanz- oder Wachheitsgrad aufrechtzuerhalten, was häufig zu Vigilanzstörungen vor allem in monotonen Anforderungssituationen führen kann **(Monotonieintoleranz).**

Der Begriff Tagesschläfrigkeit wird nach obiger Definition vornehmlich auf objektiver Verhaltensebene operationalisiert. Dies erlaubt eine bessere Abgrenzung zu subjektiven Beschreibungen wie einem Gefühl von Müdigkeit, Mattigkeit oder Erschöpfung bzw. **Fatigue,** die im allgemeinen Sprachgebrauch – als auch in der Fachliteratur – oft synonym verwendet werden (➤ Tab. 4.3).

In der schlafmedizinischen Diagnostik gibt es eine ganze Reihe recht unterschiedlicher Ansätze und Verfahren, um Tagesschläfrigkeit zu identifizieren und deren Ausprägungsgrad zu messen. Dabei muss berücksichtigt werden, dass Schläfrigkeit kein eindimensionales Phänomen, sondern ein mehrdimensionales Konstrukt darstellt, das verschiedene Komponenten beinhaltet. Dem muss bei einer **multidimensionalen Schläfrigkeitstestung** (➤ Kap. 3) Rechnung getragen werden.

4.2.3 Die Wahrnehmung von Tagesschläfrigkeit

Typische Schläfrigkeitssymptome können von Person zu Person stark variieren, sind aber intraindividuell oft sehr stabil. Typische Symptome der Schläfrigkeit sind in ➤ Tab. 4.4 dargestellt. Der rechtzeitigen Wahrnehmung von Schläfrigkeitsanzeichen bei Autofahrten kommt dabei eine besondere Rolle zu.

Tab. 4.4 Wahrnehmung von Schläfrigkeitssymptomen

• **Achten auf physische und psychische Anzeichen von Schläfrigkeit** z. B. ständiges Gähnen; schwere Augenlider; Brennen der Augen; häufiges Blinzeln; Frösteln; Konzentrationsprobleme; Tagträume; gereizte Stimmung; erhöhter Bewegungsdrang; innere Unruhe; reduziertes Kommunikationsbedürfnis
• **Erkennen von Warnzeichen beim Autofahren** z. B. starrer Blick auf die Fahrbahn; Schwierigkeiten, die Spur zu halten; Tunnelblick; verschwommene Sicht; Erinnerungslücken; Übersehen von Straßenschildern, Abzweigungen oder Ausfahrten; plötzlich schnelleres oder langsameres Fahren

4.2.4 Ursachen von Tagesschläfrigkeit

Akute Tagesschläfrigkeit

Tagesschläfrigkeit kann viele unterschiedliche Ursachen haben und bei gesunden Personen physiologisch bzw. situativ

Tab. 4.3 Gegenüberstellung von Tagesschläfrigkeit versus Fatigue

	Tagesschläfrigkeit	Fatigue
Definition	Siehe oben	Fatigue ist der subjektive Mangel an physischer und/oder geistiger Energie, der von einer Person oder von nahestehenden Personen so erlebt wird, dass er mit den üblichen oder gewünschten Aktivitäten interferiert
Symptome	• Reduzierter Wachheitsgrad und verringertes Alertnessniveau • Erhöhte Wahrscheinlichkeit, einzuschlafen oder unbeabsichtigt einzunicken • Erhöhter Schlafdruck bei Pausen oder beim Rasten (z. B. sich hinlegen, um ein Nickerchen zu machen)	• Empfinden von vermehrter Müdigkeit, leichte Erschöpfbarkeit und Persistieren der Kraftlosigkeit • Gesteigerte geistige oder körperliche Ermüdbarkeit • Nicht notwendigerweise mit einem erhöhten Schlafdruck assoziiert • Kein spezifischer Schlafdruck bei Pausen oder beim Rasten (z. B. sich hinlegen, um sich zu entspannen)
Sprachgebrauch	Müdigkeit wird häufig als Synonym verwendet (z. B. von hypersomnischen Patienten)	Müdigkeit wird häufig als Synonym verwendet (z. B. von insomnischen Patienten)
Evaluation bei Fragebögen	Epworth Sleepiness Scale (ESS): • Am häufigsten verwendetes Verfahren in der Schlafforschung und in der klinischen Praxis • Erfasst die Einschlafneigung in Alltagssituationen • Kritische Werte > 10 (Minimum 0, Maximum 24)	Fatigue Severity Scale (FSS): • Am häufigsten verwendete Skala • Beurteilt die Auswirkungen auf Motivation, physikalische Einschränkungen und soziale Funktionen • Klinisch auffällige Werte ≥ 36 (Minimum 9, Maximum 63)
Objektive Messungen	• Mehrfachwachbleibetest (MWT), Multipler Schlaflatenztest (MSLT), EEG, Pupillografie • Psychomotorischer Vigilanztest, Daueraufmerksamkeitstest und monotone Vigilanztestungen • Fahrsimulatoren	Keine validierten Messverfahren
Wirksame Gegenmaßnahmen	• Am effektivsten sind Schlaf oder kurze Tagesnickerchen, aber nicht Rastperioden per se • Stimulanzien sind vorübergehend wirksam	• Erleichterung und Verbesserung durch Rastperioden • Stimulanzien sind kaum wirksam

bedingt auftreten: Ein gestörter Nachtschlaf, Schlafmangel, Drogen oder Alkohol können alle zu einem Anstieg der Schläfrigkeit führen. Der Konsum von Alkohol oder die Einnahme von Medikamenten kann bereits in geringen Mengen eine vorbestehende Schläfrigkeit kritisch verstärken.

Legt man die Basismodelle zur Schlaf-Wach-Regulation (z. B. von Borbély; ➤ Kap. 1.4.1) zugrunde, werden auf physiologischer Ebene zwei zentrale Einflussfaktoren auf die Schläfrigkeit deutlich:

1. **Länge der Wachzeit und Schlafdruck**
   Diese beiden Größen bestimmen maßgeblich den **Prozess S.** So nimmt die Tagesschläfrigkeit nach Schlafmangel bzw. -deprivation und längeren Wachzeiten zu. Es besteht überdies die Gefahr eines kumulativen Schlafdefizits mit dadurch stark erhöhtem Schlafdruck.
   Zu einer milden Form der Schlafdeprivation kommt es häufig am Wochenende, wenn die Tag- und Abendstunden für Freizeitaktivitäten verwendet werden und der Zubettgehzeitpunkt nach hinten verschoben wird. Im Alltag kommt der teilweise oder partielle Schlafentzug häufig vor, da aus beruflichen oder privaten Gründen der Nachtschlaf oftmals (un-)freiwillig reduziert wird. Besonders im Straßenverkehr wird oftmals bis in die frühen Morgenstunden durchgefahren oder ein Berufskraftfahrer muss aus Termindruck seine Nachtruhe auf 4 Stunden Schlaf beschränken.
2. **Tageszeitpunkt, d. h. die Berücksichtigung des zirkadianen Rhythmus**
   In diesem Fall ist der **Prozess C** maßgeblich. So sind die Schläfrigkeit und schläfrigkeitsbedingte Leistungseinbußen während der „chronobiologischen Mitternacht", d. h. beim Nadir der Körperkerntemperatur, am stärksten. In den frühen Morgenstunden passieren die meisten Verkehrsunfälle.

Chronische Tagesschläfrigkeit

Tagesschläfrigkeit kann bei vielen Erkrankungen chronisch sein, besonders bei Erkrankungen, die zu häufigen, oft unterschwelligen Schlafunterbrechungen führen (z. B. bei der Schlafapnoe; ➤ Kap. 7). Diese vermindern die Erholsamkeit des Schlafs und führen dadurch zu dauerhafter Tagesschläfrigkeit. Das Gleiche gilt für zahlreiche andere körperliche und psychische Erkrankungen, die zu einer erhöhten Schläfrigkeit führen.

Wie bereits erwähnt, ist Tagesschläfrigkeit auch ein **Leitsymptom** von vielen anderen Schlafstörungen, insbesondere bei der Narkolepsie oder anderen Hypersomnien zentralen Ursprungs (➤ Kap. 7). Bei zirkadianen Rhythmusstörungen (➤ Kap. 8) steht die Tagesschläfrigkeit ebenfalls oft im Mittelpunkt der Beschwerden.

Generell ist ein verkürzter, gestörter oder fragmentierter Nachtschlaf meist die Ursache für eine akute oder chronische Tagesschläfrigkeit.

CAVE

Eine erhöhte Tagesschläfrigkeit bei einer schlafbezogenen Atmungsstörung lässt sich oft auf einen fragmentierten Nachtschlaf durch respiratorische Ereignisse zurückführen. Umgekehrt hat aber ein hoher Apnoe-Hypopnoe-Index nicht zwangsläufig eine erhöhte Tagesschläfrigkeit zur Folge. Auswirkungen von gestörtem Nachtschlaf oder von Schlafentzug auf die Tagesbefindlichkeit können interindividuell stark variieren.

4.2.5 Tagesschläfrigkeit und Verkehrssicherheit

Unfallrisiko bei Schläfrigkeit im Straßenverkehr

Erhöhte Tagesschläfrigkeit am Steuer und eine dadurch herabgesetzte Aufmerksamkeit gehören zu den **Hauptrisikofaktoren** für Straßenverkehrsunfälle; sie machen etwa 15–20 % aller Verkehrsunfälle aus. Diese Zahlen unterstreichen die Notwendigkeit, die Symptome einer chronischen Tagesschläfrigkeit aus schlafmedizinischer Sicht rechtzeitig zu erkennen, um die Anzahl und Schwere der schläfrigkeitsbedingten Unfälle zu reduzieren.

Schläfrigkeitsassoziierte Unfälle können durch Schlafmangel, Medikamente, Drogen und Alkohol, aber auch durch reduzierte Erholsamkeit des Schlafs aufgrund von Schlaffragmentierung (z. B. bei Schlafapnoe) oder Störungen der Schlaf-Wach-Regulation verursacht werden. Lange Fahrzeiten, Monotonie oder nächtliche Fahrbedingungen vermögen situativ die Schläfrigkeit zu verstärken.

Generell gefährdet Tagesschläfrigkeit die Fahrsicherheit, wenn dadurch das Reaktionsvermögen, die Daueraufmerksamkeit oder die Vigilanz eingeschränkt werden. Seit Kurzem kommt daher dem Assessment von Tagesschläfrigkeit vor allem im Rahmen der Fahrsicherheit und Fahreignung von Verkehrsteilnehmern eine immer stärkere Bedeutung zu (➤ Patienteninfo).

PATIENTENINFO

Begutachtung der Fahreignung bei Tagesschläfrigkeit

Seit 2016 gelten neue Begutachtungsleitlinien zur Kraftfahreignung bei Tagesschläfrigkeit und beim obstruktiven Schlafapnoesyndrom. Keine oder nur eine bedingte Fahreignung ist vorhanden, wenn eine **„messbare auffällige Tagesschläfrigkeit"** vorliegt. Eine unbehandelte oder therapieresistente Tagesschläfrigkeit mit starker Ausprägung schließt die Fahreignung generell aus.
Im Rahmen einer Stufendiagnostik werden sowohl subjektive Fragebögen zur Tagesschläfrigkeit als auch mehrdimensionale objektive Verfahren eingesetzt, insbesondere **leistungsbezogene Messmethoden** wie z. B. Vigilanz- und Daueraufmerksamkeitstests. Im Zweifelsfall wird zu einer Überprüfung der Fahreignung durch eine praktische Fahrprobe geraten.
Durch eine adäquate Behandlung kann in vielen Fällen zumindest eine bedingte Fahreignung unter bestimmten Auflagen erreicht

werden. Bei der Beurteilung der Schläfrigkeit wird auf eine diagnostische Abklärung mittels **schlafmedizinischer Qualifikation** Wert gelegt.
Die „Begutachtungsleitlinien zur Kraftfahreignung" der Bundesanstalt für Straßenwesen können unter www.bast.de (https://www.bast.de/BASt_2017/DE/Verkehrssicherheit/Fachthemen/BLL/BLL-Download.html?nn=1497044) heruntergeladen werden.

Bei akuter Schläfrigkeit am Steuer ist der Kraftfahrer angehalten, Anzeichen von erhöhter Tagesschläfrigkeit rechtzeitig zu erkennen und adäquat darauf zu reagieren. Es liegt in der Eigenverantwortung des Fahrers, die Fahrt zu unterbrechen, wenn der Schläfrigkeitsgrad zu einem Verkehrsrisiko führt. Vom Fahrer sind außerdem geeignete Gegenmaßnahmen zu ergreifen (➤ Tab. 4.5).

Wahrnehmung von Schläfrigkeit am Steuer

Die deutsche Rechtsprechung geht davon aus, dass jeder Fahrer selbst erkennen kann und muss, wenn er zu schläfrig ist, um sicher ein Fahrzeug zu steuern. Deshalb wird es als grob fahrlässig angesehen, wenn ein Fahrer trotz Schläfrigkeitsanzeichen weiterfährt. Dabei wird auch davon ausgegangen, dass es kein plötzliches Einschlafen am Steuer ohne Hinweise auf Schläfrigkeit im Vorfeld gibt.

Im Zustand der Schläfrigkeit können konkrete Einschlafereignisse (sog. Mikroschlafepisoden oder Sekundenschlaf) auch unvorhergesehen und unbemerkt auftreten. Bei chronischer Tagesschläfrigkeit oder mangelnder Sensibilität gegenüber der Eigenwahrnehmung kann es zudem zur Unterschätzung des Schläfrigkeitsgrades kommen. Anzeichen von Schläfrigkeit werden von Betroffenen dann zwar wahrgenommen, jedoch nicht zutreffend gedeutet.

4.2.6 Multidimensionale Testung der Tagesschläfrigkeit

Wie oben ausgeführt, darf Tagesschläfrigkeit nicht als eine eindimensionale Messgröße missverstanden werden, sondern gilt nach gängiger Einschätzung als Konstrukt, das nur **mehrdimensional,** d. h. auf verschiedenen Ebenen, erfasst werden kann. Schläfrigkeit lässt sich auf subjektiver wie auch auf objektiver Ebene messen, wobei sich die objektive Ebene in einen physiologiebasierten und einen leistungsbezogenen Bereich unterteilen lässt. Beim Assessment muss weiterhin zwischen akuter (State) und chronischer (Trait) Tagesschläfrigkeit unterschieden werden. Alle Messmethoden des **mehrdimensionalen Assessments** werden ausführlich in ➤ Kap. 3.7 vorgestellt.

PRAXISTIPPS

Schläfrigkeitsspezifische Leistungseinbußen

Lange **Vigilanztests** mit niedriger Reizdichte wie auch Daueraufmerksamkeitstests mit eintönigem Charakter eignen sich in der schlafmedizinischen Praxis gut, um Schwankungen des Vigilanzgrads und Monotonieintoleranz bei hypersomnischen Patienten unter Laborbedingungen aufzudecken.
„Aussetzer" (Lapses) in der Aufmerksamkeit sowie Schwankungen oder die Abnahme des Leistungsvermögens sind ein sicherer Indikator, dass während einer monotonen Aufgabe nicht mehr adäquat reagiert werden kann. Dies ist für viele Realsituationen von großer Relevanz.

4.2.7 Therapieansätze und Gegenmaßnahmen bei Tagesschläfrigkeit

Ist die auffällige Tagesschläfrigkeit Symptom und Folge einer Schlafstörung (z. B. OSAS), so ist zunächst die primäre Störung adäquat zu behandeln (z. B. mit einer CPAP-Therapie). Der Behandlungsansatz ist somit vornehmlich **ursachenorientiert.** Auch somatische Erkrankungen wie eine Schilddrüsenunterfunktion können zu hypersomnischen Beschwerden führen. Nach suffizienter Therapie der zugrunde liegenden Erkrankung ist dann erneut zu überprüfen, ob die Tagesschläfrigkeit noch persistiert.

Bei diesem Ansatz sind auch individuelle und situative Faktoren zu berücksichtigen, die als Ursache oder Moderator zu einer Verstärkung der Tagesschläfrigkeit führen können: gestörter Nachtschlaf, verkürzte Schlafzeit, kumulatives Schlafdefizit, unregelmäßiger Schlaf-Wach-Rhythmus (z. B. bei Schichtarbeit), starke Monotonie, Einnahme von Sedativa oder Alkohol etc. Diese Faktoren bedürfen jeweils einer spezifischen Intervention.

Wenn keine andere therapierbare Ursache zu finden oder keine ursächliche Behandlung der Tagesschläfrigkeit möglich ist (z. B. bei der Narkolepsie oder der idiopathischen Hypersomnie), erfolgt der Therapieansatz auf **symptomatischer Ebene.** Hier stehen vigilanzsteigernde Substanzen oder Maßnahmen auf Verhaltensebene zur Verfügung, die zu einem **Alertness-Management** kombiniert und individuell angepasst werden können (➤ Tab. 4.5). In diesen Fällen ist es besonders wichtig, dass das Symptom Tagesschläfrigkeit nachweisbar diagnostiziert wurde, da bei anderen, oft ähnlichen Störungsbildern wie der Fatigue oder der Erschöpfung diese Maßnahmen sonst nicht erfolgversprechend sind.

Auch bei gesunden Personen kann es durch Schlafmangel zu einer akuten Schläfrigkeit kommen, bei denen dieselben **Gegenmaßnahmen bei Tagesschläfrigkeit** wirksam sind wie bei Patienten mit Hypersomnie.

Generell wirken körperliche oder soziale Aktivitäten, Interesse und anspruchsvolle Tätigkeiten der Schläfrigkeit entgegen und steigern den Wachheitsgrad. Passivität, Langeweile,

Monotonie und Unterforderung haben den gegenteiligen Effekt und verstärken die Einschlafneigung.

Als tatsächlich wirksame Maßnahme zur Bekämpfung der Schläfrigkeit gelten dagegen Kurzschlafepisoden, welche häufig als **Power-Naps** oder **Turboschlaf** bezeichnet werden.

Wenn zudem vor dem Power-Nap ein starker Kaffee oder andere koffeinhaltige Getränke konsumiert werden, wirkt dies synergistisch und verstärkt den stimulierenden Effekt, da Koffein ca. 20–30 min benötigt, um pharmakologisch wirksam zu werden [2]. Koffein alleine hat ebenfalls eine leistungsfördernde und wachmachende Wirkung bei Tagesschläfrigkeit, außer es liegt eine individuell zu starke Gewöhnung an Koffein vor.

CAVE

Kraftwagenfahrer verwenden häufig **Gegenmaßnahmen bei akuter Tagesschläfrigkeit,** die nachweislich nicht wirksam sind. Sowohl Radio hören als auch frische, kühle Luft (z. B. durch Öffnen des Fensters) können entweder gar nicht oder allenfalls nur sehr kurzfristig den Wachheitsgrad steigern. Die wachmachende Wirkung der Maßnahmen wird dabei meist überschätzt.

Tab. 4.5 Nichtmedikamentöse Gegenmaßnahmen bei Tagesschläfrigkeit

Allgemeine Maßnahmen
• **Körperliche Aktivierung:** Bewegung, Stehen statt Sitzen • **Kognitive Beanspruchung:** anspruchsvolle Tätigkeiten, Interesse, Kommunikation und Interaktion • **Vermeiden von Passivität:** Vorbeugen von Langeweile, Monotonie und Unterforderung • **Kurzschlaf am Tag:** strategischer Einsatz von Power-Naps (max. 30 min, durch Wecker beschränkt) • **Einnahme von Genussmittel mit stimulierender Wirkung:** Kaffee oder koffeinhaltige Getränke konsumieren (nur wirksam, wenn keine zu starke Koffeingewöhnung vorliegt) • **Kombination von Kurzschlaf und koffeinhaltigen Getränken:** synergistischer Effekt von beiden Maßnahmen; Koffein braucht ca. 30 min für seine Wirkung
Wirksame Gegenmaßnahmen bei akuter Schläfrigkeit am Steuer
• Pause machen und einen Kurzschlaf von ca. 15 min Länge (Power-Nap) halten • Aktivierung durch Gespräch mit Beifahrer • Fahrerwechsel
Vorbeugende Maßnahmen gegen Schläfrigkeit am Steuer
• Vor allem bei längeren Fahrten nur ausgeschlafen und ohne Jetlag ans Steuer setzen • Null Promille, da Alkohol Schläfrigkeit und Konzentrationsschwierigkeiten verstärken kann • Sedierende Medikamente meiden • Bei Schläfrigkeit vor der Fahrt einen Kurzschlaf (Power-Nap) halten • Möglichst nicht in der zweiten Nachthälfte fahren, wenn das chronobiologisch bedingte Leistungstief am größten ist • Regelmäßig Pausen einlegen (nicht länger als 2 Std. am Stück fahren) • Keine längeren Nachtfahrten nach einem vollen Arbeitstag • Vermeiden von kumulativem Schlafdefizit über einen längeren Zeitraum

4.3 Schnarchen und Atempausen im Schlaf

Michael Arzt

4.3.1 Beschreibung des Symptoms

Schnarchen (Ronchopathie) und Atempausen im Schlaf (Apnoen) gehören neben der Tagesschläfrigkeit zu den wichtigsten Leitsymptomen der **obstruktiven Schlafapnoe** (➤ Kap. 6.3). Bei Patienten mit zentraler oder überwiegend zentraler Schlafapnoe kommt es wesentlich seltener zu hörbarem Schnarchen. Daher werden zentrale Apnoen häufig von den Bettpartnern nicht bemerkt.

In der Fremdanamnese können durch den Bettpartner von betroffenen Patienten häufig **obstruktive Apnoen** anschaulich geschildert werden. Zunächst hört der Bettpartner ein regelmäßiges, meist inspiratorisches, ggf. „knatterndes“ Atemgeräusch, das Schnarchen. Objektive Parameter zur Definition des akustischen Phänomens „Schnarchen“ stehen derzeit nicht zur Verfügung [3]. Im Falle einer obstruktiven Apnoe sistiert das Schnarchen in der Regel für ca. 20–40 Sekunden. Atmungsanstrengungen von Thorax und Abdomen können weiter sichtbar sein, es besteht jedoch kein Atemfluss über Mund oder Nase. Gegen Ende der Atempause ist häufig eine zunehmende motorische Unruhe zu beobachten. Terminiert wird die Apnoe in der Regel mit einer Aufwachreaktion, die durch eine kurze heftigere Bewegung sowie ein lautes Schnarchgeräusch gekennzeichnet ist. Nach wenigen Sekunden schläft der Patient wieder ein und der Zyklus mit regelmäßigem Schnarchen und Atempause beginnt von Neuem. Dieser Zyklus wiederholt sich in schweren Fällen mehr als 30-mal pro Stunde Schlaf.

Im Gegensatz zum Bettpartner erinnern sich die meisten Patienten mit obstruktiver Schlafapnoe nicht an diese Atempausen und Aufwachreaktionen. Nur wenige Patienten berichten, dass sie gelegentlich „vom eigenen Schnarchen aufwachen“. Erinnerlich sind solche Ereignisse, wenn die Patienten für mindestens einige Minuten nach dem Ereignis wach bleiben.

4.3.2 Epidemiologie

Mit zunehmendem Alter schnarchen bis zu 60 % der Männer und 40 % der Frauen. Von diesen Männern und Frauen haben lediglich ca. 50 % eine relevante Anzahl an Atempausen. Die Prävalenz des Symptoms Schnarchen ist neben dem Alter von weiteren prädisponierenden Faktoren wie z. B. Adipositas, kardiovaskulären Komorbiditäten und „sitzender Lebensstil“ abhängig.

4.3.3 Detailanamnese

Weitere klinisch wichtige Hinweise kann man erhalten, indem man nach der **Lageabhängigkeit** des Schnarchens und der Atempause fragt. Tritt Schnarchen bzw. lauteres Schnarchen mit Atempausen nur oder vor allem in Rückenlage auf, ist dies als starker Hinweis für eine rückenlagebezogene obstruktive Schlafapnoe zu werten. Dies ist klinisch bedeutsam, da bei rückenlagebezogener obstruktiver Schlafapnoe bestimmte Therapieverfahren eine stärkere Rolle spielen (z. B. eine automatische Positivdrucktherapie bei zu erwartendem wechselndem Druckbedarf, eine Unterkieferprotrusionsschiene oder Therapien zur Vermeidung der Rückenlage).

Bei Patienten, die nicht jede Nacht oder unterschiedlich laut schnarchen, ist häufig eine **Alkoholabhängigkeit** des Schnarchens mit Atempausen zu erfragen. Alkohol senkt dosisabhängig den Tonus der Rachenmuskulatur. Je nach Disposition des Betroffenen können bereits geringe Mengen Alkohol (z. B. 0,5 l Bier oder 0,25 l Wein) ausreichen, um Schnarchen bzw. nächtliche Atempausen auszulösen. **Medikamente,** die den Tonus der Rachenmuskulatur senken (z. B. Benzodiazepine oder Opiate), können das Schnarchen und Atempausen verstärken. Dieser Punkt gewinnt vor allem bei Operationen mit erforderlicher Vollnarkose und Analgesie an Relevanz. Moderne Schlafmittel (z. B. Benzodiazepinagonisten) haben keine relevante Wirkung auf das Schnarchen oder Atempausen.

Obwohl das Schnarchgeräusch primär im Pharynx entsteht, kann eine **Nasenatmungsbehinderung** Schnarchen auslösen oder verschlechtern. So kann z. B. bei Patienten mit Rhinitis allergica bedingt durch eine Nasenatmungsbehinderung das Schnarchen **saisonal** auffallen. Aufgrund verschiedener Mechanismen kommt es bei einigen Betroffenen vor allem in der **2. Nachthälfte** zu einem Anschwellen der Nasenschleimhäute und zu Schnarchen, ggf. mit Atempausen. Ein zweiter Grund für beobachtetes Schnarchen mit Atempausen vor allem in der 2. Nachthälfte kann im **REM-Schlaf-Bezug** des Schnarchens und der obstruktiven Apnoen liegen.

Der Symptombeginn bezogen auf das Lebensalter ist bei **Männern und Frauen unterschiedlich.** Während bei Männern Schnarchen mit Atempausen schon im frühen Erwachsenenalter vorkommen kann, beginnt es bei Frauen meist erst nach der **Menopause.** Andere prädisponierende Faktoren wie z. B. Adipositas, eine Retrognathie oder Alkoholkonsum können zu einem Symptombeginn in früherem Lebensalter beitragen. In der **Schwangerschaft** kommt es aufgrund der Hypervolämie häufig auch bei jungen Frauen ab dem 2. Trimenon zu Schnarchen mit/ohne Atempausen.

Während bei Männern mit obstruktiver Schlafapnoe fast immer Schnarchen mit Atempausen zu erfragen ist, wird dieses Leitsymptom bei Frauen mit obstruktiver Schlafapnoe weit weniger häufig von den Bettpartnern berichtet. Häufigere Ein- und Durchschlafstörungen und damit späteres Einschlafen von Frauen, das häufigere Auftreten von REM-Schlaf-bezogener Schlafapnoe bei Frauen und Verhaltensaspekte (z. B. „Ammenschlaf") können zu diesem Befund beitragen.

Schnarchen mit/ohne Atempausen bei normalgewichtigen **Kindern** zwischen dem 2. und 6. Lebensjahr ist in den meisten Fällen durch eine Hyperplasie der Rachenmandel (Tonsilla pharyngea) bedingt. Die Kinder fallen meist durch weitere Symptome wie behinderte Nasenatmung mit typischer Facies mit offen stehendem Mund, Konzentrationsstörungen und Hyperaktivität auf.

4.3.4 Pathophysiologie des Schnarchens

Schnarchen entsteht durch Oszillationen im Bereich der oberen Atemwege. Diese Oszillationen können an verschiedenen anatomischen Strukturen entstehen:

- Verales Schnarchen mit Oszillation des Weichgaumens inkl. Uvula (Frequenz der Schnarchgeräusche 100 bis 300 Hertz)
- Epiglottisches Schnarchen mit Oszillation des Kehldeckels (ca. 500 Hertz)
- Retrolinguales Schnarchen mit Oszillation des Zungengrundes (> 1 000 Hertz)

Die Nase ist gewöhnlich nicht an Schnarchgeräuschen beteiligt. Therapien einer Nasenatmungsbehinderung können in der Regel Schnarchen nicht beseitigen.

Atempausen im Schlaf, die mit Schnarchen einhergehen, sind in der Regel obstruktive Atempausen (Apnoen; ➤ Kap. 6.3.3).

4.3.5 Folgen für Betroffene und Bettpartner

Das „reine Schnarchen" ohne Atempausen wird meist vom Betroffenen nicht wahrgenommen. Die Folgen für die Bettpartnerin oder den Bettpartner sind unbestritten. Ein- und Durchschlafstörungen, morgendliche Kopfschmerzen und Tagesmüdigkeit sind häufig berichtete Symptome der Partner.

Kommen zum „reinen Schnarchen" noch Atempausen hinzu, werden diese vom Patienten selbst meist nicht bewusst wahrgenommen. Folgesymptome sowohl nachts als auch tagsüber sind dann jedoch sehr wahrscheinlich (➤ Abb. 4.1). Die durch die Bettpartnerin oder Bettpartner beobachteten Atempausen führen häufig zu Ängsten und einer Zunahme der alleine schon durch das Schnarchen bedingten Beschwerden des Bettpartners.

4.3.6 Gesundheitliche Folgen des Schnarchens mit Atempausen

Bei „reinem Schnarchen" gibt es keine gesicherten Hinweise auf ein erhöhtes Risiko für internistische Erkrankungen.

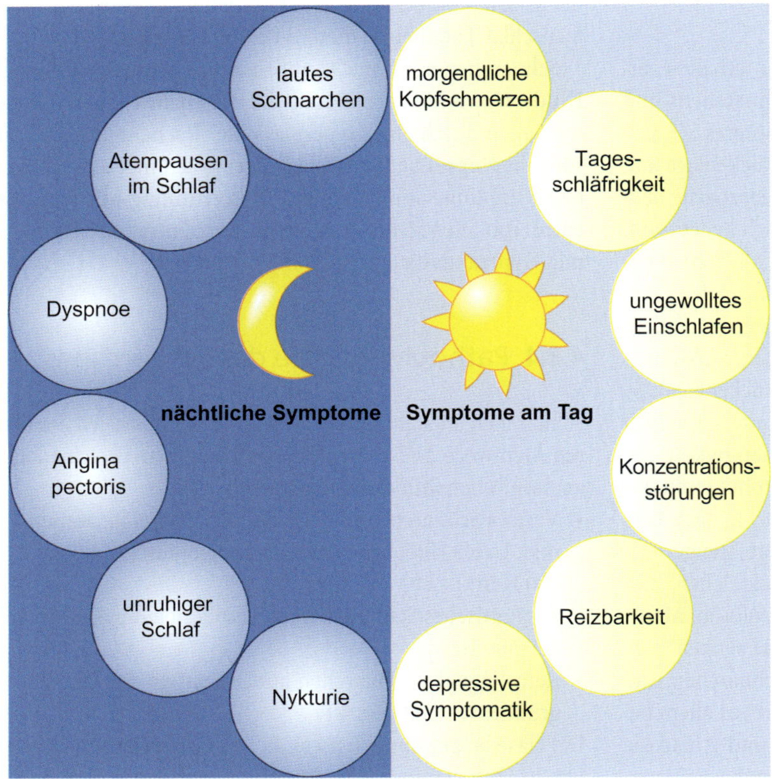

Abb. 4.1 Nächtliche Symptomatik und Tagessymptomatik der obstruktiven Schlafapnoe

Schnarchen mit Atempausen bei schwerer obstruktiver Schlafapnoe kann zu erhöhtem Blutdruck vor allem nachts beitragen (➤ Kap. 14.1). Diese Patienten haben auch ein ca. dreifach erhöhtes Risiko, einen Herzinfarkt oder einen Schlaganfall zu erleiden. Während eine arterielle Hypertonie, v. a. wenn sie schwer durch Medikamente zu therapieren ist, durch eine Behandlung der obstruktiven Schlafapnoe gebessert werden kann, gibt es keine gesicherten Erkenntnisse, dass durch eine Behandlung der Schlafapnoe auch das Herzinfarkt- oder Schlaganfallrisiko gesenkt werden kann (➤ Kap. 14.2.1).

4.3.7 Bedeutung des Symptoms für Diagnostik und Therapie

Wichtig ist, „reines Schnarchen" von einer behandlungsbedürftigen obstruktiven Schlafapnoe abzugrenzen. Fremdanamnestisches Schnarchen mit Atempausen im Schlaf ist **hochspezifisch für die obstruktive Schlafapnoe.** Die ergänzende apparative Diagnostik mit Polygrafie, Polysomnografie und ggf. nächtlicher Kapnografie dient vor allem der Bestimmung des Schweregrades der obstruktiven Schlafapnoe sowie der Erkennung von weiteren schlafbezogenen Atmungsstörungen wie z. B. der zentralen Schlafapnoe oder Hypoventilationssyndromen.

Da Schnarchen mit Atempausen im Schlaf vom Patienten selbst in der Regel nicht wahrgenommen wird, trägt dieses Symptom weniger zur Indikationsstellung für eine Therapie der obstruktiven Schlafapnoe bei. Indirekt kann eine erfolgreiche Therapie von „sozial störendem" Schnarchen zu einer wesentlichen Besserung der Lebensqualität des Betroffenen beitragen.

Unter laufender **Positivdrucktherapie** bei Patienten mit obstruktiver Schlafapnoe ist das Wiederauftreten von Schnarchen ein hilfreicher Hinweis, dass der eingestellte Druck nicht mehr ausreichend hoch ist.

4.4 Verhaltensauffälligkeiten im Schlaf

Thomas C. Wetter

Die Merkmale nächtlicher Verhaltensauffälligkeiten bzw. motorischer Störungen umfassen ein breites Spektrum von Bewegungsmustern ohne Krankheitswert (Normvarianten) über repetitive, stereotyp auftretende Bewegungen bis hin zu komplexen nächtlichen Verhaltensweisen mit potenziell selbst- oder den Bettpartner gefährdendem Verhalten. Auch wenn die aus dem Schlaf heraus auftretenden motorischen Störungen häufig im Vordergrund der Beschwerden stehen, können Symptome eines nicht erholsamen Schlafs bzw. Schläfrigkeit am Tage vorhanden sein. Eine Beeinträchtigung der Erholungsfunktion des Schlafs sind bei bestimmten schlafbezogenen motorischen Störungen (z. B. der periodischen Gliedmaßenbewegungsstörung) eine notwendige Voraussetzung, um überhaupt eine Diagnose stellen zu können.

4.4.1 Allgemeine Diagnostik

Anamnese und Screening

Die Grundlagen des differenzialdiagnostischen Prozesses umfassen die eigen- und fremdanamnestischen Angaben, insbesondere die möglichst detaillierten Beschreibungen der motorischen Auffälligkeiten durch den Bettpartner oder auch die pflegende Person [4]. Hilfreich können der Einsatz eines Schlaftagebuches oder eines spezifischen Schlaffragebogens sein, um nächtliche motorische Störungen einzugrenzen. Bei dem **Münchner Parasomnie-Screening** handelt es sich um ein Instrument zur Erfassung der Häufigkeit von Parasomnien und schlafbezogenen Bewegungsstörungen. Es ist ein Selbstbeurteilungsinventar für Erwachsene, das insgesamt 21 Merkmale erfasst. Der Fragebogen kann unterstützend zur Anamneseerhebung im klinischen Alltag eingesetzt werden, da auch seltene nächtliche Verhaltensweisen abgefragt werden. Abgesehen von der Lebenszeitprävalenz wird die aktuelle Häufigkeit der einzelnen Verhaltensweisen erfragt und es besteht die Möglichkeit anzugeben, ob die Verhaltensweisen selbst- oder fremdbeobachtet wurden. Da die Medikation einen erheblichen Einfluss auf das Auftreten der Parasomnien ausüben kann, werden die Einnahme von Psychopharmaka und das Vorhandensein anderer Erkrankungen erfasst. Der Fragebogen samt Erläuterungen kann von der Homepage der **Deutschen Gesellschaft für Schlafforschung und Schlafmedizin** [5] heruntergeladen werden: www.dgsm.de/fachinformationen_frageboegen.php.

Aktigrafie und Polysomnografie

Zur Objektivierung der motorischen Aktivität über einen längeren Zeitraum eignen sich die Aktigrafie oder auch nächtliche Videoaufzeichnungen in der gewohnten Umgebung.

Bei Verdacht auf zugrunde liegende oder assoziierte neurologische Erkrankungen sind weitere technische Untersuchungen (z. B. EEG, MRT) notwendig. Die Video-Polysomnografie (PSG) ist der Goldstandard in der Differenzialdiagnostik unklarer nächtlicher motorischer Störungen. Eine Vielzahl von Biosignalen erlaubt die Bestimmung der Schlafstadien, die Detektion der nächtlichen Motorik und die Registrierung epilepsietypischer Aktivität im EEG, aber auch die Störung der nächtlichen Atmung. PSG-Untersuchungen werden typischerweise in mindestens zwei aufeinanderfolgenden Nächten in schlafmedizinischen Zentren mit gleichzeitiger Videometrie durchgeführt. Ein Nachteil der PSG ist der hohe zeitliche, technische und personelle und damit finanzielle Aufwand, weswegen die spezifischen Indikationskriterien für eine Video-PSG geprüft werden sollten (➤ Tab. 4.6).

Tab. 4.6 Indikationen zur Durchführung einer Video-Polysomnografie [6]

- Evaluation nächtlicher motorischer Störungen, die aufgrund des Lebensalters, der Dauer, Häufigkeit oder motorischer Verhaltensweisen atypisch sind
- Verdacht auf nächtliche epileptische Anfälle
- Progredienz von Frequenz, Ausprägung und Dauer der Ereignisse
- Abklärung schlafbezogener Verhaltensweisen, die (potenziell) selbst- und fremdgefährdend sind
- Anamnestische Angaben lassen keine sichere Zuordnung des Zeitpunktes der Ereignisse zu
- Verdacht auf das Vorliegen einer REM-Schlaf-Verhaltensstörung oder anderer zusätzlicher Schlafstörungen wie periodische Gliedmaßenbewegungen oder eine schlafbezogene Atmungsstörung
- Patienten älter als 30 Jahre oder Erstmanifestation der Störung im Erwachsenenalter
- Die Symptomatik spricht nicht auf eine Behandlung an
- Forensische Fragestellung

Ein Algorithmus zur Abklärung nächtlicher motorischer Störungen ist der ➤ Abb. 4.2 zu entnehmen.

4.4.2 Schlafbezogene rhythmische und/ oder repetitive Bewegungen

Periodische Bewegungen der Extremitäten

Periodische Bewegungen der Extremitäten sind durch periodisch auftretende Episoden von stereotypen Bewegungen der Extremitäten, meistens der Beine, während des Schlafs (seltener auch im Wachzustand) gekennzeichnet. Typisch sind eine Extension der großen Zehe sowie eine Flexion von Sprunggelenk, Knie und Hüfte.

Die Symptomatik führt nur dann zu einer Diagnose einer periodischen Gliedmaßenbewegungsstörung (Periodic Limb Movement Disorder, PLMD), wenn die repetitiven Beinbewegungen polysomnografisch nachgewiesen wurden und die betroffene Person auch über Symptome im Sinne eines nicht erholsamen Schlafs bzw. Tagesmüdigkeit klagt. Bestehen keine klinischen Beschwerden, werden die Beinbewegungen als motorische Aktivität ohne Krankheitswert betrachtet (➤ Kap. 10.3).

Nächtliches Zähneknirschen

Beim nächtlichen Zähneknirschen **(Bruxismus)** tritt im Schlaf eine rhythmische Aktivität der Kaumuskulatur vor allem im Non-REM-Schlaf auf, die zu Schädigungen der Zähne, des Zahnhalteapparates und des Kiefergelenks sowie zu Kopf-

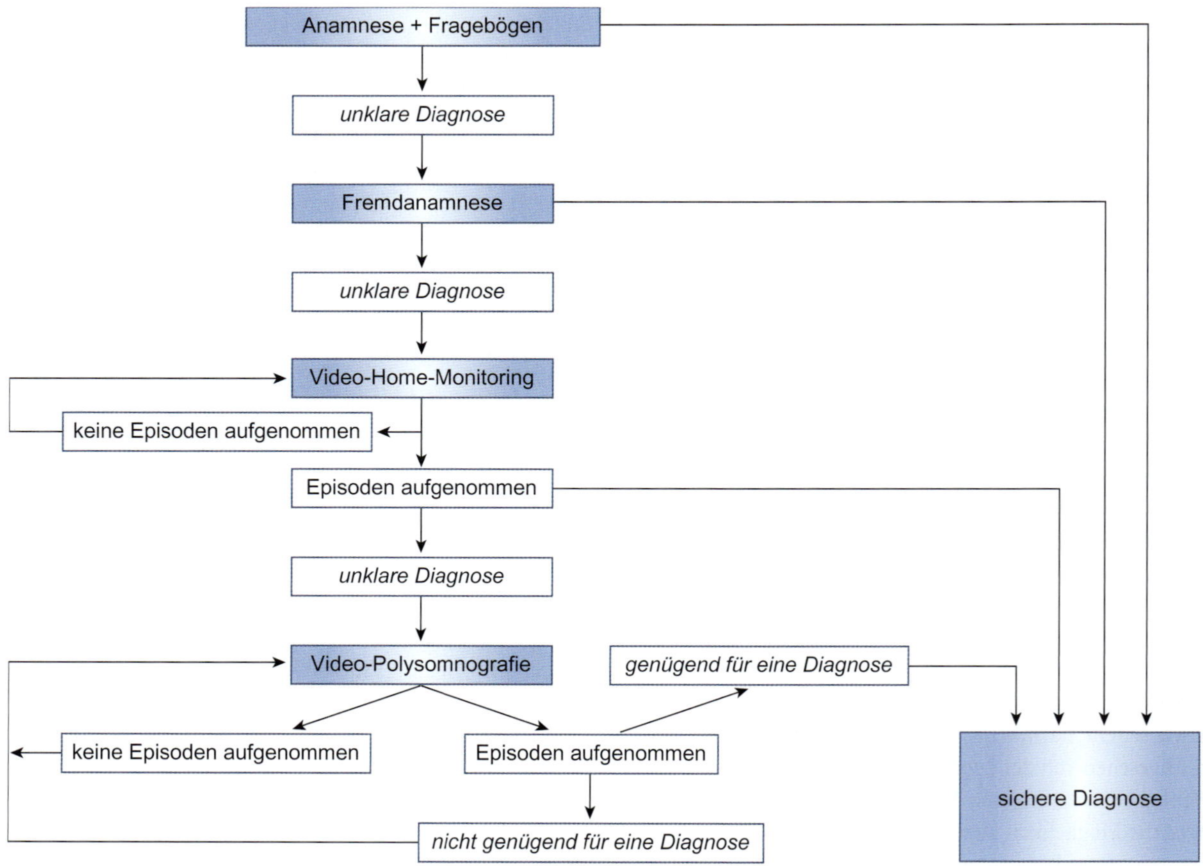

Abb. 4.2 Flussdiagramm zur Evaluation nächtlicher motorischer Störungen [L138/H053-001]

schmerzen führen kann. Seltener berichtet der Patient über Schlafstörungen bzw. nicht erholsamen Schlaf. Bruxismus kann primär oder sekundär im Rahmen anderer psychiatrischer, neurologischer oder schlafmedizinischer Erkrankungen (obstruktive Schlafapnoe, periodische Beinbewegungen, REM-Schlaf-Verhaltensstörung) auftreten (➤ Kap. 10.5).

Rhythmische Bewegungsstörungen

Charakteristisch für schlafbezogene rhythmische Bewegungsstörungen im engeren Sinne sind repetitive Aktivitäten großer Muskelgruppen, die den Kopf oder den ganzen Körper betreffen und meistens beim Wach-Schlaf-Übergang auftreten. Die Dauer beträgt meist mehrere Minuten; manchmal werden sie bewusst als Einschlafritual ausgelöst. Die Diagnose sollte nur dann gestellt werden, wenn die nächtliche Aktivität die Erholungsfunktion des Schlafs beeinträchtigt oder es zu selbstverletzendem Verhalten kommt. Entscheidend ist somit die **Fremdanamnese.** Eine polysomnografische Untersuchung ist nur aus differenzialdiagnostischen Gründen bei ausgeprägten Schlafstörungen oder bei Selbstverletzungen indiziert (➤ Tab. 4.6; ➤ Kap. 10.6).

4.4.3 Missempfindungen in den Extremitäten mit Besserung durch Umherlaufen

Diese Beschwerden sind typisch für das **Restless-Legs-Syndrom (RLS).** Um die Diagnose zu stellen, müssen die **5 essenziellen Kriterien der International RLS Study Group** [7] erfüllt sein:

1. Bewegungsdrang der Beine (ggf. auch der Arme), meist in Verbindung mit unangenehmen Missempfindungen der betroffenen Extremität(en).
2. Auftreten bzw. Verstärkung dieser Beschwerden in Ruhesituationen.
3. Besserung bzw. Beseitigung der Beschwerden durch Bewegung.
4. Zunahme der Beschwerden abends oder nachts.
5. Die genannten Kennzeichen sind nicht nur Symptome einer anderen medizinischen Erkrankung oder Verhaltensweise.

Die meisten Patienten mit RLS weisen periodische Beinbewegungen im Schlaf auf. Andere sensorische und motorische Symptome, die mit Ruhe oder Schlaf assoziiert auftreten, z. B. Einschlafmyoklonien (nur sehr selten von Krankheitswert), schlafbezogene Beinmuskelkrämpfe, eine Akathisie oder Polyneuropathien müssen differenzialdiagnostisch abgegrenzt werden. Zur Unterscheidung des idiopathischen vom symptomatischen RLS sollten ein Eisen- bzw. Ferritinmangel, eine Nierenfunktionsstörung sowie eine Schwangerschaft ausgeschlossen werden. Medikamente wie Antidepressiva sowie Dopaminantagonisten (Antipsychotika und bestimmte Antiemetika) können ein RLS auslösen oder verstärken, weshalb eine Anamnese mit dieser Fragestellung von großer Bedeutung ist (➤ Kap. 10.2).

4.4.4 Komplexe nächtliche motorische Aktivität

Schlafwandeln

Das Schlafwandeln gehört zu den Aufwachstörungen aus dem Non-REM-Schlaf (Arousalstörungen) und ist durch ein partielles Erwachen aus dem Schlaf gekennzeichnet. Dadurch können Verhaltensmuster in Gang gesetzt werden, die aus dem Tiefschlaf heraus zu komplexen, scheinbar zielgerichteten motorischen Aktivitäten während des Schlafs führen, wie das Verlassen des Bettes und Umherlaufen. Häufiger kommt es aber zu relativ einfachen motorischen Handlungen (z. B. Aufrichten im Bett), die als verwirrtes Erwachen bezeichnet werden. Nach dem Erwachen sind die Betroffenen häufig desorientiert und es besteht eine Amnesie für die Ereignisse.

Auslösend können Fieber, Schlafentzug, emotionale Belastungsfaktoren und im Erwachsenenalter **Psychopharmaka** bzw. deren Entzug sein. Im Vordergrund der Therapie stehen Maßnahmen zur Sicherheit des Patienten, die Vermeidung von möglichen Auslösern wie unregelmäßige Schlafzeiten und Schlafentzug.

Zur Gruppe der Non-REM-Parasomnien wird auch der **Pavor nocturnus** gezählt, der typischerweise von einem lauten Schrei sowie vegetativen Zeichen und Verhaltensmustern einer intensiven Furcht (Mydriasis, Tachykardie, Tachypnoe, Schwitzen) begleitet ist (➤ Kap. 9.2).

REM-Schlaf-Verhaltensstörung

Bei der REM-Schlaf-Verhaltensstörung (Gruppe der REM-Schlaf-Parasomnien) treten einfache oder komplexe, teilweise sehr heftige und daher potenziell auch selbst- oder den Bettpartner gefährdende Verhaltensweisen im Zusammenhang mit bedrohlichen Traumerlebnissen auf. Etwa 80–90 % der Betroffenen sind Männer ab dem 60. Lebensjahr. Eine akute REM-Schlaf-Verhaltensstörung kann auch Ausdruck toxisch-metabolischer Störungen (z. B. Alkoholentzug, Psychopharmaka) sein. Ursächlich für die chronische Form kön-

Tab. 4.7 Klinische Merkmale zur Unterscheidung von Parasomnien (Schlafwandeln und REM-Schlaf-Verhaltensstörung) und nächtlichen Frontallappenanfällen (NFLE)[8]

Merkmal	Schlafwandeln	REM-Schlaf-Verhaltensstörung	NFLE
Typisches Alter bei Erstmanifestation (Jahre)	3–8	> 50	jedes Alter
Geschlecht	beide	Männer > Frauen	Männer > Frauen
Familienanamnese	positiv	negativ	positiv
Spontaner Verlauf	Besserung mit zunehmendem Alter	selten spontane Remissionen	Progredienz?
Ereignisse/Monat	sporadisch	fast jede Nacht	fast jede Nacht
Auftreten im Verlauf der Nacht	erstes Nachtdrittel	mindestens 90 min nach dem Einschlafen	überwiegend zweite Nachthälfte
Bevorzugtes Schlafstadium	Non-REM-Schlaf (Tiefschlaf)	REM-Schlaf	Non-REM-Schlaf (Stadium 2)
Triggernde Faktoren	++ (z. B. Schlafentzug, Fieber)	-	-
Episoden/Nacht	gewöhnlich 1	1 bis mehrere	mehrere
Dauer der Ereignisse	1–10 min	1–2 min	Sek. bis 3 min
Stereotypes motorisches Muster	-	-	++
Autonome Veränderungen	+++	-	++
Orientierung nach dem Erwachen	beeinträchtigt	nicht beeinträchtigt	nicht beeinträchtigt
Erinnerung der Episode nach dem Erwachen	beeinträchtigt	ja	inkonstant

nen u. a. neurodegenerative Prozesse und vaskuläre Läsionen sein. Diese Schlafstörung kann der klinischen Manifestation einer neurodegenerativen Erkrankung um mehrere Jahre vorausgehen (➤ Kap. 9.3).

Albträume, die ebenfalls zu den REM-Schlaf-Parasomnien gezählt werden, sind angst- und furchteinflößende Träume, die zum sofortigen Erwachen führen können. Der Trauminhalt kann sofort und meist detailliert erinnert werden. Albträume treten vorwiegend in der zweiten Nachthälfte auf, es besteht in der Regel keine auffallende motorische Unruhe.

Nächtliche Frontallappenepilepsien

Die Gruppe der nächtlichen Frontallappenepilepsien (NFLE) kann gegenüber Parasomnien und schlafbezogenen Bewegungsstörungen differenzialdiagnostische Schwierigkeiten bereiten.

Anhand klinischer Merkmale (Manifestationsalter, zeitliches Auftreten, Häufigkeit und Dauer der Episoden, Triggerfaktoren, Vorhandensein von Selbst- und Fremdverletzungen) können differenzialdiagnostische Unterscheidungen vorgenommen werden (➤ Tab. 4.7). Erlaubt die **Video-Polysomnografie** keine eindeutige Zuordnung, ist bei Verdacht auf eine NFLE eine umfassende neurologische Abklärung inkl. Video-EEG-Monitoring in einem spezialisierten Zentrum indiziert. Die Gruppe der NFLE zeigt ein gutes therapeutisches Ansprechen auf Carbamazepin und die Prognose dieses Anfallstyps ist in der Regel günstig (➤ Kap. 13.5.2).

4.5 Gestörter Schlaf-Wach-Rhythmus

Roland Popp

4.5.1 Übersicht

Schlafen und Wachen, Erholung und Leistung, Passivität und Aktivität unterliegen rhythmischen Schwankungen und folgen einem **zirkadianen System** (➤ Kap. 1.4.4). In der Regel sind physiologisch bedingte Schlafzeiten an den natürlichen Hell-Dunkel-Wechsel unserer Umwelt gekoppelt. Der zirkadiane Rhythmus sorgt dafür, dass es während der Dunkelphase zu einem **„physiologischen Schlaffenster"** kommt, in dem ein Optimum an erholsamem Schlaf möglich ist. Während der chronobiologisch bedingten Nacht- bzw. Dunkelphase kommt es zu einem Anstieg der Melatonin-Synthese und zu einem Absinken der Körperkerntemperatur auf einen Nadir nachts um ca. 3:00 Uhr. Zu diesem Zeitpunkt ist auch die Leistungsfähigkeit am geringsten. Hingegen wird während der Hellphasen der Organismus physiologisch aktiviert und die Alertheit und Leistungsfähigkeit sind typischerweise deutlich gesteigert.

Externe Zeitgeber, wie Licht oder soziale Aktivitäten, führen in der Regel zu einer Synchronisation der inneren Uhr mit der äußeren Umgebung. Kommt es zu einer Diskrepanz zwischen den individuellen Schlaf-Wach-Zeiten im Vergleich zum äußeren Hell-Dunkel-Wechsel, führt dies oftmals zu einem gestörten Schlaf-Wach-Rhythmus.

DEFINITION

Sind die Tagesaktivität und der erholsame Schlaf nicht an die individuelle zirkadiane Rhythmik angepasst, kommt es zu einem **gestörten Schlaf-Wach-Rhythmus.** Charakteristisch für dieses Leitsymptom ist die Unfähigkeit, zu gewünschten bzw. zu sozial akzeptierten Zeiten einschlafen und aufwachen zu können. Die Betroffenen beklagen eine vorübergehende oder chronische Beeinträchtigung von Schlafqualität, Erholung, Wohlbefinden und Leistungsfähigkeit.

In unserer modernen Gesellschaft kommt es häufig zu **Abweichungen vom chronobiologisch Rhythmus,** sei es durch soziale Aktivitäten am späten Abend, durch individuelle Gewohnheiten oder durch Anforderungen des Arbeitslebens (z. B. bei Schichtarbeit). Ein charakteristisches und häufiges Leitsymptom stellt der gestörte Schlaf-Wach-Rhythmus beim **Jetlag** und beim **Schichtarbeitersyndrom** dar.

4.5.2 Kennzeichen

Kommt es zu einem Konflikt zwischen dem individuellen Schlaf-Wach-Rhythmus im Vergleich zum äußeren Hell-Dunkel-Wechsel bzw. dem Rhythmus der Umgebung, führt dies zu insomnischen und/oder hypersomnischen Beschwerden.

CAVE

Bei Klagen über Ein- und Durchschlafstörungen (Insomnie) als auch bei hypersomnischen Beschwerden mit erhöhter Tagesschläfrigkeit und Vigilanzproblemen (➤ Kap. 4.1 und ➤ Kap. 4.2) muss anamnestisch immer überprüft werden, ob das Schlaf-Wach-Verhalten der Betroffenen an die individuelle zirkadiane Rhythmik angepasst ist.

Abweichungen von üblichen Bettzeiten können auch durch den **Chronotyp** bedingt sein. So bevorzugen definitive **Abendtypen (Eulen),** eher sehr spät ins Bett zu gehen und entsprechend spät am Morgen aufzustehen. Bei definitiven **Morgentypen (Lerchen)** ist dies genau umgekehrt. Im Extremfall führt die verzögerte bzw. vorverlagerte Schlafphase zu einer zirkadianen Schlaf-Wach-Rhythmusstörung (➤ Kap. 8). In diesem Fall ist zu unterscheiden, ob es zu einer Verschiebung des Schlaf-Wach-Rhythmus aufgrund individueller Gewohnheiten kommt (meist begünstigt durch eine chronotypische Disposition) oder ob es eine Disposition für eine verzögerte oder vorgezogene Schlafphase gibt, welche den Einsatz von schlafhygienischen Maßnahmen erschwert.

4.5.3 Bedeutung des Chronotyps

Abendtypen zeigen gehäuft ausgeprägte Schwierigkeiten, wenn sie frühmorgens in Beruf oder Schule Leistung erbringen sollen, während die innere Uhr noch auf Schlafenszeit eingestellt ist. Dieser Widerstreit zwischen chronobiologischer und sozialer Uhr wird auch als **„sozialer Jetlag"** bezeichnet (➤ Abb. 4.3).

Besteht der soziale Jetlag über einen längeren Zeitraum, da die Betroffenen gezwungen sind, dauerhaft morgens früh aufzustehen, kann es zu einem **kumulativen Schlafdefizit** kommen. Nach einem verkürzten Nachtschlaf fühlen sich Eulen zwar am Morgen sehr schläfrig, im Laufe des Tages verbessert sich jedoch aufgrund des zirkadianen Systems die Tagesbefindlichkeit. So fühlen sich die Personen am Abend oftmals wieder leistungsfähig und frisch, sodass sie auch am folgenden Tag erneut spät zu Bett gehen. Dieses Verhalten kann sich über die Arbeitswoche zu einem beträchtlichen Schlafdefizit aufschaukeln, das dann am Wochenende – meist durch langes Ausschlafen und spätes Aufstehen – ausgeglichen wird.

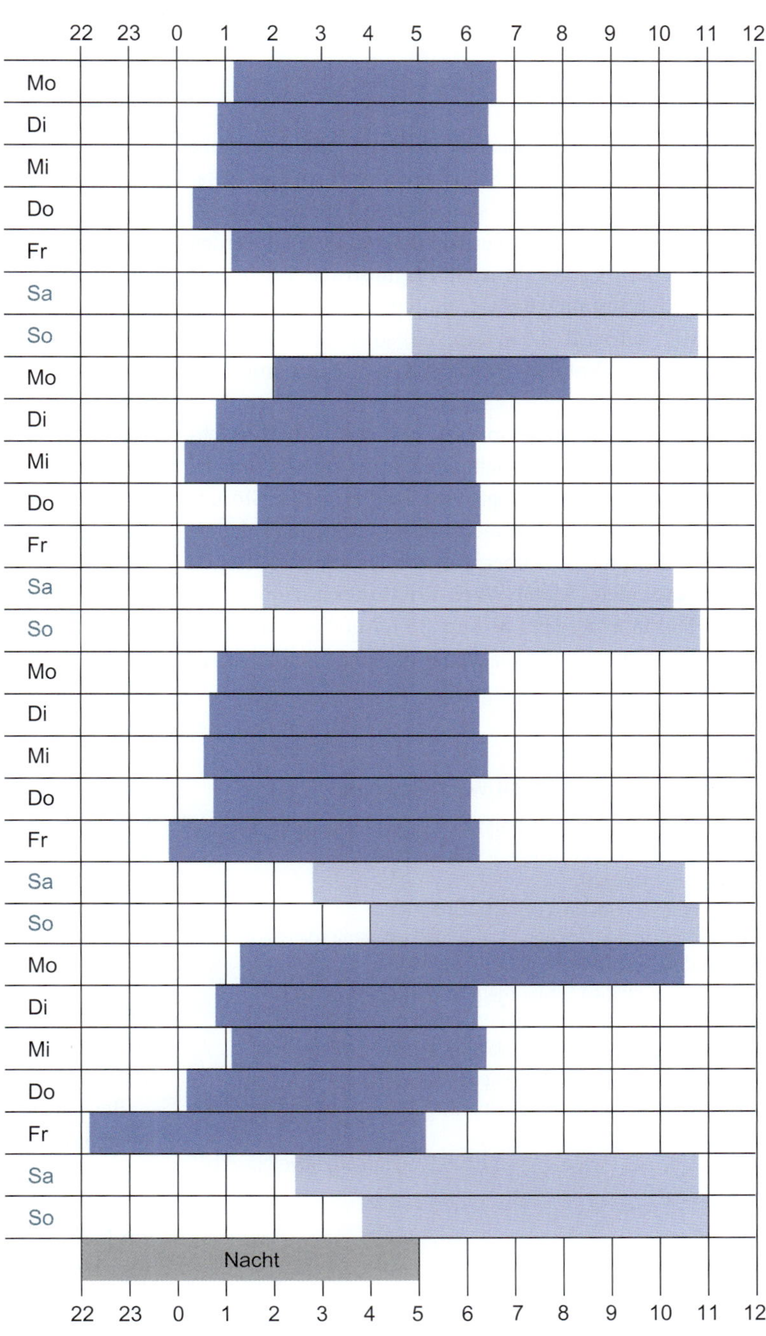

Abb. 4.3 Beispiel für einen „sozialen Jetlag": Aufbau eines Schlafdefizits über die Arbeitswoche hinweg, das oft am Wochenende abgebaut wird

Ebenso können Morgentypen unter sozialem Jetlag leiden, wenn sie z. B. an Wochenenden viel später als gewohnt ins Bett kommen und dennoch am kommenden Morgen zur gewohnt frühen Zeit aufwachen. Dieses Verhalten wird dadurch begünstigt, dass viele soziale Aktivitäten oftmals am Abend nach Feierabend stattfinden. Ein dauerhafter Konflikt zwischen der inneren Uhr und der gesellschaftlichen Zeit kann zu einer chronischen Form von sozial bedingtem Jetlag führen.

Auch im Falle von **Schichtarbeit** bei Nachtschichten ist gut belegt, dass die Schichtarbeiter zum einen eine kürzere Schlafdauer (ca. 4–5 Std.) aufweisen, und zum anderen der Tagschlaf nicht so erholsam ist.

4.5.4 Diagnostik

Beim Leitsymptom eines gestörten Schlaf-Wach-Rhythmus ist charakteristisch, dass die Schlafzeiten nicht an den zirkadianen Rhythmus angepasst sind. Dieser Aspekt sollte bei **Screeningfragen** zum Schlafverhalten berücksichtigt werden (➤ Patienteninfo). Eine sinnvolle diagnostische Ergänzung ist auch die Bestimmung des Chronotyps mittels Fragebogen (z. B. D-MEQ oder MCQ, ➤ Kap. 3.5) sowie das Führen eines Schlaf-Wach-Protokolls (evtl. in Kombination mit einer Langzeitaktigrafie).

Ursachen für das Leitsymptom gestörter Schlaf-Wach-Rhythmus sind meist Abweichungen bzw. Verschiebungen des zirkadianen chronobiologischen Systems sowie Störungen seiner Synchronisationsmechanismen. Bei einer dauerhaften Abweichung muss überprüft werden, ob die Kriterien einer **zirkadianen Schlaf-Wach-Rhythmusstörung** nach ICSD-3 [1] erfüllt werden (➤ Kap. 8.1). Auf dieser diagnostischen Grundlage sind danach die entsprechenden therapeutischen Maßnahmen zu ergreifen.

PRAXISTIPPS

Screeningfragen zum Schlaf-Wach-Rhythmus

- Um wie viel Uhr gehen Sie normalerweise zu Bett, wann stehen Sie auf?
  - Unter der Woche?
  - Am Wochenende/freien Tagen/Urlaub?
- Zu welcher Uhrzeit wachen Sie normalerweise morgens auf?
  - Mit/ohne Wecker?
  - Wie lange bleiben Sie morgens noch im Bett liegen?
- Haben Sie einen regelmäßigen Schlaf-Wach-Rhythmus?
- Wann fühlen Sie sich gewöhnlich müde bzw. schläfrig?
- Wann haben Sie Ihr Leistungshoch?
- Fällt es Ihnen häufig schwer, einzuschlafen, und ist dies von der Uhrzeit abhängig?
- Würden Sie sich eher als einen Abend- oder Morgentyp bezeichnen?

4.6 Nächtliche kardiale Symptome = nächtliche Dyspnoe?

Michael Arzt

Die nächtliche Dyspnoe ist ein häufiges Symptom, dem durch eine genaue Anamnese häufig schon eine mögliche Ursache zugeordnet werden kann. Zu den häufigsten Differenzialdiagnosen gehören **Asthma cardiale,** ggf. mit nächtlichen kardialen Begleitsymptomen wie Angina pectoris und Palpitationen, **obstruktive Schlafapnoe, Asthma und Panikattacken** [9].

DEFINITION

- **Dyspnoe** ist definiert als das subjektive Empfinden von Luftnot.
- **Orthopnoe** ist die Atemnot beim flachen Liegen, die sich durch Aufrichten der Körperhaltung bessert.
- **Tachypnoe** ist eine beschleunigte Atmung.
- **Angina pectoris** bezeichnet ein schmerzhaftes Druck- und/oder Engegefühl im Thorax.
- **Palpitationen** bezeichnen das subjektive Empfinden eines schnellen und/oder unregelmäßigen Herzschlags.

4.6.1 Detailanamnese und Differenzialdiagnose

Die kardial bedingte **paroxysmale nächtliche Dyspnoe (Asthma cardiale)** tritt meist zwischen 2 und 4 Uhr auf. Betroffene Patienten berichten von Erwachen mit Luftnot vor allem in flacher Rückenlage. Die Atemnot bessert sich nur langsam innerhalb der nächsten 5–10 min durch Aufsetzen oder Aufstehen **(Orthopnoe).** Die Patienten stehen häufig auf und öffnen das Fenster, bis die Beschwerden langsam nachlassen.

Die nächtliche Dyspnoesymptomatik kann bei Vorliegen einer hämodynamisch relevanten koronaren Herzerkrankung auch mit einer **Angina-pectoris**-Symptomatik einhergehen. Der Schmerz kann epigastrisch, im Thorax, im Hals oder auch im Unterkiefer lokalisiert sein und ggf. in den linken Arm ausstrahlen. Zusätzlich können Betroffene einen unregelmäßigen Herzschlag **(Palpitationen)** verspüren.

Ein entsprechendes kardiovaskuläres Risikoprofil (➤ Tab. 4.8) und typische kardiale Symptome am Tag (z. B. Belastungsdyspnoe, Unterschenkelödeme, Angina pectoris) erhärten den Verdacht auf eine kardiale Erkrankung.

Bei paroxysmaler **nächtlicher Dyspnoe aufgrund einer obstruktiven Schlafapnoe** erwachen Betroffene ebenfalls mit Atemnot. Häufig kann aber die pharyngeale Obstruktion (z. B. als „Kloß im Hals“) geschildert werden. Im Gegensatz zur kardialen oder pulmonalen nächtlichen Dyspnoe, die einige Minuten oder länger andauert, berichten die Patienten, dass die Atemnot nach 2–3 Atemzügen wieder nachlässt. Nach der kurzen „Atemblockade“ folgt häufig eine kurze Pe-

Tab. 4.8 Kardiovaskuläre Risikofaktoren [H053-001]

Risikofaktoren	Erläuterungen
Arterielle Hypertonie	Anamnese, Blutdruckmessung, 24-Stunden-Blutdruckmessung zur Erfassung des nächtlichen Blutdrucks
Rauchen	Anamnese; kardiovaskuläres Risiko reduziert sich innerhalb der ersten 1–2 Jahre nach Rauchstopp deutlich
Hypercholesterinämie	Anamnese, Lipidstatus
Diabetes mellitus	Anamnese, Nüchternglukose, ggf. Glukosetoleranztest
Obstruktive Schlafapnoe	Polygrafie
Adipositas	Body-Mass-Index, Messung Taillenumfang und ggf. Hüftumfang; Fettverteilungstyp beachten (z. B. viszerale Adipositas)
Genetische Disposition	Familienanamnese (Herzerkrankungen und Schlaganfälle bei Blutsverwandten v. a. im jüngeren Lebensalter)

riode mit „Herzrasen" oder „Herzstolpern" **(Palpitationen)** und/oder **Tachypnoe.**

Die **nächtliche Dyspnoe bei Asthma** tritt meist in den frühen Morgenstunden auf und geht oft mit **Husten** einher. Der Husten bei Asthmatikern kann sich entweder als trockener Reizhusten oder als Husten mit glasig-zähem Schleim, der sich schwer abhusten lässt, darstellen. Vor allem die Ausatmung ist erschwert und dauert daher länger als normal. Gegebenenfalls können pfeifende und giemende Geräusche durch die Betroffenen wahrgenommen werden. Begleitend kann ein **thorakales Engegefühl** bestehen.

Nächtliche Dyspnoe kann eine **nächtliche Panikattacke** auslösen oder im Rahmen einer nächtlichen Panikattacke als Symptom auftreten. Bei einer Panikattacke ist der starke Angstgedanke das Hauptsymptom. Die nächtliche Dyspnoe und die Begleitsymptomatik wie Palpitationen, Tachypnoe und thorakales Engegefühl können sich in ähnlicher Form wie bei nächtlicher Dyspnoe aufgrund kardialer oder respiratorischer Ursachen darstellen (➤ Tab. 4.9).

4.6.2 Pathophysiologie der nächtlichen Dyspnoe

Die Ursache des **Asthma cardiale** ist eine Linksherzinsuffizienz mit pulmonalvenöser Stauung. In schweren Fällen kann die pulmonalvenöse Stauung in ein akutes Lungenödem übergehen. Hier tritt in den Lungenbläschen (Alveolen) aufgrund einer weiteren Erhöhung des kapillären pulmonalarteriellen Drucks seröse Gewebsflüssigkeit aus.

Es kommt gerade nachts zu einer Verschlechterung der Linksherzinsuffizienz, weil während des Tages vor allem im Sitzen und Stehen in den Beinen angesammelte Flüssigkeit durch die liegende Position in den Körper mobilisiert wird. Die durch diesen Mechanismus rückgewonnene Flüssigkeit kann durch Umverteilung eine pulmonalvenöse Stauung verschlechtern. Die nächtliche Flüssigkeitsverlagerung in den Hals kann auch die oberen Atemwege einengen und eine obstruktive Schlafapnoe verschlechtern.

Eine **obstruktive Schlafapnoe** kann ein Asthma cardiale bzw. eine Linksherzinsuffizienz durch verschiedene Mechanismen auslösen oder aggravieren. Dies trifft vor allem für Patienten mit vorbestehender Linksherzinsuffizienz und koronarer Herzerkrankung zu. Die obstruktive Schlafapnoe steigert die nächtliche Nachlast sowohl durch die Erhöhung des nächtlichen arteriellen Blutdrucks als auch durch negative intrathorakale Drücke bei der Einatmung gegen den geschlossenen Pharynx. Zudem erhöht die obstruktive Schlafapnoe die nächtliche Herzfrequenz. Dadurch entsteht eine Steigerung der nächtlichen kardialen Arbeitslast (arterieller Blutdruck × Herzfrequenz) bei gleichzeitig bestehenden repetitiven Sauerstoffentsättigungen.

4.6.3 Bedeutung der nächtlichen Dyspnoe für Diagnostik und Therapie

Das Auftreten einer nächtlichen Dyspnoe erfordert eine systematische Diagnostik hinsichtlich der möglichen Grunderkrankung (➤ Tab. 4.8, ➤ Tab. 4.9). Die Basisdiagnostik umfasst eine nichtinvasive kardiale und pneumologische Diagnostik mit Elektrokardiogramm, Echokardiografie und Ischämiediagnostik (z. B. Belastungs-EKG) sowie einen Lungenfunktionstest.

Tab. 4.9 Differenzialdiagnosen nächtlicher Dyspnoe

Ursache	Dauer nach Erwachen	Charakteristikum	Begleitsymptome
Asthma cardiale	5–10 min oder anhaltend	Besserung in aufrechter Körperposition (Orthopnoe)	Angina pectoris, Palpitationen, periphere Ödeme, Angst, Husten
Obstruktive Schlafapnoe	2–3 Atemzüge	Subjektiv pharyngeale Obstruktion, schnelle Besserung	Palpitationen, Tachypnoe, Angst
Asthma	Minuten bis Stunden	Verlängerte Exspiration	Husten, thorakales Engegefühl, Angst
Panikattacke	Minuten bis Stunden	Starker Angstgedanke	Tachypnoe, Palpitationen, thorakales Engegefühl, Zittern, Übelkeit

Zur Abklärung hinsichtlich einer schlafbezogenen Atmungsstörung ist eine Polygrafie indiziert.

Anhaltende nächtliche schwere Dyspnoe und anhaltende nächtliche Angina pectoris sind medizinische Notfälle und bedürfen einer stationären Abklärung. Anhaltende nächtliche Angina pectoris ohne Schlafapnoe ist als Angina pectoris in Ruhe zu werten und wie ein akutes Koronarsyndrom zu behandeln. Nächtliche Angina pectoris, die nach wenigen Minuten abklingt, und gleichzeitig bestehende obstruktive Schlafapnoe kann ggf. wie Angina pectoris bei Belastung gewertet werden.

4.7 Nykturie

Michael Arzt

DEFINITION

Die **Nykturie** (altgriechisch νυκτουρία nikturía) bezeichnet eine ein- oder mehrmalige Unterbrechung des Schlafs, um Wasser zu lassen.

Viele, vor allem ältere Patienten leiden unter Nykturie. Ab dem 70. Lebensjahr müssen mehr als 70 % der Männer und Frauen nachts mindestens einmal aufstehen, um Wasser zu lassen. Sowohl Patienten als auch Ärzte schreiben dem nächtlichen Toilettengang häufig keinen Krankheitswert zu. Die Nykturie kann jedoch zu einer signifikanten Beeinträchtigung der Lebensqualität führen und ist möglicherweise durch die Erhöhung des Sturzrisikos mit einer erhöhten Mortalität verbunden. Nykturie stört den Schlaf und ist z. B. eine häufigere Ursache für Schlafstörungen als Schmerzen. Auch Familienmitglieder und Partner können durch die Nykturie im Schlaf gestört werden, sodass sie einer der häufigsten Gründe ist, einen älteren Verwandten ins Pflegeheim zu geben.

Der Definition nach liegt eine Nykturie bereits bei einer einmaligen nächtlichen Miktion vor. Viele Experten erachten nächtliches Wasserlassen jedoch erst als klinisch relevant, wenn der Patient mindestens zweimal pro Nacht zur Toilette gehen muss.

4.7.1 Ursachen der Nykturie

Schwierig beeinflussbar sind altersbedingte Veränderungen im Urogenitalsystem wie eine verminderte funktionelle Blasenkapazität oder eine reduzierte maximale Flussrate mit Erhöhung des Restharnvolumens.

Bei Patienten mit Nykturie findet man auch häufig eine nächtliche Polyurie. Ein möglicher Mechanismus hängt mit dem Schlaf zusammen. Während des gesunden Schlafs sinkt der Blutdruck (Filtrationsdruck) um 10–20 % und erhöhte Spiegel des antidiuretischen Hormons (ADH) tragen zu einer Reduktion der glomerulären Filtrationsrate und des Urinflusses bei (➤ Abb. 4.4). Umgekehrt kommt es bei Schlafstörungen, z. B. einer schweren obstruktiven Schlafapnoe, zu erhöhten nächtlichen Katecholaminspiegeln, keinem adäquaten Blutdruckabfall, zu einem Anstieg der natriuretischen Peptide und somit letztlich aufgrund einer erhöhten glomerulären Filtrationsrate und erhöhten Urinproduktion zur Nykturie. Die Schlafapnoe-bedingte Nykturie ist durch eine adäquate Therapie der Schlafapnoe meist reversibel.

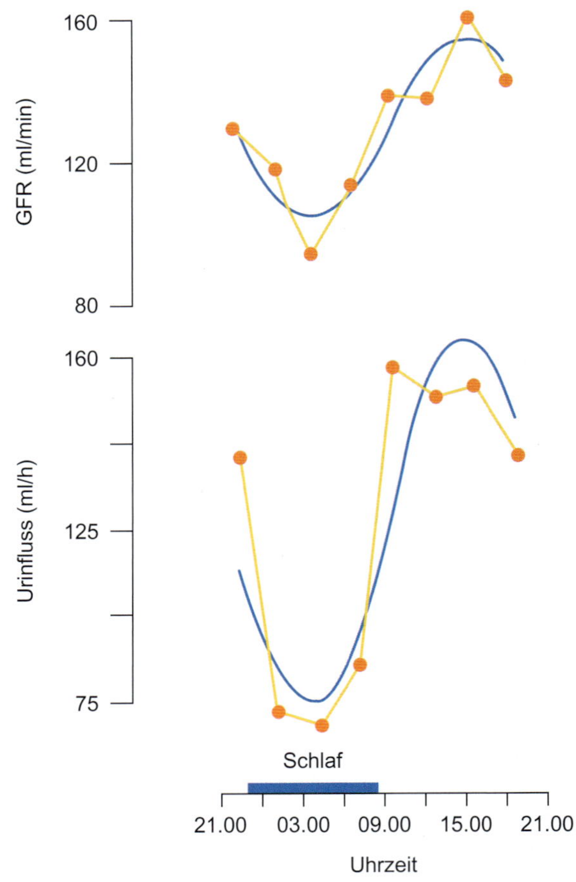

Abb. 4.4 Urinfluss und glomeruläre Filtrationsrate in Abhängigkeit von Tageszeit und Schlaf (übersetzt und modifiziert nach [9]) [L138/H056-001]

Eine häufige Ursache der Nykturie (➤ Tab. 4.10) ist die nächtliche Flüssigkeitsmobilisierung aus den Beinen durch das Schlafen in waagrechter Position. Die Menge an Flüssigkeit, die durch den nächtlichen Lagewechsel mobilisiert wird, erhöht sich durch Mangel an körperlicher Aktivität, viel Sitzen und Stehen und kann durch Zustände oder Krankheiten, die mit einer Hypervolämie sowie peripheren Ödemen einhergehen, noch gesteigert werden. Gefährdet sind z. B. Schwangere und Patienten mit Herzinsuffizienz und Venenerkrankungen. Medikamente können ebenfalls periphere Ödeme begünstigen (z. B. Kalziumantagonisten).

Tab. 4.10 Risikofaktoren für Nykturie und Basismaßnahmen zur Behandlung

Medikamentös/toxisch
• Abendlicher Alkoholkonsum – Abendlicher Alkoholverzicht • Fehleinnahme von Diuretika (keine Einnahme/Einnahme in der 2. Tageshälfte) – Einnahme der empfohlenen Diuretikadosis – Diuretikaeinnahme morgens, spätestens mittags • Andere Medikamente (z. B. Kalziumantagonisten, Betarezeptorenblocker, Antihistaminika)
Schlafstörungen (z. B. obstruktive Schlafapnoe, Insomnie, nächtliches Essen)
Erkrankungen des Urogenitalsystems (z. B. benigne Prostatahypertrophie, rezivierende Zystitis)
Herzerkrankungen (z. B. Herzinsuffizienz)
• Täglich Wiegen, Trinkmengenrestriktion, Diuretikatherapie
Erkrankungen der peripheren Venen
• Körperliche Aktivität, soweit möglich Sitzen und Stehen vermeiden, Kompressionsstrümpfe
Adipositas
• Gewichtsabnahme (z. B. Diät und Bewegungstagebuch, strukturiertes Gewichtsabnahmeprogramm, Adipositaschirurgie)
Bewegungsmangel/sitzender Lebensstil
• Körperliche Aktivität, soweit möglich Sitzen und Stehen vermeiden
Spinalkanalstenose

Eine eingeschränkte Fähigkeit, den Urin zu halten, führt ebenfalls zur Nykturie. Veränderungen im Urogenitalsystem (verminderte nächtliche Blasenkapazität und vermehrte Reizsymptome) sowie komorbide Störungen wie überaktive Blase, Beckenbodenschwäche mit Organvorfall und – bei Männern – die benigne Prostatahyperplasie tragen zur Nykturie bei. Außerdem kann eine Störung der nervalen Steuerung der Blasenfunktion vorliegen, sodass es bei Patienten mit Diabetes mellitus oder einer Stenose des Spinalkanals zu einer chronischen Urinretention, einer Detrusorfehlfunktion und auch zu Nykturie und Inkontinenz kommen kann.

4.7.2 Bedeutung der Nykturie für Diagnostik und Therapie von Schlafstörungen

Neben der Abklärung von möglichen urologischen und internistischen Ursachen (➤ Tab. 4.10) sollte bei Nykturie eine schlafmedizinische Evaluation erfolgen. Diese sollte auch eine apparative Diagnostik mittels Polygrafie enthalten, um eine mögliche schlafbezogene Atmungsstörung nachzuweisen.

Eine CPAP-Therapie bei obstruktiver Schlafapnoe kann eine Nykturie relevant bessern, wenn keine andere internistische oder urologische Ursache der Auslöser ist. Umgekehrt kann eine Nykturie schlafmedizinische Therapien (z. B. eine CPAP-Therapie) durch die häufigen Schlafunterbrechungen sehr erschweren.

Basismaßnahmen zur Behandlung der Nykturie beinhalten die Beratung der betroffenen Patienten hinsichtlich Alkoholkonsum, Trinkverhalten, Medikamenteneinnahme sowie Bewegungsverhalten zur Vermeidung einer Flüssigkeitsretention in den Beinen (➤ Tab. 4.10).

Bei nächtlicher Polyurie ist Desmopressin eine pharmakologische Therapieoption. Es wird oral in niedriger Dosierung (0,2–0,4 mg) vor dem Zubettgehen eingenommen. Bei Patienten mit Leberzirrhose, Niereninsuffizienz oder Herzinsuffizienz ist Desmopressin nicht indiziert.

Bei Patienten mit einer verminderten Fähigkeit, den Urin zu halten, kommen Antimuskarinika zur Anwendung. Diese Medikamente blockieren die Muskarinrezeptoren auf dem Detrusormuskel. Dadurch werden die Kontraktionsfähigkeit der Blase und der Harndrang reduziert und so die Blasenkapazität erhöht.

Bei männlichen Patienten mit benigner Prostatahyperplasie werden Alphablocker wie Tamsulosin und Alpha-5-Reduktase-Inhibitoren wie Finast angewendet. Zyklooxygenase-2-Inhibitoren wie Celecoxib und nichtsteroidale antientzündliche Medikamente wie Diclofenac verringern die Harnproduktion und den Detrusormuskeltonus und lindern Entzündungen, vor allem bei Männern mit benigner Prostatahyperplasie.

KAPITEL

5 Insomnien

Thomas Pollmächer

Kernaussagen

- Insomnien sind Ein- und Durchschlafstörungen, die auch die Tagesbefindlichkeit beeinträchtigen und mindestens 4 Wochen anhalten.
- Etwa zwei Drittel der Insomnien haben eine spezifische Ursache, bei ca. einem Drittel der Patienten findet sich keine solche Ursache, man spricht dann von einer primären Insomnie.
- Die Behandlung sekundärer Insomnien erfolgt, wenn möglich, durch die Therapie der Ursache.
- Die Therapie der ersten Wahl einer primären Insomnie ist die kognitive Verhaltenstherapie.
- Basale Elemente der kognitiven Verhaltenstherapie wie die Vermittlung schlafhygienischer Regeln und die Schlafrestriktion können auch vom nicht psychotherapeutisch geschulten Behandler angewendet werden.
- Elemente der kognitiven Verhaltenstherapie werden auch bei sekundären Insomnien mit Erfolg eingesetzt.
- Die medikamentöse Therapie der Insomnien ist sehr verbreitet; ihr wesentlicher Nutzen liegt dabei in der kurzfristigen Behandlung bis zu 4 Wochen.
- Wissenschaftlich überzeugende Evidenz für die medikamentöse Langzeitbehandlung der primären Insomnie existiert nicht.

5.1 Übersicht

Ein- und Durchschlafstörungen sind die häufigsten schlafmedizinischen Beschwerden überhaupt und stellen somit ein zentrales Leitsymptom dar (➤ Kap. 4.1). Obwohl sich die verschiedenen nosologischen Systeme hinsichtlich der **Definition einer Insomnie** unterscheiden, setzen alle Klassifikationen neben dem Vorhandensein subjektiver Ein- und Durchschlafstörungen zur Diagnose einer Insomnie voraus, dass die Beschwerden eine gewisse Zeit lang bestehen – nämlich mindestens 4 Wochen – und dass zusätzlich die Tagesbefindlichkeit des Patienten beeinträchtigt ist.

Diese Zusatzkriterien tragen dem Umstand Rechnung, dass eben nicht alle Ein- und Durchschlafstörungen Krankheitswert haben. Einerseits stellen kurzfristige Ein- und Durchschlafstörungen meist normale physiologische Reaktionen auf vorübergehende körperliche oder psychosoziale Stressoren dar. Solche sind extrem vielfältig und umfassen z. B. kurzfristige Durchschlafstörungen bei einem Infekt der oberen Atemwege genauso wie Einschlafstörungen im Rahmen akademischer Prüfungen oder als Folge einer akuten Trauerreaktion. Andererseits sind Ein- und Durchschlafstörungen, auch wenn sie länger als 4 Wochen andauern, dann nicht als krankhaft zu werten, wenn Normabweichungen vom Betroffen gar nicht als krankhaft erlebt werden und das Befinden am Tage und die Leistungsfähigkeit ungestört sind.

Eine Insomnie mit Krankheitswert, also eine anhaltende Störung des Ein- und/oder Durchschlafens, die zusammen mit einer Störung der Tagesbefindlichkeit auftritt, kann eine Vielzahl psychiatrischer und somatischer Ursachen haben. Findet sich eine solche Ursache nicht, spricht man von einer **primären oder idiopathischen Insomnie.** Einige neuere Klassifikationssysteme (DSM-5 und ICSD-3) haben die Unterscheidung in primäre und sekundäre Insomnien aufgegeben und sehen die Insomnie im Wesentlichen als eigenständige Erkrankung, die komorbid gleichzeitig mit anderen Erkrankungen auftritt (➤ Kap. 2).

Diesem Trend zur Komorbidität folgen wir in diesem Buch aus zwei Gründen nicht: Zum einen ist es schlicht klinische

Realität, dass schwere Schlafstörungen durch psychiatrische und somatische Erkrankungen verursacht und durch deren spezifische Behandlung erfolgreich zur Remission gebracht werden können. Zum anderen entspricht die Unterteilung in primäre und sekundäre Insomnien der Systematik der ICD-10, die im deutschen Gesundheitswesen für Kodierungszwecke verpflichtend anzuwenden ist. In der ICD-10 wird die primäre Insomnie allerdings unglücklicherweise unter dem Terminus nichtorganische Insomnie (ICD-10 F51.0) geführt, der im wissenschaftlichen Schrifttum nicht sehr gebräuchlich ist und zudem insofern in die Irre führt, als die Ätiologie der Störung insgesamt noch nicht wirklich aufgeklärt ist. Es existiert eine Reihe weiterer Begrifflichkeiten zur Beschreibung bestimmter Insomnietypen (z. B. psychophysiologische Insomnie oder paradoxe Insomnie), für deren differenzielle Bewertung aber eindeutige Evidenzen fehlen.

Deshalb wird im Folgenden nur in primäre und sekundäre Formen der Insomnie unterschieden und zunächst detailliert die Symptomatik der Insomnie und das diagnostische Prozedere zur Ursachenklärung dargestellt. Bei der überwiegenden Zahl der Patienten hängt das therapeutische Vorgehen dann von der Ursache der Insomnie ab, wozu auf die speziellen Kapitel dieses Buches verwiesen wird. Hier wird weiter unten ausführlich dargestellt, wie sich das therapeutische Vorgehen bei der primären Insomnie gestaltet.

5.2 Symptome

Im Zentrum der Symptomatik stehen subjektive Klagen über Störungen des Ein- und/oder Durchschlafens und/oder der Schlafqualität. Als Faustregel kann gelten, dass eine Schlafstörung Krankheitswert hat, wenn die Einschlaflatenz über 30 min beträgt, eine Wachzeit nach dem Einschlafen von mehr als 30 min und/oder mehr als 3 Aufwachereignisse pro Nacht angegeben werden. Ein besondere Form der Durchschlafstörung ist das sog. frühmorgendliche Erwachen, bei dem der Patient oft ohne wesentliche vorausgehende Ein- und Durchschlafstörung am frühen Morgen, oft zwischen 3 und 4 Uhr, erwacht und nicht mehr einschlafen kann.

Allerdings kann nach der aktuellen Leitlinie [1] auch die alleinige Klage über eine unzureichende Qualität des Nachtschlafs als Ausgangspunkt der Diagnose dienen. In jedem Fall müssen die Beschwerden über einen Zeitraum von mindestens 4 Wochen mindestens 3-mal pro Woche auftreten, damit sie diagnostisch als Insomnie gewertet werden können.

DEFINITION

Diagnostische Kriterien der Insomnie (ICD-10; nach [1])

- Es liegen Einschlafstörungen, Durchschlafstörungen oder eine schlechte Schlafqualität vor.
- Die Schlafstörungen treten wenigstens 3-mal pro Woche über einen Zeitraum von mindestens einem Monat auf.
- Die Betroffenen denken vor allem nachts viel an ihre Schlafstörungen und machen sich während des Tages übertriebene Sorgen über deren negative Konsequenzen.
- Die unbefriedigende Schlafdauer oder -qualität verursachen entweder einen deutlichen Leidensdruck oder wirken sich störend auf Alltagsaktivitäten aus.

Typischerweise sind die Patienten bezüglich ihres Schlafs sehr besorgt; diese Besorgnis äußert sich in grüblerischen Gedanken beim abendlichen Zubettgehen oder in nächtlichen Wachphasen, wobei sich häufig die Gedanken einerseits direkt auf den gestörten Schlaf beziehen, andererseits aber auch auf Sorgen um die Leistungsfähigkeit am Tage. Diese ist in der Regel subjektiv stark durch Konzentrationsstörungen und Müdigkeit oder Erschöpftheit eingeschränkt. Insbesondere wenn die Insomnie nicht im Rahmen weiterer somatischer oder psychiatrischer Erkrankungen auftritt, sind die objektiv messbaren Aspekte der Konzentration und kognitiven Leistungsfähigkeit allerdings nicht oder nur leicht eingeschränkt. Die Patienten zeigen typischerweise keine erhöhte Tagesschläfrigkeit, d. h., auch wenn sie sich müde und erschöpft fühlen, kommt es selten zu Tagschlafepisoden oder gar ungewolltem Einschlafen. Viele Patienten beschreiben ein fast durchgängiges Gefühl des eher übertriebenen, aber mit Müdigkeit verbundenen und damit quälenden Wachseins.

5.3 Epidemiologie, Verlauf und Folgen

Aufgrund unterschiedlicher nosologischer Ansätze, die sich zudem in den letzten Jahrzehnten auch noch deutlich verändert haben, und auch aufgrund der fehlenden objektiven Kriterien für die Diagnose einer Insomnie sind die Daten zur Epidemiologie sehr variabel. Ausschließlich auf Befragungen von Patienten beruhende Erhebungen ohne ausführliche Untersuchung der Betroffenen kommen gelegentlich auf Prävalenzen über 30 %. Seriöse und sorgfältige Studien lassen hingegen vermuten, dass die Prävalenz einer Insomnie, definiert nach ICD-10, bei etwa 10 % liegt. Maximal ⅓ davon dürfte der primären Insomnie zuzuordnen sein, während es sich beim überwiegenden Teil der Fälle um sekundäre Formen handelt.

Von der Frage, ob es sich um eine primäre oder sekundäre Form der Insomnie handelt, hängt wesentlich der Verlauf ab. Während der Verlauf bei den sekundären Formen der Insomnie der Grunderkrankung folgt, verläuft die primäre Insomnie in der Mehrzahl der Fälle primär chronisch, wovon man ab einer Dauer von 6 Monaten spricht. Der Beginn liegt oft schon im frühen Erwachsenenalter. Bei den meisten Patienten ist das Ausmaß der Beschwerden fluktuierend. Der Schwerpunkt der Symptomatik kann ebenfalls phasenweise auf Einschlafstörungen liegen und zu anderen Zeiten wieder auf einer Durchschlafstörung. Ohne Behandlung sind aber längerdauernde vollständige Remissionen der Symptomatik bei der primären Insomnie selten.

DEFINITION

Ab einer Dauer von 6 Monaten wird eine Insomnie als **chronisch** bezeichnet. Ein über viele Jahre chronischer Verlauf – oft beginnend im frühen Erwachsenenalter – mit deutlichen Fluktuationen der Intensität und des Symptomschwerpunktes ist typisch für die primäre Insomnie.

Eine Vielzahl von Studien in den letzten 15 Jahren hat gezeigt, dass experimentell bei Gesunden induzierte Schlafstörungen entweder durch eine Beschränkung der Schlafzeit oder durch z. B. akustisch induzierte Störungen der Schlafkontinuität schon kurzfristig erhebliche negative Folgen auf den Glukosemetabolismus und das Immunsystem haben. Insbesondere kommt es zu einer Verschlechterung der Glukosetoleranz, also zu einer prädiabetischen Stoffwechsellage, und zu einer verminderten spezifischen Immunantwort auf bestimmte virale Antigene. Schlafmedizinische Erkrankungen, die mit deutlichen Störungen der objektiv messbaren Schlafdauer und Kontinuität einhergehen, haben möglicherweise ähnliche Folgen. Insbesondere das Schlafapnoesyndrom stellt einen unabhängigen Risikofaktor für vaskuläre Erkrankungen dar. Einige Studien berichten über Veränderungen des Glukosemetabolismus oder bestimmter Herz-Kreislauf-Parameter bei Patienten mit Insomnie. Vieles deutet allerdings darauf hin, dass solche Effekte nur auftreten, wenn tatsächlich objektiv messbare Schlafstörungen vorliegen, was bei Patienten mit Insomnie definitionsgemäß nicht der Fall sein muss. Umfangreiche wissenschaftliche Studien zur Rolle des Schlafs bei der Konsolidierung von Gedächtnisinhalten lassen vermuten, dass Schlafstörungen Gedächtnisfunktionen direkt negativ beeinflussen. Hierzu gibt es aber bisher keine überzeugende klinische Evidenz.

Eine umfangreiche wissenschaftliche Literatur belegt eine enge Assoziation der Insomnie mit einer Reihe von anderen psychiatrischen Erkrankungen, insbesondere mit Depressionen, sodass immer wieder vermutet wird, Ein- und Durchschlafstörungen seien kausal an der Entstehung anderer psychiatrischer Erkrankungen beteiligt. In der Tat erhöht das Neuauftreten einer Insomnie ganz erheblich die Wahrscheinlichkeit des Auftretens einer Depression in den folgenden Jahren. Hieraus kann aber nicht direkt auf einen kausalen Zusammenhang geschlossen werden, weil Schlafstörungen zu den typischen Symptomen depressiver Erkrankungen zählen und diesen im Sinne eines Frühsymptoms oft lange vorausgehen. Erst prospektive Interventionsstudien, die der Frage nachgehen, ob die frühzeitige Behandlung einer Insomnie das Auftreten anderer psychiatrischer Erkrankungen verhindern kann, werden hier Klarheit bringen.

5.4 Ätiopathogenese der primären Insomnie

Bei sekundären Insomnieformen liegen die Ursachen in der Grunderkrankung, z. B. langwierigen nächtlichen Schmerzen, dem Restless-Legs-Syndrom oder durch nächtliche Atempausen induzierte Durchschlafstörungen. Diesbezüglich sei auf die entsprechenden Spezialkapitel dieses Buches verwiesen.

An dieser Stelle soll es um die Ätiologie der primären Insomnie gehen, zu der es bisher allerdings nur Theorien, aber

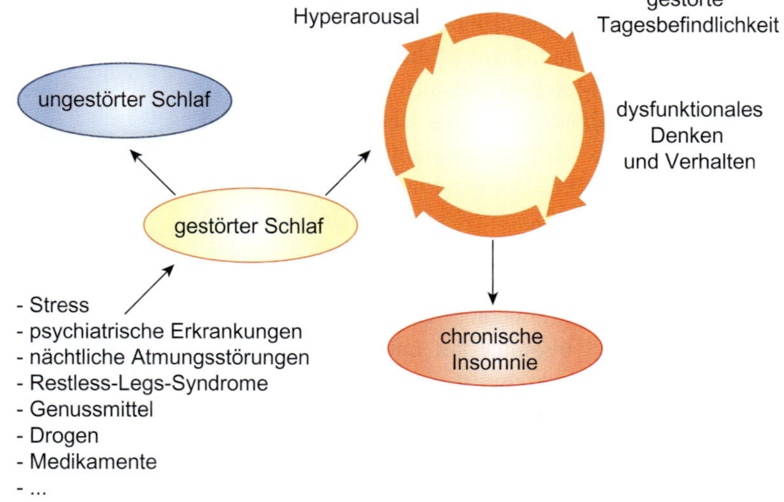

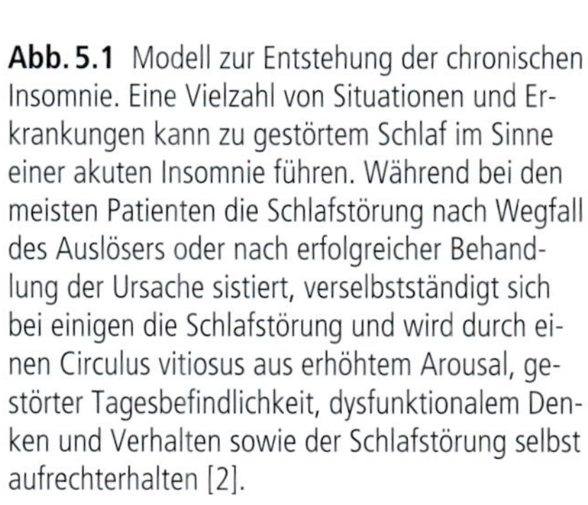

Abb. 5.1 Modell zur Entstehung der chronischen Insomnie. Eine Vielzahl von Situationen und Erkrankungen kann zu gestörtem Schlaf im Sinne einer akuten Insomnie führen. Während bei den meisten Patienten die Schlafstörung nach Wegfall des Auslösers oder nach erfolgreicher Behandlung der Ursache sistiert, verselbstständigt sich bei einigen die Schlafstörung und wird durch einen Circulus vitiosus aus erhöhtem Arousal, gestörter Tagesbefindlichkeit, dysfunktionalem Denken und Verhalten sowie der Schlafstörung selbst aufrechterhalten [2].

keine gesicherten Erkenntnisse gibt. Wie bei allen psychiatrischen Erkrankungen ist von einem biopsychosozialen Entstehungsmodell auszugehen. Zunächst muss von einer Prädisposition im Sinne einer genetischen Komponente ausgegangen werden, die aber bisher nicht exakt bezeichnet werden kann. Auf dem Boden dieser Prädisposition erhöht sich zunächst die Wahrscheinlichkeit, dass ein auslösendes Ereignis, z. B. eine akute psychosoziale Belastung, eine Infektion o. ä., eine akute Insomnie auslöst. Diese akute Insomnie kann dann durch eine Reihe aufrechterhaltender Faktoren, die insbesondere dem Bereich des dysfunktionellen Denkens und Verhaltens zuzuordnen sind, chronifizieren. Wie in ➤ Abb. 5.1 verdeutlicht, verstärken sich hierbei gegenseitig die Schlafstörungen, das Hyperarousal, dysfunktionelles Denken und Verhalten sowie die gestörte Tagesbefindlichkeit im Sinne eines **Circulus vitiosus.**

Hyperarousal

Ein zentrales Element aller Modelle zur Entstehung der Insomnie ist die Annahme einer zentralnervösen Überaktivierung, eines sogenannten Hyperarousals. Dieses betrifft eine Vielzahl komplexer zentralnervöser Funktionen. Hierzu zählen die emotionale Regulation, kognitive und psychophysiologische Funktionen, Regelkreise und die Motorik. MR-spektroskopische Studien lassen eine verminderte GABA-Verfügbarkeit im ZNS möglich erscheinen.

Die kognitive Hyperaktivität von Insomniepatienten zeigt sich vor allem nachts, nicht selten als ein Nicht-Abschalten-Können von inhaltlich negativ gefärbten Gedanken. Diese beziehen sich entweder auf belastende Tagesereignisse oder auf den Einschlafprozess selbst. Die Angst vor der Schlaflosigkeit und die Beschäftigung mit ihrer Bewältigung sowie ihren negativen Auswirkungen am Tage können zum zentralen gedanklichen Thema der Patienten werden. Die daraus resultierende angespannte Ängstlichkeit trägt ihrerseits natürlich wieder wesentlich zur Aufrechterhaltung der Schlafstörung bei. Sie wird häufig dadurch verstärkt, dass Insomniepatienten Qualität und Quantität ihres Schlafs zum Vergleich zu objektiven Messungen deutlich unterschätzen.

Physiologische Hinweise für eine Überaktivierung sind weniger eindeutig als solche für die emotional-kognitive. Einige Studien zeigen aber, dass Blutdruck und Herzfrequenz nachts etwas erhöht sein könnten, im Sinne eines erhöhten Sympathikotonus; andere Studien deuten auf eine Überaktivierung der Stresshormonachse hin, allerdings weniger deutlich als bei depressiven Erkrankungen. Im kognitiven Bereich zeigen Patienten mit Insomnie fast nur subjektive Beeinträchtigungen. Möglicherweise ist die schlafabhängige Gedächtniskonsolidierung gestört.

5.5 Diagnostik und Differenzialdiagnostik

5.5.1 Symptome

Ausgangspunkt ist zunächst die beschwerdebezogene Anamnese. Der Leidensdruck der Patienten ist oft erheblich und sie schildern ihre Beschwerden nicht selten in extremer Form (z. B. „Ich schlafe seit Wochen überhaupt nicht mehr"). Die weithin bekannte Tatsache, dass schlafgestörte Patienten tendenziell ihre Beschwerden im Vergleich zu objektiven Messungen überschätzen, führt häufig zu einer Relativierung durch den Untersucher (z. B. „Dass Sie gar nicht schlafen, das kann überhaupt nicht sein"). Dies ist aber gerade zu Beginn einer therapeutischen Beziehung kontraproduktiv und führt nicht selten dazu, dass Patienten den Kontakt enttäuscht abbrechen.

Der Untersucher sollte sich darüber klar sein, dass es weniger um die tatsächliche Einschlaflatenz oder die tatsächlich (noch) geschlafene Zeit geht, sondern um das subjektiv empfundene Ausmaß der Beeinträchtigung. Natürlich sollten Einschlafdauer, die Zahl der Aufwachereignisse, die geschätzte nächtliche Wachdauer, die Gesamtschlafdauer und der Zeitpunkt des morgendlichen Erwachens erfasst werden; wichtiger als genaue quantitative Angaben sind aber qualitative Zusatzinformationen, die eine diagnostische Zuordnung der Schlafstörung erlauben.

➤ Tab. 5.1 führt eine Reihe von Zusatzfragen an schlafgestörte Patienten auf, die diagnostisch richtungweisende Informationen erbringen können.

Bedeutsam ist regelhaft auch die Erfragung von negativen schlafstörenden Gedanken während des Einschlafprozesses oder während nächtlicher Schlafphasen. Insbesondere die Angst vor dem Nicht(wieder)-schlafen-Können und die grüblerische Sorge um die Leistungsfähigkeit am Tage sind, ganz unabhängig von einer möglichen Ursache der Schlafstörung, Faktoren, welche die Beschwerden massiv verschlimmern.

Tab. 5.1 Diagnostisch richtungweisende Fragen an Patienten mit Ein- und Durchschlafstörungen

Frage	Verdachtsdiagnose(n)
Wurden bei Ihnen Schnarchen oder nächtliche Atempausen beobachtet?	Schlafapnoesyndrom
Stört Sie ein Bewegungsdrang oder eine Unruhe in den Beinen beim Einschlafen?	Restless-Legs-Syndrom
Sind Sie schon einmal wegen einer Depression behandelt worden?	Depressive Störung
Gibt es aus Ihrer persönlichen Sicht einen Auslöser für die Schlafstörung?	Anpassungsstörung
Wachen Sie mehr als 2-mal pro Nacht auf und müssen dann wasserlassen?	Kardiale Erkrankung Prostatahypertrophie

5.5.2 Verlauf

Hierbei ist neben dem Zeitpunkt des Beginns der Beschwerden von Interesse, ob sie episodisch auftreten, also mit freien Intervallen, oder nicht, ob und wie stark die Beschwerden in ihrer Intensität fluktuieren und ob bzw. wie der Schwerpunkt der Symptomatik variiert.

Der kurzfristige Verlauf lässt sich am einfachsten in Form eines Schlaftagebuches dokumentieren (➤ Abb. 3.3), das idealerweise prospektiv über 2–3 Wochen geführt wird. Solche Aufzeichnungen beinhalten eine Vielzahl wichtiger Informationen und dienen dem Patienten gleichzeitig als eine Art interne Rückkopplung seiner Beschwerden. Schlaftagebücher lassen erkennen, wie variabel das Schlaf-Wach-Verhalten und die damit verbundenen Beschwerden sind, wie viel Zeit die Patienten im Bett verbringen (gerade chronisch Schlafgestörte gehen oft sehr früh zu Bett und verbringen dort weit überdurchschnittliche Zeiten). Ergänzend zu Schlaftagbüchern eignen sich sog. Aktimeter zur Verlaufsmessung. Diese einfachen und armbanduhrgroßen Messinstrumente erfassen über die Zeit die motorische Aktivität und ermöglichen deshalb sehr gut, objektiv longitudinal das Aktivitäts-Ruhe-Muster zu dokumentieren. Diese Geräte eignen sich – trotz gelegentlich anderslautender Versprechen der Hersteller – aber genauso wenig zur reliablen Messung von Schlaf und Wachen wie die zunehmend angebotenen Apps für Smartphones.

5.5.3 Weitere Untersuchungen

Die Insomnie ist eine ausschließlich über subjektive Parameter definierte Störung. Insofern eignet sich jegliche Form apparativer Diagnostik nicht zur Diagnosestellung, sondern nur zur Klärung von Ursachen und zur Erhebung objektiver Schlafparameter zusätzlich zu den subjektiven Beschwerden des Patienten.

Wie in ➤ Kap. 4.1 näher erläutert, können einfache Fragebogeninstrumente hilfreich sein zur näheren Eingrenzung der Beschwerden, zur Sicherung oder zum Ausschluss erhöhter Tagesmüdigkeit oder zum Screening auf Symptome einer Depression. Da andere psychiatrische Erkrankungen zu den häufigsten Ursachen einer Insomnie gehören, sind eine vertiefte **psychiatrische Anamnese** und die Erhebung des **psychiatrischen Befundes** zudem notwendiger Bestandteil jeder Insomnieabklärung. Die Patienten müssen explizit nach Störungen des Affektes, der Psychomotorik, des Denkens, der Wahrnehmung und des Vegetativums befragt werden, weil sie solche Symptome oft nicht spontan berichten – teilweise weil sie diese kausal auf die Schlafstörung zurückführen und nur diese für wesentlich halten.

Infrage kommen in erster Linie die kardiorespiratorische **Polygrafie („Schlafapnoescreening")** und die **Polysomnografie** (zu Details der Methodik dieser Messungen ➤ Kap. 3). Die Polygrafie ist eine wenig aufwendige, ambulant durchführbare Untersuchung zum Ausschluss bzw. zur Dokumentation nächtlicher Atmungsstörungen. Bei Insomniepatienten sollte die Indikation zu dieser Untersuchung sehr großzügig erfolgen, da bei etwa ⅓ der Patienten eine zumindest begleitende nächtliche Atmungsstörung vorliegt. Eine Polygrafie sollte immer durchgeführt werden, wenn typische Symptome oder Risikofaktoren vorhanden sind (Tagesschläfrigkeit, Schnarchen, Übergewicht) und immer dann, wenn keine andere Ursache für die beklagte Schlafstörung gefunden wird. Zu beachten ist dabei allerdings, dass gerade bei Insomniepatienten die Polygrafie eine relativ hohe Quote falsch negativer Ergebnisse erbringt, und zwar immer dann, wenn die Patienten in der Untersuchungsnacht sehr wenig geschlafen haben. Dann empfiehlt sich eine Wiederholung oder ggf. eine Polysomnografie.

PRAXISTIPPS

Einsatz der Polygrafie („Schlafapnoescreening") bei Insomniepatienten

- Immer bei Vorliegen von Tagesmüdigkeit oder Risikofaktoren (Schnarchen, Übergewicht)
- Immer vor abschließender Diagnose einer primären Insomnie
- Falls der Patient während der Polygrafie sehr schlecht geschlafen hat: CAVE falsch negatives Ergebnis (evtl. Wiederholung oder Polysomnografie)

Die Indikation zur Polysomnografie besteht bei Insomniepatienten dann, wenn eine Polygrafie den Verdacht auf ein Schlafapnoesyndrom ergeben hat oder wenn ein falsch nega-

Tab. 5.2 Bausteine der Diagnostik von Insomnien
1. Schlafanamnese und Befund
– Auslösende Faktoren einschließlich Traumata
– Arbeitszeiten/zirkadiane Faktoren (Schicht- und Nachtarbeit)
– Aktuelles Schlafverhalten
– Vorgeschichte der Schlafstörungen
– Schlaftagebuch
– Fremdanamnese (periodische Beinbewegungen/Atempausen)
2. Psychiatrische Anamnese
– Jetzige und frühere psychische Störungen
– Persönlichkeitsfaktoren
– Arbeits- und partnerschaftliche Situation
– Aktuelle Konflikte
3. Medizinische Anamnese und Diagnostik
– Frühere und jetzige körperliche Erkrankungen
– Schmerzen
– Medikamente, Alkohol, Nikotin, Drogen
– Labor z. B. Schilddrüsenwerte, Blutbild, Gamma-GT, Leberwerte
– Gegebenenfalls EEG, EKG, CT/MRT des Schädels nach Klinik
4. Aktimetrie
5. Kardiorespiratorische Polygrafie
6. Polysomnografie

tives Ergebnis wahrscheinlich ist. Eine Polysomnografie ist ebenfalls dann indiziert, wenn der Verdacht auf ursächliche oder begleitende andere spezifische Schlafstörungen besteht (➤ Kap. 3), aber auch, wenn eine vermeintlich primäre Insomnie sich als therapierefraktär erweist.

➤ Tab. 5.2 fasst die Element der Insomniediagnostik zusammen und zeigt, wie viele Bereiche der Medizin das Problem betrifft. Wichtig ist der Grundsatz, eine primäre Insomnie nur dann als Diagnose zu wählen, wenn die diagnostische Abklärung keine andere behandelbare Ursache ergeben hat. Allerdings ergibt sich die Diagnose einer primären Insomnie oft erst im Verlauf der Behandlung, wenn die Therapie einer vermeintlichen Ursache nicht den gewünschten Erfolg erbringt. Schließlich können auch, gerade bei multimorbiden psychiatrischen Patienten, eine sekundäre und primäre Insomnie parallel bestehen. Unabhängig vom diagnostischen „Finetuning" können im Übrigen auch bei vielen sekundären Formen der Insomnie Elemente der Behandlung der primären Insomnie, wie sie im ➤ Kap. 5.6 ausführlich beschrieben sind, erfolgreich Anwendung finden.

5.6 Therapie der primären Insomnie

Zur ursächlichen Therapie der sekundären Insomnieformen z. B. im Rahmen einer depressiven Störung, eines Restless-Legs-Syndroms oder eines obstruktiven Schlafs sei auf die entsprechenden Kapitel dieses Buches verwiesen, da es hier nur um die Behandlung der primären Insomnie geht.

Allerdings werden viele Elemente der Behandlung einer primären Insomnie auch bei sekundären Formen mit Erfolg angewandt, wenn z. B. eine akute Verbesserung des Schlafs angestrebt wird und die Behandlung der Grunderkrankung (z. B. einer Depression) nur mit einer gewissen Verzögerung zum Erfolg führt, oder aber auch, wenn die Ursache der Schlafstörung sich als therapieresistent erweist (z. B. bei einem medikationsresistenten Schmerzsyndrom). Insofern enthalten die folgenden Ausführungen wesentliche Hinweise für die Behandlung sehr vieler Ein- und Durchschlafstörungen.

Grundsätzlich können medikamentöse von nichtmedikamentösen Behandlungsansätzen unterschieden werden. Letztere stellen bei primärer Insomnie die Therapie der ersten Wahl dar, insbesondere der kognitiv-verhaltenstherapeutische Ansatz besitzt nach der aktuellen Leitlinie [1] den höchsten Grad an Evidenz (➤ Tab. 5.3).

Tab. 5.3 Leitlinienempfehlungen zur Therapie von Insomnien [1] [H054-001]

Kognitive Verhaltenstherapie für Insomnie (KVT-I)
Die kognitive Verhaltenstherapie für Insomnie soll bei Erwachsenen jeden Lebensalters als erste Behandlungsoption für Insomnien durchgeführt werden. (A)
Pharmakologische Interventionen
Eine medikamentöse Therapie kann angeboten werden, wenn die KVT-I nicht hinreichend effektiv war oder nicht durchführbar ist.
Benzodiazepinrezeptoragonisten
Benzodiazepinrezeptoragonisten sind im kurzzeitigen Gebrauch (3–4 Wochen) effektiv in der Behandlung von Insomnien. (A)
Die neuen Benzodiazepinrezeptoragonisten sind gleich wirksam wie die klassischen Benzodiazepinhypnotika. (A)
Eine generelle Empfehlung zur Langzeitbehandlung von Insomnien mit Benzodiazepinrezeptoragonisten kann aufgrund der Datenlage und möglicher Nebenwirkungen/Risiken derzeit nicht ausgesprochen werden. (B)
Sedierende Antidepressiva
Die Kurzzeitbehandlung von Insomnie mit sedierenden Antidepressiva ist effektiv, wobei die Kontraindikationen zu Beginn und im Verlauf geprüft werden sollen. (A)
Eine generelle Empfehlung zur Langzeitbehandlung von Insomnien mit sedierenden Antidepressiva kann aufgrund der Datenlage und möglicher Nebenwirkungen/Risiken derzeit nicht ausgesprochen werden. (A)
Antipsychotika
In Anbetracht der unzureichenden Datenlage für Antipsychotika in der Indikation Insomnie und angesichts ihrer Nebenwirkungen wird ihre Verwendung in der Insomniebehandlung nicht empfohlen (A).
Eine Ausnahme stellen gerontopsychiatrische Patienten dar, bei denen ggf. niedrigpotente Antipsychotika als Schlafmittel gegeben werden können. (C)
Melatonin
Aufgrund von geringer Wirksamkeit bei dieser Indikation wird Melatonin nicht generell zur Behandlung von Insomnien empfohlen. (B)
Phytopharmaka
Für Baldrian und andere Phytopharmaka kann aufgrund der unzureichenden Datenlage keine Empfehlung zum Einsatz in der Insomniebehandlung gegeben werden. (B)
Weitere Therapiemöglichkeiten
Interventionen wie z. B. Achtsamkeit, Akupunktur, Aromatherapie, Bewegung, Homöopathie, Hypnotherapie, Lichttherapie, Massage, Mediation, Musiktherapie, Öl, Reflexzonenmassage, Yoga/Tai Chi/Chi Gong können aufgrund der schlechten Datenlage momentan nicht zur Insomniebehandlung empfohlen werden. (B)

5.6.1 Kognitive Verhaltenstherapie

Verhaltenstherapeutische Programme liegen in manualisierter Form vor und werden meist ambulant in kleinen therapeutischen Gruppen über einen Zeitraum von 6–8 Wochen durchgeführt (➤ Abb. 5.2). Die Anwendung kompletter Programme bleibt ärztlichen oder psychologischen Psychotherapeuten vorbehalten, aber einige Elemente können sehr gut auch von Nichtspezialisten umgesetzt werden.

Dies sind insbesondere die sogenannten Basisverfahren wie die **schlafbezogene Psychoedukation** und die **schlafhygienische Beratung** (➤ 1.7.2). Psychoedukativ werden zu-

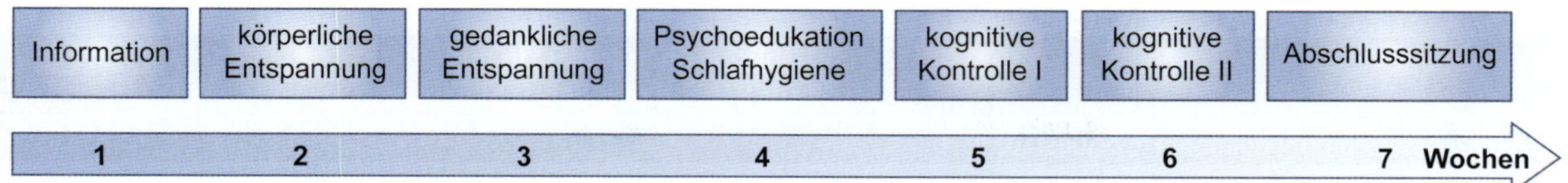

Abb. 5.2 Beispielhafter Ablauf einer kognitiv-verhaltenstherapeutischen Gruppenbehandlung in 7 Modulen. Die Behandlung wird in Gruppen von 4–6 Patienten durchgeführt; nach 3 Monaten erfolgt eine Katamnese. Vorgeschaltet ist eine individuell adaptierte schlafmedizinische Diagnostik. (aus [2])

nächst Grundlagen der Schlafregulation vermittelt, damit der Patient verstehen kann, wie homöostatische und zirkadiane Komponenten zusammenwirken, wie sie den normalen Schlaf regulieren und welche Rolle sie in der Entstehung von Ein- und Durchschlafstörungen und in deren Therapie spielen. Weitere wichtige Elemente sind Informationen über die hohe Variabilität des normalen Schlafs und die entsprechenden Einflussfaktoren wie körperliche Aktivität, Genussmittel, Essen etc. Diese Wissensvermittlung verfolgt nicht nur das Ziel, dem Betroffenen ein allgemeines Verständnis für den Schlaf zu vermitteln, sondern es soll auch dem Verständnis schlafhygienischer Regeln der Boden bereitet werden, die unbedingt jedem schlafgestörten Patienten vermittelt werden sollen (➤ Patienteninfo).

PATIENTENINFO

Zehn Regeln für einen guten Schlaf

1. Möglichst regelmäßige Zeiten des Zubettgehens und Aufstehens einhalten, auch am Wochenende
2. Zu lange Zeiten im Bett (> 7–8 h pro Tag beim Erwachsenen) auf jeden Fall vermeiden
3. Nickerchen am Tage vermeiden oder zumindest kurz halten (bis 30 min)
4. Am Nachmittag und Abend keine Einnahme von koffeinhaltigen Getränken
5. Umfangreiche und schwere Mahlzeiten am Abend vermeiden
6. Weitgehender Verzicht auf Alkohol, insbesondere keine Verwendung als Einschlafhilfe
7. Regelmäßige körperliche Aktivität, aber nicht direkt vor dem Zubettgehen
8. Vermeidung intensiver kognitiver Aktivität vor dem Schlafengehen
9. Eine angenehme Schlafumgebung schaffen
10. Während der Nacht nicht auf Uhr oder Wecker sehen

Ebenfalls ohne spezielle psychotherapeutische Ausbildung anwendbar ist das Verfahren der **Schlafrestriktion.** Diese Methode beeinflusst sowohl Ein- als auch Durchschlafstörungen positiv, indem sie den Schlafdruck erhöht. Voraussetzung ist zunächst, dass der Schlaf-Wach-Rhythmus des Patienten weitgehend regularisiert wird, d.h., dass der Patient in etwa immer zu den gleichen Zeiten zu Bett geht und aufsteht.

Je nach Ausmaß der ursprünglichen Irregularität definiert man zusammen mit dem Patienten ein recht großzügiges Zeitfenster, in dem geschlafen werden darf, z.B. von 20 Uhr abends bis 8 Uhr morgens. Dieses Zeitfenster wird, am besten kontrolliert durch ein parallel geführtes Schlaftagebuch, zunächst auf einen Zeitraum eingeengt, welcher der durchschnittlichen Schlafenszeit von 8 Stunden entspricht (z.B. von 23 Uhr bis 7 Uhr). Wenn das gelungen ist, kann man dieses Fenster weiter verkürzen, z.B. auf 6 Stunden.

Schaffen es die Patienten, diese Strategie umzusetzen, dann erreicht man bei der Mehrzahl der Patienten ziemlich rasch, dass sich die Einschlafdauer deutlich verkürzt und die Anzahl an nächtlichen Aufwachereignissen sowie die Dauer des nächtlichen Wachseins zurückgehen. Wenn dies stabil für mindestens 7 Tage gelingt, dann kann versucht werden, das „Schlaffenster" wieder ein wenig zu verlängern. Dies funktioniert nicht selten, ohne dass die Schlafstörungen wieder auftreten.

Dieses einfache Verfahren ist bei einer Vielzahl von Patienten sehr wirksam. Als relevante Nebenwirkung muss aber beachtet und dem Patienten kommuniziert werden, dass die Schläfrigkeit auch am Tage auftreten kann und sich dann ggf. negativ auf die Fähigkeit, Maschinen oder ein Kraftfahrzeug zu führen, auswirkt.

Weitere Elemente der kognitiven Verhaltenstherapie sollten im Sinne eines gestuften Versorgungsmodells dann vom Fachmann angewendet werden, wenn die soeben beschriebenen einfachen Verfahren nicht den gewünschten Erfolg erbringen. Hierzu gehören bestimmte Verhaltenstechniken wie die paradoxe Intention oder die Stimuluskontrolle, Entspannungsverfahren (insbesondere das autogene Training und die progressive Muskelentspannung) sowie die kognitiven Therapietechniken im engeren Sinn, wie kognitive Umstrukturierung, Fokussierung, Gedankenstopp und andere.

5.6.2 Medikamentöse Behandlung

Die medikamentöse Behandlung der primären Insomnie und überhaupt aller Formen von Ein- und Durchschlafstörung ist sehr weit verbreitet (➤ Tab. 5.4). Bei kurzfristig situativ bedingten Schlafstörungen bis zu 4 Wochen ist ein medikamentöses Vorgehen, abgestimmt auf die Situation des individuellen Patienten, auch in vielen Fällen sinnvoll und als das Mittel der Wahl zu betrachten. Die primäre Insomnie ist allerdings eine in aller Regel chronische Erkrankung, bei der entsprechend der aktuellen Evidenzlage die medikamentöse

Tab. 5.4 Psychopharmakologie der Insomnie; zur aktuellen Evidenzlage (➤ Tab. 5.3) [G711]

Substanzname	Übliche Abenddosis[1] in mg zur Behandlung von Schlafstörungen
Benzodiazepinrezeptormodulatoren („Z-Substanzen")	
Zolpidem	10
Zopiclon	7,5
Zaleplon	10
Kurz- bis mittellang wirkende Benzodiazepinhypnotika	
Brotizolam	0,125–0,25
Flunitrazepam	0,5–1
Lormetazepam	1–2
Lorazepam	1–2
Nitrazepam	5–10
Temazepam	10–40
Triazolam	0,125–0,25
Sedierende Antidepressiva	
Amitriptylin	5–50
Doxepin	2–50
Mianserin	5–20
Mirtazapin	7,5–15
Trazodon	25–50
Trimipramin	5–50
Antipsychotika	
Olanzapin	2,5–10
Quetiapin	25–200
Niedrigpotente Antipsychotika	
Chlorprothixen	10–50
Levomepromazin	10–25
Melperon	25–75
Perazin	10–50
Pipamperon	20–60
Promazin	20–50
Promethazin	10–50
Prothipendyl	20–60
Antihistaminika	
Diphenhydramin	50–100
Doxylamin	25–50
Alkoholderivate	
Chloralhydrat	250–1000
Melatoninagonisten	
Retardiertes Melatonin	2
Agomelatin	25–50
Phytotherapeutika	
Baldrian, Hopfen, Passionsblume, Melisse, Kaiwan	Keine genaue Angabe möglich

[1] Die Dosisangabe gilt für primäre Insomniepatienten, ist ohne Gewähr und nach klinischer Erfahrung angegeben, da die wissenschaftliche Datenlage inkonsistent ist. Die Dosis ist daher im Einzelfall zu überprüfen. Eine Zulassung für die Behandlung der primären Insomnie liegt nicht für alle Substanzen vor, weshalb im Einzelfall die Regeln für den Off-Label Use zu beachten sind.

Behandlung erst in zweiter Linie nach der kognitiven Verhaltenstherapie in Betracht gezogen werden sollte. Selbst wenn eine medikamentöse Therapie indiziert ist, fehlt bisher die Evidenz, die eine langfristige pharmakologische Behandlung rechtfertigt.

Benzodiazepine und sog. **Z-Drugs** (eine Gruppe von Substanzen, deren generische Namen alle mit einem „Z" beginnen) sind sämtlich agonistische Modulatoren des GABA-Benzodiazepin-Rezeptorkomplexes. Sie zeichnen sich durch eine zuverlässige positive Wirkung auf den Ein- und Durchschlafprozess aus, wobei der Effekt auf das Durchschlafen von der Halbwertszeit abhängt. Diese Substanzen haben eine hohe therapeutische Breite und sind prinzipiell nebenwirkungsarm.

Einige der möglichen Nebenwirkungen wie eine relaxierende Wirkung auf die Muskulatur, welche die Sturzneigung erhöht, und eine mögliche amnestische Wirkung kommen vor allem bei älteren Patienten ungünstig zum Tragen. Langfristig kommt es nicht selten zu einem deutlichen Wirkverlust und zu einer Abhängigkeit. Obwohl die ältesten Vertreter dieser Klasse seit über 50 Jahren auf dem Markt sind, gibt es zur Häufigkeit von Abhängigkeiten keine genauen Zahlen. Schwerwiegende Abhängigkeiten und Entzugssyndrome werden jedenfalls immer wieder beobachtet.

Einige epidemiologische Studien deuten auf eine erhöhte Sterblichkeit und ein erhöhtes Demenzrisiko unter langfristiger Benzodiazepineinnahme hin.

CAVE

Jede medikamentöse Behandlung einer Insomnie sollte auf 3–4 Wochen beschränkt und dann hinsichtlich ihrer Indikation überprüft werden. Längerfristige Verordnungen sind aktuell nicht durch eine entsprechende Evidenzlage gedeckt.

Sedierende Antidepressiva sind neben den agonistischen Modulatoren des GABA-Benzodiazepinrezeptorkomplexes die am häufigsten verschriebenen schlafmodulierenden Substanzen. Ihre direkte positive Wirkung auf den Schlaf dürfte bei den meisten Substanzen auf antihistaminergen Wirkungen beruhen; indirekt verbessern sie den Schlaf durch eine positive Wirkung auf eine Depression, falls eine solche den Ein- und Durchschlafstörungen zugrunde liegt.

Insbesondere **Mirtazapin** wird klinisch viel eingesetzt, häufig in geringen Dosen von 7,5 mg und sogar weniger. Als unerwünschte schlafbezogene Nebenwirkung von Mirtazapin ist das gelegentliche Auftreten von Restless-Legs-Beschwerden zu erwähnen.

Doxepin hat ähnliche gute Wirkungen, z. T. in sehr geringen Dosen von 1–2 mg. Beiden Substanzen ist gemeinsam, dass sie häufig einen Überhang am Tage erzeugen, was aber durch eine sehr geringe Dosis meist vermeidbar ist.

Agomelatin ist ein Antidepressivum, dessen positive Wirkung auf den Schlaf nur mäßig ausgeprägt ist und wie der von **Melatonin** über Melatoninrezeptoren vermittelt wird.

Klinisch häufig zur Behandlung von Ein- und Durchschlafstörungen eingesetzt werden auch verschiedene sedierende **Antipsychotika.** In bestimmten Situationen, insbesondere bei Patienten mit einer psychiatrischen Grunderkrankung, sind diese Substanzen wirksam und hilfreich. Hinsichtlich der Behandlung der primären Insomnie fehlt aber einerseits entsprechende Evidenz, andererseits scheint das Nutzen/Risiko-Verhältnis insgesamt eher ungünstig.

Für pflanzliche Präparate finden sich immer wieder klinische Hinweise auf eine mäßiggradig positive Wirkung bei Ein- und Durchschlafstörungen, insbesondere für **Baldrianpräparate;** überzeugende wissenschaftliche Evidenz fehlt allerdings.

KAPITEL

6 Schlafbezogene Atmungsstörungen

Michael Arzt

6.1 Übersicht und Definitionen

Kernaussagen

- Schlafbezogene Atmungsstörungen werden in die obstruktive Schlafapnoe, die zentrale Schlafapnoe, schlafbezogene Hypoventilationen sowie schlafbezogene Hypoxie unterschieden. Pathophysiologie, prognostische Bedeutung und die Behandlung der verschiedenen Formen schlafbezogener Atmungsstörungen können sich erheblich unterscheiden.
- Die Diagnostik schlafbezogener Atmungsstörungen erfolgt mittels Anamnese, klinischer Untersuchung, ambulanter Polygrafie sowie – falls zur Schweregradbestimmung oder Differenzialdiagnose erforderlich – mittels Polysomnografie.
- Zur Differenzialdiagnose nächtlicher Hypoxämien ist die Durchführung von Blutgasanalysen und/oder nächtlicher Kapnometrie erforderlich.
- Neben Symptomen des unerholsamen Schlafs können Patienten mit schlafbezogenen Atmungsstörungen kardiale, pulmonale, urologische und psychiatrische Symptome entwickeln.
- Wichtige beeinflussbare prädisponierende Faktoren schlafbezogener Atmungsstörungen sind die viszerale Adipositas, Alkoholkonsum, Opiatgebrauch sowie internistische und neurologische Erkrankungen (z. B. Herzinsuffizienz und Schlaganfall).
- Die Therapieziele bei der Behandlung von schlafbezogenen Atmungsstörungen sind:
  - Normalisierung der Atmung
  - Erholsamer Schlaf
  - Besserung der klinischen Symptome
  - Reduktion des arteriellen Blutdrucks
- Die Standardtherapie der obstruktiven Schlafapnoe ist Continuous Positive Airway Pressure (CPAP). Unterkieferprotrusionsschienen, chirurgische Verfahren, Neurostimulationsverfahren und die Lagetherapie werden in ausgewählten Patientengruppen eingesetzt.
- Bei zentraler Schlafapnoe und nächtlichen Hypoventilationen werden nichtinvasive Beatmungsverfahren angewendet.

DEFINITIONEN

Als **Apnoe** (griech. pnoe = Atem) wird ein Ereignis von ≥10 Sekunden Dauer während der Atmung bezeichnet, bei dem es zu einem vollständigen Sistieren des Atemflusses (< 10 % des normalen Atemzugvolumens) kommt (➤ Abb. 6.1).

Als **Hypopnoe** wird ein Ereignis von ≥10 Sekunden Dauer während der Atmung bezeichnet, bei dem es zu einer Verminderung des Atemflusses bzw. des Atemzugvolumens um mindestens 50 % kommt (➤ Abb. 6.2).

Mit **Hypoventilation** bezeichnet man eine für den Gasaustausch des Organismus unzulängliche Atmung. Ursächlich können ein zu niedriges Atemzugvolumen und/oder eine zu geringe Atemfrequenz und/oder ein gestörter Gasaustausch sein. Dadurch kommt es im Blut zu einem Abfall des Sauerstoffgehalts sowie zu einem Anstieg des Kohlenstoffdioxids (Hyperkapnie) mit respiratorischer Azidose.

Das **Atemzugvolumen (V_{Zug})** ist das Volumen, das bei einem Atemzug bewegt wird.

Die **Atemfrequenz (f_{min})** bezeichnet die durchschnittliche Zahl der Ein- und Ausatmungen pro Minute.

Das **Atemminutenvolumen (V_{min})** ist die Summe aller Atemzugvolumina innerhalb einer Minute: $V_{min} = f_{min} \times V_{Zug}$.

Schlafbezogene Atmungsstörungen treten ausschließlich oder überwiegend im Schlaf auf. Sie führen in der Regel durch repetitive Aufwachreaktionen zu einer Fragmentierung des Schlafs, verkürzen den Tiefschlaf und den REM-Schlaf. Dies kann zu einer Beeinträchtigung der Erholsamkeit des Schlafs führen. Charakteristische Muster der gestörten Atmung sind Atempausen (Apnoen) sowie Perioden verminderter Atmung (Hypopnoen) und Hypoventilation. Je nach Art der vorliegenden Atmungsstörungen gehen sie mit einem Abfall des Sauerstoffgehalts (Hypoxämie) bzw. einem Anstieg des Kohlendioxids (Hyperkapnie) mit respiratorischer Azidose einher.

➤ Abb. 6.1 zeigt schematisch ein Atemflusssignal mit 3 Atemzügen mit konstantem Atemzugvolumen, gefolgt von einer Atempause (Apnoe) von mindestens 10 Sekunden Dauer.

In ➤ Abb. 6.2 ist schematisch ein Atemflusssignal mit 3 Atemzügen mit konstantem Atemzugvolumen, gefolgt von einer Hypopnoe von mindestens 10 Sekunden Dauer dargestellt. Während der Hypopnoe ist das Atemzugvolumen um mehr als 50 % im Vergleich zu normalen Atmung reduziert.

Die International Classification of Sleep Disorders (ICSD-3) unterscheidet 5 diagnostische Kategorien, deren Bezeichnungen sich an den Mustern der im Schlaf gestörten Atmung bzw. dem zugrunde liegenden Pathomechanismus orientieren. Innerhalb dieser 5 Kategorien werden in der ICSD-3 insgesamt 18 Krankheitsbilder beschrieben (➤ Tab. 6.1). Die Grundlagen zu den wichtigsten dieser Krankheitsbilder im Erwachsenenalter werden im Folgenden beschrieben.

6.1.1 Obstruktive Schlafapnoe

DEFINITION

Eine **obstruktive Schlafapnoe** wird diagnostiziert, wenn entweder mehr als 15 Apnoen und Hypopnoen pro Stunde Schlaf oder mehr als 5 Apnoen und Hypopnoen pro Stunde Schlaf und zusätzlich eine typische klinische Symptomatik oder relevante Komorbiditäten vorliegen. Bei der obstruktiven Schlafapnoe sind mindestens 50 % der Apnoen und Hypopnoen obstruktiver Genese.

Die obstruktive Schlafapnoe nimmt in der klinischen Praxis sowohl in der Allgemeinmedizin als auch in den meisten Schlaflaboren den größten Raum ein. Ursächlich ist eine teilweise oder vollständige Obstruktion der oberen Atemwege, bedingt durch anatomische Faktoren (z. B. Adipositas, Stellung des Unterkiefers) sowie funktionelle Faktoren (z. B. Alkoholkonsum). Die Folgen der obstruktiven Schlafapnoe können weitreichend sein. Neben unerholsamem Schlaf mit exzessiver Tagesschläfrigkeit und möglicher Einschränkung der Fahreignung kann die obstruktive Schlafapnoe auch zu einer arteriellen Hypertonie führen. Patienten mit schwerer obstruktiver Schlafapnoe haben ein erhöhtes Risiko, einen Herzinfarkt oder Schlaganfall zu erleiden. Zur Senkung dieses Risikos erscheint jedoch eine alleinige Therapie der Schlafapnoe ohne die Behandlung der für betroffene Patienten typischen kardiovaskulären Risikofaktoren (z. B. arterielle Hypertonie, Hyperlipidämie und Adipositas) nicht ausreichend.

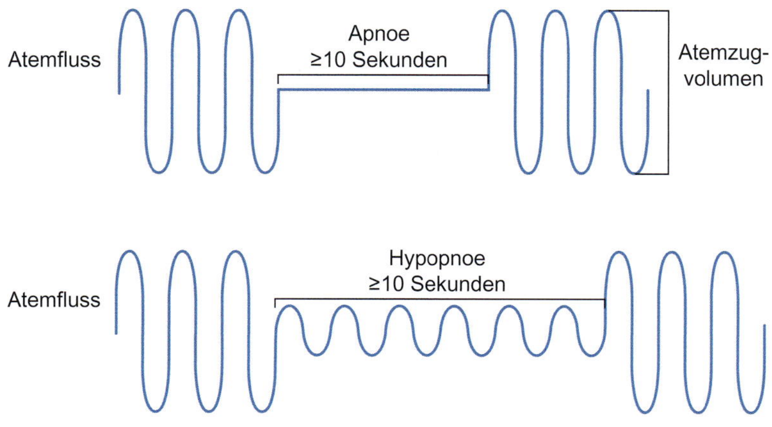

Abb. 6.1 Apnoe: Atemflusssignal mit 3 Atemzügen mit konstantem Atemzugvolumen, gefolgt von einer Atempause (Apnoe)

Abb. 6.2 Hypopnoe: Atemflusssignal mit 3 Atemzügen mit konstantem Atemzugvolumen, gefolgt von einer Hypopnoe

Tab. 6.1 Diagnosen der schlafbezogenen Atmungsstörungen gemäß ICSD-3 [F759-005]

Hauptgruppe	Untergruppe
Obstruktive Schlafapnoe	Obstruktive Schlafapnoe beim Erwachsenen
	Obstruktive Schlafapnoe beim Kind
Zentrale Schlafapnoe	Zentrale Schlafapnoe mit Cheyne-Stokes-Atmung
	Zentrale Schlafapnoe aus organischer Ursache ohne Cheyne-Stokes-Atmung
	Zentrale Schlafapnoe bei periodischer Atmung in großer Höhe
	Zentrale Schlafapnoe bei Medikamenten oder Substanzen
	Primäre zentrale Schlafapnoe
	Primäre zentrale Schlafapnoe beim Kind
	Primäre zentrale Schlafapnoe bei Frühgeborenen
	Zentrale Schlafapnoe als Therapiefolge
Schlafbezogene Hypoventilationen	Obesitas-Hypoventilationssyndrom
	Angeborenes zentrales alveoläres Hypoventilationssyndrom
	Spät einsetzende zentrale Hypoventilation mit hypothalamischer Dysfunktion
	Idiopathische zentrale alveoläre Hypoventilation
	Schlafbezogene Hypoventilation bei Medikamenten oder Substanzen
	Schlafbezogene Hypoventilation bei organischen Erkrankungen
Schlafbezogene Hypoxie	Schlafbezogene Hypoxie
Isolierte Symptome und Normvarianten	Schnarchen
	Katathrenie

6.1.2 Zentrale Schlafapnoe

DEFINITION

Eine **zentrale Schlafapnoe** wird diagnostiziert, wenn entweder mehr als 15 Apnoen und Hypopnoen pro Stunde Schlaf oder mehr als 5 Apnoen und Hypopnoen pro Stunde Schlaf und zusätzlich eine typische klinische Symptomatik oder relevante Komorbidität vorliegen. Bei der zentralen Schlafapnoe sind mehr als 50 % der Apnoen und Hypopnoen zentraler Genese.

Diese Gruppe von schlafbezogenen Atmungsstörungen ist durch eine Störung in der Atmungsregulation gekennzeichnet. Bei der zentralen Schlafapnoe besteht trotz offener oder passiv kollabierter oberer Atemwege kein Atemfluss, sodass keine effektive Ventilation stattfindet. Während der gesamten Dauer des sistierenden Luftflusses fehlt die inspiratorische Atmungsanstrengung. Bei zentralen Hypopnoen liegt eine Verminderung der Atmungsanstrengung und des Atemstroms vor. Im Gegensatz zu obstruktiven Atmungsstörungen zeigen sich keine Zeichen der paradoxen Atmung von Brustkorb und Abdomen.

PRAXISTIPPS

Zentrale Apnoen in Schlaf-Wach-Übergängen können einen Normalbefund darstellen und müssen keine pathologische Bedeutung haben.

Dieser Tatsache muss bei der Diagnostik zentraler Ereignisse Rechnung getragen werden. Bei der zentralen Schlafapnoe werden hyperkapnische und nicht hyperkapnische Formen unterschieden. Die **hyperkapnischen Atmungsstörungen** sind durch eine Verminderung des Atmungsantriebs oder der Übertragung oder Umsetzung der Impulse auf die Atmungsmuskulatur gekennzeichnet (z. B. neuromuskuläre Erkrankungen). Bei den **nicht hyperkapnischen Formen** der zentralen Schlafapnoe liegt meist ein gesteigerter Atmungsantrieb und/oder eine erhöhte Chemosensitivität für Kohlendioxid vor (zentrale Schlafapnoe in großer Höhe, zentrale Schlafapnoe mit oder ohne Cheyne-Stokes-Atmung bei kardio-/zerebrovaskulären Erkrankungen und Niereninsuffizienz).

6.1.3 Schlafbezogene Hypoventilation und Hypoxämie

DEFINITIONEN

Die **schlafbezogene Hypoventilation und Hypoxämie** sind durch eine reduzierte Ventilation über längere Zeiträume während des Schlafs gekennzeichnet.
Als **nächtliche Hypoventilation** bezeichnet man das gleichzeitige Auftreten einer Hypoxämie und einer Hyperkapnie.
Als **nächtliche Hypoxämie** bezeichnet man eine mindestens 5 Minuten bestehende nächtliche Sauerstoffsättigung ≤ 88 % ohne Hyperkapnie.

Man unterscheidet zwischen einer schlafbezogenen Hypoventilation und einer schlafbezogenen Hypoxämie. Bei der schlafbezogenen Hypoventilation werden 6 Entitäten beschrieben, während für die schlafbezogene Hypoxämie keine Unterteilung vorgeschlagen wird (➤ Tab. 6.1).

Sowohl die schlafbezogene Hypoventilation als auch die schlafbezogene Hypoxämie sind in der Regel Folge einer internistischen oder neurologischen Erkrankung (z. B. Adipositas, chronisch obstruktive Lungenerkrankung oder Amyotrophe Lateralsklerose). Folglich können einige Patienten auch am Tage eine Hypoxämie oder Hypokapnie aufweisen.

PRAXISTIPPS

In der Regel manifestiert sich eine Ruhehypoxämie oder -hyperkapnie im Krankheitsverlauf zunächst im Schlaf und hier besonders im REM-Schlaf.

Während es für die nächtliche Hypoxämie einen einheitlichen Grenzwert der Sauerstoffsättigung gibt, variieren die Grenzwerte für die Beatmungsindikation bei verschiedenen Formen der nächtlichen Hypoventilation je nach Grunderkrankung (➤ Tab. 6.9).

6.2 Diagnostik

6.2.1 Nichtapparative Diagnostik

Anamnese und klinische Untersuchung

Die Anamnese zur Diagnostik von schlafbezogenen Atmungsstörungen umfasst mögliche **Symptome** (➤ Tab. 6.2). Dabei ist eine Fremdanamnese des Bettpartners besonders aussagekräftig.

EVIDENZ

Mindestens ein Drittel der Patienten mit einer schweren schlafbezogenen Atmungsstörung berichtet keine oder nur gering ausgeprägte Symptome. Auch bei diesen Patienten kommt es durch eine effektive Therapie der schlafbezogenen Atmungsstörung häufig zu einer Verbesserung der Lebensqualität [2].

Tab. 6.2 Symptome schlafbezogener Atmungsstörungen

Leitsymptome	Häufige Symptome	Fakultative Symptome
Schnarchen mit/ohne Atempausen	Morgendliche Abgeschlagenheit trotz ausreichender Schlafzeit	Erwachen mit Atemnot
Tagesschläfrigkeit	Durchschlafstörungen/unruhiger Schlaf	Erwachen mit Angina pectoris
	Morgendliche Kopfschmerzen	Libidoverlust/Impotenz
	Konzentrationsschwäche in monotonen Situationen	Nykturie
		Depressive Symptomatik
		Gereiztheit
		Symptome der Rechtsherzinsuffizienz (v. a. bei Hypoventilationssyndromen)

Weiterhin sollten die Anamnese und klinische Untersuchung **prädisponierende Faktoren** schlafbezogener Atmungsstörungen (➤ Abb. 6.3) sowie mögliche **Folgeerkrankungen** beinhalten (➤ Tab. 6.4). Die Anamnese und die klinische Untersuchung liefern Hinweise für die **Differenzierung schlafbezogener Atmungsstörungen.** Da für die Diagnose einer zentralen Schlafapnoe, nächtlicher Hypoventilation und Hypoxie eine Polygrafie nicht ausreichend ist, sollten gezielt prädisponierende Faktoren für diese Formen der schlafbezogenen Atmungsstörungen identifiziert werden (➤ Tab. 6.3).

Tab. 6.3 Prädisponierende Faktoren schlafbezogener Atmungsstörungen

Obstruktive Schlafapnoe	Zentrale Schlafapnoe	Schlafbezogene Hypoventilation und Hypoxämie
Adipositas	Hypervolämie/pulmonalvenöse Stauung (z. B. Herzinsuffizienz, Niereninsuffizienz)	Adipositas
Alkoholkonsum	Schlaganfall	Lungenerkrankungen (z. B. chronisch obstruktive Lungenerkrankung)
Kraniofaziale Besonderheiten (z. B. Retrognathie, Makroglossie, Tonsillenhypertrophie)	Aufenthalt in großer Höhe	Neuromuskuläre Erkrankungen (z. B. Zwerchfellparese oder Amyothrophe Lateralsklerose)
Hypervolämie/periphere Ödeme (z. B. Schwangerschaft, Bewegungsmangel, Herzinsuffizienz, Niereninsuffizienz,)		Kyphoskoliose
Medikamente: Opiate, Benzodiazepine, Muskelrelaxantien		

Tab. 6.4 Mögliche internistische Folgeerkrankungen schlafbezogener Atmungsstörungen

Obstruktive Schlafapnoe	Zentrale Schlafapnoe	Schlafbezogene Hypoventilation und Hypoxämie
Arterielle Hypertonie • Fehlende Nachtabsenkung • Erhöhter Morgenblutdruck • Schlechtes Ansprechen auf medikamentöse Therapie	-	Pulmonalarterielle Hypertonie
Vorhofflimmern	-	Rechtsherzinsuffizienz
Koronare Herzkrankheit	-	
Schlaganfall	-	

Der häufigste modifizierbare Risikofaktor für eine Schlafapnoe oder ein Hypoventilationssyndrom ist die **Adipositas** mit einem **viszeralen Fettverteilungsmuster** (erhöhter Taillenumfang). Die Erfassung des Schweregrades (Gewicht) und des Verlaufs der Erkrankung (Gewichtsabnahme/-zunahme in den letzten Monaten) gehört zur Basisdiagnostik. Eine schwere **Lungenerkrankung** oder eine schwere **neurologische Erkrankung** können eine Schlafapnoe verschlechtern oder eine nächtliche Hypoventilation oder Hypoxämie auslösen. Eine **Linksherzinsuffizienz** ist die häufigste Ursache einer zentralen Schlafapnoe. Bei klinischem Verdacht auf diese Erkrankungen sollte die Diagnostik durch die entsprechende apparative Diagnostik ergänzt werden. Eine **Zyanose** und/oder Zeichen der **Rechtsherzinsuffizienz** (z. B. Halsvenenstauung, periphere Ödeme) weisen auf eine schwere nächtliche Hypoventilation oder Hypoxämie hin.

Die spezielle schlafmedizinische klinische Untersuchung beinhaltet die Inspektion des **Oropharynx,** des **Gesichtsschädels** und die Beurteilung der **Nasenatmung.** Die klinische Untersuchung sollte darauf abzielen, anatomische Veränderungen an den oberen Atemwegen (z. B. Tonsillenhyperplasie, Makroglossie) oder im Bereich des Gesichtsschädels (z. B. mandibuläre Retrognathie) zu identifizieren, die für die Entstehung der obstruktiven Schlafapnoe (mit)verantwortlich gemacht werden können. Die sogenannte **Mallampati-Klassifikation** trägt dazu bei, die Wahrscheinlichkeit für das Vorliegen einer obstruktiven Schlafapnoe einzuschätzen (➤ Abb. 6.3). Je höher die Mallampati-Klasse, desto höher ist die Wahrscheinlichkeit, dass eine obstruktive Schlafapnoe vorliegt.

Die Beurteilung des Zahnstatus und der Stellung des Unterkiefers kann Hinweise zur Wahl der geeigneten Therapie (z. B. Unterkieferprotrusionsschiene versus Positivdrucktherapie) geben.

Es stehen validierte standardisierte Fragebögen zum Screening hinsichtlich einer obstruktiven Schlafapnoe zur Verfügung (z. B. **Berlin-Fragebogen, STOP-BANG-Fragebogen**). Diese Fragebögen können vor allem bei ambulanten Patienten ohne schwere Komorbiditäten die Prätestwahrscheinlichkeit vor Diagnosestellung einer obstruktiven Schlafapnoe mittels apparativer Diagnostik erhöhen.

6.2.2 Apparative Diagnostik

Ergänzende apparative Untersuchungen zur Diagnose von Lungenerkrankungen und Herzerkrankungen umfassen u. a. arteriokapilläre Blutgasanalyse, Bodyplethysmografie, Ruhe-EKG und Echokardiografie. Diese **apparativen kardiopulmonalen Basisuntersuchungen** sind vor allem bei Patienten mit oder Verdacht auf zentrale Schlafapnoe und Hypoventilationssyndrom erforderlich.

Zum Erkennen von skelettalen Anomalien des Gesichtsschädels bzw. Fehlstellung des Unterkiefers kann ein Fernröntgenbild durchgeführt werden. Der Zungengrund-Rachenhinterwand-Abstand (Posterior Airway Space, PAS) sollte dabei in der Verlängerung des Unterkieferunterrandes geschätzt werden. Bei kleinen Werten von unter 10 mm kann der Verdacht auf eine Verengung des Atemweges vermutet werden. Eine weitere Bestätigung kann durch eine dreidimensionale Bildgebung des oberen Atemweges oder durch eine transnasale Videoendoskopie versucht werden.

Vereinfachtes Monitoring, Polygrafie und Polysomnografie

DEFINITION

Der **Apnoe-Hypopnoe-Index** (AHI) bezeichnet die durchschnittliche Anzahl der Apnoe- und Hypopnoe-Episoden pro Stunde Aufzeichnungszeit (vereinfachte Monitoring-Systeme und Polygrafie) oder pro Stunde Schlaf (Polysomnografie).

Der **Entsättigungsindex** (Oxygen Desaturation Index, ODI) bezeichnet die durchschnittliche Anzahl der Sauerstoffentsättigungen um mindestens 3 % pro Stunde Aufzeichnungszeit oder pro Stunde Schlaf.

Als **obstruktive Apnoe** wird ein Ereignis von ≥ 10 Sekunden Dauer während der Atmung bezeichnet, bei dem es zu einem vollständigen Sistieren des Atemflusses (< 10 % des normalen Atemzugvolumens) kommt und **gleichzeitig** Atemanstrengungen von Thorax und/oder Abdomen registriert werden.

Als **zentrale Apnoe** bezeichnet man ein Ereignis von ≥ 10 Sekunden Dauer während der Atmung, bei dem es zu einem vollständigen Sistieren des Atemflusses (< 10 % des normalen Atemzugvolumens) kommt und **keine** Atemanstrengungen von Thorax und/oder Abdomen registriert werden.

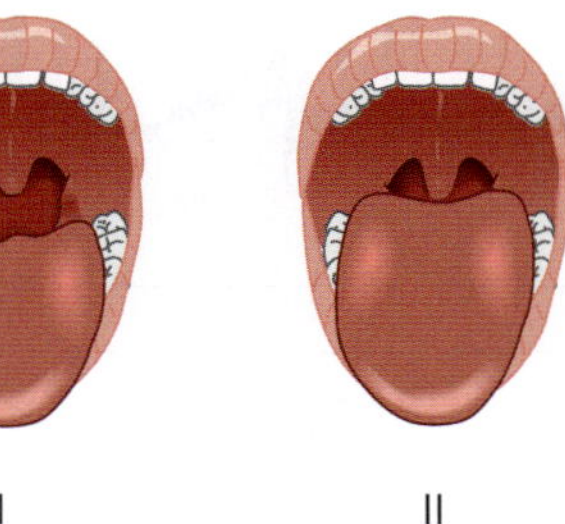

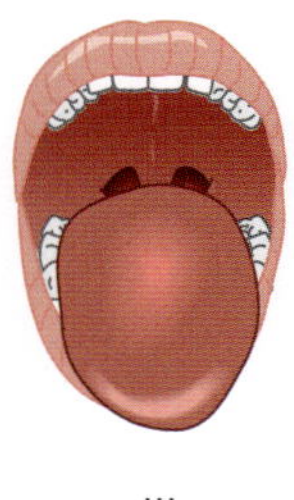

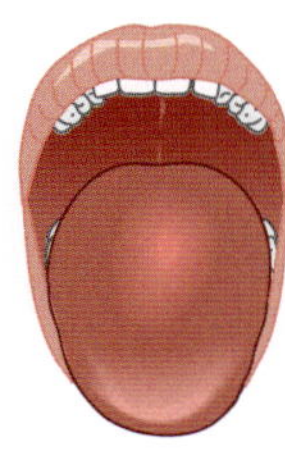

Abb. 6.3 Mallampati-Klassifikation: Zur Untersuchung sitzt oder steht der wache Patient und streckt die Zunge bei neutraler Kopfhaltung maximal aus dem Mund. Es erfolgen **keine** Phonation und keine Kopfbewegung. Die vier Grade werden wie folgt beschrieben:
I. volle Sichtbarkeit des weichen Gaumens, der Uvula und der seitlichen Gaumenbögen
II. seitliche Gaumenbögen und Spitze der Uvula nicht mehr sichtbar
III. weicher und harter Gaumen sichtbar
IV. nur harter Gaumen sichtbar [L138/H057-001]

Ergibt sich aus der Anamnese und der klinischen Untersuchung (Symptome, prädisponierende Faktoren und mögliche Folgeerkrankungen) der Verdacht auf eine schlafbezogene Atmungsstörung, erfolgt eine apparative Diagnostik.

Bei Patienten mit einer hohen Prätestwahrscheinlichkeit und geringer Symptomatik kann dies mit **vereinfachten Monitoring-Systemen,** die nur 1 bis 3 Kanäle aufzeichnen (z. B. Pulsoxymetrie, Langzeit-EKG, Aktigrafie und/oder oronasale Atemflussmessung), erfolgen. Dies trifft auf Patienten mit kardiovaskulären Erkrankungen zu (z. B. schwer einstellbare arterielle Hypertonie, fehlende nächtliche Blutdruckabsenkung, Vorhofflimmern, Herzinsuffizienz oder zerebrovaskuläre Erkrankungen).

Meist werden in der ambulanten Diagnostik **Polygrafie**-Systeme mit 4–6 Kanälen eingesetzt (z. B. Atemfluss, Atemanstrengungen von Thorax und Abdomen, Oxymetrie, Lagesensor, Mikrofon und EKG). Der Hauptunterschied der vereinfachten Monitoringsysteme und der Polygrafie zur **Polysomnografie** besteht in der fehlenden Ableitung des Elektroenzephalogramms (EEG), sodass die Schlafzeiten, die Schlafstadien und die Schlaffragmentierung nicht beurteilt werden können.

Durch die nächtliche ambulante Untersuchung (vereinfachte Monitoring-Systeme und Polygrafie) ergeben sich Hinweise auf den Schweregrad einer schlafbezogenen Atmungsstörung (➤ Abb. 6.4) und auf den Typ der Schlafapnoe (obstruktive oder zentrale Schlafapnoe; ➤ Abb. 6.5). Durch die Oxymetrie können nächtliche Hypoxämien nachgewiesen und indirekt – ohne Messung des Partialdrucks für Kohlendioxid – Hinweise auf eine nächtliche Hypoventilation dokumentiert werden (➤ Abb. 6.4c).

Der **Apnoe-Hypopnoe Index** ergibt sich aus der Anzahl der Apnoen und Hypopnoen pro Stunde Aufzeichnungszeit. Die übliche Schweregradeinteilung ist in ➤ Tab. 6.5 dargestellt. Neben dem Apnoe-Hypopnoe-Index gehen in der klinischen Praxis auch die Schwere und die Dauer der Hypoxämien, die Schwere der Schlaffragmentierung, die Beeinträchtigung des Schlafprofils (z. B. Tief- und REM-Schlafan-

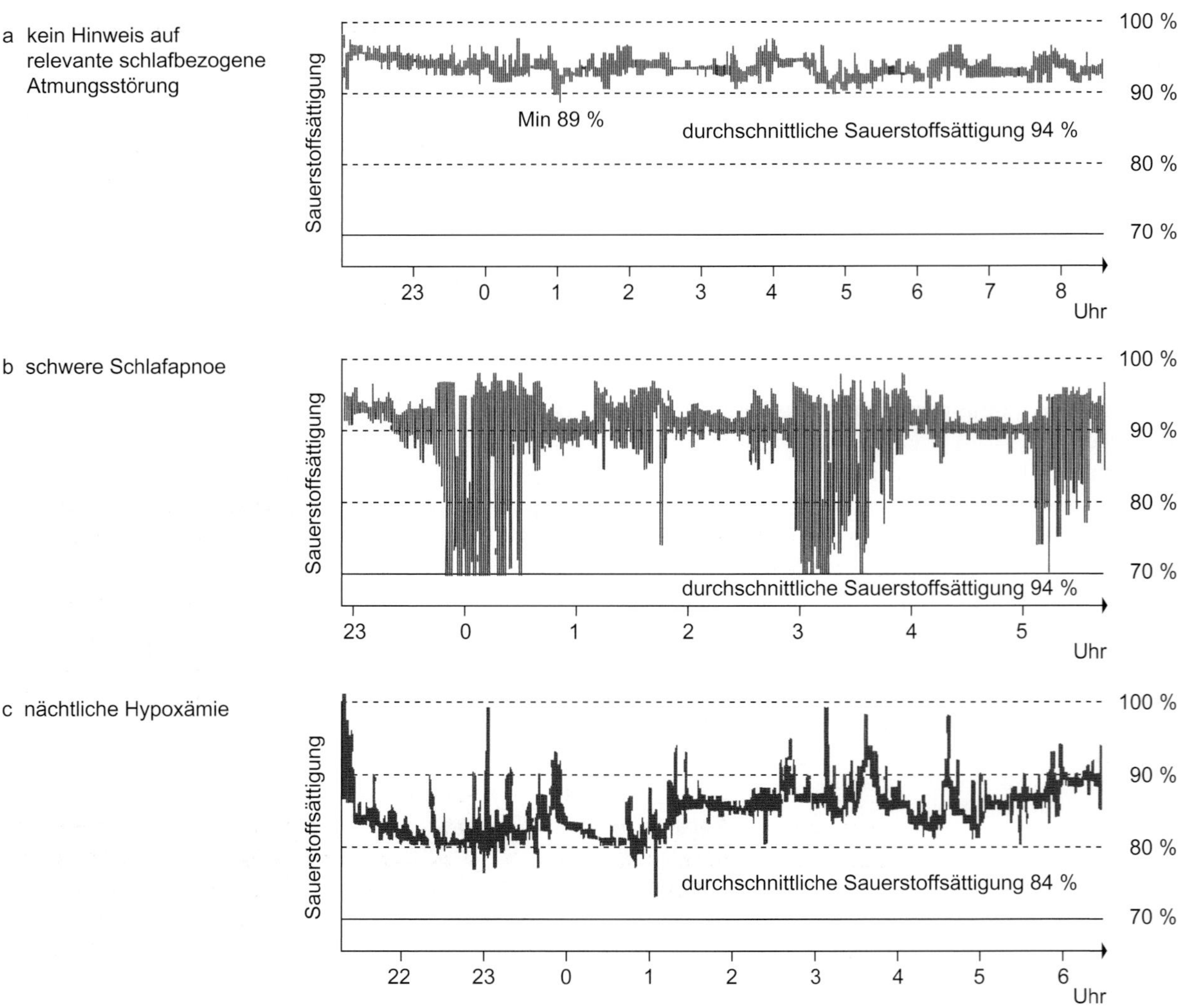

Abb. 6.4 **a** Kein Hinweis auf schlafbezogene Atmungsstörung; **b** schwere obstruktive Schlafapnoe; **c** nächtliche Hypoxämie

Tab. 6.5 Schweregrade der Schlafapnoe

Schweregrad	Apnoe-Hypopnoe-Index (Anzahl/Stunde)
Keine	< 5
Leichtgradige Schlafapnoe	≥ 5 bis < 15
Mittelgradige Schlafapnoe	≥ 15 bis < 30
Schwergradige Schlafapnoe	> 30

teil) sowie Komobiditäten (z. B. eine chronisch obstruktive Lungenerkrankung oder eine koronare Herzerkrankung) in die Schweregradbeurteilung der Schlafapnoe ein.

Im **Schlaflabor** erfolgen in der Regel die definitive Schweregradbestimmung der Schlafapnoe, die Bestimmung des Typs der Schlafapnoe sowie die Abklärung von Differenzialdiagnosen (z. B. nächtliche Hypoventilationssyndrome) mittels **Polysomnografie** (➤ Kap. 3.5.3):

- Die Bestimmung des Schweregrades der Schlafapnoe ist durch die Erfassung des Apnoe-Hypopnoe-Index **pro Stunde Schlafzeit** präziser. Eine geringe Schlafzeit kann bei ambulanten Untersuchungen ohne Elektroenzephalogramm zu einem falsch niedrigen Apnoe-Hypopnoe-Index führen.
- Apnoen können polysomnografisch und polygrafisch ähnlich gut in zentral und obstruktiv unterschieden werden. Hypopnoen, die oft mehr als 50 % der Atemereignisse ausmachen, können nur polysomnografisch in zentral und obstruktiv unterscheiden werden.
- Die Diagnose von nächtlichen Hypoventilationssyndromen und der zentralen Schlafapnoe erfordert eine nächtliche **transkutane Messung des Kohlendioxidpartialdrucks** bzw. die Bestimmung der nächtlichen **arteriokapillären Blutgase.**

6.3 Obstruktive Schlafapnoe

6.3.1 Epidemiologie

Epidemiologische Studien schätzen die Häufigkeit einer klinisch relevanten obstruktiven Schlafapnoe auf ca. 3–14 % aller männlichen und ca. 2–7 % aller weiblichen Erwachsenen in der Allgemeinbevölkerung. Als klinisch relevant wird entweder eine obstruktive Schlafapnoe (Apnoe-Hypopnoe-Index ≥ 5/h) mit klinischer Symptomatik (unabhängig vom Schweregrad) oder eine mittel- bis schwergradige obstruktive Schlafapnoe (Apnoe-Hypopnoe-Index ≥ 15/h) auch ohne typische Symptomatik betrachtet. Bei Patienten mit schwer einstellbarer arterieller Hypertonie, Vorhofflimmern, koronarer Herzerkrankung oder Herzinsuffizienz liegt die Prävalenz einer mindestens mittelgradigen Schlafapnoe bei 40–50 %.

6.3.2 Prädisponierende Faktoren

In erster Linie sind die nicht modifizierbaren Faktoren Alter, männliches Geschlecht und kraniofaziale Besonderheiten (z. B. Retrognathie oder Makroglossie) prädisponierend für eine obstruktive Schlafapnoe (➤ Tab. 6.3). Bei Männern kommt es in der Regel früher zu einer obstruktiven Schlaf-

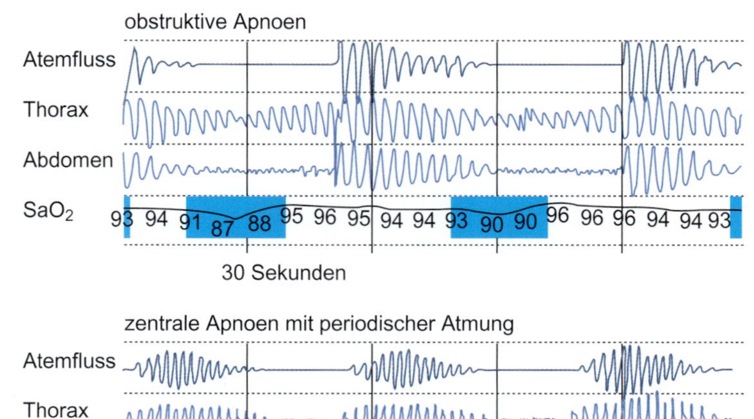

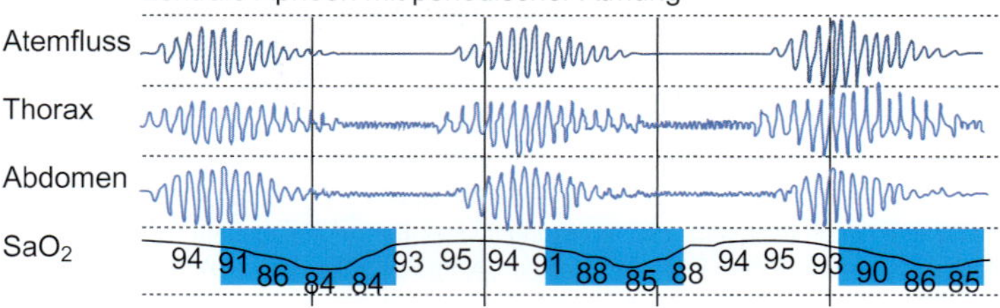

Abb. 6.5 Ausschnitte einer polygrafischen Aufzeichnung mit den Kanälen Atemfluss, Atemanstrengungen des Thorax (Thorax) und des Abdomens (Abdomen) sowie der Sauerstoffsättigung (SaO_2)
a Zwei obstruktive Apnoen. Der Atemfluss sistiert jeweils für mindestens 30 Sekunden und setzt nach Beendigung der Atempause mit maximaler Amplitude wieder ein. Atemanstrengungen des Thorax sind über die gesamte Zeit der Apnoe zu erkennen. Somit ist die Apnoe als obstruktiv zu werten. Die Atemanstrengungen im Bereich des Abdomens sind gering. Die maximale Entsättigung wird aufgrund der peripheren Messung am Finger verzögert aufgezeichnet.
b Zwei zentrale Apnoen. Der Atemfluss sistiert mindestens 20 Sekunden. Die Amplitude des Atemflusses nimmt schrittweise zu und wieder ab (Crescendo-/Decrescendo). Dieses Atmungsmuster wird als periodische Atmung oder Cheyne-Stokes-Atmung bezeichnet. Während der Apnoe zeigen sich keine Atemanstrengungen von Thorax und Abdomen. Somit ist die Apnoe als zentral zu werten. [L138/H058-001]

apnoe als bei Frauen. Bei Frauen wird eine obstruktive Schlafapnoe häufig erst einige Jahre nach der Menopause mit ca. 60 Jahren klinisch relevant. Hinzu kommen häufig die modifizierbaren Faktoren Adipositas, Bewegungsmangel und Alkoholkonsum.

Zustände und Komorbiditäten, die mit einer Hypervolämie und peripheren Ödemen einhergehen, können eine obstruktive Schlafapnoe begünstigen (z. B. Schwangerschaft, Bewegungsmangel, Herz- und Niereninsuffizienz). Durch den nächtlichen Lagewechsel in liegender Position kommt es hier zu Flüssigkeitsverschiebungen in den Hals, die zur Einengung der oberen Atemwege beitragen.

6.3.3 Pathophysiologie und Folgeerkrankungen

Bei der obstruktiven Schlafapnoe kommt es aufgrund eines Tonusverlustes der Rachenmuskulatur im Schlaf und/oder aufgrund anatomischer Begebenheiten zu frustranen Atmungsanstrengungen gegen den verlegten oberen Atemweg. Obstruktive Apnoen, werden durch eine kurze, nicht erinnerliche Aufwachreaktion beendet. Die Aufwachreaktionen führen zu einer Schlaffragmentierung mit Verlust von Tiefschlaf und REM-Schlaf (➤ Abb. 6.6 und ➤ Abb. 6.7).

Die Atmungsanstrengungen gegen den verlegten oberen Atemweg führen neben den apnoebedingten intermittierenden Sauerstoffentsättigungen (➤ Abb. 6.6 und ➤ Abb. 6.7) auch zu starken negativen Druckschwankungen im Thorax, die bis zu –80 mmHg betragen können. Diese negativen intrathorakalen Druckschwankungen führen zu einer Erhöhung der kardialen transmuralen Druckgradienten, der linksventrikulärer Nachlast und einer kombinierten sympathovagalen Aktivierung und können, zusammen mit den intermittierenden Hypoxieepisoden, akut Apnoe-assoziiert und längerfristig zu progredienten subklinischen Myokardschädigung führen.

EVIDENZ

Die obstruktive Schlafapnoe ist eine der häufigsten Ursachen für eine sekundäre arterielle Hypertonie und eine medikamentös schwer einstellbare arterielle Hypertonie. Eine effektive Behandlung der obstruktiven Schlafapnoe zusätzlich zur medikamentösen antihypertensiven Therapie kann zu einer relevanten Blutdrucksenkung führen [1].

Eine obstruktive Schlafapnoe kann zur Progression einer Arteriosklerose über verschiedene Mechanismen beitragen (➤ Abb. 6.7). Patienten mit einer schweren obstruktiven Schlafapnoe haben ein erhöhtes Risiko, einen Schlaganfall

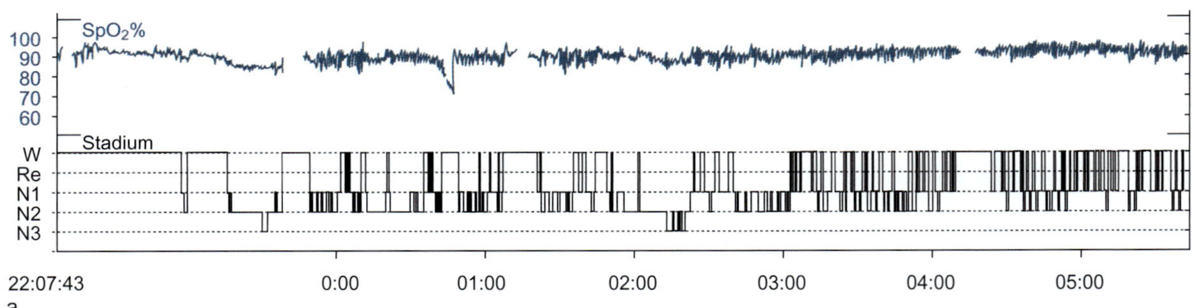

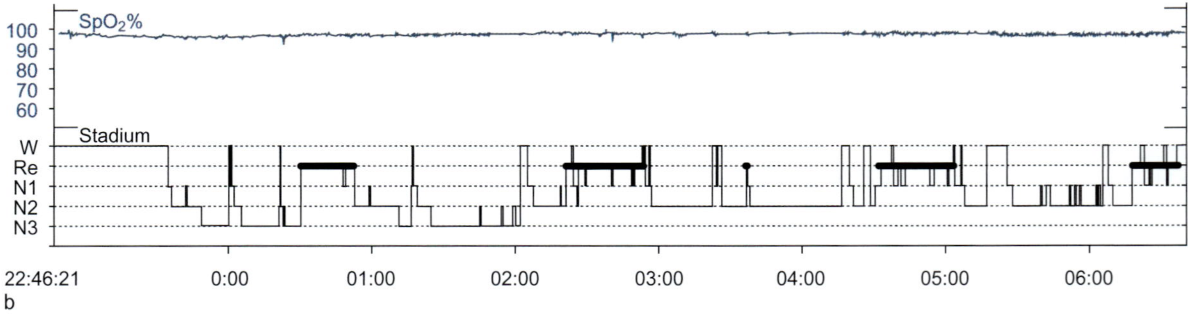

Abb. 6.6 Pathomechanismen und Folgeerkrankungen der obstruktiven Schlafapnoe
a zeigt eine polysomnografische Aufzeichnung einer obstruktiven Schlafapnoe (OSA). Im Atemflusskanal zeigen sich > 20 Sekunden anhaltende Atempausen. In den Kanälen Thorax und Abdomen zeigen sich Atemanstrengungen während der Atempausen. Am Ende der Atempausen zeigen sich Aufwachreaktionen (Frequenzbeschleunigung im Elektroenzephalogramm, EEG). Der Nadir der Sauerstoffentsättigung ist aufgrund der Kreislaufzeit zeitlich verzögert nach dem Ende der Atempause. Im Elektrokardiogramm (EKG) zeigt sich eine Erhöhung der Herzfrequenz während der Ventilationsphase nach der Aufwachreaktion. **b** fasst die akuten und chronischen Pathomechanismen zusammen, durch die eine obstruktive Schlafapnoe zu einer arteriellen Hypertonie, einer Progression der Arteriosklerose und zu Entstehung von kardio- und zerebrovaskulären Erkrankungen beitragen kann.

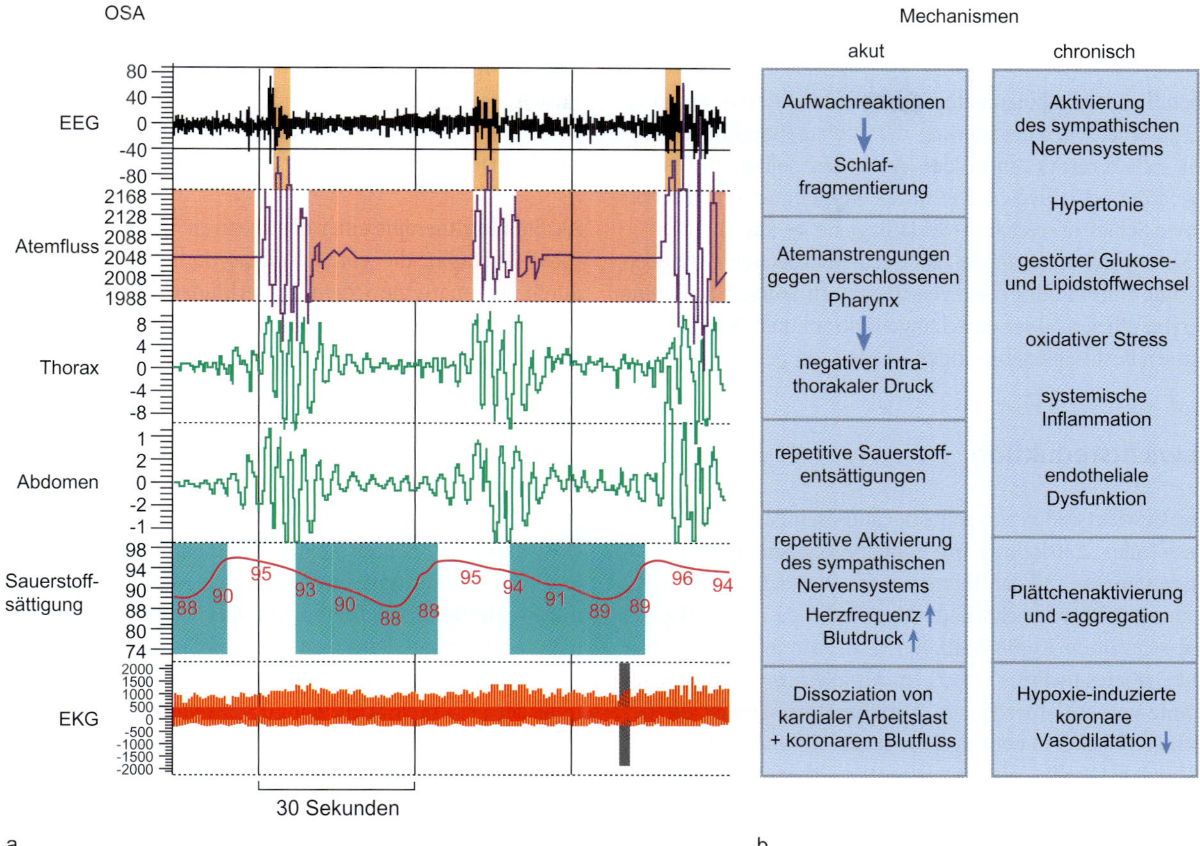

Abb. 6.7 Beispiele von Polysomnografien (**a** unbehandelte obstruktive Schlafapnoe und **b** behandelte obstruktive Schlafapnoe) eines Patienten mit schwerer obstruktiver Schlafapnoe (Übersicht über die gesamte Aufzeichnungszeit) mit Sauerstoffsättigungsverlauf (SaO_2) und Schlafprofil (W = Wach; REM = REM-Schlaf; N1 = Schlafstadium 1; N2 = Schlafstadium 2; N3 = Tiefschlaf). In der Diagnostiknacht Schlafapnoe (**a**) zeigen sich durchgehend repetitive Sauerstoffentsättigungen. Das Schlafprofil ist stark fragmentiert. Es finden sich viele Schlafstadienwechsel, kein normaler Schlafzyklus, ein geringer Tiefschlafanteil (N3) und kein REM-Schlaf. In der CPAP-Therapienacht (**b**) ist der Sättigungsverlauf normalisiert; es treten deutlich weniger Schlafstadienwechsel, 2 normale Schlafzyklen mit Tiefschlaf und REM-Schlaf und 2 inkomplette Schlafzyklen mit REM-Schlaf auf. [L138/F877-002]

oder einen Herzinfarkt zu erleiden. Eine alleinige Therapie der Schlafapnoe führt nicht zu einer Reduktion dieses Risikos.

EVIDENZ

Patienten mit obstruktiver Schlafapnoe und Tagesschläfrigkeit haben eine 3- bis 7-fach erhöhte Unfallwahrscheinlichkeit im Straßenverkehr [1].

6.3.4 Therapie

Therapieindikation und Therapieziele

Eine apparative oder chirurgische Therapie der Schlafapnoe ist ab einem Apnoe-Hypopnoe-Index von 15/Stunde indiziert. Eine leichtgradige Schlafapnoe ist bei zusätzlich bestehenden Symptomen (z. B. Tagesschläfrigkeit, ungewolltes Einschlafen) oder Komorbiditäten (z. B. medikamentös schwer einstellbare arterielle Hypertonie) behandlungsbedürftig.

Ziel der Therapie ist eine Reduktion der Apnoen und Hypopnoen auf weniger als 5 pro Stunde und eine mittlere nächtliche Sauerstoffsättigung von mehr als 90 %. Eine **Normalisierung der Atmung** sollte von einer Reduktion der respiratorisch bedingten Aufwachreaktionen sowie von einer Normalisierung des Tiefschlafanteils und des REM-Schlafanteils begleitet sein (➤ Abb. 6.8). Patienten, welche die genannten polysomnografischen Zielparameter erreicht haben, erreichen in der Regel auch die klinischen Therapieziele:

- Erholsamer Schlaf
- Besserung der klinischen Symptome
- Reduktion des arteriellen Blutdrucks (bei Patienten mit arterieller Hypertonie)

Allgemeinmaßnahmen und Behandlung von Komorbiditäten

Abendlicher Alkoholkonsum und Medikamente (➤ Tab. 6.3), die zu einer Verschlechterung der Schlafapnoe führen können, sollten vermieden werden. Außerdem sollten die Grundregeln der Schlafhygiene vermittelt werden, um einen erholsamen Schlaf zu erreichen (Schlafhygiene ➤ Kap. 1.7.2).

Komorbiditäten, die zu einer schlafbezogenen Atmungsstörung führen oder diese verschlechtern können (z. B. eine Herzinsuffizienz oder eine Lungenerkrankung; ➤ Tab. 6.3), müssen bestmöglich behandelt werden.

Gewichtsreduktion

Eine Gewichtsreduktion sollte bei adipösen Patienten (Body-Mass-Index ≥30 kg/m^2) mit schlafbezogenen Atmungsstörungen immer Teil der Therapie sein. Dies trifft auch für Patienten mit Übergewicht (Body-Mass-Index ≥25 bis <30 kg/m^2) und relevanten Komorbiditäten (z. B. arterielle Hypertonie und Diabetes mellitus Typ 2) zu. Als alleinige Therapiemaßnahme von schlafbezogenen Atmungsstörungen ist die Gewichtsreduktion in der Regel nicht ausreichend wirksam.

Zunächst sollte eine konservative Therapie angestrebt werden (Ernährungstherapie, Bewegungstherapie und Verhaltenstherapie). Als niederschwellige Therapieform bietet sich das Führen von Ernährungs- und Bewegungstagebüchern an. Die konservative Therapie kann durch die Teilnahme an strukturierten Gewichtsabnahmeprogrammen, die durch Fachpersonal (Diätassistent/Ökotrophologe, Arzt, Psychologe und Bewegungsfachkraft) begleitet sind, intensiviert werden. Sollten konservative Therapiemaßnahmen nicht erfolgreich sein, kommen für Patienten ab einem Body-Mass-Index ≥35 kg/m^2 und relevanten Komorbiditäten chirurgische Therapiemaßnahmen infrage.

Continuous Positive Airway Pressure (CPAP)

Als Standardtherapie einer obstruktiven Schlafapnoe gilt die CPAP-Therapie, die einen Kollaps der oberen Atemwege durch pneumatische Schienung verhindert (➤ Abb. 6.8).

Die Einstellung auf eine nasale CPAP-Therapie erfolgt im Schlaflabor mittels manueller Titration oder mithilfe eines automatischen CPAP-Geräts unter polysomnografischer Kontrolle. Bei der CPAP-Titration wird der minimale Druck ermittelt, der in Rückenlage während des REM-Schlafs die Atemwege offen hält bzw. die obstruktiven Apnoen und Hypopnoen sowie das Schnarchen oder andere Zeichen der Obstruktion der oberen Atemwege beseitigt. Die Umstellung von einer Nasenmaske auf eine Nasen-Mund-Maske erfolgt nur, wenn die CPAP-Therapie mittels Nasenmaske nicht effektiv ist oder vom Patienten nicht toleriert wird.

Der Patient wird angewiesen, das Gerät jede Nacht während der gesamten Schlafzeit zu verwenden, um den maximalen Therapieeffekt zu erreichen. Der Großteil der Patienten mit OSA (>90 %), die eine CPAP-Therapie mehr als 6 Wochen durchhalten, benützen das Gerät dauerhaft und ausreichend. Damit ist die Therapieadhärenz mindestens so hoch wie bei Medikamenten zur Behandlung von chronischen Erkrankungen.

Für die Therapieadhärenz sind die Masken- und Geräteschulung sowie eine Nachbetreuung der Patienten innerhalb der ersten 2–6 Wochen nach Therapieeinleitung von ent-

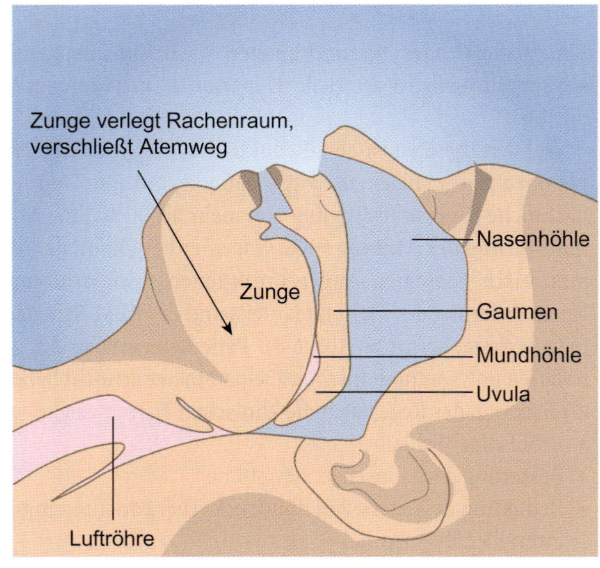

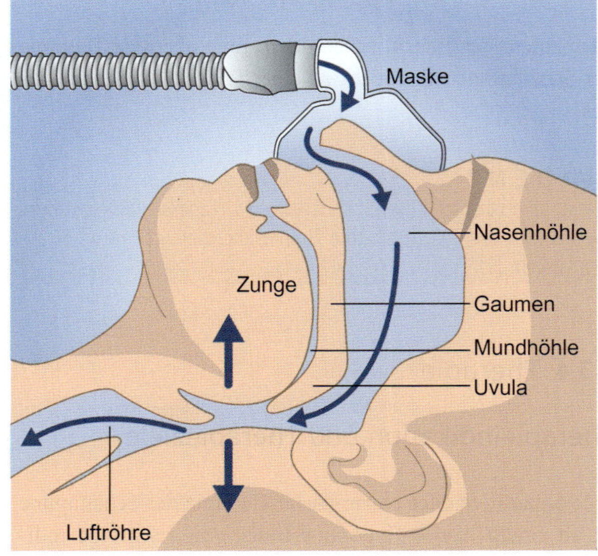

Abb. 6.8 Continuous Positive Airway Pressure (CPAP)

scheidender Bedeutung. Danach sollten die Patienten nach 12 Monaten und klinischem Bedarf kontrolliert werden.

Bei den Verlaufsuntersuchungen sind die Therapiedaten (Druckeinstellungen, tatsächlich applizierte Drücke, Apnoe-Hypopnoe-Index, Maskenleckage und Gerätenutzungszeiten), die aus den Positivdruckgeräten ausgelesen werden können, sehr hilfreich. Zusätzlich kann der Therapieerfolg polygrafisch kontrolliert werden.

Unterkieferprotrusionsschienen

Erste Therapiealternative sind intraorale Unterkieferprotrusionsschienen. Mit der CPAP-Therapie gleichwertige Therapieeffekte auf die Tagesschläfrigkeit, die Lebensqualität und den arteriellen Blutdruck lassen sich vor allem bei nicht adipösen Patienten (Body-Mass-Index <30 kg/m^2) mit leicht- bis mittelgradiger obstruktiver Schlafapnoe, die vor allem in Rückenlage auftritt, erzielen.

Die Anpassung der Unterkieferprotrusionsschiene und die Verlaufskontrolle setzen eine zahnmedizinische Expertise voraus. Der Unterkiefervorschub sollte titrierbar sein und in Kooperation von Zahnmediziner und Schlafmediziner (Polygrafie bzw. Polysomnografie und Klinik) optimiert werden.

Chirurgische Therapieverfahren

Operative Therapieverfahren können als alternative Verfahren erwogen werden, wenn konservative Verfahren nicht toleriert werden oder klinisch keinen nachweisbaren Erfolg bringen. Resektive operative Verfahren sind vor allem dann sinnvoll, wenn anatomische Besonderheiten vorliegen (z. B. Tonsillenhyperplasie oder kleiner Unterkiefer mit geringem Zungengrund-Rachenhintergrund-Abstand). Dies gilt vor allem für die obstruktive Schlafapnoe im Kindesalter mit Hyperplasie der Rachenmandel (Tonsilla pharyngealis).

Bei Tonsillenhyperplasie kann eine Tonsillektomie ggf. in Kombination mit einer Uvulopalatopharyngoplastik durchgeführt werden. Bei kleinem Unterkiefer mit geringem Zungengrund-Rachenhintergrund-Abstand kann eine (bi)maxilläre Umstellungsosteotomie in Erwägung gezogen werden. Ein weiteres Verfahren ist die Tracheotomie, welche die obstruktive Schlafapnoe zuverlässig beseitigt, jedoch als Ultima Ratio anzusehen ist.

Operationen zur Verbesserung der Nasenatmung führen in der Regel zu keiner relevanten Verbesserung der obstruktiven Schlafapnoe; sie können jedoch dazu führen, dass eine CPAP-Therapie besser toleriert wird. Muskelresezierende Operationstechniken am Weichgaumen sind nicht zu empfehlen.

Neurostimulationsverfahren des N. hypoglossus („Zungenschrittmacher") können bei ausgewählten Patienten effektiv zur Behandlung der obstruktiven Schlafapnoe eingesetzt werden.

Lagetherapie

DEFINITION

Die obstruktive Schlafapnoe ist rückenlageabhängig, wenn der Apnoe-Hypopnoe-Index in Rückenlage mindestens doppelt so hoch ist wie in den übrigen Lagen.

Bei Patienten mit leichter bis mittelgradiger rückenlageabhängiger obstruktiver Schlafapnoe besteht die Möglichkeit einer Lagetherapie, v. a. wenn die Standardtherapien nicht eingesetzt werden können.

Hierzu gibt es verschiede Methoden bzw. Produkte. Die „Tennisballmethode" wurde mittlerweile durch komfortablere Methoden ersetzt. Es gibt verschiedene Kunststoffblöcke, die durch elastische Bänder am Rücken fixiert werden können und weitgehend die Rückenlage verhindern. Neuere Produkte verfolgen einen verhaltenstherapeutischen Ansatz mit Wecksignalen z. B. durch leichte Vibration, wenn der Patient die Rückenlage einnimmt.

6.4 Zentrale Schlafapnoe

DEFINITION

Als **zentrale Schlafapnoe mit Cheyne-Stokes-Atmungsmuster** oder **periodischer Atmung** bezeichnet man eine Schlafapnoe mit überwiegend zentralen Apnoen und Hypopnoen. Zwischen den zentralen Apnoen und Hypopnoen nimmt das Tidalvolumen schrittweise zu und wieder ab (Crescendo-/Decrescendo; ➤ Abb. 6.5b).

Als **primäre zentrale Schlafapnoe** bezeichnet man eine Schlafapnoe mit unbekannter Ätiologie.

Zentrale Schlafapnoe als Therapiefolge bezeichnet die zentrale Schlafapnoe, die bei Patienten mit ursprünglich obstruktiver Schlafapnoe unter Positivdrucktherapie (CPAP, automatischer CPAP oder Bilevel-Positivdruck) neu auftritt und unter fortgesetzter Positivdrucktherapie weiter besteht.

Als **zentrale Schlafapnoe durch Medikamente, Drogen oder Substanzen** bezeichnet man eine zentrale Schlafapnoe, die nur bei Einnahme entsprechender Substanzen (z. B. Opiate) auftritt und nach Absetzten der Substanzen nicht mehr besteht.

6.4.1 Epidemiologie und prädisponierende Faktoren

Die zentrale Schlafapnoe ist im Vergleich zur obstruktiven Schlafapnoe selten. Die Prävalenz ist bei Männern wesentlich höher als bei Frauen und nimmt im höheren Lebensalter mit der Zunahme von kardiovaskulären Komorbiditäten deutlich zu. Bis zum 45. Lebensjahr liegt die Prävalenz der zentralen Schlafapnoe bei unter 1 %, ab dem 65. Lebensjahr bei über 10 %.

Bei Patienten mit Herzinsuffizienz liegt die Prävalenz der zentralen **Schlafapnoe mit Cheyne-Stokes-Atmung** bei 20–25 %. In der Akutphase des Schlaganfalls ist ebenfalls häufig eine zentrale Schlafapnoe mit oder ohne Cheyne-Stokes-Atmung zu beobachten. Wenn nicht gleichzeitig eine Herzerkrankung besteht, bildet sich diese jedoch meist innerhalb der ersten Wochen nach dem Schlaganfall wieder zurück.

Die **zentrale Schlafapnoe als Therapiefolge** tritt bei herzgesunden Patienten mit obstruktiver Schlafapnoe unter Positivdrucktherapie selten auf (1 %). Falls eine (subklinische) Herzinsuffizienz besteht, kommt es unter Positivdrucktherapie häufiger zu einer zentralen Schlafapnoe (18 %).

Die Häufigkeit der **zentralen Schlafapnoe durch Medikamente, Drogen oder Substanzen** hängt stark von der klinischen Praxis der Schmerztherapie ab. Bei Patienten mit chronischen Schmerzsyndromen mit hoher Dosierung der Opiattherapie oder bei Teilnehmern von Methadonprogrammen handelt es sich um ein häufiges Krankheitsbild.

6.4.2 Pathophysiologie und Folgeerkrankungen

Im Vergleich zur obstruktiven Schlafapnoe ist die zentrale Schlafapnoe mit oder ohne Cheyne-Stokes-Atmung nicht durch intermittierende intrathorakale Druckschwankungen charakterisiert. Sie tritt vor allem bei Patienten mit **Herzinsuffizienz** auf. Patienten mit Herzinsuffizienz weisen eine erhöhte Chemosensitivität für CO_2 auf, d. h. eine gesteigerte Atemantwort auf CO_2. Dies hat eine chronische Hyperventilation zur Folge. Beispielsweise durch eine spontane Aufwachreaktion wird die Atmung so gesteigert, dass das CO_2 unter die Apnoeschwelle sinkt. In der Apnoephase steigt das CO_2. Dieser CO_2-Anstieg wird mit einer überschießenden Hyperventilation beantwortet. Dies führt zu einer periodischen Atmung mit alternierenden Hyperventilations- und Apnoe- oder Hypopnoephasen sowie ausgeprägten Schwankungen der Blutgase und zu einer Aktivierung des autonomen Nervensystems.

Ähnlich wie bei der obstruktiven Schlafapnoe kommt es bei der zentralen Schlafapnoe zu einer intermittierenden Hypoxie. Während obstruktive Apnoen in der Regel durch eine Aufwachreaktion beendet werden, ist die Kopplung zwischen zentralen Apnoen und Aufwachreaktionen weniger stark.

Es ist unklar, ob die zentrale Schlafapnoe mit oder ohne Cheyne-Stokes-Atmung zur Entstehung von kardiovaskulären Folgeerkrankungen (z. B. arterielle Hypertonie, koronare Herzkrankheit) beitragen kann.

6.4.3 Therapie

Therapieindikation und Therapieziele

Da die Auswirkungen der zentralen Schlafapnoe auf mögliche Folgeerkrankungen weniger klar sind als bei der obstruktiven Schlafapnoe, stützen sich sowohl die Therapieindikation als auch die Therapieziele mehr auf die Symptomatik der Betroffenen sowie die Behandlung der Symptome.

Beseitigung auslösender Faktoren

Die Therapie der Grunderkrankung spielt eine zentrale Rolle. Vor Beginn einer definitiven apparativen Therapie sollten mögliche auslösende Faktoren bestmöglich behandelt werden (➤ Tab. 6.3). Bei der **zentralen Schlafapnoe mit Cheyne-Stokes-Atmung** und bei der **zentralen Schlafapnoe als Therapiefolge** betrifft dies vor allem eine Optimierung der Herzinsuffizienztherapie. Auch eine Optimierung der Einstellung einer arteriellen Hypertonie kann zu einer Besserung der schlafbezogenen Atmungsstörung führen.

Mögliche auslösende Substanzen (➤ Tab. 6.3) sollten, falls klinisch möglich, reduziert oder abgesetzt werden.

Bei der **höhenbedingten zentralen Schlafapnoe** besteht die effektivste Behandlung im Abstieg auf unter 2 500 bis 4 000 m.

Positivdrucktherapie

Die Standardtherapie der obstruktiven Schlafapnoe ist **Continuous Positive Airway Pressure (CPAP)** mit einem in der In- und Exspiration gleichen positiven Druck. Diese Therapieform kann die oberen Atemwege öffnen und die Atmung über eine leichte Erhöhung des Lungenvolumens stabilisieren, stellt aber keine Beatmung dar.

Für eine Unterstützung der Atmung mit Steigerung des Atemminutenvolumens ist eine inspiratorische Druckunterstützung erforderlich. Diese ist bei **Bilevel-Positivdrucktherapien** gegeben. Die inspiratorische Druckunterstützung kann durch den Atemzug des Patienten ausgelöst werden **(spontan)** und trägt dann zu einer tieferen Inspiration bei. Atmet der Patient nicht, wird die inspiratorische Druckunterstützung **zeitgesteuert** ausgelöst, sodass der Atemzug durch das Beatmungsgerät ausgelöst wird **(Hintergrundfrequenz).** Ziel einer solchen **nichtinvasiven Beatmung (NIV)** ist, durch die Unterstützung der Atmung den **Kohlendioxidpartialdruck** zu **senken.**

Die **adaptive Servoventilation** ist eine spezielle Bilevel-Positivdrucktherapie, die bei Patienten mit normo- oder hypokapnischer zentraler Schlafapnoe die periodische Atmung stabilisiert, ohne den Kohlendioxidpartialdruck weiter zu senken. Dies wird durch eine zur Atmung antizyklische variable inspiratorische Druckunterstützung geregelt.

EVIDENZ

Vor Einleitung einer Positivdrucktherapie bei zentraler Schlafapnoe ist die Durchführung einer Echokardiografie erforderlich. Patienten mit eingeschränkter linksventrikulärer Ejektionsfraktion (≤ 45 %) sollen nicht mit einer adaptiven Servoventilation behandelt werden [1].

Auch andere Positivdrucktherapien (CPAP und Bilevel) sollten bei oligosymptomatischen Patienten mit zentraler Schlafapnoe und linksventrikulärer Ejektionsfraktion (≤45 %) nicht eingesetzt werden.

Die Grundlage der Positivdrucktherapie der zentralen Schlafapnoe ist die optimale Therapie der häufig zusätzlich bestehenden obstruktiven Schlafapnoe. Die CPAP-Titration bei zentraler Schlafapnoe erfolgt analog der CPAP-Titration bei obstruktiver Schlafapnoe (➤ Kap. 6.3.4). Bestehen keinerlei Hinweise auf eine Obstruktion der oberen Atemwege, wird der CPAP schrittweise unabhängig von den zentralen Apnoen und Hypopnoen auf 8–10 mbar gesteigert.

Lassen sich mit einer CPAP-Therapie der Apnoe-Hypopnoe-Index ausreichend senken (≤15/Stunde oder um mindesten 75 %) und die Blutgase normalisieren, kann der Patient langfristig mit CPAP behandelt werden.

Ist dies nicht der Fall, muss der Patient auf eine Therapie mit inspiratorischer Druckunterstützung (adaptive Servoventilation oder Bilevel mit Hintergrundfrequenz) umgestellt werden (➤ Tab. 6.6). Besteht in der transkutanen Messung des Kohlendioxidpartialdrucks oder der nächtlichen kapillären Blutgasanalyse eine **Normo- oder Hypokapnie,** erfolgt die Einstellung auf eine **adaptive Servoventilation.** Besteht eine **Hyperkapnie,** erfolgt die Einstellung auf eine **Bilevel-Positivdrucktherapie mit Hintergrundfrequenz** (nichtinvasive Beatmung, NIV) mit dem Ziel, den Kohlendioxidpartialdruck zu senken.

Tab. 6.6 Positivdrucktherapie bei zentraler Schlafapnoe und Kohlendioxidpartialdruck

	Kohlendioxid-partialdruck	Beatmungsmodus
Hypokapnie	<36 mmHg	CPAP/adaptive Servoventilation
Normokapnie	36–44 mmHg	CPAP/adaptive Servoventilation
Hyperkapnie	>44 mmHg	Bilevel mit Hintergrundfrequenz = nichtinvasive Beatmung

Sauerstoff

Eine nächtliche Sauerstoffgabe kann die Anzahl der zentralen Apnoen und Hypopnoen senken. Aufgrund fehlender Langzeitstudien wird die Therapie nur bei symptomatischen Patienten, die Positivdruckverfahren nicht verwenden können, eingesetzt.

Medikamentöse Therapie

Bei der zentralen Schlafapnoe bei Aufenthalt in großer Höhe ist Acetazolamid die Therapie der Wahl, wenn ein sofortiger Abstieg nicht möglich ist.

6.5 Schlafbezogene Hypoventilation und schlafbezogene Hypoxämie

Aufgrund der klinischen Bedeutung werden im Folgenden beispielhaft für die Hypoventilationssyndrome das Obesitas-Hypoventilationssyndrom und die schlafbezogene Hypoventilation durch eine körperliche Erkrankung beschrieben.

Aus historischen Gründen wird das **Obesitas-Hypoventilationssyndrom** durch eine Blutgasanalyse am Tag diagnostiziert und stellt eine Ausschlussdiagnose dar (➤ Tab. 6.7).

Die zweite große Gruppe umfasst die **schlafbezogene Hypoventilation bei körperlichen Erkrankungen.** Die Untergruppen sind in ➤ Tab. 6.8 zusammengefasst.

Tab. 6.7 Diagnosekriterien des Obesitas-Hypoventilationssyndroms
a. Hyperkapnie ($PaCO_2$ am Tage >45 mmHg)
b. Body-Mass-Index (BMI) >30 kg/m^2
c. Hypoventilation ist nicht in erster Linie durch eine andere Erkrankung definiert

Tab. 6.8 Schlafbezogene Hypoventilation bei körperlichen Erkrankungen
a. Schlafbezogene Hypoventilation bei parenchymaler Lungenerkrankung (z. B. interstitielle Lungenerkrankungen)
b. Schlafbezogene Hypoventilation bei vaskulärer Lungenerkrankung (z. B. pulmonale Hypertonie)
c. Schlafbezogene Hypoventilation bei Obstruktion der unteren Atemwege (z. B. COPD)
d. Schlafbezogene Hypoventilation bei neuromuskulären oder Brustwanderkrankungen (z. B. Kyphoskoliose, Post-Polio-Syndrom, Muskeldystrophien).

6.5.1 Epidemiologie

Bei 90 % der Patienten mit **Obesitas-Hypoventilationssyndrom** liegt gleichzeitig eine **obstruktive Schlafapnoe** vor. Umgekehrt besteht bei mindestens 10 % der Patienten mit schwerer obstruktiver Schlafapnoe auch ein Obesitas-Hypoventilationssyndrom.

6.5.2 Pathophysiologie und Folgeerkrankungen

Während bei alleiniger Schlafapnoe eine intermittierende Hypoxämie besteht, liegen bei Hypoventilationssyndromen anhaltende Hypoxämien und eine Hyperkapnie vor. Daher finden sich bei Patienten mit Hypoventilationssyndromen wesentlich häufiger eine pulmonalarterielle Hypertonie, ein Cor pulmonale und klinische Zeichen der Rechtsherzinsuffizienz (z. B. periphere Ödeme, Pleuraerguss) mit einer erhöhten Hospitalisationsrate und einer erhöhten Mortalität. Das perioperative Risiko vor allem bei einer Vollnarkose für pulmonale und kardiovaskuläre Komplikationen (z. B. Reintubation, Aspirationspneumonie) ist in dieser Patientengruppe deutlich erhöht.

6.5.3 Therapie

Hinsichtlich der Allgemeinmaßnahmen, der Behandlung der Komorbiditäten sowie der Gewichtsreduktion gelten für Patienten mit Obesitas-Hypoventilationssyndrom mit oder ohne obstruktive Schlafapnoe und anderen Hypoventilationssyndromen die gleichen Therapieprinzipien wie für die obstruktive Schlafapnoe (➤ Kap. 6.3.4).

Grundsätzlich besteht bei Patienten mit Obesitas-Hypoventilationssyndrom die Indikation für eine Positivdrucktherapie mit dem Ziel der CO_2-Senkung bis zur Normokapnie sowie eine Sauerstoffsättigung > 90 % zu erreichen. Eine alleinige Sauerstoffgabe ist in dieser Patientengruppe wegen der Verschlechterung der Hyperkapnie nicht indiziert.

Bei **leichteren Formen des Obesitas-Hypoventilationssyndroms** kann bei gleichzeitig bestehender obstruktiver Schlafapnoe ein **CPAP-Versuch** gerechtfertigt sein. Obligat ist hier eine kapnografische Überwachung (transkutan, endtidal) oder die Überwachung mittels arteriokapillärer Blutgasanalysen. Sollte der transkutan gemessene Kohlendioxidpartialdruck länger als 5 min über 55 mmHg bzw. die nächtliche Sauerstoffsättigung länger als 10 min unter 90 % liegen, ist die Umstellung auf eine **nichtinvasive Beatmung** (mit fixer Druckunterstützung oder mit Volumensicherung) erforderlich (➤ Tab. 6.9). Bei persistierender Hypoxämie kann **zusätzlich zur nichtinvasiven Beatmung Sauerstoff** eingesetzt werden.

Bei klinischer Besserung, einer Sauerstoffsättigung ≥90 % und Normokapnie kann die CPAP-Therapie fortgesetzt werden.

Bei Patienten mit **schlafbezogener Hypoventilation bei körperlichen Erkrankung** gelten unterschiedliche Grenzwerte für die Indikationsstellung einer nichtinvasiven Beatmung (➤ Tab. 6.9). In dieser Patientengruppe ist kein Therapieversuch mit CPAP indiziert.

Tab. 6.9 Indikationen für die Einleitung einer nichtinvasiven Beatmung

Obesitas-Hypoventilationssyndrom
• Unter CPAP-Therapie nächtlicher transkutan gemessener CO_2-Wert > 5 min > 55 mmHg oder • Nächtliche Sauerstoffsättigung > 10 min < 90 %
Erkrankungen mit Obstruktion der unteren Atemwege (z. B. COPD)
• Wiederholte, schwere hospitalisationspflichtige Exazerbationen mit respiratorischer Azidose • Hyperkapnie im Wachzustand ($PaCO_2$ ≥ 50 mmHg) oder • Hyperkapnie im Schlaf ($PaCO_2$ ≥ 55 mmHg oder Änderung des transkutan gemessenen CO_2-Wertes ≥ 10 mmHg im Vergleich zum normokapnischen Wachzustand)
Neuromuskuläre oder Brustwanderkrankungen
• Hyperkapnie im Wachzustand ($PaCO_2$ ≥ 45 mmHg) oder • Hyperkapnie im Schlaf ($PaCO_2$ ≥ 50 mmHg oder Änderung des transkutan gemessenen CO_2-Wertes ≥ 10 mmHg im Vergleich zum normokapnischen Wachzustand)

EVIDENZ

Eine effektive nichtinvasive Beatmung bei Patienten mit chronisch obstruktiver Lungenerkrankung und chronischer hyperkapnischer respiratorischer Insuffizienz führt zu einer Verbesserung der Lebensqualität und zu einer Reduktion der Mortalitätsrate [1].

KAPITEL

7 Narkolepsie und andere Hypersomnien zentralen Ursprungs

Thomas C. Wetter und Roland Popp

Kernaussagen

- Die exzessive Tagesschläfrigkeit ist das Kardinalsymptom bei der Narkolepsie und anderen Hypersomnien zentralen Ursprungs.
- Das Vorhandensein von Kataplexien ist ein Narkolepsie-spezifisches Symptom.
- Häufige komorbide Erkrankungen der Narkolepsie sind Übergewicht, Depression, Schlafapnoe und Parasomnien.
- Die Behandlung der Narkolepsie ist symptomatisch und umfasst sowohl medikamentöse als auch schlafhygienische und psychoedukative Maßnahmen.
- Die Diagnose einer idiopathischen Hypersomnie kann erst dann gestellt werden, wenn eine Narkolepsie, Schlafapnoe, atypische Depression sowie ein verhaltensabhängiges Schlafmangelsyndrom ausgeschlossen sind.
- Das Schlafmangelsyndrom ist durch eine willkürliche Verkürzung der nächtlichen Schlafenszeit mit Einschlafneigung tagsüber gekennzeichnet.

7.1 Übersicht

DEFINITION

Hypersomnien zentralen Ursprungs sind Erkrankungen, die durch das Leitsymptom Tagesschläfrigkeit gekennzeichnet sind. Die Schläfrigkeit lässt sich jedoch weder auf einen gestörten Nachtschlaf noch auf einen gestörten Schlaf-Wach-Rhythmus zurückführen. Die chronische Tagesschläfrigkeit führt zu einer Beeinträchtigung der Vigilanz und zu kognitiven Leistungseinschränkungen, die ein erhöhtes Unfall- und Fehlerrisiko im Straßenverkehr und am Arbeitsplatz bedingen.

Wichtige Krankheitsbilder sind die Narkolepsie, das Kleine-Levin-Syndrom (periodische Hypersomnie), die idiopathische Hypersomnie sowie das Schlafmangelsyndrom. Definitionsgemäß muss die übermäßige Tagesschläfrigkeit bei der Narkolepsie oder der idiopathischen Hypersomnie nach ICSD-3-Kriterien mindestens 3 Monate lang bestehen. Im englischsprachigen Raum wird in diesem Zusammenhang zwischen **Hypersomnolenz** und **Hypersomnie** unterschieden: Während Hypersomnolenz den symptomatischen Zustand einer erhöhten Tagesschläfrigkeit beschreibt, bezieht sich die Hypersomnie auf eine spezifische Erkrankung wie etwa die Narkolepsie.

Für die Betroffenen steht die **Tagesschläfrigkeit** meist im Zentrum ihrer Beschwerden und führt zu einer erheblichen Einschränkung der Lebensqualität, des Wohlbefindens und der Leistungsfähigkeit. Das Ausmaß der Schläfrigkeit kann grundsätzlich sowohl zwischen einzelnen Individuen als auch beim selben Individuum im Verlauf der Erkrankung stark variieren. Schwankungen der Tagesschläfrigkeit lassen sich selbst im Verlauf einzelner Tage beobachten und können von situativen Faktoren beeinflusst werden. Besonders augenfällig wird die Schläfrigkeit typischerweise dann, wenn sich der Patient in einer monotonen Situation befindet, in der er nur geringer Stimulation ausgesetzt ist oder seine Aufmerksamkeit nicht genügend gefordert wird (Monotonieintoleranz). Ungewolltes Einschlafen oder Einnicken in beruflichen oder sozialen Anforderungssituationen sowie bei aktivierenden Tätigkeiten spiegelt eine exzessive Tagesschläfrigkeit wider.

CAVE

In der Regel wird das Symptom Schläfrigkeit und damit das Risiko, z. B. im Straßenverkehr einzuschlafen, relativ früh bemerkt. Allerdings werden diese Anzeichen oftmals unterschätzt, vor allem bei chronischer Tagesschläfrigkeit. Ungewolltes Einschlafen oder Einnicken (sog. Sekundenschlaf) kann im Zustand der Schläfrigkeit auch unbewusst und unvorhergesehen auftreten.

Der Schlaf kann für die Betroffenen erholsam und erfrischend sein, die Schläfrigkeit kann aber auch unabhängig von den Schlafepisoden nahezu durchgehend weiter bestehen. Nächtliche Schlafstörungen sind bei Patienten mit Hypersomnien zentralen Ursprungs nicht kausal für die Tagesschläfrigkeit verantwortlich, kommen aber bei bestimmten Erkrankungen begleitend vor. Um die Diagnose einer Hypersomnie zentralen Ursprungs stellen zu können, müssen daher zuvor mögliche komorbide Schlafstörungen, z. B. schlafbezogene Atmungsstörungen oder zirkadiane Rhythmusstörungen, abgeklärt und suffizient behandelt sein.

Diagnostisch ist neben der differenzierten Anamnese in aller Regel eine umfangreiche apparative Diagnostik im Schlaflabor notwendig, die neben polysomnografischen Nachtschlafableitungen oft auch die Durchführung eines multiplen Schaflatenztestes (MSLT) sowie weitere neuropsychologischer Testungen zur Vigilanzmessung beinhaltet (➤ Kap. 3.7).

Nicht in den Bereich der Hypersomnien zentralen Ursprungs gehören Beschwerden über körperliche und/oder mentale Erschöpftheit, auch als **Fatigue** bezeichnet, wie sie sich bei einer Reihe somatischer Erkrankungen (z. B. bei der Multiplen Sklerose oder Krebserkrankungen) finden und wie sie für funktionelle somatische Syndrome (Chronic Fatigue Syndrome, Fibromyalgie) typisch sind. Die Abgrenzung zwischen Fatigue und Müdigkeit kann allerdings schwierig sein. Bei psychiatrischen Erkrankungen ist „Müdigkeit" eine sehr häufig vorgebrachte Beschwerde und ist von Fatigue, Schläfrigkeit und anderen Symptomen wie etwa Antriebsarmut zu unterscheiden. Die Abgrenzung zwischen diesen Symptomen kann im Einzelfall schwierig sein, vor allem wenn es zu Überlappungen zwischen den Bereichen kommt (➤ Kap. 4.2).

7.2 Narkolepsie

DEFINITION

Die **Narkolepsie** ist eine chronische Störung der Schlaf-Wach-Regulation, die durch die Kardinalsymptome exzessive Tagesschläfrigkeit und Kataplexie (im Fall Narkolepsie Typ 1) gekennzeichnet ist.

7.2.1 Symptomatik

Frühe Beschreibungen der Narkolepsie umfasste die klassische **narkoleptische Tetrade** mit folgenden Symptomen:

- Tagesschläfrigkeit (ca. 98 % der Patienten)
- Kataplexien (ca. 90 %)
- Schlaflähmungen (ca. 40–50 %)
- Hypnagoge und hypnopompe Halluzinationen

Die vollständige Tetrade weisen nur 20–30 % der Patienten mit Narkolepsie auf. Weitere Symptome sind ein fragmentierter Nachtschlaf (ca. 40–50 % der Patienten) sowie automatisches Verhalten (ca. 20 %) [1]. Kataplexien, Schlaflähmungen sowie hypnagoge/hypnopompe Halluzinationen gehören zu den REM-Schlaf-assoziierten Symptomen.

Tagesschläfrigkeit

Die Tagesschläfrigkeit bezeichnet die Unfähigkeit, tagsüber wach und alert zu bleiben. Sie tritt häufig in passiven, langweiligen oder monotonen Situationen auf und zeigt sehr häufig einen fluktuierenden Charakter (siehe Leitsymptom ➤ Kap. 4.2). Tagesschläfrigkeit ist bei den meisten Patienten das erste Symptom, mit dem sich die Erkrankung manifestiert. Die Schläfrigkeit unterscheidet sich bei Narkolepsie-Patienten nicht qualitativ von der gesunder Personen nach Schlafentzug; allerdings ist diese bei der Narkolepsie intensiver, baut sich schneller auf und hat oftmals einen viel zwingenderen Charakter.

Betroffene beschreiben ihre exzessive Tagesschläfrigkeit häufig so, als ob sie zwei Nächte hintereinander durchgemacht hätten, nur dass dies für sie zu einem Dauerzustand geworden ist. Die Anzahl und Dauer der Tagschlafepisoden kann stark variieren und mehrfach am Tag auftreten und Minuten oder Stunden dauern. Nach dem Schlaf fühlen sich die meisten Patienten in der Regel erholt und erfrischt und für einige Zeit deutlich wacher und leistungsfähiger. Der Erholungseffekt hält allerdings nicht lange an. Aufgrund exzessiver Tagesschläfrigkeit kann es auch zu Einschlafattacken und automatischem Verhalten kommen.

Einschlafattacken

Bei stärkerer Ausprägung von Tagesschläfrigkeit treten regelrechte Einschlafattacken auf, ein willentlich nicht kontrollierbarer Drang, in Situationen einzuschlafen, die normalerweise Aufmerksamkeit oder Aktivität erfordern (z. B. beim Essen, Sich-unterhalten oder Autofahren). Narkolepsie-Patienten schlafen auch – trotz willentlicher Anstrengung – in Situationen ungewollt ein, in denen sie das unbedingt vermeiden wollen, da es entweder gefährlich oder ihnen peinlich ist (z. B. im Gespräch mit anderen oder in der Öffentlichkeit). Diese imperativen Einschlafattacken können sich sehr schnell entwickeln, treten jedoch in den meisten Fällen nicht „aus heiterem Himmel" und völlig unerwartet auf. Ungewolltes Einschlafen ohne irgendwelche Anzeichen von subjektiver Schläfrigkeit ist sehr selten. Schläfrigkeitssymptome können jedoch unterschätzt werden. Auch der Zeitpunkt, wann ungewolltes Einnicken oder massive Vigilanzeinbrüche auftreten, wird im Zustand der reduzierten Wachheit nicht immer bewusst wahrgenommen.

Kataplexien

Als Kataplexien werden Attacken eines sehr plötzlichen, partiellen oder kompletten Tonusverlustes der Halte- und Stellmuskulatur bezeichnet, die durch starke Gefühlsregungen ausgelöst werden (➤ Abb. 7.1). Es handelt sich typischerweise um positive, emotionale Stimuli wie Freude oder Erfolgserlebnisse. Ganz häufig löst das eigene Lachen oder das Lachen anderer Personen Kataplexien aus. Deshalb ist eine alternative Bezeichnung für die Kataplexie **affektiver Tonusverlust.** Kataplexien bei Ärger, Überraschung oder anderen Emotionen kommen auch vor, sind aber deutlich seltener. In der Regel besteht ein bilateraler Verlust des Muskeltonus (z. B. in Form von weichen Knien); einseitige Kataplexien werden lediglich von ca. 20 % aller Patienten berichtet. Die Lähmung ist nicht immer vollständig und kontinuierlich, auch der Umfang des Muskeltonusverlusts kann sehr unterschiedlich sein. Die Gesichts- und Kiefermuskeln sind fast immer mit betroffen.

Während einer kataplektischen Attacke können die Patienten typischerweise nicht mehr klar sprechen, die Mimik wirkt gehemmt und erschwert, verschwommenes Sehen sowie Zuckungen der Gesichtsmuskulatur kommen vor. Kataplexien betreffen immer nur die **Willkürmotorik;** die glatte Muskulatur, Atemmuskulatur oder Zungen-Schlund-Muskulatur sind nie involviert. Bei stärkerer Ausprägung der Kataplexien können die Patienten auch zu Boden gleiten, wobei ein Hinstürzen selten und Verletzungen während einer Kataplexie eine Rarität sind. Kataplektische Attacken dauern Sekunden bis wenige Minuten (meist < 2 min) und das Bewusstsein bleibt durchgehend erhalten. Damit sind Kataplexien auch eindeutig von Synkopen oder epileptischen Anfällen abgrenzbar. Eine Kataplexie darf ebenfalls nicht mit einer Einschlafattacke verwechselt werden. Kataplexien enden immer schlagartig oder sehr schnell und folgenlos. Eine Amnesie für das Ereignis besteht nicht.

Die Häufigkeit und Intensität von Kataplexien kann sowohl inter- als auch intraindividuell stark variieren. Eine entspannte Atmosphäre und ein erhöhtes Schläfrigkeitsniveau können das Auftreten begünstigen. Kataplexien werden von den Betroffenen sehr bewusst wahrgenommen, sodass bei Nachfragen in der Anamnese meist typische Episoden geschildert werden können.

Die Kataplexie ist ein krankheitsspezifisches Symptom und unterscheidet die Narkolepsie von allen anderen Schlaf-Wach-Störungen.

Schlaflähmungen

Schlaflähmungen bezeichnet einen Zustand der vorübergehenden Unfähigkeit, willkürliche Bewegungen auszuführen, d. h., die Gliedmaßen willentlich zu bewegen oder zu sprechen, obwohl das volle Wachbewusstsein schon erreicht ist (ein Persistieren der REM-Schlaf-typischen Hemmung der Halte- und Stellmuskulatur). Diese vollständige motorische Bewegungsunfähigkeit ist dabei klar von einer körperlichen Steifigkeit oder Schwere der Glieder abgrenzbar. Diese Zustände dauern oft nur Sekunden, seltener mehrere Minuten und werden vom Patienten als sehr unangenehm und beängstigend erlebt. Sie enden meist spontan oder durch externe Reize wie lautes Ansprechen oder Berühren. Während der Schlaflähmung gelingt es den Betroffenen gewöhnlich nicht, sich bemerkbar zu machen. Als isoliertes Phänomen kommen sie sporadisch oder familiär gehäuft auch ohne eine Narkolepsie vor. Damit sind Schlaflähmungen kein Narkolepsie-spezifisches Symptom.

Schlafbezogene Halluzinationen

Weitere Symptome sind lebhafte, sehr wirklichkeitsnahe sogenannte **hypnagoge** (d. h. beim Einschlafen) bzw. **hypnopompe** (beim Erwachen) **auftretende Halluzinationen.** Die Halluzinationen haben meist visuellen und/oder optischen Charakter (z. B. eine fremde Person im Schlafzimmer) und führen gelegentlich zum Verdacht auf eine psychotische Erkrankung. Eine tatsächliche pathophysiologische Beziehung zwischen der Narkolepsie und psychotischen Erkrankung besteht aber nicht. Fast immer handelt es sich um sogenannte „Pseudohalluzinationen“, da sich die Betroffenen bei vollem Wachbewusstsein klar von dem Trugwahrnehmungen distanzieren können und den fehlenden Realitätsgehalt erkennen.

Automatisches Verhalten

Bei automatischem Verhalten oder automatischen Handlungen handelt es sich um eine Fortsetzung einer automatisierten Tätigkeit wie z. B. Schreiben oder auch Autofahren im Zustand der Schläfrigkeit, ohne dass sich die Betroffenen dessen bewusst sind oder sich explizit daran erinnern können. Hieraus können sich Fehlleistungen und sogar ein Unfallrisiko ergeben (z. B. unleserliches Gekritzel, Verlegen von Gegenständen oder Verpassen einer Autobahnausfahrt). Automatisches Verhalten aufgrund eines reduzierten Wachheitsgrads kommt auch bei anderen Formen der Hypersomnie vor und ist ein unspezifisches Symptom der Narkolepsie.

Fragmentierter Nachtschlaf

Besonders Patienten, bei denen die Narkolepsie schon sehr viele Jahre besteht, leiden oft unter hartnäckigen nächtlichen Schlafstörungen. Der Schlaf ist oberflächlicher und durch einen vermehrten Wechsel von Schlafstadien, häufiges Erwachen und z. T. lange Wachzeiten stark beeinträchtigt (➤ Abb. 7.2). Oft kommen parasomnische Symptome wie Schlafwandeln oder Albträume dazu.

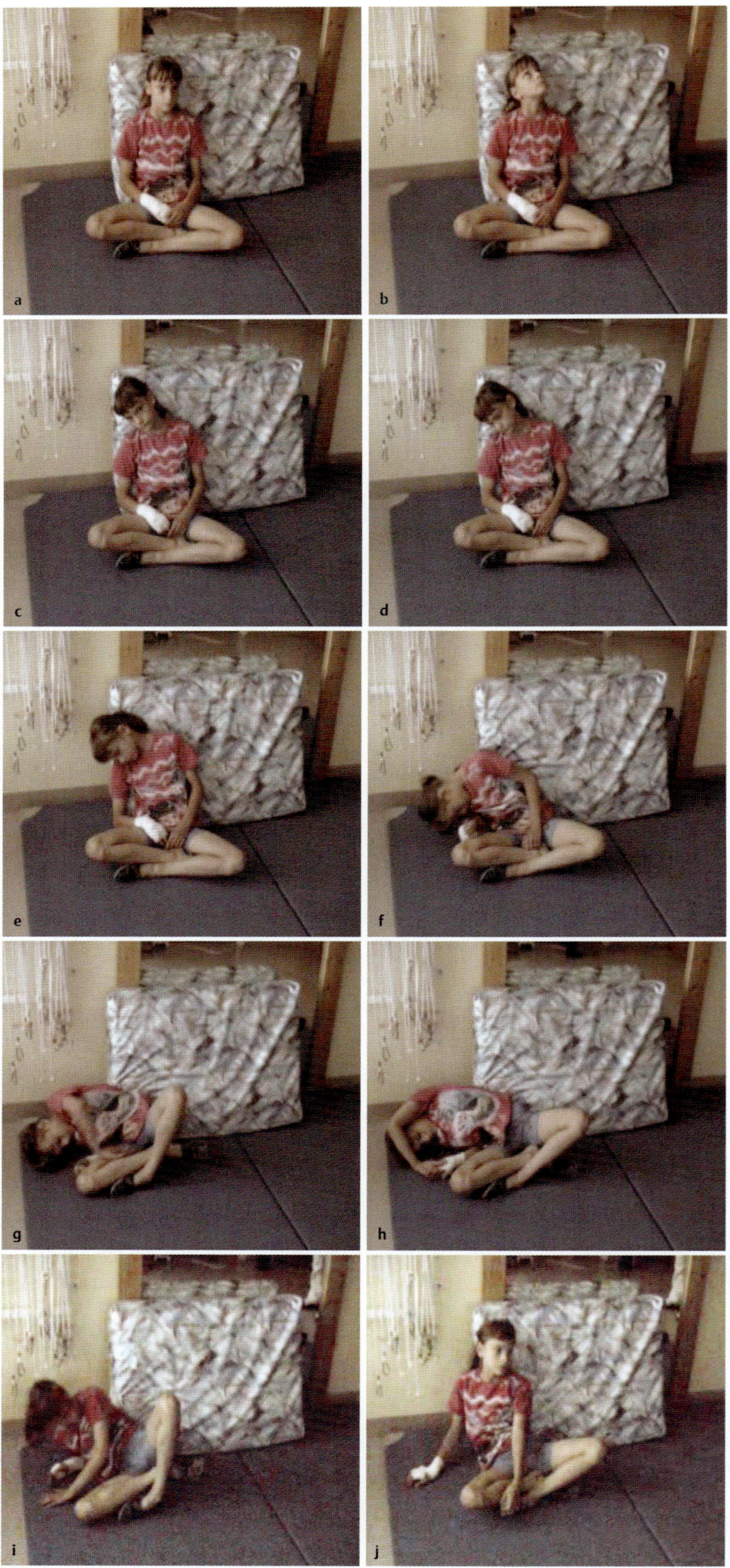

Abb. 7.1 Kataplexie: Das Mädchen verliert den Tonus der Halsmuskulatur (e), dann des Rumpfes (f, g, h). Nach wenigen Sekunden ist die Kataplexie vorbei (i, j) [G736]

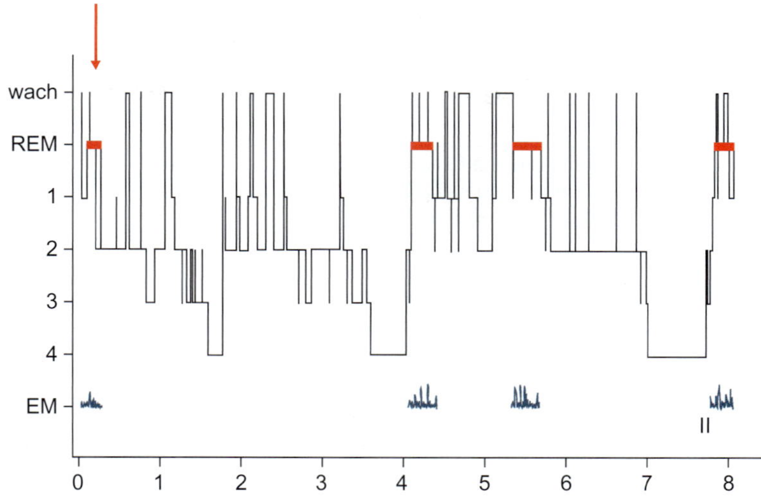

Abb. 7.2 Schlafprofil mit erheblich fragmentiertem Nachtschlaf sowie Einschlaf-REM-Episode bei Narkolepsie

REM: rapid eye movement
EM: eye movement (Augenbewegungen)

Komorbiditäten

Übergewicht und Typ-2-Diabetes treten als Folge einer komplexen neuroendokrinen Regulationsstörung bei der Narkolepsie relativ häufig auf. Viele Patienten berichten über Gedächtnis- und Konzentrationsstörungen, depressive Verstimmungen sowie einschlafbedingte Unfälle. Auffällig ist die hohe Komorbidität mit dem Schlafapnoesyndrom sowie Parasomnien wie Schlafwandeln und/oder der REM-Schlaf-Verhaltensstörung.

Verlauf

Die Narkolepsie ist eine lebenslange Erkrankung und beginnt häufig bereits in der Adoleszenz, kann aber in jedem Lebensalter auftreten. Die Symptomatik kann sich innerhalb von Tagen oder bis zu mehreren Jahren entwickeln. Im unbehandelten Verlauf scheinen sich die Symptome mit zunehmendem Alter zu bessern. Die Tagesschläfrigkeit bleibt in der Regel mehr oder weniger stark ausgeprägt dauerhaft bestehen, während die Kataplexien mit zunehmendem Alter eher seltener werden. Viele Patienten nehmen nach Manifestation an Gewicht zu und können einen Diabetes mellitus entwickeln (➤ Kap. 7.2.3). Die Verläufe, Konstellation der Symptome und komorbide Erkrankungen sind individuell sehr unterschiedlich ausgeprägt.

Lebensqualität

Eine manifeste Narkolepsie ist durch eine erhebliche Beeinträchtigung der Lebensqualität gekennzeichnet. Viele psychosoziale Probleme stehen in Zusammenhang mit der Tagesschläfrigkeit, z. B. Probleme in der Familie und Lebensgemeinschaft sowie in Beruf, Haushalt und Verkehr, auch im Hinblick auf eine erhöhte Unfallgefährdung. Jugendliche Betroffene haben häufig Schwierigkeiten in der Schule oder Berufsausbildung, auch weil die Diagnose meist sehr spät gestellt wird. Narkolepsie-Patienten bemühen sich oft um emotionale Kontrolle, um Kataplexien zu vermeiden, und leiden häufiger an depressiven Erkrankungen und Ängsten. Diese Konstellation führt zu Vermeidungsstrategien und sozialem Rückzug.

7.2.2 Prävalenz

Es handelt sich um eine seltene Erkrankung; die Prävalenz wird auf 25–60/100 000 Einwohnern geschätzt. In Deutschland wird eine Zahl von ca. 35 000 Narkolepsie-Patienten angenommen. Männer sind geringfügig häufiger betroffen als Frauen. Die Narkolepsie kann in jedem Lebensalter auftreten, wird aber sehr selten auch bei Vorschulkindern diagnostiziert. Häufigkeitsgipfel zwischen dem 10. und 20. sowie zwischen dem 30. und 40. Lebensjahr sind beschrieben [1].

7.2.3 Pathophysiologie

Die Erkrankung tritt familiär gehäuft auf; das relative Risiko eines Verwandten 1. Grades, an Narkolepsie zu erkranken, liegt bei über 20. Dieser Befund deutet auf einen genetischen Hintergrund hin. Da allerdings eineiige Zwillinge in aller Regel diskordant bezüglich der Narkolepsie sind, muss davon ausgegangen werden, dass eine etwaige genetische Prädisposition nur bei zusätzlichen exogenen Faktoren zum Tragen

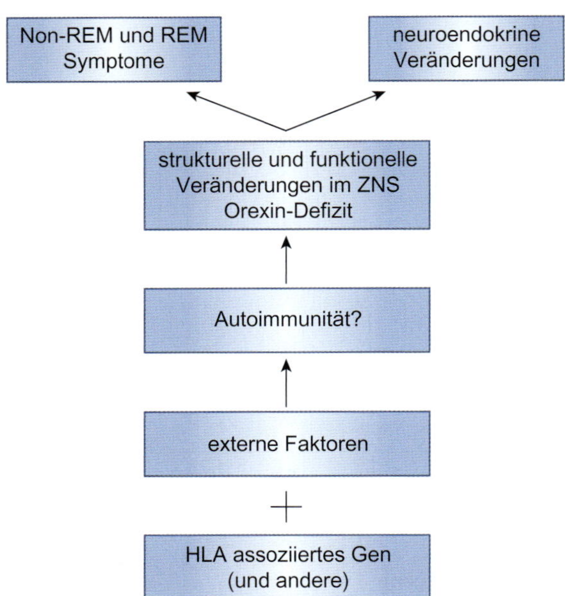

Abb. 7.3 Pathogenetische Mechanismen der Narkolepsie

kommt [3]. Die genetische Prädisposition zur Narkolepsie ist eng verbunden mit einem spezifischen genetischen Marker, dem **HLA-Antigen DQB1*0602.** Assoziationen von Erkrankungen mit HLA-Antigenen finden sich typischerweise bei autoimmunologischen Prozessen.

Wie schematisch in ➤ Abb. 7.3 dargestellt, geht man derzeit davon aus, dass die Narkolepsie auf dem Boden einer genetischen, HLA-assoziierten Prädisposition durch einen autoimmunen Prozess entsteht, der zur Zerstörung einer distinkten, sehr kleinen Neuronenpopulation im lateralen Hypothalamus führt. Dieser Kern von Nervenzellen ist für die Produktion von **Orexin** (auch als Hypocretin bezeichnet) verantwortlich, das wiederum eine essenzielle Rolle in der Regulation von Schlafen und Wachen spielt [4]. Viele Symptome der Narkolepsie (insbesondere die Kataplexien und Schlaflähmung) lassen sich als partielle REM-Schlaf-Phänomene erklären. Orexin ist darüber hinaus in der Regulation des Appetits und des Glukosemetabolismus von grundlegender Bedeutung. Es ist deshalb gut verständlich, dass die Narkolepsie als komplexe neuroendokrine Erkrankung nicht nur von schlafbezogenen, sondern auch von metabolischen Symptomen geprägt ist.

7.2.4 Diagnostik

Die Kataplexie ist ein nahezu pathognomonisches Symptom für die Narkolepsie; hierfür gibt es jedoch keine objektiven Tests oder Schweregradbestimmungen. Darüber hinaus zeigen Narkolepsie-Patienten einen typischen polysomnografischen Befund: Sowohl in Tagschlafepisoden (z. B. im multiplen Schlaflatenztest, MSLT) als auch im Nachtschlaf finden sich sehr häufig sogenannte Einschlaf-REM-Episoden (SOREM), die bei Gesunden oder bei anderen schlafbezogenen Erkrankungen nur selten vorkommen. Diagnostisch wegweisend sind 2 SOREM-Episoden im MSLT und eine mittlere Einschlaflatenz unter 8 Minuten (➤ Abb. 7.4).

Die HLA-Typisierung (HLA-Antigen DQB1*0602) und der fehlende Nachweis von Orexin im Liquor stützen die Diagnose. Nach der neuesten Version der ICSD-3 werden eine Typ-1- (Narkolepsie mit Kataplexie) und eine Typ-2-Form (Narkolepsie ohne Kataplexie) unterschieden. Die Kriterien hierfür sind in ➤ Tab. 7.1 dargestellt.

Dem MSLT geht standardmäßig eine polysomnografische Untersuchung voraus, um andere Schlafstörungen auszuschließen und genügend Nachtschlaf (mindestens 7 Stunden) zu dokumentieren (➤ Abb. 7.2).

7.2.5 Differenzialdiagnosen

Differenzialdiagnostisch muss insbesondere eine symptomatische Narkolepsie, die durch eine organische Erkrankung (z. B. einen zerebralen Tumor) verursacht ist, ausgeschlossen sein. Eine Übersicht findet sich in ➤ Tab. 7.2.

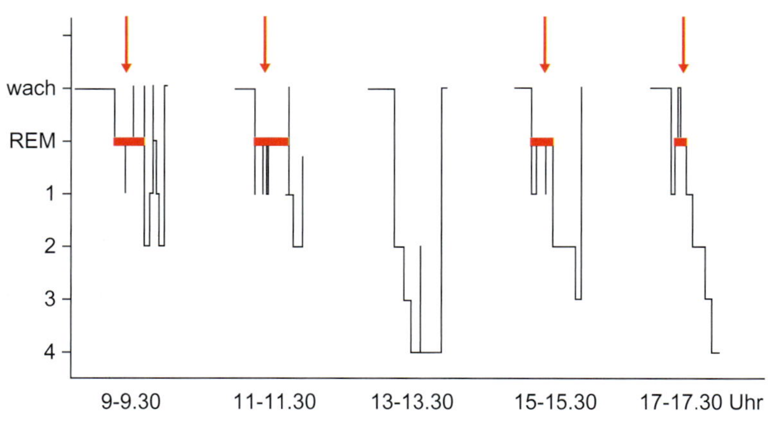

Abb. 7.4 Multipler Schlaflatenztest (MSLT) eines Patienten mit Narkolepsie: Die Pfeile markieren das Auftreten von Einschlaf-REM-Episoden (SOREM) zu Beginn der 4 von insgesamt 5 geplanten Tagschlafepisoden.

Tab. 7.1 Narkolepsie-Kriterien nach ICSD-3 [1] (modifiziert nach [5]) [F759-005]

Diagnose	Narkolepsie Typ 1	Narkolepsie Typ 2
1. Schläfrigkeit	Täglich unwiderstehliches Schlafbedürfnis oder Einschlafen	
2. Mindestdauer	Drei Monate	
Bedingung	3 *oder* 4 + 5	3 + 4 + 5 + 6
3. Orexin/Hypocretin	≤ 110 pg/ml *oder* < ⅓ von Gesunden	110 pg/ml *oder* ⅓ von Gesunden
4. Kataplexie	Vorhanden	Nicht vorhanden
5. MSLT	Mittlere Einschlaflatenz ≤ 8 min, mindestens 2 SOREM-Episoden[1] (➤ Abb. 7.4)	
6. Andere Störungen		Nicht besser erklärt durch eine andere Schlafstörung, körperliche, neurologische oder psychische Störung, Substanzgebrauch oder Medikation
Bemerkung	MSLT ggf. wiederholen	Erst HLA-Status, dann Orexin-/Hypocretinmessung empfohlen

[1] SOREM: Sleep-Onset-REM-Episode, definiert als eine REM-Episode innerhalb von 15 Minuten nach dem Einschlafen. Für valide MSLT-Ergebnisse sollte vor dem Test eine bestehende Medikation für einen Zeitraum von mindestens 5 Halbwertszeiten abgesetzt sein.

Tab. 7.2 Differenzialdiagnosen narkoleptischer Symptome

Tagesschläfrigkeit	Kataplexie	Schlaflähmungen	Hypnagoge/hypnopompe Halluzinationen
Verhaltensinduzierter Schlafmangel	Orthostatische Dysregulation	Familiäre Schlaflähmung ohne weitere Symptome	Halluzinationen bei Schizophrenie
Zirkadiane Störungen des Schlafrhythmus: Schichtarbeit, Jetlag	Synkopen	Posttraumatische Belastungsstörung	Pseudohalluzinationen
Andere spezifische Schlafstörungen: obstruktives Schlafapnoesyndrom, Restless-Legs-Syndrom, periodische Beinbewegungen im Schlaf	Epilepsie mit atonischen Anfällen ohne Bewusstseinsverlust		Halluzinationen bei medikamentös induziertem Delir
Medikamente oder Drogen (Hypnotika, sedierende Antidepressiva oder Neuroleptika, Antihistaminika)	Dissoziative Anfälle		Auren bei Epilepsie
Idiopathische Hypersomnie	Myoklonien		Pedunkuläre Halluzinationen
Symptomatische Hypersomnie nach Schädel-Hirn-Trauma	Transitorische ischämische Attacken		
Fibromyalgie	Kataplexie-ähnliche Ereignisse bei symptomatischer Narkolepsie		
Depression	Kataplexie-ähnliche Ereignisse bei Gesunden		
Kleine-Levin-Syndrom			
Prader-Willi-Syndrom			

7.2.6 Therapie

Nichtmedikamentöse Behandlung

Der erste Schritt zu einer Therapie ist die Vermittlung eines Grundverständnisses für die Erkrankung, um das Verhalten wirksam modifizieren zu können. Dazu gehören:

- Schlafhygienische Maßnahmen: **Vermeiden von Schlafdefizit** und Aufbau eines **regelmäßigen Schlaf-Wach-Rhythmus.**
- Da die meisten Patienten von Tagschlafepisoden deutlich profitieren, empfiehlt sich das Einhalten von geplanten und **regelmäßigen Tagschlafepisoden** (Power-Naps von 10–20 min Dauer). Bei berufstätigen Patienten ist die Einbeziehung des betriebsärztlichen Dienstes sinnvoll.
- Aufbau eines **Alertness-Managements:** Erkennen von Schläfrigkeitsanzeichen und gezieltes Einsetzen von Gegenmaßnahmen bei Schläfrigkeit in der Tagesgestaltung, z. B. durch körperliche Aktivierung, Vermeiden von Monotonie, gezielt eingelegte Pausen, Einsatz von hellem Licht.
- **Ausgewogene Ernährung** und ggf. Gewichtsreduktion. Mehrere kleine, über den Tag verteilte eiweißreiche Mahlzeiten werden empfohlen.
- Regelmäßiges körperliches **Training.**
- Alkohol führt tagsüber zur Verstärkung der Einschlafneigung und nachts zu Schlafunterbrechungen und sollte da-

her vermieden werden. Eine Wechselwirkung mit Medikamenten muss beachtet werden.

- Stimulierende Getränke (Kaffee, Tee, Energy Drinks) wirken – wenn überhaupt – nur kurzfristig, können aber gezielt eingesetzt werden.

Die Behandlung umfasst auch die psychosoziale Führung und eine Beratung im Alltag und Beruf sowie die Vermittlung von Bewältigungsstrategien. Vor allem bei der symptomatischen Behandlung der Tagesschläfrigkeit kommt nichtmedikamentösen Therapien und Behandlungsstrategien eine entscheidende Rolle zu. Eine Angehörigenberatung und Aufklärung von Bezugspersonen ist für die Betroffenen von großer Bedeutung, um Vorurteile beseitigen zu können. Im Umgang mit Kataplexien ist darauf zu achten, dass Patienten keine Vermeidungsstrategien entwickeln und sich sozial zurückziehen oder emotionale Regungen unterdrücken.

Wichtig und für die langfristige Morbidität und Mortalität bedeutsam ist die sorgfältige Diagnostik und Behandlung begleitender metabolischer Erkrankungen [3].

Medikamentöse Behandlung

Zur Behandlung der Tagesschläfrigkeit werden im wesentlichen Psychostimulanzien eingesetzt, zur Behandlung der Kataplexie REM-Schlaf-supprimierende Antidepressiva (➤ Tab. 7.3) [6, 7].

PATIENTENINFO

Natriumoxybat in der Behandlung der Narkolepsie

Natriumoxybat (das Natriumsalz des körpereigenen Transmitters γ-Hydroxybuttersäure) ist gegen Kataplexien und Tagesschläfrigkeit wirksam und verbessert den Nachtschlaf. Darüber hinaus gibt es Hinweise für günstige Effekte auf Schlaflähmungen und hypnagoge Halluzinationen. Der genaue Wirkmechanismus ist unbekannt. Es besteht ein Missbrauchs- und Abhängigkeitspotenzial, daher unterliegt Natriumoxybat dem Betäubungsmittelgesetz.

PATIENTENINFO

Pitolisant in der Behandlung der Narkolepsie

Mit Pitolisant steht seit Kurzem eine Substanz mit neuartigem Wirkprinzip zur Behandlung der Narkolepsie zur Verfügung. Es handelt sich um einen Histamin-3-Rezeptor-Liganden, der zur Histaminfreisetzung im Gehirn führt und den Wachzustand verbessert. Die Wirksamkeit ist ähnlich der von Modafinil. Pathophysiologisch spezifischere Ansätze, die entweder immunologische Mechanismen oder das Orexindefizit als Zielstruktur verwenden, sind in der Erprobung, bisher aber nicht erfolgreich eingesetzt worden.

7.3 Kleine-Levin-Syndrom

Beim Kleine-Levin-Syndrom kommt es zu abgegrenzten Phasen mit einem deutlich vermehrten Schlafbedürfnis und exzessiver Tagesschläfrigkeit in Verbindung mit kognitiven, psychiatrischen und verhaltensbezogenen Störungen über einen Zeitraum von Tagen oder wenigen Wochen. Zwischen den einzelnen Phasen können Monate bis Jahre liegen; sie

Tab. 7.3 Medikamentöse Behandlung der Narkolepsie

Wirkstoff	Dosierung	Häufige Nebenwirkungen
Substanzen gegen Tagesschläfrigkeit		
Modafinil	100–400 mg/d	Kopfschmerzen, Unruhe, Übelkeit
Methylphenidat (Btm)	10–60 mg/d	Nervosität, Unruhe, Affektlabilität, Depression
Natriumoxybat (Btm)	4,5–9 g/Nacht aufgeteilt in 2 Dosen mit Abstand von 3–4 h	Schlafstörungen, Schwindel, Kopfschmerzen, Übelkeit
Pitolisant	9–36 mg/d	Schlaflosigkeit, Angst Reizbarkeit, Kopfschmerzen
Off Label werden auch Fenetyllin (Btm), Metamphetamin (Btm), Amfetaminil, Mazindol (Btm), Selegilin, Phenelzin, Ritanserin oder L-Dopa eingesetzt.		
Substanzen gegen Kataplexien und andere REM-Schlaf-assoziierte Symptome		
Clomipramin	10–150 mg/d	Mundtrockenheit, Schwindel, Sehstörungen, Miktionsstörungen, Obstipation
Natriumoxybat (Btm)	4,5–9 g/Nacht aufgeteilt in 2 Dosen mit Abstand von 3–4 h	Schlafstörungen, Schwindel, Kopfschmerzen, Übelkeit
Venlafaxin (Off Label)	37,5–300 mg/d	Kopfschmerzen, Schwindel, Mundtrockenheit, Übelkeit, Schwitzen
Reboxetin (Off Label)	4–12 mg/d	Schlafstörungen, Mundtrockenheit, Obstipation, Schwindel
Off Label werden auch SSRI (Fluoxetin, Paroxetin, Citalopram) und trizyklische Antidepressiva (Amitriptylin, Doxepin, Trimipramin) eingesetzt.		

beginnen meist in der Adoleszenz. Der Verlauf ist insofern günstig, als die Erkrankung bei den meisten Patienten letztlich sistiert, wenngleich gelegentlich erst nach Jahrzehnten. Insgesamt sind periodische Hypersomnien selten, am häufigsten ist noch das recht gut charakterisierte Kleine-Levin-Syndrom, von dem etwa 200 Fälle weltweit beschrieben sind [8].

Während der symptomatischen Phasen besteht eine deutlich erhöhte Schläfrigkeit mit Gesamtschlafzeiten von über 16 Stunden pro Tag. Häufig sind die Patienten kaum erweckbar und zusätzlich zwischen den einzelnen Schlafphasen deutlich verhaltensauffällig. Ganz typisch sind Kontrollstörungen wie **Hyperphagie** und **Hypersexualität,** aber auch eine deutliche Distanzlosigkeit, die einer frontalen Enthemmung sehr ähnlich sind. Wahrnehmungsstörungen und klinisch relevante depressive Symptomatik sind beschrieben.

Die Ursache des Kleine-Levin-Syndroms ist unbekannt. Die Symptomatik lässt an eine hypothalamische Ursache und/oder an eine Störung der Frontalhirnfunktion denken. Ähnlich wie bei der Narkolepsie wird eine Autoimmungenese diskutiert; die konkreten empirischen Belege hierfür sind aber bisher nicht überzeugend. Therapeutische Ansätze beruhen auf Einzelfallberichten und Fallserien, vor allem Lithium scheint erfolgreich zu sein [9].

7.4 Idiopathische Hypersommnien

Eine dauerhaft erhöhte Tagesschläfrigkeit mit Einschlafneigung muss sorgfältig von einer Reihe anderer Symptome im Rahmen psychiatrischer Erkrankungen abgegrenzt werden (➤ Kap. 3). Im Zweifelsfall sollte immer eine fachspezifische Abklärung in einem schlafmedizinischen Zentrum erfolgen, schon allein um Ursachen der Schläfrigkeit wie z. B. ein Schlafapnoesyndrom auszuschließen. Hinweise auf ein Schlafmangelsyndrom, reduzierte Schlafeffizienz oder Narkolepsie-typische Symptome sind nicht vorhanden.

Im Gegensatz zu Patienten mit Narkolepsie empfinden Patienten mit idiopathischer Hypersomnie typischerweise sowohl den Nachtschlaf als auch Tagschlafepisoden als nicht oder nur wenig erholsam. Häufig sind eine ausgeprägte und länger anhaltende Schlaftrunkenheit nach dem Aufwachen sowie eine schwere Weckbarkeit am Morgen zu beobachten. Zur Diagnose dieser Erkrankung sollte die mittlere Einschlaflatenz im MSLT unter 8 Minuten betragen (ohne auffällige SOREM) oder die objektivierte Gesamttagesschlafzeit am Tage sollte über 11 Stunden liegen. Typisch sind 12 bis 14 Stunden. Eine echte idiopathische Hypersomnie ist sehr selten. Die Behandlung erfolgt typischerweise mit Psychostimulanzien wie Modafinil oder Methylphenidat, wobei hierzu keinerlei kontrollierte Studien vorliegen.

7.5 Verhaltensabhängiges Schlafmangelsyndrom

Beim Schlafmangelsyndrom kommt es durch eine willkürliche längerfristige Verkürzung der nächtlichen Schlafenszeit zu einem **chronischen Schlafmangel** und konsekutiv tagsüber zu einer erheblichen Müdigkeit mit Einschlafneigung. Die Verkürzung der Schlafdauer ist meist die Folge einer extremen Intensivierung beruflicher (selten auch privater) Tätigkeiten, wobei das Ausmaß der Verkürzung und ihr Zusammenhang zur Tagesschläfrigkeit dem Patienten meist nicht bewusst sind. Schon deshalb sollten Patienten, die über Schläfrigkeit am Tage klagen, auch immer bezüglich des Nachtschlafs und seiner Dauer befragt werden. Der entscheidende differenzialdiagnostische Hinweis ist die aktiv erfragte oder im Zweifelsfall aktimetrisch oder polysomnografisch objektivierte kurze nächtliche Schlafdauer. Diese liegt bei Patienten mit Schlafmangelsyndrom typischerweise unter 5–6 Stunden; aber abhängig vom individuellen Schlafbedürfnis kann auch schon eine habituelle Schlafdauer von 6 Stunden Müdigkeit und Schläfrigkeit am Tage zur Folge haben. Entscheidend ist der Unterschied zur individuell üblichen Schlafdauer vor Beginn der Tagesschläfrigkeit, der in aller Regel mehr als 1–2 Stunden beträgt. Die Neigung zu einem **sozialen Jetlag** kann die Entwicklung eines Schlafmangelsyndroms begünstigen (➤ Kap. 4.5.3). Die Behandlung des verhaltensabhängigen Schlafmangelsyndroms besteht verständlicherweise in einer Verlängerung der nächtlichen Schlafenszeit.

Im Bereich psychiatrischer Erkrankungen kann eine vergleichbare Konstellation am ehesten bei manischen Syndromen auftreten. Allerdings klagen die Patienten hier selten über Schläfrigkeit. Die erhöhte Einschlafneigung ist bei diesen Patienten besser fremdanamnestisch erfragbar. Neue Arbeiten lieferten Hinweise, dass Patienten mit manischem Syndrom auch ohne subjektive Beschwerden unter erheblichen Einschränkungen der Vigilanz am Tage leiden.

KAPITEL

8 Zirkadiane Schlaf-Wach-Rhythmusstörungen

Roland Popp

Kernaussagen

- Bei zirkadianen Schlaf-Wach-Rhythmusstörungen liegen eine unzureichende Übereinstimmung zwischen dem endogenen zirkadianen Rhythmus und der äußeren Umgebung vor. Dabei kommt es zu einer mangelnden Synchronizität zwischen dem vorgesehenen Schlaf-Wach-Rhythmus und der inneren biologischen Uhr.
- Überwiegend organisch bedingte Rhythmusstörungen lassen sich unterteilen in Störungen durch Verlagerungen der Schlafphase (verzögerte und vorverlagerte Schlafphasenstörungen) und Störungen des Schlaf-Wach-Rhythmus (irregulär oder Nicht-24 Stunden).
- Rhythmusstörungen können auch situativ bedingt sein. Dies ist die Hauptursache bei der Schichtarbeit-Störung und der Jetlag-Störung.
- Neurologische Erkrankungen (z. B. Demenz oder Morbus Parkinson) oder psychiatrische Störungen wie die Depression sind oft mit Rhythmusstörungen assoziiert.
- Die Therapie zielt grundsätzlich auf eine Synchronisierung des endogenen zirkadianen Rhythmus mit der äußeren Umwelt, vor allem mit dem 24-Stunden-Hell-Dunkel-Wechsel, ab.
- Neben verhaltenstherapeutischen und schlafhygienischen Maßnahmen sollte zur Therapie vor allem helles und biologisch wirksames Licht gezielt eingesetzt werden.

8.1 Übersicht

Bei einer **zirkadianen Schlaf-Wach-Rhythmusstörung (ZSWRS)** liegt eine mangelnde Synchronizität zwischen dem Schlaf-Wach-Rhythmus einer Person und dem erwünschten Schlaf-Wach-Rhythmus der Umgebung vor (➤ Abb. 8.1). Gemeinsames Merkmal dieser Form von Störungen ist die Unfähigkeit, zu gewünschten bzw. sozial akzeptierten Zeiten einschlafen und aufwachen zu können. Leitsymptom ist der **gestörte Schlaf-Wach-Rhythmus** (➤ Kap. 4.5), der meist in Verbindung mit nicht erholsamem Schlaf, Hypersomnie und Ein- bzw. Durchschlafstörungen auftritt.

Schlafen und Wachen wie auch viele körperliche Funktionen, z. B. Körpertemperatur, Stoffwechselrate und Hormonausschüttungen, folgen einem inneren, zirkadianen Rhythmus, der in der Regel etwas länger als 24 Stunden ist (➤ Kap. 1.4.4). Zu ZSWRS kommt es, wenn das zirkadiane System, das den individuellen Schlaf-Wach-Rhythmus vorgibt, nicht mehr synchron mit dem 24-stündigen Schlaf-Wach-Zyklus läuft oder ganz gestört ist. Die meisten dieser Rhythmusstörungen entstehen, wenn es zu erheblichen Abweichungen zwischen dem inneren zirkadianen Rhythmus und den vorgegebenen Zeiten kommt, wann eine Person arbeitet, in die Schule geht oder sozialen Aktivitäten nachgeht.

Bei einem definitiven **Morgen**- oder **Abendtyp** handelt es sich zunächst um **Normvarianten** des Chronotyps. Sie erfüllen nicht die Kriterien einer Störung, solange damit kein Leidensdruck verbunden ist. Um die Kriterien für eine zirkadiane Schlaf-Wach-Rhythmusstörung zu erfüllen, müssen nach ICSD-3 [1] mehrere diagnostische Kriterien erfüllt sein:

DEFINITION

Diagnostische Kriterien für eine zirkadiane Schlaf-Wach-Rhythmusstörung (ICSD-3)

A. Ein chronisches oder wiederkehrendes Muster einer Störung des Schlaf-Wach-Rhythmus, das hauptsächlich durch eine Veränderung des Systems der inneren Uhr bedingt ist oder durch eine Abweichung zwischen dem endogenen zirkadianen Rhythmus und den Schlaf-Wach-Zeiten, wie sie von einer Person entweder gewünscht oder vorgegeben werden (z. B. aufgrund von physikalischen Umgebungsbedingungen oder sozialen bzw. arbeitsbedingten Anforderungen).

B. Die Störungen des zirkadianen Rhythmus führen zu insomnischen Symptomen und/oder exzessiver Tagesschläfrigkeit.

C. Die Störungen des Schlafens und Wachens führen zu einem klinisch signifikanten Leidensdruck oder zu Beeinträchtigungen in wichtigen Funktionsbereichen (z. B. Gesundheit, Leistungsfähigkeit in Beruf und Ausbildung, soziale Kontakte).

Die ZSWRS umfassen ein sehr **heterogenes Bild** von verschiedenen Störungen, die sowohl durch **exogene** als auch **intrinsische Faktoren** bedingt sein können. Beim Jetlag und der Schichtarbeit sind die Störungen überwiegend extern verursacht und daher oft reversibel. Aufgrund ihrer Häufigkeit kommt jedoch beiden transienten Störungen in der klinischen Praxis eine besondere Rolle zu. Ebenso kann es bei längerfristiger Schichtarbeit und bei chronischem Verlauf zu gesundheitlichen Schäden im Bereich kardiovaskulärer und gastrointestinaler Erkrankungen kommen.

Nur in seltenen Fällen liegen bei den ZSWRS genetische Veranlagungen vor, die zu einer **endogenen Dysfunktion des zirkadianen Systems** führen. Diese Form von chronischen Störungen umfasst die verzögerte oder vorverlagerte Schlafphasenstörung sowie die irreguläre oder Nicht-

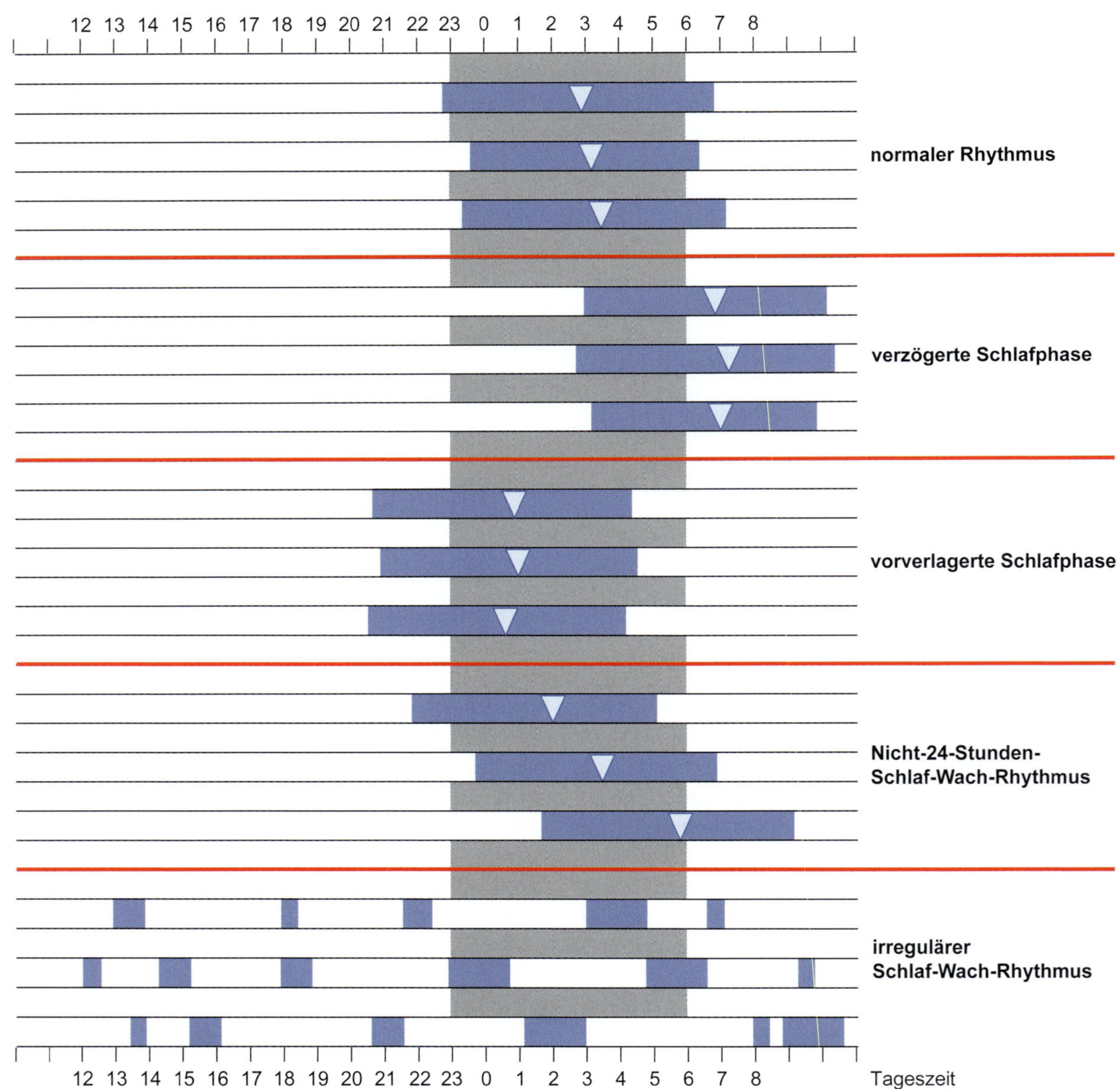

Abb. 8.1 Übersicht über verschiedene Schlaf-Wach-Rhythmusstörungen. Graue Balken: gewöhnliche Schlafzeit; blaue Balken: verschobene Schlafzeit; hellblaue Dreiecke: Nadir der Körperkerntemperatur

24-Stunden-Schlaf-Wach-Rhythmusstörung (s. u.). Bei blinden Personen, bei denen retinale Ganglienzellen keine Lichtinformation an den SCN weiterleiten, kommt es zu ebenfalls zu einer dauerhaften Störung des endogenen Schlaf-Wach-Rhythmus.

8.1.1 Klassifikation

Zirkadiane Schlaf-Wach-Rhythmusstörungen lassen sich nach der jüngsten Klassifikation von Schlafstörungen (ICSD-3, [1]) in verschiedene Störungen unterteilen (➤ Abb. 8.1 und ➤ Tab. 8.1).

Bei dieser Auflistung sind keine zirkadianen Rhythmusstörungen explizit aufgelistet, die in Rahmen von psychiatrischen Erkrankungen wie bei Depressionen auftreten (➤ Kap. 8.8). Aufgrund der hohen Prävalenz kommt diesen Störungen jedoch eine besondere klinische Relevanz zu.

Tab. 8.1 Zirkadiane Schlaf-Wach-Rhythmusstörungen nach ICSD-3 [1] [F759-005]

• Verzögerte Schlafphasenstörung
• Vorverlagerte Schlafphasenstörung
• Nicht-24-Stunden-Schlaf-Wach-Rhythmusstörung
• Irreguläre Schlaf-Wach-Rhythmusstörung
• Störung bei Schichtarbeit
• Jetlag-Störung

8.1.2 Diagnostische Prinzipien

Für die Diagnose ist das genaue Erfassen des Schlaf-Wach-Zyklus von besonderer Bedeutung. Daher sollten über die übliche schlafmedizinische Anamnese hinaus, die standardmäßig Bettgehzeiten sowie Ein- und Durchschlafstörungen erfasst, gezielt nach gestörtem Schlaf-Wach-Rhythmus gefragt werden (➤ Kap. 4.5). Zudem ist der Einsatz von **Schlaf-Wach-Tagebüchern** und **Aktigrafie** sehr sinnvoll. Beide sollten am besten simultan für mindestens 7, am besten jedoch für mindestens 14 Tage ausgefüllt bzw. getragen werden, um einen ausreichenden Beobachtungszeitraum zu haben und sowohl Arbeitstage als auch Wochenenden abdecken zu können.

Eine wichtige Ergänzung stellt die Bestimmung des **Chronotyps** dar, um die bevorzugten Schlaf-Wach-Zeiten sowie Aktivitätshochs und Einschlafneigung über den Tag hinweg besser erfassen zu können. Dazu stehen mehrere Verfahren wie der Munich Chronotype Questionnaire (MCTQ) oder der D-MEQ (deutsche Version des Morningness-Eveningness-Questionnaire) zur Verfügung (➤ Kap. 3.5.2).

Zur weiteren Differenzialdiagnose kann unter Laborbedingungen die Diagnostik erweitert werden, indem die **Melatoninsekretion** bei Dämmerlicht im Speichel oder Blut (Dim-Light-Melatonin-Onset, DLMO) oder der Hauptmetabolit 6-Sulfatoxymelatonin im Urin, der während einer 24-stündigen Phase ca. alle 3–4 Stunden gesammelt werden muss, bestimmt werden. Ein ebenfalls biologisch aufwendiges Verfahren ist die Registrierung der **Körperkerntemperatur,** um das Minimum (Nadir) der Körperkerntemperatur zu bestimmen, das üblicherweise gegen 3:00 Uhr zu beobachten ist. Bei einer Vor- oder Rückverlagerung der Schlafphase ist der Nadir jedoch entsprechend verschoben.

8.1.3 Allgemeine Therapieansätze

Bei der Behandlung kommt eine Kombination von schlafhygienischen, chronobiologischen und verhaltenstherapeutischen Maßnahmen zum Einsatz. ➤ Tab. 8.2 liefert einen Überblick über verschiedene Behandlungsansätze.

Tab. 8.2 Überblick über verschiedene Symptome, bevorzugte Bettzeiten und Therapieansätze bei zirkadianen Schlaf-Wach-Rhythmusstörungen (adaptiert nach [2])

Zirkadiane Schlaf-Wach-Rhythmusstörungen	Klinische Symptome	Bevorzugte Bettzeiten	Behandlungsmöglichkeiten
Verzögerte Schlafphasenstörung	• Schwierigkeiten, zum gewünschten Zeitpunkt einschlafen zu können • Schwierigkeiten, am Morgen aufzuwachen • Schlaftrunkenheit und vermehrte Tagesschläfrigkeit, vor allem am Morgen	**Zubettgehen:** 2:00 bis 6:00 Uhr **Aufstehen:** 10:00 bis 13:00 Uhr	• Helles Licht 2 000–2 500 Lux für 2–3 Std. am Morgen ab 6:00 Uhr • Verwendung einer Sonnenbrille ab ca. 4:00 Uhr morgens bei Sonnenschein • Melatonin 0,3–3 mg zur Nacht, 5–7 Std. vor der üblichen Schlafzeit
Vorverlagerte Schlafphasenstörung	• Erhöhte Schläfrigkeit am frühen Abend • Zu frühes Aufwachen am Morgen	**Zubettgehen:** 18:00 bis 21:00 Uhr **Aufstehen:** 2:00 bis 5:00 Uhr	Helles Licht, 2 500 Lux für 4 Std. ab ca. 8:00 Uhr morgens oder 4 000 Lux für 2–3 Std. am Morgen zwischen 8:00 und 9:00 Uhr

Tab. 8.2 Überblick über verschiedene Symptome, bevorzugte Bettzeiten und Therapieansätze bei zirkadianen Schlaf-Wach-Rhythmusstörungen (adaptiert nach [2]) *(Forts.)*

Zirkadiane Schlaf-Wach-Rhythmusstörungen	Klinische Symptome	Bevorzugte Bettzeiten	Behandlungsmöglichkeiten
Nicht-24-Std.-Schlaf-Wach-Rhythmusstörung	Sich abwechselnde Perioden mit Insomnie und/oder erhöhter Tagesschläfrigkeit mit kurzen asymptomatischen Phasen	**Zubettgehen:** Jeden Tag etwas verzögert **Aufstehen:** Jeden Tag etwas verzögert	• Schlafhygiene • Melatonin 10 mg, 1 Std. vor dem Zubettgehen • Erhaltungsmedikation von 0,5 mg, 1–2 Std. vor der gewünschten Zubettgehzeit
Reguläre Schlaf-Wach-Rhythmusstörung	Irreguläre Schlaf-Wach-Rhythmusstörung bei Insomnie oder erhöhter Tagesschläfrigkeit	Irreguläres Schlaf-Wach-Muster ohne erkennbare konsolidierte nächtliche Schlafphase	• Verstärkung der zirkadianen Zeitgeber durch Lichtexposition am Tag sowie durch soziale Interaktionen und körperliche Aktivitäten • Helle Lichttherapie, 2 500–3 000 Lux für 2 Std. am Morgen • Melatonin 3 mg um ca. 6:30 Uhr
Jetlag-Störung	• Schwierigkeiten, ein- und durchzuschlafen • Erhöhte Tagesschläfrigkeit • Reduzierte Leistungsfähigkeit • Gastrointestinale Beschwerden		• **Gezielter Einsatz von Lichtexposition:** – *Bei Langstreckenflügen nach Osten:* Minimierung von Morgenlicht und Maximierung von Nachmittagslicht – *Bei Langstreckenflügen nach Westen:* so lange wach bleiben, bis es dunkel wird • Melatonin 2–5 mg vor Bettgehzeit nach der Ankunft, kann bis zu 4 Nächte wiederholt werden • Einschlaffördernde Substanzen (Zolpidem 10 mg, max. bis zu 3 Nächte)
Schichtarbeit-Störung	• Schwierigkeiten, einzuschlafen oder durchzuschlafen in Verbindung mit dem vorgegebenen Schichtsystem • Erhöhte Schläfrigkeit am Arbeitsplatz		• Helle Lichttherapie, 5 000–10 000 Lux, bereits am Abend vor und während der Nachtschicht, kein helles Licht mehr ca. 2 Std. vor dem Schichtende • Vermeiden von hellem Morgenlicht durch Verwendung einer Sonnenbrille • Melatonin 1–3 mg vor dem Zubettgehen • Wachheitsfördernde Substanzen, wie Koffein (nicht vor dem Zubettgehen einnehmen) • Strategisch eingesetzte Power-Naps während der Arbeit (falls möglich) oder vor der Heimfahrt mit dem eigenen Pkw

8.2 Verzögerte Schlafphasenstörung

Die verzögerte Schlafphasenstörung stellt eine Extremvariante des **Chronotyps „definitiver Abendtyp"** dar, unterscheidet sich aber davon, dass die späten Zubettgehzeiten nicht rein habituell und durch vermehrte Abend- und Nachtaktivitäten bedingt sind.

DEFINITION

Die **verzögerte Schlafphasenstörung** ist gekennzeichnet durch eine Verlagerung der Hauptschlafphase nach hinten in die Morgenstunden, wobei es zu erheblichen Schwierigkeiten kommt, zum gewünschten oder erforderlichen Zeitpunkt einzuschlafen bzw. aufzustehen.

8.2.1 Symptomatik

Als Leitsymptom steht ein **gestörter Schlaf-Wach-Rhythmus** im Vordergrund (➤ Kap. 4.5). Bei der verzögerten Schlafphasenstörung tritt die Hauptschlafphase erheblich später als erwünscht auf. Personen mit verzögerter Schlafphase bevorzugen es, sehr spät ins Bett zu gehen (zwischen 2:00 und 6:00 Uhr morgens) und erst sehr spät am Tag aufzustehen (zwischen 10:00 Uhr vormittags und 14:00 Uhr nachmittags).

Der übliche Schlaf-Wach-Rhythmus weicht mindestens um 2 Stunden von dem herkömmlichen bzw. sozial akzeptierten Rhythmus ab.

Sind die Betroffenen gezwungen, früher aufzustehen, klagen sie über Schwierigkeiten, am Morgen aufzuwachen und aufzustehen. Morgens besteht häufig eine ausgeprägte **Schlaftrunkenheit** mit einer reduzierten Konzentrationsfähigkeit, Appetitlosigkeit, gedrückter Stimmung und vermehrter Müdigkeit während der ersten Stunden nach dem Aufstehen. In den späten Abendstunden fühlen sich die Personen sehr leistungsfähig und alert. Dementsprechend klagen sie auch über erhebliche Einschlafschwierigkeiten, wenn sie vor 24:00 Uhr ins Bett gehen und einschlafen sollen.

Wenn die Personen im Urlaub oder am Wochenende ihrem individuellen Schlafrhythmus nachgehen können, sind Schlafdauer und Schlafqualität in der Regel ungestört; die Personen beschreiben ihren Schlaf als erholsam und klagen über keine Hypersomnolenz.

Schlafstörungen und insomnische Probleme entwickeln sich hauptsächlich dann, wenn der verzögerte Schlaf-Wach-Rhythmus wegen Schule, Arbeit oder sozialer Kontakte an einen „normalen Tagesrhythmus" angepasst werden muss.

Betroffene Personen laufen auch Gefahr, ein **kumulatives Schlafdefizit** aufzubauen, da sie sich nach verkürztem Nachtschlaf am nächsten Tag, vor allem in den späten Abendstunden, wieder fit fühlen und daher den Zubettgehzeitpunkt oft gar nicht erst freiwillig nach vorne schieben wollen.

Bei Personen mit verzögerten Schlafphasenstörungen liegt eine starke Disposition vor, die sich bereits früh manifestiert und sehr langanhaltend ist.

8.2.2 Prävalenz

Die Schlafstörung ist vor allem bei Jugendlichen und Heranwachsenden mit einer Prävalenz von etwa 7 % weit verbreitet. In der Allgemeinbevölkerung sind etwa 0,2 % betroffen. Geschlechtsspezifische Unterschiede hinsichtlich der Prävalenz sind nicht bekannt. Bei Patienten mit psychischen Erkrankungen scheint die Störung deutlich häufiger vorzukommen (5–15 %). Es wird geschätzt, dass unter den Patienten, die sich mit insomnischen Beschwerden in Schlafambulanzen vorstellen, ca. 10 % die Kriterien einer verzögerten Schlafphasenstörung erfüllen. Eine Komorbidität mit psychiatrischen Erkrankungen, vor allem bei saisonal-affektiven Störungen, ist hoch.

8.2.3 Pathophysiologie

Ursache für die Störung sind meist Abweichungen bzw. Verschiebungen des zirkadianen chronobiologischen Systems sowie Störungen seiner Synchronisationsmechanismen. So weisen andere zirkadiane Rhythmen wie die Körperkerntemperatur oder die **Melatoninausschüttung** bei Dunkelheit (Dim Light Melatonin Onset, DLMO) ebenfalls eine Verzögerung auf.

Möglicherweise sind aber auch Veränderungen der homöostatischen Schlaf-Wach-Regulation von Bedeutung. Die genaue Pathophysiologie der Störung ist allerdings nicht bekannt. Der Störung liegt vermutlich eine deutliche genetische Veranlagung zugrunde.

8.2.4 Diagnostik

In der klinischen Anamnese muss sich der Hinweis auf eine Verlagerung der Hauptschlafphase in die Morgenstunden ergeben (➤ Abb. 8.1), wobei es zu erheblichen Schwierigkeiten kommt, zum gewünschten oder erforderlichen Zeitpunkt einzuschlafen bzw. aufzustehen. Für die Diagnosestellung müssen die Symptome mindestens drei Monate vorliegen.

Es ist notwendig, diese Befunde mittels **Schlaf-Wach-Tagebüchern** und **Aktigrafie** objektiv zu bestätigen. Das Monitoring sollte sowohl Werktage als auch Wochenenden umfassen. Über einen Zeitraum von 7, vorzugsweise jedoch 14 Tagen sollte eine Verschiebung der Hauptschlafphase deutlich nachweisbar sein. In der Aktigrafie zeigt sich eine konstante Verzögerung des habituellen Schlaf-Wach-Rhythmus.

Wird eine **Polysomnografie** durchgeführt, zeigen sich nachweisbar lange Einschlaf- und REM-Schlaflatenzen, wenn die Patienten deutlich vor Mitternacht schlafen sollen.

Eine physiologisch bedingte Verzögerung der Hauptschlafphase lässt sich ebenso an zirkadianen Marken wie die Körperkerntemperatur oder die Melatonin-Ausschüttung festmachen: So kommt es zur zeitlichen Phasenverlagerung des **Temperatur-Nadirs** und von **DLMO** um mindestens 2 Stunden nach hinten, d. h. in die Morgenstunden hinein.

8.2.5 Differenzialdiagnosen

Ein wichtiges Unterscheidungskriterium zu anderen Schlafstörungen ist, dass die Schlafdauer und die Schlafqualität ein stabiles und zeitlich phasenverschobenes Schlaf-Wach-Muster aufweisen, wenn die betroffenen Personen ihrem eigenen Rhythmus folgen können (z. B. im Urlaub und ohne soziale Verpflichtungen). Die verzögerte Schlafphasenstörung ist gegenüber einem **habituell verschobenen Schlaf-Wach-Muster** abzugrenzen, das bei Jugendlichen oder Heranwachsenden sowie bei jungen Erwachsenen häufig anzutreffen ist. Aus persönlichen, sozialen oder gesellschaftlichen Beweggründen heraus bevorzugt diese Personengruppe freiwillig einen nach hinten verschobenen Schlafrhythmus. Bei den Betroffenen besteht selten ein erhöhter Leidensdruck. Zudem können sie ggf. willentlich ihren individuellen Schlaf-Wach-Rhythmus der Umwelt anpassen.

Die Störung ist von allgemeinen insomnischen Beschwerden abzugrenzen. Bei **chronischer Insomnie** treten, unabhängig vom Tageszeitpunkt, erhebliche Einschlafstörungen auf. Die ZSWRS lässt sich von Insomnien dadurch abgrenzen, dass es bei einem späteren, frei wählbaren Zubettgehzeitpunkt zu keinen nennenswerten Einschlafproblemen kommt und in der Regel auch keine Durchschlafstörungen auftreten.

Morgendliche Schlaftrunkenheit und vermehrte Müdigkeit beim Aufstehen können auch durch andere Schlafstörungen wie ein obstruktives Schlafapnoesyndrom, eine andere organisch bedingte Schlafstörung oder eine psychische Störung bedingt sein.

8.2.6 Therapie

Bei der Behandlung kommt eine Kombination von medikamentösen und chronobiologischen sowie schlafhygienischen und verhaltenstherapeutischen Maßnahmen zum Einsatz.

Als besonders effektiv hat sich die **Lichttherapie** durch eine Exposition mit sehr hellem Licht (2 500–10 000 Lux) zwischen 7 Uhr und 9 Uhr morgens erwiesen. Ein sogenannter „Lichtwecker" kann ebenfalls hilfreich sein.

Wesentlich ist die Umsetzung **schlafhygienischer** und **verhaltenstherapeutischer Maßnahmen** wie die Einhaltung einer regelmäßigen Schlaf-Wach-Struktur, die der Betroffene am besten mithilfe eines Schlaftagebuchs dokumentieren soll. In der Praxis sollten die oben genannten Maßnahmen konsequent miteinander kombiniert werden.

PATIENTENINFO

- Schlafhygienische Maßnahmen (Abendritual, Stimuluskontrolle etc., ➤ Kap. 1.7)
- Vermeiden von hellem Licht in den Abendstunden (im Sommer durch Tragen einer Sonnenbrille)
- Möglichst wenig biologisch wirksames Licht mit hohem Blaulichtanteil am Abend durch künstliche Beleuchtung („Night-Shift-Modus" im Umgang mit LED-Bildschirmen, Verwendung einer Blueblocker-Brille)
- Feste Zeitgeber am Morgen (z. B. Lichtexposition durch Lichtwecker oder durch Spaziergang im Freien, körperliche Aktivität am Morgen, feste Mahlzeiten)
- Vermeiden von Tagschlaf außerhalb der Hauptschlafphase, um den Einschlafdruck am Abend zu erhöhen
- Regelmäßige Schlafzeiten auch am Wochenende

Eine weitere, medikamentöse Option stellt der Behandlungsversuch mit **Melatonin** (0,3–3 mg 5 Stunden vor der gewünschten Bettgehzeit) dar. Bei Komorbidität mit einer psychiatrischen Störung sollte wegen des Missbrauchspotenzials auf den Einsatz von Stimulanzien zur Behandlung der Tagesschläfrigkeit verzichtet werden. Das Gleiche gilt für den Gebrauch von Hypnotika zur Behandlung insomnischer Probleme.

8.3 Vorverlagerte Schlafphasenstörung

Die verzögerte Schlafphasenstörung stellt eine Extremvariante des **Chronotyps „definitiver Morgentyp"** dar, unterscheidet sich aber darin, dass die frühen Zubettgeh- und Aufstehzeiten nicht habituell bedingt sind, sondern eine starke genetische Disposition aufweisen.

DEFINITION

Die **vorverlagerte Schlafphasenstörung** ist gekennzeichnet durch eine Verlagerung der Hauptschlafphase nach vorne in die Abendstunden. Die Schlaf-Wach-Zeiten liegen dabei einige Stunden früher als die gewünschten oder im Umfeld konventionellen Zeiten.

8.3.1 Symptomatik

Als Leitsymptom steht ein gestörter Schlaf-Wach-Rhythmus im Vordergrund (➤ Kap. 4.5). Bei den vorverlagerten Schlafphasenstörungen tritt die Hauptschlafphase erheblich früher als erwünscht auf und weicht mindestens um 2–4 Stunden von dem herkömmlichen bzw. sozial akzeptierten Rhythmus ab. Betroffene Personen bevorzugen es, sehr früh ins Bett zu gehen (oft vor 20:00 Uhr) und bereits zur frühen Stunde aufzustehen (zwischen 2:00 Uhr und 5:00 Uhr morgens). Am Nachmittag und in den frühen Abendstunden klagen sie über eine persistierende und kaum zu widerstehende Schläfrigkeit mit hohem Einschlafdruck.

Werden die Betroffene angehalten, spätere Bettzeiten einzuhalten, haben sie am späteren Abend Schwierigkeiten wach und alert zu bleiben. Dies kann zu einer erheblichen Beeinträchtigung des **abendlichen Freizeitverhaltens** und der sozialen Kontakte im Freundes- und Familienkreis führen. Für die Betroffenen ist es kaum möglich, Nachtschichten auszuüben. Eine Frühschicht stellt hingegen kein Problem dar, da sie sich vor allem am frühen Morgen sehr leistungsfähig und alert fühlen.

Bei späteren Bettzeiten kommt es am Morgen zu **ungewolltem Früherwachen,** das eine partielle Schlafdeprivation bedingt, die wiederum eine erhöhte Tagesschläfrigkeit zur Folge hat. Ähnlich wie bei der verzögerten Schlafphasenstörung besteht die Gefahr eines kumulativen Schlafdefizits und einer dauerhaft erhöhten Tagesschläfrigkeit, wenn aufgrund sozialer oder beruflicher Verpflichtungen über einen längeren Zeitraum spätere Bettzeiten eingehalten werden und es dadurch zu einem chronischen Schlafmangel kommt.

Wenn die Personen ihrem individuellen Schlafrhythmus nachgehen können, sind Schlafdauer, Schlafqualität und Tagesbefindlichkeit üblicherweise ungestört.

Im Gegensatz zu Personen mit einer verzögerten Schlafphase haben Personen mit einer vorverlagerten Schlafphase meist weniger Schwierigkeiten, ihrem individuellen Schlaf-Wach-Rhythmus zu folgen, da dieser mit schulischen und beruflichen Anforderungen oft deutlich leichter zu vereinbaren ist. Ein erheblicher Leidesdruck entsteht jedoch meist dann, wenn eine Vereinbarkeit nicht gegeben ist oder die betroffenen Personen nicht wie gewünscht am sozialen Leben während der Abendstunden teilnehmen können.

8.3.2 Prävalenz

Die vorverlagerte Schlafphasenstörung tritt deutlich seltener auf als die verzögerte. Geschlechtsspezifische Unterschiede scheint es nicht zu geben. Genaue Angaben liegen jedoch nicht vor. Die Prävalenz in der Bevölkerung wird für Erwachsene mittleren Alters auf ca. 1 % geschätzt. Dabei wird angenommen, dass die Häufigkeit mit dem Alter ansteigt. So sind vor allem bei älteren Personen frühere Bettzeiten, Früherwachen und eine Vorverlagerung des zirkadianen Schlaf-Wach-Rhythmus zu beobachten.

8.3.3 Pathophysiologie

Die genaue Pathophysiologie der Störung ist bislang nicht geklärt. Einige Einzelfallstudien zeigten eine Verkürzung der endogenen zirkadianen Periode unter 24 Stunden. Eine familiäre Häufung ist in der Literatur beschrieben worden, wobei jedoch sowohl zwischen den als auch innerhalb der Familien eine große **genetische Heterogenität** anzutreffen ist.

8.3.4 Diagnostik

In der klinischen Anamnese muss sich der Hinweis auf eine Vorverlagerung der Hauptschlafphase in die Abendstunden ergeben, wobei es zu erheblichen Schwierigkeiten kommt, wenn die betroffenen Personen länger aufbleiben wollen. Für die Diagnosestellung müssen die Symptome mindestens **drei Monate** vorliegen.

Die Diagnostik erfolgt analog zur Diagnostik bei der verzögerten Schlafphasenstörung, nur dass hier die Kriterien einer zeitlichen Phasenverschiebung des Schlaf-Wach-Rhythmus und des zirkadianen Systems nach vorne, d. h. in Richtung Abend, vorliegen muss (➤ Abb. 8.1).

Wird eine **Polysomnografie** unter konventionellen Bettzeiten durchgeführt, haben die Patienten oft Schwierigkeiten, nicht bereits bei der Verkabelung oder dem vorgeschalteten Biotest einzuschlafen. Am Morgen kommt es zu Früherwachen, ohne dass die Patienten erneut einschlafen können.

8.3.5 Differenzialdiagnosen

Ein wichtiges Unterscheidungskriterium zur **Insomnie** mit überwiegenden Durchschlafstörungen ist, dass die Schlafdauer und die Schlafqualität ein stabiles und zeitlich phasenverschobenes Schlaf-Wach-Muster aufweisen, wenn die betroffenen Personen ihrem eigenen Rhythmus folgen können.

Gerade bei älteren Personen müssen potenzielle Einflussfaktoren wie beabsichtigtes Frühaufstehen, Lichtexposition am frühen Morgen oder ein unregelmäßiger Schlaf-Wach-Rhythmus berücksichtigt werden.

Das **frühmorgendliche Erwachen** darf nicht irrtümlich als ein Symptom einer depressiven Störung angesehen werden. Im Gegensatz zu depressiven Patienten zeigen Personen mit einer vorverlagerten Phasenstörung kein Morgentief mit Grübeln, sondern fühlen sich bei ausreichender Schlafmenge fit, erholt und leistungsfähig.

8.3.6 Therapie

Als Therapieempfehlung der ersten Wahl gilt die **Exposition von Licht:** sehr helles Licht über ein bis zwei Stunden zwischen 19 und 21 Uhr abends kann zu einer Verschiebung des Schlaf-Wach-Rhythmus in Richtung Nacht führen.

Chronotherapeutische Maßnahmen wie die **sukzessive Vorverlagerung** der Bettzeiten (z. B. 3 Stunden jeden zweiten Tag) zeigen unter kontrollierten Laborbedingungen nur einen sehr kurzfristigen Erfolg und sind in der Praxis kaum realisierbar.

Der strategische Einsatz von sogenannten „**Power-Naps**" kann z. B. am Nachmittag hilfreich sein, die Wachheit am Abend zu verlängern. Am Tag können sie helfen, die Tagesschläfrigkeit nach Schlafdefizit zu mildern.

Mit dem Einsatz von **Stimulanzien** kann auf Symptomebene ein ähnlicher Effekt erreicht werden. Dies birgt jedoch die Gefahr, einem chronischen Schlafdefizit Vorschub zu leisten, wenn längerfristig keine ausreichende Schlafmenge gegeben ist und Schlafmangel nicht ausgeglichen wird.

Wie bei der vorgelagerten Schlafphase sollte bei Komorbidität mit einer psychiatrischen Störung auf den Einsatz von Stimulanzien zur Kompensation der Tagesschläfrigkeit verzichtet werden, da ein Missbrauchspotenzial besteht. Der Einsatz von **Hypnotika** zur Verlängerung der Schlafzeiten muss ebenfalls kritisch bewertet werden.

8.4 Nicht-24-Stunden-Schlaf-Wach-Rhythmusstörung

DEFINITION

Bei der **Nicht-24-Stunden-Schlaf-Wach-Rhythmusstörung** („Non-24") handelt es sich um den Typ eines freilaufenden Rhythmus, d. h., der zirkadiane Rhythmus ist nicht mit dem 24-Stunden-Rhythmus der Außenwelt synchronisiert.

Betroffene weisen einen Rhythmus auf, der einer individuellen Periodenlänge entspricht, jedoch eine fehlende Synchronisierung oder Koppelung des 24-stündigen Licht-Dunkel-Zyklus mit dem endogenen zirkadianen Rhythmus aufweist. Die Störung ist am häufigsten bei blinden Personen anzutreffen, da für diese das Tageslicht die synchronisierende Wirkung als Zeitgeber eingebüßt hat.

8.4.1 Symptomatik

Bei der Nicht-24-Stunden-Schlaf-Wach-Rhythmusstörung sind Perioden von ausgeprägter Tagesschläfrigkeit, Insomnie oder beiden charakteristisch, die mit kurzen asymptomatischen Phasen wechseln (➤ Abb. 8.2). Da die zirkadiane Periode nicht mit der 24-stündigen Umwelt synchron verläuft, werden die insomnischen bzw. hypersomnischen Symptome davon abhängen, wann eine Person, bezogen auf den zirkadianen Rhythmus der Schlafbereitschaft, versucht zu schlafen. Im Rahmen der asymptomatischen Periode, in der die Schlafphase des Individuums übereinstimmend mit der externen Umwelt verläuft, nimmt die Schlaflatenz langsam zu und die Person wird über eine Einschlafstörung klagen. In dem Maß, in dem die Schlafphase weiter abweicht und die Schlafzeit schließlich in die Tagesstunden fällt, stellen sich hypersomnische Symptome ein. Die Nichtvorhersagbarkeit von Schlaf- und Wachzeiten führt zu einer Unfähigkeit, einer geregelten Arbeit nachzugehen, und sie kann die Gefahr sozialer Isolation verstärken.

8.4.2 Prävalenz

Zur Prävalenz oder Geschlechterverteilung der Störung liegen keine exakten Daten vor. Bei Personen mit völliger **Blindheit** (keinerlei Lichtwahrnehmung möglich) oder nahezu kompletter Erblindung (Sehrest ≤ 2 %) lässt sich gehäuft ein Nicht-24-Stunden-Schlaf-Wach-Typ feststellen: Etwa 50–80 % der Blinden leiden an dieser Störung, da der wesentliche Zeitgeber „Tageslicht" für die Synchronisation des zirkadianen Rhythmus nicht wirken kann.

Bei sehenden Personen ist die Störung selten. Eine verminderte Exposition oder Empfindlichkeit auf Licht sowie fehlende soziale und körperliche Aktivität können jedoch einen freilaufenden zirkadianen Rhythmus begünstigen.

Bei Jugendlichen und Erwachsenen können unregelmäßige Schlaf-Wach-Episoden sowie Lichtexposition oder ein Mangel an Licht zu kritischen Tageszeiten die Effekte von Schlafmangel verstärken und die zirkadiane Phasenkoppelung stören. Dementsprechend können Symptome wie Schlaflosigkeit und Tagesschläfrigkeit verstärkt auftreten und Einschränkungen in Schule, Beruf und zwischenmenschlichem Kontakt zunehmen.

Depressive und bipolare Störungen können bei sozialer Isolation diesen Typ begünstigen.

8.4.3 Diagnostik

Diagnostik und Differenzialdiagnostik folgen den gleichen Prinzipien wie bei den verschobenen Schlafphasenstörungen, nur dass hier die Kriterien eines Nicht-24-Stunden-Rhythmus vorliegen müssen (➤ Abb. 8.1). In der **Aktigrafie** und den **Schlaf-Wach-Protokollen** zeigt sich folgendes Muster: Die Schlaf-Wachphasen verschieben sich täglich um einen konstanten Betrag und es kommt zu einer progressiven Verzögerung der zirkadianen Rhythmik und des Schlaf-Wach-Rhythmus.

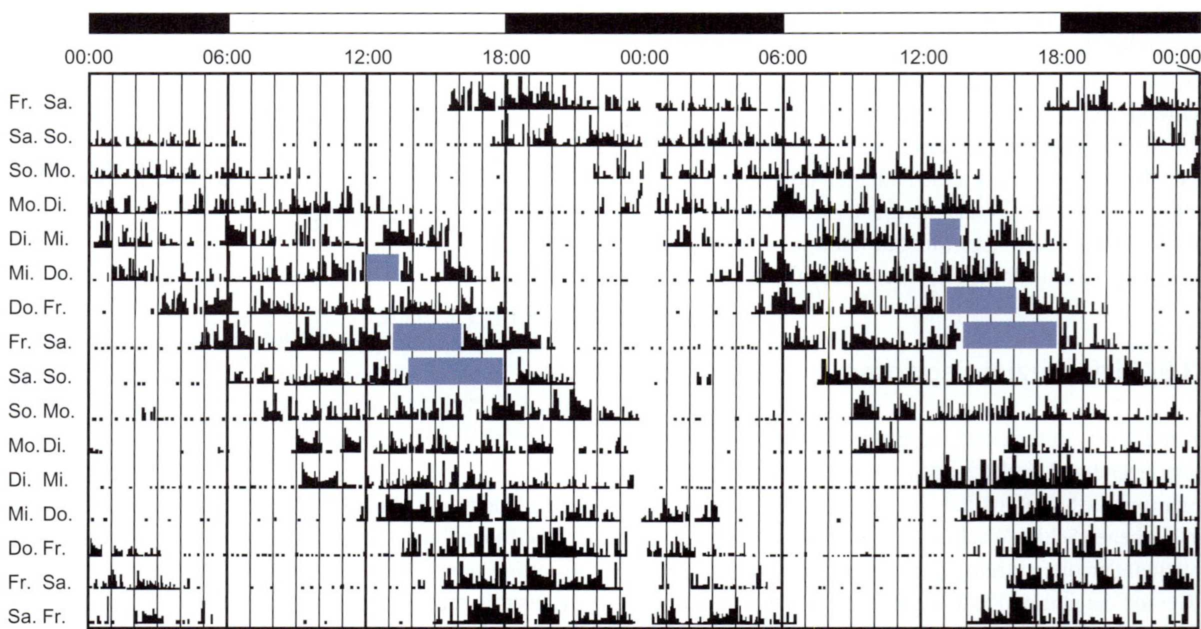

Abb. 8.2 Doppelplot einer Aktigrafie-Aufzeichnung bei einem Patienten mit Nicht-24-Stunden-Schlaf-Wach-Rhythmusstörung. Farbige Balken markieren Phasen, in denen der Aktimeter nicht getragen wurde (z. B. Sport, Duschen, Schwimmen).

8.4.4 Therapie

Die Therapie zielt allgemein auf eine **Synchronisation** und **Phasenkopplung (Entrainment)** der inneren Uhr mit dem äußeren 24-Stunden-Rhythmus ab. Wichtige Therapieansätze sind daher das Befolgen schlafhygienischer Regeln, ein strukturierter Tagesablauf mit festen Aufsteh- und Schlafenszeiten, regelmäßige körperliche Aktivitäten sowie – bei sehenden Personen – die Lichttherapie am Morgen. Medikamentös kommen schlafanstoßende Substanzen sowie Vitamin B_{12} in Betracht.

Seit Kurzem ist der Melatoninagonist **Tasimelteon** zur Behandlung des Nicht-24-Schlaf-Wach-Syndroms bei völlig blinden Personen zugelassen und ermöglicht eine spezifische Therapie. Das Präparat soll abends eine Stunde vor der Schlafenszeit immer zur selben Zeit eingenommen werden.

8.5 Irreguläre Schlaf-Wach-Rhythmusstörung

DEFINITION

Bei der **irregulären Schlaf-Wach-Rhythmusstörung** ist ein zirkadianer Schlaf-Wach-Rhythmus kaum erkennbar.

Schlaf- und Wachepisoden sind über den 24-Stunden-Tag hinweg so stark fragmentiert, dass es zu keiner kontinuierlichen Hauptschlafphase mehr kommt.

8.5.1 Symptomatik

Aufgrund der starken Schlaffragmentierung dauert die längste Schlafphase normalerweise weniger als 4 Stunden und tritt vorwiegend zwischen 2 und 6 Uhr morgens auf. Betroffene Personen klagen über Ein- und Durchschlafstörungen während der nächtlichen Schlafperiode sowie über eine erhöhte Schläfrigkeit während der Wachzeiten am Tag. Der Verlauf des Störungsbildes ist kaum bekannt.

8.5.2 Prävalenz

Zahlen zur Häufigkeit und dem familiären Auftreten liegen nicht vor. Die irreguläre Schlaf-Wach-Rhythmusstörung ist häufig mit neurodegenerativen Störungen wie die Parkinson-, Alzheimer- oder Huntington-Erkrankung assoziiert. Eine Komorbidität mit psychischen Störungen (z. B. schizophrenen Psychosen oder Entwicklungsstörungen im Kindesalter) ist ebenfalls beschrieben. Die Störung kann in jedem Alter auftreten.

8.5.3 Diagnostik

Die Diagnostik erfolgt analog zur Diagnostik bei verschobenen Schlafphasenstörungen, nur dass hier die Kriterien eines unregelmäßigen Schlaf-Wach-Rhythmus mit starker Fragmentierung der Schlaf-Wachepisoden vorliegen müssen (➤ Abb. 8.1).

Wird eine **Polysomnografie** durchgeführt, sollten Aufzeichnung und Monitoring mindestens über 32 Stunden erfolgen.

8.5.4 Therapie

Die Therapie folgt den gleichen Prinzipien wie bei der Nicht-24-Stunden-Schlaf-Wach-Rhythmusstörung und zielt auf eine Synchronisation des zirkadianen Systems mit dem exogenen Tag-Nacht- bzw. Hell-Dunkel-Rhythmus ab. Auch hier empfiehlt sich die Kombination aus Lichttherapie (vor allem am Morgen und Mittag), schlafhygienischen Maßnahmen und verhaltenstherapeutischen Ansätzen einer guten Tagesstruktur mit klarer Trennung von Aktivität und Ruhe.

Der Einsatz von **Hypnotika** (z. B. Vitamin B_{12}) zur Verlängerung und Stabilisierung der Hauptschlafphase stellt eine medikamentöse Option dar.

8.6 Jetlag-Störung

Werden bei Flugreisen Zeitzonen überflogen, läuft der innere Schlaf-Wach-Rhythmus nicht mehr synchron zur Außenwelt der neuen Ortszeit. Jetlag-Störungen sind dadurch gekennzeichnet, dass der vom zirkadianen System generierte Schlaf-Wach-Zyklus und der von der neuen Zeitzone vorgegebene Schlaf-Wach-Zyklus vorübergehend nicht mehr übereinstimmen. Die zirkadiane Phasenlage ist – abhängig von der Flugrichtung – zeitlich verschoben.

DEFINITION

Die **Jetlag-Störung** (aus dem Englischen von Jet = Düsenflugzeug und Lag = Zeitdifferenz) ist eine Störung des inneren Schlaf-Wach-Rhythmus mit Tagesschläfrigkeit, insomnischen Beschwerden und Beeinträchtigungen der Tagesbefindlichkeit, die im Anschluss an einen Langstreckenflug über mindestens zwei Zeitzonen hinweg auftritt.
Der Jetlag ist dabei durch eine vorübergehende Desynchronisation der inneren Uhr mit der neuen Ortszeit bedingt.

Da der tägliche Licht-Dunkel-Wechsel und der soziale Alltag dann zu ungewohnten Zeiten auftreten, kommt es zu einer zirkadianen Dysrhythmie der Schlaf-Wach-Steuerung, der Körperkerntemperatur und der Hormonproduktion.

8.6.1 Symptomatik

Typische Symptome des Jetlags sind Tagesschläfrigkeit, Beeinträchtigungen der Tagesbefindlichkeit und der Leistungsfähigkeit, reduzierte Schlafzeiten, insomnische Störungen sowie somatische Beschwerden wie gastrointestinale Dysfunktionen oder allgemeines Unwohlsein.

Der Schweregrad und die Dauer der Symptome sind von verschiedenen Faktoren abhängig:

- Zeitzonendifferenz (Anzahl der überflogenen Zeitzonen)
- Schnelligkeit, mit der Zeitzonen überquert werden (Jetlag ist bei Bahnreisen selten)
- Flugrichtung (nach Osten oder Westen)
- Individuelle Unterschiede (z. B. Chronotyp; Fähigkeit, tagsüber oder während des Flugs schlafen zu können; Toleranz gegenüber Schlafdeprivation oder längeren Wachzeiten)
- Stärke und Dominanz des zirkadianen Systems
- Exposition gegenüber starken Zeitgebern (v. a. Licht und soziale Kontakte) am neuen Zielort

Bei Zeitverschiebungen um mehr als 5 Stunden erleben die meisten Personen negative Symptome. Besonders ausgeprägt ist die Symptomatik in den 1–2 Tagen nach dem Zeitzonenwechsel. Die Symptomatik ist vorübergehend. Üblicherweise bedarf es mehrere Tage, bis sich das zirkadiane System an die Zeitzone des Zielorts angeglichen hat; eine vollständige **Wiederanpassung (Entrainment)** aller chronobiologischen Rhythmen kann sogar 10–14 Tage dauern. Als „Daumenregel" dient oft: ein Tag Anpassungszeit pro Stunde Zeitunterschied.

Nach Langstreckenflügen in Richtung Osten empfinden viele Personen die Symptome gewöhnlich als belastender als Flüge in die umgekehrte Richtung; ebenso scheint es schwieriger zu sein, sich an die neue Zeitzone anzugleichen (➤ Abb. 8.3).

Flüge nach Osten verlangen eine Vorverlagerung des zirkadianen Systems und der Bettzeiten. Offensichtlich fällt es den meisten Personen erheblich schwerer, wenn sie deutlich früher als gewohnt einschlafen sollen, als z. B. nachts länger als sonst aufzubleiben, wie dies bei Flugreisen nach Westen der Fall ist. Generell scheint eine Verlängerung des Tages dem zirkadianen System eher entgegenzukommen.

8.6.2 Prävalenz

Epidemiologische Angaben zur Häufigkeit der Störung liegen nicht vor. Jetlag-Störungen können unabhängig von Alter, Geschlecht oder Herkunft auftreten. Vom Jetlag sind besonders häufig Personen betroffen, die berufsmäßig viele Interkontinentalflüge zurücklegen müssen, wie etwa Geschäftsleute oder Flugbesatzungen.

8.6.3 Diagnostik

Die Diagnostik stützt sich auf die Beschwerden der Betroffenen. Objektive diagnostische Verfahren sind nicht indiziert. Im Falle einer Aktigrafie zeigt sich ein gestörter, sehr unregelmäßiger Ablauf des normalen Schlaf-Wach-Rhythmus.

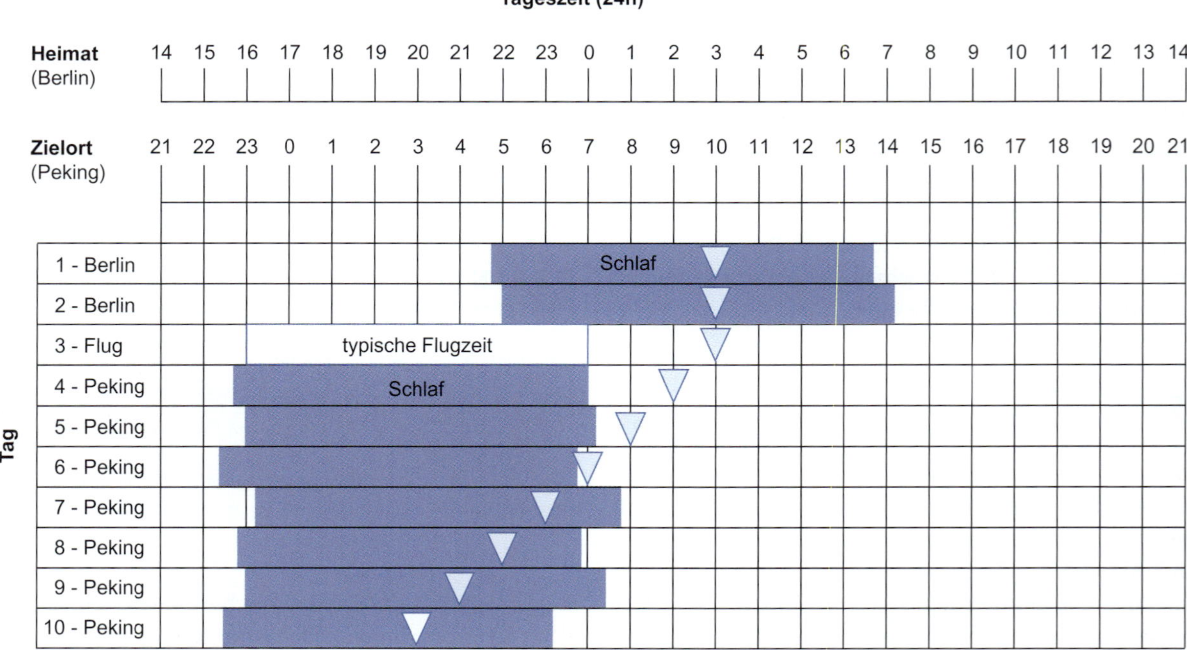

Abb. 8.3 Jetlag bei Langstreckenflügen nach Osten. Die hellblauen Dreiecke kennzeichnen den Nadir der Körperkerntemperatur. [L138/E767]

8.6.4 Therapie

Verhaltensempfehlungen zur Behandlung von Jetlag-Störung zielen allgemein darauf ab, die Anpassung des zirkadianen Systems an die neuen Umgebungsbedingungen zu beschleunigen oder die Symptome der Schlaflosigkeit oder Tagesschläfrigkeit zu lindern. Dabei sollen die Phasenlage angepasst und die innere Uhr durch den Einsatz von starken Zeitgebern mit dem neuen 24-Stunden-Tag des Zielortes synchronisiert werden.

Dabei kommt der **Lichtexposition** eine besondere Bedeutung für die Wiederanpassung (Entrainment) vor. Ist der Organismus allerdings vor dem Nadir der Körperkerntemperatur (die „biologische Mitternacht" um ca. 3–4 Uhr) hellem Licht ausgesetzt, wird die zirkadian gesteuerte Melatoninsekretion unterdrückt und das Einschlafen erschwert.

Ist man nur für kurze Zeit am Zielort, ist zu erwägen, ob eine Anpassung überhaupt sinnvoll ist. Oft ist es günstiger, den bisherigen Schlaf-Wach-Rhythmus der Heimat beizubehalten und darauf zu achten, dass wichtige Termine und Verpflichtungen nicht in die individuelle, chronobiologisch vorgegebene Hauptschlafphase fallen.

PATIENTENINFO

Praktische Tipps

- Bettzeiten bereits einige Tage vor dem Flug der neuen Ortszeit stufenweise anpassen oder zumindest annähern.
- Vor allem bei Flügen nach Westen die Wachzeiten bewusst verlängern, um einen höheren Schlafdruck für die erste Nacht nach neuer Ortszeit aufzubauen.
- Möglichst rasch am Tagesrhythmus und sozialen Leben des Zielortes teilnehmen!
- Geregelter Tagesablauf und Einhalten von festen Bettzeiten!
- Für genügend Schlaf in der ersten Nacht nach der Flugreise sorgen!
- Auf ausreichend Lichtexposition am Zielort achten und viel Zeit im Freien verbringen.
- Bei Flügen nach Osten vor allem die Lichtexposition am Nachmittag maximieren und am Morgen minimieren.
- Von der Einnahme von Alkohol oder Stimulanzien ist abzuraten.

Jetlag-bedingte Beschwerden lassen sich vorbeugen, indem man bereits einige Tage vor Abflug die Bettzeiten dem zu erwartenden Hell-Dunkel-Wechsel stufenweise anpasst oder zumindest annähert. Besonders bei Langstreckenflügen nach Osten, die mehr als 5 Stunden Zeitunterschied bedingen, empfiehlt sich, falls möglich, eine **schrittweise Vorverlagerung der Schlafphase** bzw. der Bettzeiten in Richtung frühe Abendstunden. Diese Verschiebung kann durch Lichtexposition in den frühen Morgenstunden effektiv unterstützt werden.

Als medikamentöse Option kommt die Einnahme von **Melatonin** (0,5–5 mg, ca. 60 min vor dem Zubettgehen) über einen Zeitraum von vier Tagen nach Ankunft infrage. Sollten die Schlafstörungen massiv sein, ist der Einsatz eines kurz wirksamen Benzodiazepinrezeptoragonisten für einige Tage zu erwägen.

8.7 Schichtarbeit-Störung

Die Schichtarbeit-Störung ist hauptsächlich durch eine Kombination von insomnischen und hypersomnischen Beschwerden gekennzeichnet, die in einem unmittelbar ursächlichen Zusammenhang mit den Arbeits- und Schichtzeiten stehen. Diese liegen in der Regel außerhalb der üblichen Zeitfenster für die Regelarbeitszeit und können ganz unterschiedlichen Schichtplänen folgen (z. B. Früh-, Spät- oder Nachtschichten, Wechselschicht mit 3-Schicht-Rotationen, dauerhafte Schichten, Bereitschaftsdienste etc.).

DEFINITION

Die **Schichtarbeit-Störung** ist gekennzeichnet durch insomnische Beschwerden und/oder Tagesschläfrigkeit sowie Schlafmangel, die alle in einem zeitlichen Zusammenhang mit regelmäßigen Arbeitszeiten stehen, welche mit der üblichen Schlafzeit überlappen.

Bei wechselnden Frühschichten oder bei dauerhaften oder wechselnden **Nachtschichten** ist die Schlafdauer meist verkürzt und begünstigt den Aufbau eines kumulativen Schlafdefizits. Hingegen ist bei dauerhafter Spätschicht die Schlafdauer im Vergleich zur Regelarbeitszeit meist unverändert oder sogar verlängert. Allerdings führt diese Form von Schichtarbeit häufig zu Beeinträchtigungen des sozialen Lebens und Einschränkungen der Lebensqualität. Generell sind die Auswirkungen von Schichtarbeit auf das Privat- und Sozialleben nicht zu unterschätzen.

Für den Organismus hat sich als besonders belastend herausgestellt, wenn bei einem 3-Schicht-Wechselsystem **gegen den Uhrzeigersinn** rotiert wird, also eine Rotation von Nachtschicht auf Spätschicht zu Frühschicht erfolgt.

Die Schichtarbeit-Störung ist im Normalfall **reversibel:** Kehrt eine betroffene Person zu den konventionellen Regelarbeitszeiten zurück, verschwinden nach einer gewissen Zeit auch die Symptome. Allerdings zeigen klinische Beobachtungen, dass in Einzelfällen vor allem die insomnischen Schlafstörungen länger persistieren können oder sich gar zu einer chronischen Insomnie entwickeln.

8.7.1 Symptomatik

Die Symptomatik ist charakterisiert durch ein **insomnisch-hypersomnisches Mischbild** sowie eine reduzierte Gesamtschlafdauer aufgrund der Arbeitszeiten, die mit der gewöhnlichen Schlafzeit überlappen.

Typische Symptome sind Ein- und/oder Durchschlafstörungen und Fatigue/Tagesschläfrigkeit. Zu den kurzfristigen oder unmittelbar physiologischen Folgen der Schichtarbeit gehören Leistungsdefizite während der Wachzeiten, körperliche Beschwerden (z. B. Unwohlsein, Frösteln oder Heißhungerattacken währen einer Nachtschicht) oder eine allgemein beeinträchtigte Tagesbefindlichkeit. Das **Risiko für schläfrigkeitsbedingte Fehler** oder Unfälle in der Arbeit oder im Straßenverkehr ist während bzw. nach der Nachtschicht am höchsten, vor allem in den frühen Morgenstunden. Ebenso bergen frühmorgendliche Autofahrten zur Frühschicht ein erhöhtes Unfallrisiko.

Bei vorbekannter Epilepsie, psychiatrischen Erkrankungen (besonders bei einer bipolaren Störung) oder im Fall einer Schwangerschaft besteht eine Kontraindikation bezüglich Nachtschichtarbeit.

Dauerhafte Schichtarbeit hat langfristige Konsequenzen für die Gesundheit und führt gehäuft zu Übergewicht, gastrointestinalen Störungen, Diabetes oder kardiovaskulären Erkrankungen wie arterielle Hypertonie. Ein Zusammenhang zwischen Nachtschichtarbeit und Krebserkrankungen ist bislang nicht eindeutig gesichert. Darüber hinaus besteht ein erhöhtes Risiko für depressive Störungen, erhöhten Alkoholkonsum und den Missbrauch von sedierenden oder aufputschenden Substanzen.

Der Schichtarbeit-Störung kann bei Menschen jeden Alters auftreten. Allerdings sind Personen über 50 Jahre häufiger betroffen. Außerdem nehmen die Störungen zu, je länger die Schichtarbeit mit ungünstigen Arbeitszeiten andauert.

Schwierigkeiten mit Nachtschichten haben besonders Personen mit folgenden Dispositionen:

- Morgentyp
- Hohes Schlafbedürfnis
- Komorbide Schlafstörungen
- Probleme, tagsüber zu schlafen
- Hohe soziale Anforderungen im Alltag (z. B. familiäre Verpflichtungen, gesellschaftliches Engagement, großer Freundeskreis)

CAVE

Auch bei dauerhaften Nachtschichten stellt sich der zirkadiane Rhythmus des Organismus nicht vollständig um, da die stärksten Zeitgeber wie Licht und soziale Kontakte weiterhin in der normalen Phasenlage bleiben. Eine Verschiebung der inneren Uhr – wie dies nach Zeitzonenwechsel geschieht – ist nur dann möglich, wenn eine komplette Kontrolle der Umweltbedingungen möglich ist (z. B. auf Erdölbohrinseln, in Polarstationen oder in U-Booten).

8.7.2 Prävalenz

Die Häufigkeit der Schichtarbeit-Störung ist nicht genau bekannt. In den Industrieländern ist sie vom Anteil der Schichtarbeit in der Bevölkerung abhängig. In Deutschland beträgt der Anteil der Schichtarbeiter in Bezug auf die Gesamtzahl der Erwerbstätigen 15–20 %. Internationale Studien schätzen die Häufigkeit der Schichtarbeit-Störungen auf 10–38 %. Somit dürfte die Prävalenz bei etwa 2–5 % der Gesamtbevölkerung liegen. Mit dem Alter nimmt die Häufigkeit der Störung zu.

8.7.3 Pathophysiologie

Eine Schichtarbeit-Störung ist keine Erkrankung im engeren Sinn. Die Diskrepanz zwischen dem individuellen Schlaf-Wach-Rhythmus und dem äußeren Hell-Dunkel-Wechsel wird ausschließlich durch extrinsische Faktoren ausgelöst. Dies führt zu einer Entkoppelung zwischen innerer und äußerer Uhr: Vom Organismus wird Wachheit und Leistungsfähigkeit in eine Zeitphase in der Nacht verlangt, die üblicherweise für das Schlafen und regenerative Prozesse vorbehalten ist. Umgekehrt ist die Schlafqualität beeinträchtigt, wenn die Schlafzeiten außerhalb des zirkadian vorgegebenen **physiologischen Schlaffensters** liegen. Dadurch kommt es zu einem oftmals kumulativen Defizit an erholsamem Schlaf sowie zu insomnischen als auch hypersomnischen Beschwerden.

Vor allem bei Nachtschichtarbeitern kann das **Schlafdefizit** durch soziale Faktoren weiter verstärkt werden, da die Regenerationsphase in die Aktivitätsphase der Umwelt fällt. Die Schichtarbeit-Störung ist somit durch eine Kombination von zirkadianer Entkoppelung, gestörtem Schlaf und vermehrtem Schlafmangel bedingt.

Es besteht eine enorme **interindividuelle Varianz** hinsichtlich der Toleranz, sich an vorgegebene Schichtmodelle anpassen zu können. Dabei spielen sowohl der Chronotyp, die Stärke des zirkadianen und homöostatischen Systems zur Schlaf-Wach-Regulation als auch die Fähigkeit zur Desynchronisation des zirkadianen Rhythmus eine maßgebliche Rolle.

Die Adaptationskapazität des zirkadianen Systems an die geforderten Arbeitsbedingungen scheint jedoch im Alter nachzulassen, vor allem die Fähigkeit zur Wiederanpassung an einen normalen Rhythmus.

8.7.4 Diagnostik

In der klinischen Anamnese muss sich der Hinweis auf einen gestörten oder verkürzten Schlaf sowie auf insomnische und/oder hypersomnische Beschwerden ergeben, die mit Arbeitszeiten assoziiert sind, welche mit den üblichen Schlafzeiten kollidieren. Für die Diagnosestellung müssen nach ICSD-3-Kriterien die Symptome mindestens seit **drei Monaten** in Zusammenhang mit der Schichtarbeit vorliegen.

Zur Diagnosesicherung sollten **Schlaf-Wach-Tagebücher** und **Aktigrafie** (ideal ist die zeitgleiche Erfassung der Beleuchtungsstärken) zum Einsatz kommen, die sowohl Werktage wie auch arbeitsfrei Tage umfassen und mindestens einen Zeitraum von 14 Tagen abdecken. Durch das Monitoring sollen der gestörte Schlaf und die unregelmäßigen Schlaf-Wachzeiten objektiviert werden.

Der Schweregrad der Schichtarbeit-Störung ist maßgeblich davon abhängig, wie ausgeprägt die Auswirkungen der Schichtarbeit auf Gesundheit und Wohlbefinden, Schlafqualität und Leitungsfähigkeit sind und wie hoch daher der Leidensdruck der Betroffenen ist.

Differenzialdiagnostisch sollte immer sichergestellt sein, dass keine weiteren organisch bedingten Schlafstörungen (z. B. Schlafapnoe, RLS, Narkolepsie etc.) vorliegen.

8.7.5 Therapie

Bei ausgeprägten und persistierenden Beschwerden ist der erste konsequente Schritt, nicht den Menschen zu therapieren, sondern die Rahmenbedingungen zu ändern: Die betroffene Person sollte von dem belastenden Schichtsystem befreit werden und zu regelmäßigen Arbeitszeiten wechseln, die eine stabilen Tagesrhythmus erlauben.

Sollte dies aus verschiedenen Gründen – arbeitstechnischen, wirtschaftlichen, sozialen oder finanziellen – nicht realisierbar oder vom Arbeitnehmer nicht erwünscht sein, sind Maßnahmen zu empfehlen, die sowohl die Wachheit unterstützen als auch die Schlafqualität verbessern. Dies kann auf individueller Ebene ansetzen oder durch eine Anpassung des Schichtplanes und der Gestaltung des Arbeitsplatzes geschehen.

So ist es günstig, stabile **Wechselschichten im Uhrzeigersinn** mit der Schichtfolge Früh-, Spät-, Nacht- und Freischicht zu implementieren. Es ist ebenso darauf zu achten, dass Nachtschichten nur vereinzelt und nicht länger als dreimal hintereinander gemacht werden. Für die Gestaltung von Schichtplänen gibt es arbeitswissenschaftliche Kriterien und Leitlinien:

LEITLINIEN

Leitlinien und arbeitswissenschaftliche Kriterien zur Gestaltung von Schichtplänen

(Auszug, modifiziert nach [3])

- Es sollten nicht mehr als drei Nachtschichten hintereinander erfolgen.
- Wenn Rotation, dann sollten Schichten vorwärts rotieren.
- Dauernachtschichten sollten vermieden werden.
- Die Schichtpläne sollten vorhersehbar und überschaubar sein.
- Es sollten nicht mehr als fünf Schichten aufeinander folgen, um eine Massierung der Arbeitszeit zu vermeiden.
- Die Freizeiten sollten im Block genommen werden, nicht als einzelne Tage.
- Die Ruhezeiten zwischen zwei Schichten sollten ausreichend sein (mindestens 11 Stunden).

Von Vorteil ist es auch, wenn Beschäftigte die zu leistenden Schichten gemäß ihrem **Chronotyp** präferieren können, also wenn z. B. Abendtypen eher Spät- und Nachtschichten ausüben dürfen.

Auf individueller Ebene können Betroffenen praktische Tipps gegeben werden, um die Tagesschläfrigkeit zu senken oder Ein- und Durchschlafstörungen zu reduzieren (➤ Patienteninfo). Die Betroffenen sollte außerdem individuell beraten werden, um persönliche Umstände, Schichtplan oder Chronotyp bei der optimalen Gestaltung der Schlaf- und Wachzeiten zu berücksichtigen. Bei Nachtschicht scheint ein zusätzlicher Kurzschlaf neben der Hauptschlafepisode günstig zu sein.

PATIENTENINFO

Praxistipps für Schichtarbeiter

- **Allgemein:**
  - Schlafhygienische Maßnahmen (➤ Kap. 1.7): Einschlafrituale praktizieren, Vermeidung von Störfaktoren, kein Alkohol oder Koffein am Abend.
  - Keine gesteigerten körperlichen oder kognitiven Aktivitäten direkt vor dem Einschlafen!
  - Angepasste Schlafumgebung und „Bett als Rückzugsort" (z. B. ruhiges, abgedunkeltes Schlafzimmer, Vermeiden von Störfaktoren, Absprache mit Familie).
  - Zum Einschlafen ist ein entspannter Zustand zentral. Daher sich beim Einschlafen nicht unter Druck setzen, unbedingt „schlafen zu müssen".
  - Ausreichende Bewegung und eine gesunde, ausgewogene Ernährung beugen längerfristigen Folgeschäden durch Schichtarbeit vor.
- **Bei Nachtschichten:**
  - Helles Licht (mindestens 2 500 Lux) oder Licht mit hohem Blaulichtanteil zur Steigerung der Alertness während der Arbeit.
  - Vermeiden von Sonnenlicht in den frühen Morgenstunden und auf dem Weg nach Hause.
  - Falls möglich: Kurzschlaf (Power-Naps) während der Nachtschicht.
  - Keine schweren oder kohlehydratreichen Mahlzeiten während der Nacht.
  - Mögliches Schlafdefizit vor Beginn der Nachtschicht durch Schlafen abbauen.
- **Bei Frühschichten:**
  - Ausreichend früh am Abend zuvor ins Bett gehen.
  - Aktivierung am Morgen durch viel Licht (z. B. Lichtwecker).
  - Am Abend helles Licht oder Licht mit hohem Blaulichtanteil (z. B. von LED-Bildschirmen, Tablets, Smartphones etc.) meiden. Verwendung von Blaulichtfiltern durch spezielle Brillen oder Bildschirm-Apps wie „Night-Shift-Modus".

Bei der symptomatischen Therapie liegt der Schwerpunkt auf einer Kombination chronobiologischer sowie schlafhygienischer und verhaltenstherapeutischer Maßnahmen.

Bei einer **medikamentösen Therapie** der Schlafstörungen sollten Benzodiazepinrezeptoragonisten zur Schlafinduktion nur an wenigen Tagen hintereinander gegeben werden. Zum Einsatz von **Melatonin** zur chronobiologischen Stabilisierung und als Einschlafhilfe sind die Datenlage und die Empfehlungen uneinheitlich. Auf keinen Fall sollte Melatonin vor dem Tagschlaf eingenommen werden.

Vigilanz steigernde Substanzen (Koffein ausgenommen) sollten nicht täglich und auf Dauer eingenommen werden. Der Wirkstoff Modafinil, für den es vor Jahren eine Zulassung zur Behandlung der Schichtarbeit-Störung gab, hat inzwischen die Indikation für dieses Störungsbild verloren und stellt somit keine Behandlungsoption zur Steigerung der Leistung und der Wachheit mehr da.

Wie bei den anderen zirkadianen Schlaf-Wach-Rhythmusstörungen sollte bei Komorbidität mit einer psychiatrischen Störung wegen des Missbrauchspotenzials auf den Einsatz von Stimulanzien oder Hypnotika verzichtet werden.

8.8 Chronotherapie bei psychischen Störungen

Chronotherapeutische Therapiemaßnahmen, deren Wirkmechanismus maßgeblich darauf beruht, die „chronobiologische Uhr" zu verstellen oder neu einzustellen, zielen darauf ab, zirkadiane Störungen vor allem bei depressiven Patienten zu normalisieren. Der Einsatz von sogenannten **Chronotherapeutika** dient als Alternative oder Ergänzung der gegenwärtigen pharmakologischen Behandlung von affektiven Störungen und umfassen verschiedene Interventionen (➤ Tab. 8.3).

DEFINITION

Unter **Chronotherapeutika** versteht man Behandlungsmethoden, die auf dem Prinzip der zirkadianen Rhythmusorganisation und der Schlafphysiologie beruhen.

Der chronotherapeutische Ansatz stützt sich auf ein immer weiter zunehmendes Verständnis, wie depressive Symptome mit einer gestörten Synchronisation biologischer Rhythmen zusammenhängen. Unterstützt wird diese Annahme zudem durch die empirisch gesicherten Behandlungserfolge von chronotherapeutischen Interventionen wie Schlafdeprivation, Lichttherapie oder Vorverlagerung der Schlafphase, die allesamt auf eine Resynchronisation zirkadianer Rhythmen abzielen.

PATIENTENINFO

Behandlungsansätze für Depressionen sollten Störungen des zirkadianen Rhythmus berücksichtigen und auf eine Resynchronisation biologischer Rhythmen abzielen. Zu diesen nichtpharmakologischen Interventionen gehören:

- Wachtherapie (Restriktion der Schlafzeit)
- Verschiebung der Schlafphase (z. B. Schlafphasenvorverlagerung)
- Licht- und Dunkeltherapie
- Andere zirkadiane Stabilisierungsstrategien (z. B. soziale Rhythmustherapie)

Lichttherapie wurde zunächst zur erfolgreichen Behandlung von Patienten mit einer Winterdepression im Sinne einer **saisonal bedingten affektiven Störung (Saisonal Affective Disorder, SAD)** entwickelt. Sie hat sich ebenfalls als effektiv in der Behandlung einer subsyndromalen SAD herausgestellt, die nicht das komplette Kriterienspektrum für eine depressive Episode erfüllt, allerdings dreimal so häufig anzutreffen ist wie eine SAD.

CAVE

Direktes Anblicken der Lichtquelle nur bei Leuchtmitteln mit verträglicher Lichtstärke und integriertem UV-Schutzglas! Nicht direkt in das Sonnenlicht sehen! Ein Solarium ist nicht wirksam. Farbiges Licht (mit Ausnahme von kurzwelligem blauem Licht) und Dämmerlicht wirken deutlich schwächer oder gar nicht.

Die **Applikation einer Lichttherapie** wurde inzwischen auf andere Formen der Depression ausgeweitet und gilt als effek-

Tab. 8.3 Übersicht über chronotherapeutische Interventionen (modifiziert nach [4]) [H053-002]

Interventionen	Wirkungsbeginn	Wirkungsdauer
Schlafdeprivation (Wachtherapie)	Stunden	Bis zum Erholungsschlaf (~ 1 Tag)
Phasenvorverlagerung des Schlaf-Wach-Zyklus	~ 2 Tage	Wirkungsverlust nach ~ 2 Wochen
Schlafdeprivation gefolgt von einer Schlafphasenvorverlagerung	Stunden	Bis Therapieabbruch (~ 1 Woche)
Repetitive Schlafdeprivation	Stunden	Bis Therapieabbruch (~ 1 Woche)
Lichttherapie (saisonal affektive Störungen)	Tage	Wochen/Monate
Lichttherapie (nichtsaisonale Depression)	~ 3 Tage	Bis Therapieabbruch
Lichttherapie in Kombination mit Psychopharmaka (nichtsaisonale Depression)	~ 3 Tage	Monate (beschleunigt pharmakologische Wirkung)
Schlafdeprivation in Kombination mit Psychopharmaka	Stunden	Monate (beschleunigt pharmakologische Wirkung)
Schlafdeprivation in Kombination mit Chronotherapeutika (Schlafdeprivation, Lichttherapie, Phasenvorverlagerung)	Stunden	Monate (beschleunigt pharmakologische Wirkung)
Dunkel- oder Ruhetherapie (bipolare Manie und „Rapid Cycling")	Stunden	bis Therapieabbruch (Tage)

tive Behandlungsmethode bei wiederkehrender oder chronischer Depression, prämenstrualer, Antepartum- und Postpartum-Depression. Ein chronotherapeutischer Zugewinn konnte bei nichtsaisonalen unipolaren Depressionen gezeigt werden, bei denen Lichttherapie erfolgreich in Kombinationen mit antidepressiven Medikamenten eingesetzt wurde.

Der therapeutische Effekt von chronotherapeutischen Interventionen tritt meist sehr schnell auf, hält jedoch in der Regel nicht sehr lange an. Allerdings lässt sich die Wirkungsdauer durch die Kombination verschiedener chronotherapeutischen Techniken miteinander oder zusammen mit herkömmlichen pharmakologischen Behandlungsstrategien deutlich stabilisieren (➤ Tab. 8.3). Der ausgeprägte und sehr schnell wirksame Effekt von Chronotherapeutika liefert ein gutes Modell, um die biologischen Grundlagen und Wirkmechanismen der antidepressiven Wirkung zu untersuchen. Darüber hinaus zielen Chronotherapeutika häufig auf dieselben Neurotransmittersysteme im Gehirn ab und zeigen in denselben Gehirnarealen eine Wirkung wie antidepressive Medikamente.

EVIDENZ

Immer mehr Befunde weisen darauf hin, dass es bei depressiven Patienten zu Veränderungen des zirkadianen Rhythmus kommt. Diese betreffen den Schlaf-Wach-Zyklus wie auch verschiedene physiologische Dysfunktionen:

- Nächtliche Erhöhung der Körpertemperatur in Verbindung mit einer reduzierten TSH-Ausschüttung
- Hypersekretion von Kortisol
- Verringerte bzw. gedämpfte Melatoninproduktion in der Nacht

All diese Ergebnisse lassen vermuten, dass Störungen des zirkadianen Rhythmus in der Pathogenese von Depressionen eine maßgebliche Rolle spielen.

Insgesamt zeigt sich, dass sich der schnelle Wirkmechanismus von Chronotherapeutika wie Schlafentzug und Lichttherapie bei der Therapie von unterschiedlichen Depressionsformen positiv nutzen lässt. Kurzfristig erzielbare Therapieerfolge können durch eine begleitende pharmakologische Behandlung stabilisiert und verlängert werden.

KAPITEL

9 Parasomnien

Thomas C. Wetter

Kernaussagen

- Parasomnien werden unterteilt in Arousalstörungen, die in den Non-REM-Schlafphasen auftreten, REM-Schlaf-assoziierte Parasomnien und andere Parasomnien.
- Bei bestimmten Parasomnien (Schlafwandeln oder REM-Schlaf-Verhaltensstörung) kann es zu selbst- und fremdgefährdendem Verhalten kommen. In diesen Fällen steht die Sicherheit des Patienten und ggf. des Bettpartners im Vordergrund.
- Wichtige Differenzialdiagnosen der Parasomnien sind die nächtliche Frontallappenepilepsie, schlafbezogene Atmungsstörungen oder psychische Erkrankungen. Hier kommt die Polysomnografie zum Einsatz.
- Schlafhygienische, psychoedukative und verhaltenstherapeutische Maßnahmen sind die Basis in der Therapie der Parasomnien; schlafhygienische, psychoedukative und verhaltenstherapeutische Maßnahmen sind die Basis in der Therapie der Parasomnien; bei schweren Formen mit Selbst- und Fremdgefährdung kann Clonazepam in niedriger Dosierung wirksam sein.
- Manche Psychopharmaka können Parasomnien induzieren oder verstärken.

9.1 Übersicht

DEFINITION

Parasomnien sind durch ungewöhnliches Verhalten, Erleben oder physiologische Ereignisse charakterisierte Störungsbilder, die in Verbindung mit Schlaf, spezifischen Schlafstadien oder Schlaf-Wach-Übergängen stattfinden.

Die Arousalstörungen des Non-REM-Schlafs und die REM-Schlaf-Verhaltensstörung repräsentieren Mischungen von Wachheit und Non-REM-Schlaf bzw. Wachheit und REM-Schlaf. Diese Störungen zeigen, dass Schlaf und Wachen nicht sich gegenseitig ausschließende Zustände darstellen und dass Schlaf nicht notwendigerweise ein globales, das gesamte Gehirn erfassendes Phänomen ist.

Klassifikation

Parasomnien werden nach der jüngsten Klassifikation von Schlafstörungen (International Classification of Sleep Disorders, ICSD-3, 2014) in drei Hauptgruppen unterteilt (➤ Tab. 9.1).

Tab. 9.1 Parasomnien nach ICSD-3 [1] [F759-005]

Arousalstörungen (Non-REM-Schlaf-assoziiert)
• Verwirrtes Erwachen (Confusional Arousal)
• Schlafwandeln (Somnambulismus)
• Schlafterror (Pavor nocturnus)
• Schlafbezogene Essstörung
REM-Schlaf-Parasomnien
• REM-Schlaf-Verhaltensstörung
• Rezidivierende isolierte Schlafparalyse
• Albträume
Andere Parasomnien
• Exploding-Head-Syndrom
• Schlafbezogene Halluzinationen
• Enuresis nocturna
• Parasomnien durch körperliche Erkrankungen
• Parasomnien durch Medikamente, Drogen oder Substanzen

9.2 Non-REM-Parasomnien: Aufwachstörungen

DEFINITION

Arousal- oder Aufwachstörungen sind Ausdruck eines partiellen Erwachens aus dem Schlaf bzw. Störungen normaler Aufwachmechanismen. Auf dieser Grundlage können Verhaltensmuster in Gang gesetzt werden, die aus dem Tiefschlaf heraus zu einfachen (z. B. Aufrichten im Bett) oder komplexen motorischen Aktivitäten (z. B. Gehen) während des Schlafs führen.

9.2.1 Symptomatik

Die Ereignisse treten meist im ersten Drittel der Hauptschlafperiode auf und sind typischerweise kurz, mit einer Dauer von 1 bis 10 Minuten, können aber auch bis zu eine Stunde andauern. Die Augen der betroffenen Personen sind während dieser Ereignisse meist offen. Viele Betroffene zeigen mehrere Formen von Arousalstörungen in unterschiedlichen Situationen, was auf eine gemeinsame pathophysiologische Grundlage hinweist. Die Subtypen stellen unterschiedliche Ausprägungen gleichzeitigen Auftretens von Wachheit und Non-REM-Schlaf dar, wodurch komplexe, aus dem Schlaf entstehende Verhaltensmuster auftreten, die eine unterschiedliche Ausprägung der Bewusstheit sowie der motorischen und autonomen Aktivierung verursachen.

Es ist ungewöhnlich, aber möglich, dass die Non-REM-Schlaf-Arousalstörung zu Verletzungen der Betroffen oder von jemandem, der die Betroffenen zu beruhigen versucht, führt. Typischerweise ist Schlafwandeln bei Kindern und Erwachsenen nicht mit psychischen Störungen assoziiert. Die Video-kontrollierte Polysomnografie dient der Dokumentation von parasomnischen Episoden. Schlafdeprivation kann die Wahrscheinlichkeit, derartige Ereignisse zu dokumentieren, erhöhen.

9.2.2 Prävalenz

Arousalstörungen kommen in der Bevölkerung relativ häufig vor, insbesondere bei Kindern und jungen Erwachsenen. Die Prävalenz verwirrten Erwachens bei Kindern von 3 bis 13 Jahren liegt bei 17 %, bei Erwachsenen älter als 15 Jahre zwischen 2,5 und 4 %. Die Lebenszeitprävalenz von Schlafwandeln wird mit 18 % angegeben. Etwa 10 bis 30 % aller Kinder haben mindestens eine Schlafwandel-Episode und 2 bis 3 % haben häufiges Schlafwandeln. Die Prävalenz von Schlafwandel-Episoden im Erwachsenenalter wird bei 0,5 bis 0,7 % mit wöchentlichen bis monatlichen Episoden angegeben, die einer Jahres-Prävalenz mit 3,6 %. Die Prävalenz des Schlafterrors in der Bevölkerung ist wenig bekannt. Geschlechtsunterschiede gibt es nicht.

9.2.3 Pathophysiologie

Einnahme von Psychopharmaka, Schlafdeprivation, Störungen des Schlaf-Wach-Rhythmus mit Schlafmangel, Erschöpfung und körperlicher oder emotionaler Stress erhöhen ebenso wie externe Faktoren (Lärm, plötzliche laute Geräusche) die Wahrscheinlichkeit für das Auftreten von Arousalstörungen. Fieber und Schlafentzug können eine Zunahme der Häufigkeit von Arousalstörungen bewirken. ➤ Tab. 9.2 fasst Psychopharmaka mit potenzieller Induktion oder Verstärkung von Arousalstörungen zusammen.

Etwa 80 % aller Schlafwandler weisen eine positive Familienanamnese mit Schlafwandeln und Schlafterror auf. Das Risiko für Schlafwandeln erhöht sich zusätzlich um bis zu 60 %, wenn bei beiden Eltern Schlafwandeln besteht. Schlafterror tritt häufiger bei monozygoten als bei dizygoten Zwillingen auf [3].

Tab. 9.2 Psychopharmaka mit potenzieller Induktion oder Verstärkung von Arousalstörungen [2]

- Zolpidem (Schlafwandeln, schlafbezogene Essstörung)
- Lithium (in Kombination mit anderen Psychopharmaka)
- Chlorprothixen
- Olanzapin
- Paroxetin
- Perphenazin
- Sertralin
- Thioridazin
- Trizyklische Antidepressiva

Verlauf

Non-REM-Schlaf-Arousalstörungen treten meist in der Kindheit auf und nehmen mit zunehmendem Alter an Häufigkeit ab. Beginnendes Schlafwandeln bei Erwachsenen, die keine Vorgeschichte von Schlafwandeln im Kindesalter aufweisen, sollte Anlass zur Untersuchung auf spezifische Ursachen wie z. B. ein obstruktives Schlafapnoesyndrom, nächtliche Anfallsereignisse oder medikamentös induzierte Formen geben.

9.2.4 Diagnostik

Arousalstörungen können aus jedem Non-REM-Schlafstadium heraus auftreten, kommen aber meist aus dem tiefen Non-REM-Schlaf (Schlafstadium N3). Sie treten meist im ersten Nachtdrittel auf und üblicherweise nicht während Tagschlafepisoden. Um die Diagnose zu stellen, müssen die Betroffenen eine klinisch bedeutsame Belastung oder Einschränkung erleben. Die Bestimmung des Schweregrades erfolgt anhand der Ausprägung oder Konsequenzen des Verhaltens, weniger auf der Grundlage der Häufigkeit. Die allgemeinen diagnostischen Kriterien sind in ➤ Tab. 9.3 zusammengefasst.

Tab. 9.3 Allgemeine diagnostische Kriterien für Arousalstörungen des Non-REM-Schlafs (ICSD-3) [1]

A. Wiederholte Episoden unvollständigen Erwachens aus dem Schlaf, meist im ersten Drittel der Hauptschlafphase.
B. Unangemessene oder keine Reaktion auf Interventionsversuche während der Episode.
C. Es wird entweder keine oder eine begrenzte (einzige) visuelle Szene erinnert.
D. Für die Episoden besteht eine teilweise oder komplette Amnesie. Ergänzend kann die betroffene Person im Anschluss an das Ereignis für mehrere Minuten oder länger konfus und desorientiert erscheinen.
E. Die jeweilige Störung kann nicht durch andere Störungen besser erklärt werden.

Neben den allgemeinen Kriterien der Arousalstörung wurden spezifische Kennzeichen und Symptome für die folgenden **Subtypen** definiert:

Verwirrtes Erwachen (Confusional Arousals)

Bei diesen Ereignissen wird das Bett nicht verlassen, die Betroffenen sind verwirrt oder weisen konfuses Verhalten auf. Es können relativ einfache motorische Verhaltensweisen wie das kurze Aufrichten im Bett auftreten. Während der Episode besteht typischerweise keine Angstsymptomatik und kein autonomes Arousal wie eine Tachykardie oder Tachypnoe.

DEFINITION

Eine spezielle Unterform des verwirrten Erwachens ist das **abnorme schlafbezogene sexuelle Verhalten** (Sexsomnie). In diesen Episoden bestehen unterschiedliche Ausprägungen sexueller Aktivität als Ausdruck komplexen, aus dem Schlaf generierten Verhaltens ohne bewusste Wahrnehmung. Diese Störung tritt häufiger bei Männern auf und kann erhebliche zwischenmenschliche Probleme und möglicherweise auch juristische Konsequenzen nach sich ziehen.

Schlafwandeln

Das Kernsymptom des Schlafwandelns besteht aus wiederholten Episoden komplexen motorischen Verhaltens, die im Schlaf beginnen und von Aufstehen und Umherlaufen begleitet sein können (➤ Abb. 9.1). Es kann eine große Vielzahl von Verhaltensweisen auftreten.

Die Episoden können mit Verwirrtheit beginnen, die Betroffen zunächst im Bett sitzen, umherschauen oder an der

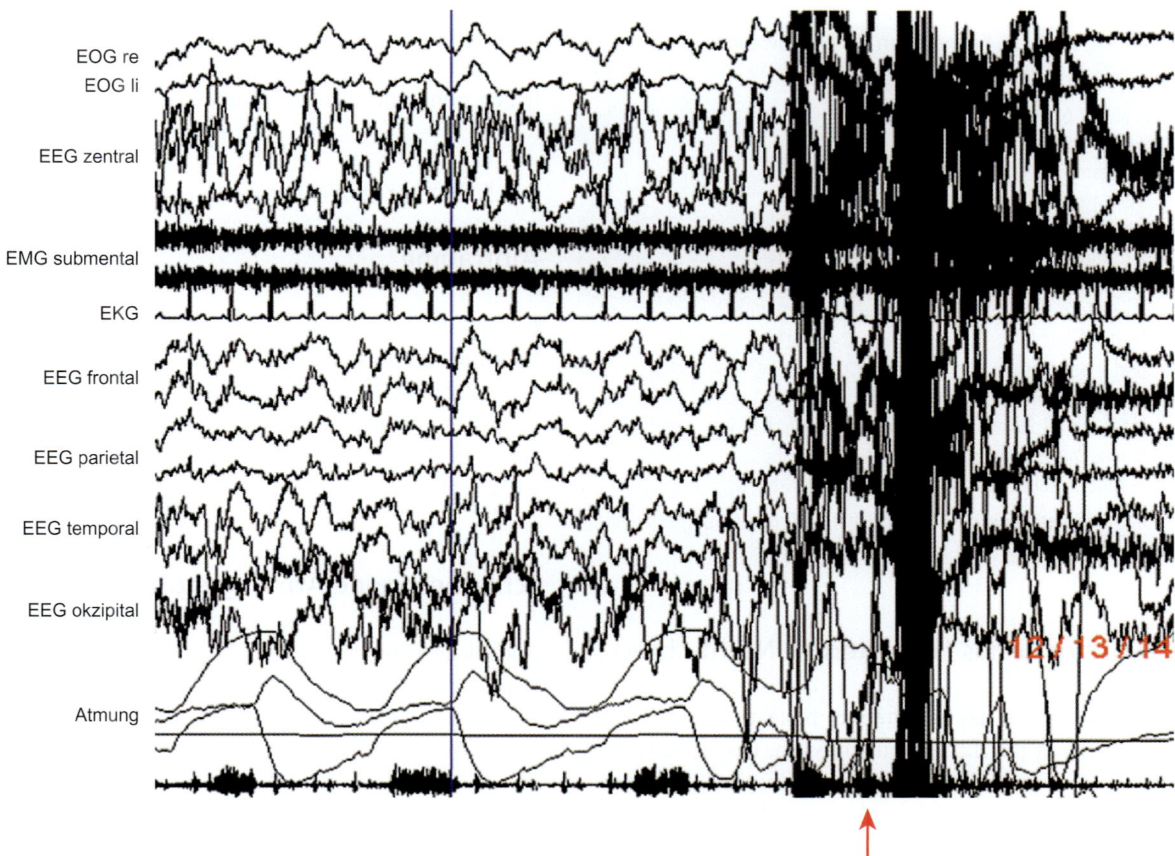

Abb. 9.1 Ausschnitt aus einer diagnostischen Polysomnografie eines jungen Mannes mit Schlafwandeln. Der Pfeil markiert eine plötzliche Weckreaktion aus dem Tiefschlaf, die den Beginn des Schlafwandelns darstellt. [P492]

Bettdecke zupfen. Im weiteren Verlauf kann das Verhalten komplexer werden: Die Betroffenen können u. a. das Bett verlassen, in Schränke, aus dem Zimmer oder aus der Wohnung gehen. Die meisten Verhaltensweisen während der Schlafwandel-Episoden entsprechen oft Routinehandlungen. Es wurden auch Fälle von Aufschließen von Türen und Autofahren, das Spielen eines Musikinstrumentes oder andere komplexe motorische Aktivitäten berichtet. Die meisten Episoden dauern mehrere Minuten bis zu einer halben Stunde, können aber auch länger anhalten. Wegen einer hohen Schmerztoleranzgrenze können Verletzungen während des Schlafwandelns erst nach dem Erwachen wahrgenommen werden.

Während der Episoden bestehen bei den Betroffenen eine verminderte Aufmerksamkeit und Teilnahmslosigkeit, ein starrer Blick und eine verminderte oder fehlende Responsivität auf Bemühungen anderer, den Betroffenen zu wecken. Wenn ein Wecken aus der Episode heraus gelingt, oder auch beim Erwachen am nächsten Morgen, besteht häufig eine verminderte Erinnerung für die Episode. Im Anschluss an das Ereignis kann initial eine kurze Verwirrtheit bzw. Schwierigkeit, sich zu orientieren, auftreten, die aber meist von einer vollen Wiederherstellung der kognitiven Funktionen und eines angemessenen Verhaltens gefolgt wird. Schlafwandler zeigen generell eine Instabilität des tiefen Non-REM-Schlafs (➤ Tab. 9.4).

Tab. 9.4 Klinische Kennzeichen von Schlafwandeln [4]

Der Patient verlässt aus dem Schlaf heraus das Bett.
Der Schlaf bzw. der veränderte Bewusstseinszustand dauert weiter an, es bestehen: • Schwere Erweckbarkeit • Verwirrt- bzw. Desorientiertheit • Keine oder unangemessen Reaktion auf Ansprache • Verlangsamte, schwer verständliche Sprache • Eingeschränktes Urteilsvermögen bzw. fehlende Einsicht • Partielle oder komplette Amnesie für das Ereignis • Fehlwahrnehmungen, Gefühl des Bedrohtseins, ängstlich-agitierter Affekt • Einfache, stereotype Bewegungen bis hin zu komplexen, automatischen Routinehandlungen: Ankleiden, Kochen, Autofahren, Spielen eines Musikinstrumentes • Potenziell selbst-/fremdgefährdendes Verhalten
Die Störung kann nicht durch eine andere Schlafstörung oder eine andere Erkrankung oder Medikamente/Drogen erklärt werden.

Pavor nocturnus (Schlafterror, Nachtschreck)

Die Symptomatik des Schlafterrors besteht im wiederholten Auftreten von plötzlichem Aufschrecken, das typischerweise mit einem angstvollen Schrei oder Ruf beginnt. Schlafterror tritt meist im ersten Drittel der Hauptschlafphase auf und dauert in der Regel 1–10 Minuten. Die Episoden können aber auch – besonders bei Kindern – beträchtlich länger dauern. Das Ereignis geht mit einem ausgeprägten autonomen Arousal und Verhaltensmanifestation intensiver Angst einher. Während der Episoden sind die Betroffenen nur schwer zu wecken oder zu beruhigen. Wenn die Betroffenen nach dem Schlafterror erwachen, können sie nur wenige oder keine bzw. nur fragmentarische Einzelbilder erinnern. Während einer typischen Episode von Schlafterror setzen sich die Betroffenen abrupt im Bett auf, schreien oder rufen mit einem ängstlichen Gesichtsausdruck und autonomen Zeichen intensiver Angst. Sie sind oft nur sehr schwer zu beruhigen oder verhalten sich teilnahmslos.

Schlafbezogene Essstörung

Bei dieser Störung tritt wiederholtes ungewolltes, dysfunktionales Essen nach einer unvollständigen Weckreaktion während der Hauptschlafperiode auf, wobei entweder
- die Nahrung auf ungewöhnliche Weise zubereitet oder kombiniert wird oder ungenießbare (z. B. tiefgefrorene) Lebensmitte verzehrt werden oder
- es bei der Vorbereitung oder beim Kochen der Nahrung zu schlafbezogenen Verletzungen oder potenziell verletzendem Verhalten kommt oder
- das wiederholte Essen zu negativen Folgen für die Gesundheit (z. B. Diabetes, Karies, Adipositas) führt.

Für die Essepisoden besteht ein teilweiser oder vollständiger Verlust der bewussten Wahrnehmung, gefolgt von einer partiellen Amnesie. So können Betroffene am nächsten Morgen feststellen, dass sie nachts Lebensmittel zu sich genommen haben, ohne eine Erinnerung daran zu haben.

9.2.5 Differenzialdiagnosen

Albträume

Im Gegensatz zu Patienten mit Arousalstörungen erwachen Personen mit Albträumen vollständig auf und berichten von beängstigenden und bedrohlichen Träumen, die mit dieser Episode einhergehen. Typischerweise treten diese Episoden später in der Nacht auf. Albträume beginnen meistens im REM-Schlaf.

Schlafbezogene Atmungsstörungen

Nächtliche Atmungsstörungen können auch zu ausgeprägten Confusional Arousals mit nachfolgender Amnesie führen. Bei einigen Personen kann eine atmungsbezogene Schlafstörung Schlafwandel-Episoden hervorrufen.

REM-Schlaf-Verhaltensstörung

Diese Schlafstörung ist durch Episoden von vorwiegend komplexen Bewegungsstörungen, die oft zu Verletzungen im

Schlaf führen, gekennzeichnet. Personen mit REM-Schlaf-Verhaltensstörung erwachen einfach aus der Episode und berichten detailliertere und lebhaftere Trauminhalte als Personen mit Non-REM-Schlaf-Arousalstörungen. Sie berichten häufig über ein „Ausleben von Träumen". Dennoch kann die Differenzialdiagnose Schwierigkeiten bereiten.

Parasomnie-Overlap-Syndrom

Das Parasomnie-Overlap-Syndrom besteht aus klinischen und polysomnografischen Anteilen von Schlafwandeln und REM-Schlaf-Verhaltensstörung.

Schlafbezogene Epilepsie

Einige Anfallstypen können Episoden mit sehr ungewöhnlichen Verhaltensweisen hervorrufen, die vorwiegend oder auch ausschließlich im Schlaf auftreten. Die Gruppe der nächtlichen Frontallappenepilepsien (NFLE) ist durch komplexe, stereotyp auftretende motorische Aktivitäten aus dem Non-REM-Schlaf heraus gekennzeichnet [5]. Die Behandlung erfolgt mit Antiepileptika (Carbamazepin). Nächtliche Frontallappenepilepsien können gegenüber den Parasomnien differenzialdiagnostische Schwierigkeiten machen, wichtige klinische Unterscheidungsmerkmale sind in Tab. 5.2 (➤ Kap. 5) zusammengefasst. Erlauben die Klinik und Video-Polysomnografie keine eindeutige Zuordnung, ist bei Verdacht auf eine NFLE eine umfassende neurologische Abklärung inkl. Video-EEG-Monitoring in einem spezialisierten Zentrum indiziert. Das Vorhandensein von schlafbezogenen Anfällen schließt die Existenz von Non-REM-Arousalstörungen nicht aus.

Dissoziative Amnesie mit dissoziativer Fugue

Eine dissoziative Fugue ist oft schwer vom Schlafwandeln zu unterscheiden. Die dissoziative Fugue entwickelt sich aus einer Wachperiode, nicht aus dem Schlaf heraus. Anamnestisch kann körperlicher oder sexueller Missbrauch in der Kindheit vorhanden sein.

Panikstörung

Panikattacken können ebenfalls zu abrupten Weckreaktionen aus dem tiefen Non-REM-Schlaf heraus führen und werden von Ängstlichkeit begleitet. Die Episoden verursachen ein komplettes Erwachen ohne Verwirrtheit, Amnesie oder motorische Aktivität.

Medikamentös induzierte komplexe Verhaltensweisen

Sie können durch Einnahme oder Entzug von Substanzen oder Medikamenten (u. a. Benzodiazepinrezeptoragonisten, Opioide, Kokain, Neuroleptika und trizyklische Antidepressiva, Chloralhydrat) ähnliche Verhaltensweisen wie eine Arousalstörung induzieren. Solche Verhaltensweisen können aus dem Schlaf heraus auftreten und sehr komplex sein. Es wurden einige Fallberichte über Zolpidem-induzierte Schlafwandel-Episoden, teilweise mit selbstverletzendem Verhalten, veröffentlicht. Bei älteren Patienten sollte die Dosis auf 5 mg beschränkt sein; amerikanische Gesundheitsbehörden empfehlen diese Dosis auch für Frauen.

Drogeninduzierte komplexe motorische Verhaltensweisen

Drogeninduzierte nächtliche Störungen können mit ausgeprägt komplex-motorischen Verhaltensweisen in Zusammenhang stehen, auch wenn keine Intoxikationszeichen vorliegen.

9.2.6 Therapie

Schlafwandeln

Wenn Schlafwandeln nur sporadisch auftritt, ist keine pharmakologische Therapie erforderlich. Im Vordergrund stehen Aufklärung, Beratung und Maßnahmen zur Sicherheit des Patienten (z. B. Sicherung der Schlafumgebung, ggf. auch der Fenster und Türen), die Vermeidung von möglichen Auslösern wie unregelmäßige Schlafzeiten und Schlafentzug sowie die Überprüfung der Medikation. Als nichtmedikamentöse Behandlungsformen bieten sich insbesondere Entspannungsverfahren an, z. B. autogenes Training, progressive Muskelrelaxation oder Meditationstechniken wie Yoga. Auch „klassische" schlafhygienische Maßnahmen wie z. B. das Einhalten regelmäßiger Schlafzeiten oder das Ausschalten von Faktoren, die zu einer Zunahme des Tiefschlafs führen können (z. B. Schlafrestriktion oder -deprivation), sind hilfreich (➤ Tab. 9.5).

PATIENTENINFO

Einen Schlafwandler sollte man möglichst nicht aufwecken, sondern beruhigend auf ihn einwirken und in das Bett zurückführen.

Bei häufigem Schlafwandeln im Erwachsenenalter kann eine Kombination aus Psychotherapie (z. B. Gesprächs- oder Verhaltenstherapie) und Pharmakotherapie hilfreich sein sowie in Einzelfällen auch hypnotherapeutische Verfahren. Bei Schlafwandeln mit selbst- oder fremdgefährdendem Verhalten können tiefschlafreduzierende Benzodiazepine, insbesondere Clonazepam in niedriger Dosierung, angewendet werden.

Tab. 9.5 Nichtmedikamentöse Therapieoptionen bei Schlafwandeln

- Information und Beratung, auch der Bettpartner bzw. der Angehörigen
- Absicherung der Schlafumgebung
- Auf ausreichende Schlafmenge und regelmäßigen Schlaf-Wach-Rhythmus achten
- Beseitigung prädisponierender bzw. auslösender Faktoren: Alkohol, Medikamente, schlafbezogene Atmungsstörung, periodische Beinbewegungen im Schlaf
- Maßnahmen zur Stressreduktion (Entspannungsübungen, kognitive Verhaltenstherapie)
- Vorsätze einüben
- Antizipatorisches Wecken

EVIDENZ

Aufgrund der wenigen Studien gibt es nur eine geringe Evidenz für die therapeutische Wirksamkeit pharmakologischer sowie nichtmedikamentöser Therapiestrategien [6].

Pavor nocturnus

Durch den mitunter dramatischen Ablauf eines Pavor nocturnus sind Bettpartner oder Mitbewohner mehr beunruhigt als die Betroffenen selbst. Aufklärung ist daher notwendig und in der Folge das Beruhigen des Betroffenen als ein wesentlicher erster Schritt im Rahmen eines verhaltenstherapeutischen Behandlungskonzepts. Weiterführende therapeutische Maßnahmen (z. B. Psychotherapie, autogenes Training) sind meist nur bei Erwachsenen notwendig. In Einzelfällen hat sich bei Kindern und Jugendlichen ein vorsorgliches Wecken etwa eineinhalb Stunden nach Schlafbeginn bewährt. In Analogie zum Schlafwandeln können bei ausgeprägten Formen mit selbst- oder fremdgefährdendem Verhalten tiefschlafreduzierende Benzodiazepine, insbesondere Clonazepam in niedriger Dosierung, angewendet werden.

9.3 REM-Schlaf-assoziierte Parasomnien

Diese Gruppe der Parasomnien tritt typischerweise im Schlafstadium REM auf.

9.3.1 REM-Schlaf-Verhaltensstörung

Symptomatik

Kernsymptome der REM-Schlaf-Verhaltensstörung sind wiederholte Vokalisationen und/oder einfaches oder komplexes motorisches Verhalten aus dem REM-Schlaf heraus. Die Verhaltensweisen sind motorische Entäußerungen, die den Inhalten von Träumen mit Attackiert-Werden oder dem Versuch, einer bedrohlichen Situation zu entfliehen, entsprechen. Die Vokalisationen sind oft laut und emotionsgeladen. Die Verhaltensweisen können für die Betroffenen und die Bettpartner störend sein und zu erheblichen Verletzungen führen (z. B. aus dem Bett fallen, springen oder auffahren, rennen, boxen, stoßen, schlagen oder treten). Beim Erwachen sind die Betroffenen sofort wach und orientiert und oft in der Lage, die Trauminhalte zu erinnern. Die Augen bleiben während dieser Ereignisse typischerweise geschlossen.

Prävalenz

Die Prävalenz der REM-Schlaf-Verhaltensstörung wird von 0,3 bis 0,5 % in der älteren Allgemeinbevölkerung angegeben. Bei Patienten, die Psychopharmaka einnehmen, kann sie höher sein.

Pathophysiologie

Veränderungen in Kerngebieten des Hirnstammes, die für die REM-Schlaf-Regulation verantwortlich sind, werden für die Verhaltensweisen verantwortlich gemacht. Dazu zählen insbesondere Läsionen im Bereich des Locus coeruleus, des Perilocus coeruleus oder des sublaterodorsalen Nucleus, über den Projektionen zu den motorischen Vorderhornzellen verlaufen. Auch die Parkinson-Erkrankung führt frühzeitig zu Veränderungen im Hirnstamm, was die REM-Schlaf-Verhaltensstörung als Vorstufe dieser neurodegenerativen Erkrankung pathophysiologisch verständlich macht.

Diagnostik

Die diagnostischen Kriterien sind in ➤ Tab. 9.6 zusammengefasst.

Eine Verdachtsdiagnose kann bei entsprechender Vorgeschichte auch klinisch gestellt werden, wenn eine Video-Polysomnografie nicht verfügbar ist oder typisches Verhalten

Tab. 9.6 Diagnostische Kriterien der REM-Schlaf-Verhaltensstörung nach ICSD-3 [1]

A. Wiederholte Episoden von schlafbezogenen Vokalisationen und/oder komplexen motorischen Verhaltensweisen.
B. Es wird polysomnografisch nachgewiesen, dass diese Verhaltensweisen im REM-Schlaf auftreten oder, basierend auf einer Anamnese des Ausagierens von Trauminhalten, vermutlich während des REM-Schlafs auftreten.
C. Eine polysomnografische Ableitung weist REM-Schlaf ohne Atonie nach.
D. Die Störung kann nicht durch andere Störungen besser erklärt werden.

im REM-Schlaf auftritt. Es sind keine Kriterien hinsichtlich Dauer oder Häufigkeit festgelegt.

Während des Erwachens aus diesen Episoden sind die Betroffenen wach und bewusstseinsklar, nicht verwirrt oder desorientiert. Eine autonome Aktivierung wie z. B. Tachykardie ist während der Muskelaktivitäten ungewöhnlich und unterscheidet die REM-Schlaf-Verhaltensstörung von den Non-REM-Arousalstörungen. Bei etwa 70–80 % der Betroffenen treten periodische Beinbewegungen im Non-REM-Schlaf auf, allerdings seltener mit begleitenden Arousals.

Schlafableitung

Polysomnografisch findet sich eine erhöhte tonische und/oder phasische elektromyografische Aktivität im REM-Schlaf, der normalerweise durch eine Muskelatonie gekennzeichnet ist (➤ Abb. 9.2). Der erhöhte Muskeltonus betrifft verschiedene Muskelgruppen in unterschiedlichem Ausmaß und kann daher umfangreichere EMG-Ableitungen notwendig machen, als dies in konventionellen Schlafuntersuchungen erforderlich ist. Eine kontinuierliche Videoüberwachung ist ebenfalls erforderlich.

Dieser polysomnografische Befund wird als **REM-Schlaf ohne Atonie** bezeichnet und ist in fast allen Fällen der REM-Schlaf-Verhaltensstörung nachzuweisen. Traum-assoziierte Verhaltensweisen mit dem Befund eines REM-Schlafs ohne Atonie sind für die Diagnosestellung einer REM-Schlaf-Verhaltensstörung erforderlich (➤ Tab. 9.6). REM-Schlaf ohne Atonie und ohne eine klinische Symptomatik stellt eine asymptomatische Beobachtung dar. Es ist unbekannt, ob isolierter REM-Schlaf ohne Atonie ein frühes Symptom einer REM-Schlaf-Verhaltensstörung ist.

Verlaufsformen

Die REM-Schlaf-Verhaltensstörung kann allmählich oder akut beginnen, der Verlauf ist üblicherweise progredient. Es wird eine idiopathische und sekundäre Form unterschieden (➤ Abb. 9.3). Die idiopathische Form betrifft ganz überwiegend Männer über 60 Jahre, wird aber auch bei Frauen und jüngeren Personen gefunden. Symptome bei jüngeren Personen sollten an die Möglichkeit einer medikamentös induzierten REM-Schlaf-Verhaltensstörung denken lassen. Aufgrund des hohen Risikos für ein späteres Auftreten einer neurodegenerativen Erkrankung, insbesondere einer α-Synukleinopathie (Parkinson-Erkrankung, Demenz vom Lewy-Körper-Typ) sollte der neurologische Status der Patienten mit REM-Schlaf-Verhaltensstörung regelmäßig überwacht werden [7].

EVIDENZ

Prospektive und retrospektive Studien zeigen, dass über 60 % aller Patienten mit der Diagnose einer „idiopathischen" REM-Schlaf-Verhaltensstörung im Verlauf von 10–20 Jahren eine neurodegenerative Erkrankung entwickeln können. Aktuelle Forschungen konzentrieren sich daher auch auf die Entwicklung neuroprotektiver Maßnahmen bzw. von Behandlungsmöglichkeiten, um den neurodegenerativen Prozess zu verlangsamen [8].

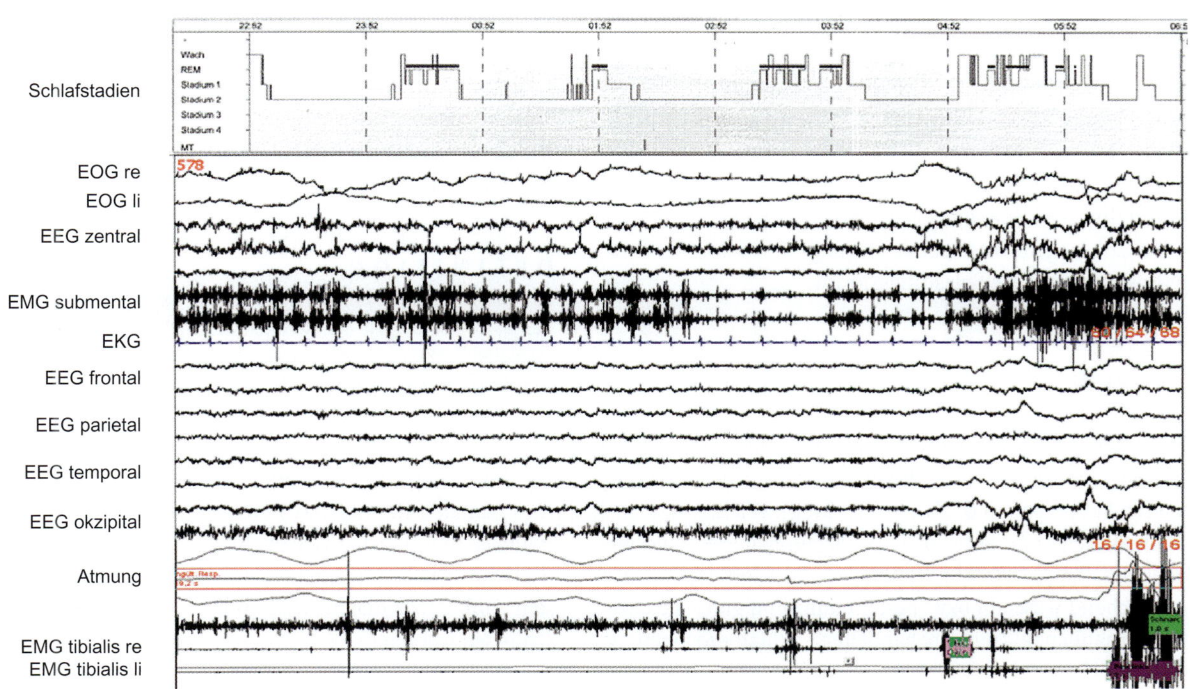

Abb. 9.2 REM-Schlaf ohne Atonie bei REM-Schlaf-Verhaltensstörung, hier erkennbar in einem erhöhten Muskeltonus im submentalen EMG [P492]

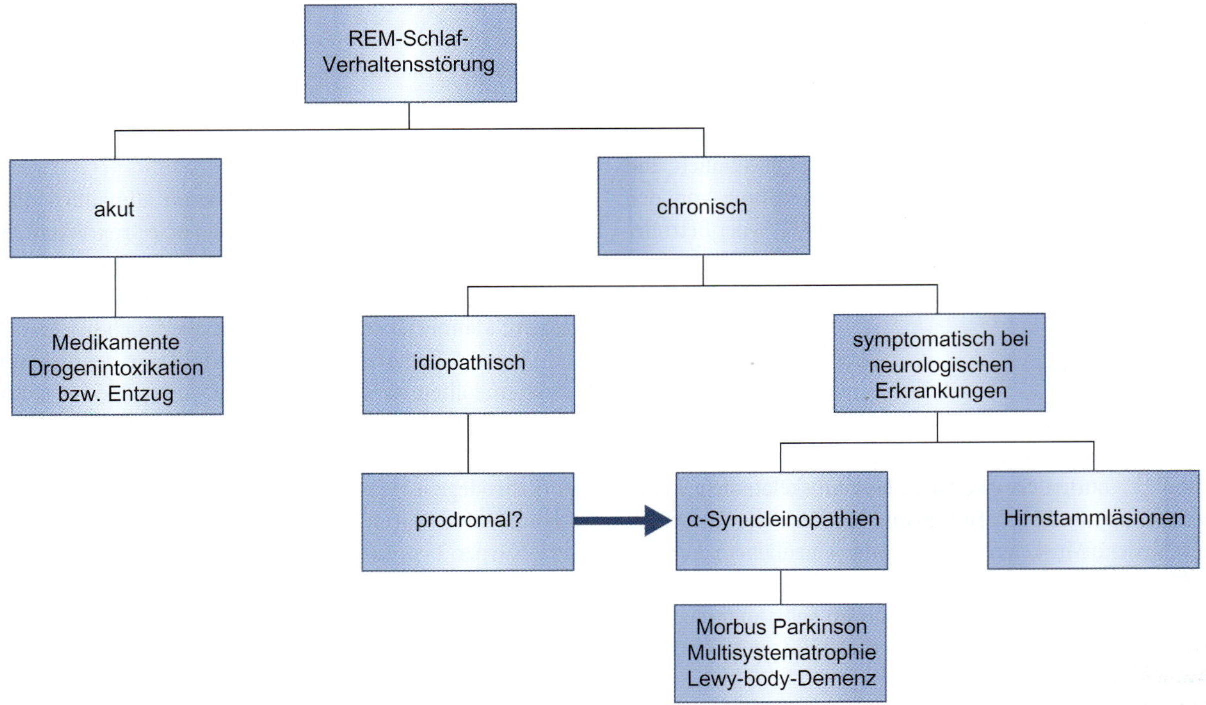

Abb. 9.3 Formen der REM-Schlaf-Verhaltensstörung

Differenzialdiagnosen

Andere schlafmedizinisch relevante Erkrankungen können den Symptomen einer REM-Schlaf-Verhaltensstörung ähnlich sein und sollten daher polysomnografisch ausgeschlossen werden:

- Schlafwandeln
- Pavor nocturnus
- Nächtliche epileptische Anfälle, insbesondere nächtliche Frontallappenepilepsie
- Obstruktive Schlafapnoe
- Rhythmische Bewegungsstörung
- Schlafbezogene dissoziative Störung
- Posttraumatische Belastungsstörung

Therapie

Eine effektive medikamentöse Behandlung besteht in der Gabe von Clonazepam in niedriger Dosierung (beginnend bei älteren Patienten mit 0,25 mg, max. 2 mg). Wichtig sind auch Maßnahmen, um potenzielle Verletzungen des Patienten oder des Bettpartners zu vermeiden. Ist Clonazepam nicht ausreichend wirksam bzw. besteht aufgrund einer gleichzeitig vorhandenen (nicht-behandelten) schlafbezogenen Atmungsstörung eine Kontraindikation, ist alternativ eine Behandlung mit Melatonin oder Pramipexol möglich. Systematische Studien liegen für keine medikamentöse Behandlungsoption vor. Acetylcholinesterasehemmer scheinen wenig effektiv zu sein. MAO-Hemmer, trizyklische Antidepressiva, SSRIs und noradrenerge Antagonisten können die Symptomatik auslösen oder verstärken [9].

9.3.2 Rezidivierende isolierte Schlaflähmung

DEFINITION

Bei dieser REM-Schlaf-Störung sind die Betroffenen nicht in der Lage, Rumpf und alle Extremitäten bewegen zu können (beim Einschlafen: hypnagog, beim Erwachen: hypnopomp). Die Dauer variiert zwischen wenigen Sekunden bis einigen Minuten.

Die Schlaflähmung kann zu einer ausgeprägten Angst vor dem Schlafen führen. Das Bewusstsein ist erhalten, die Atmung ist funktionsfähig. Schlaflähmungen können von akustischen, visuellen oder taktilen Halluzinationen begleitet sein. Differenzialdiagnostisch muss eine Narkolepsie ausgeschlossen werden.

9.3.3 Albträume

DEFINITION

Albträume sind typischerweise langanhaltende, häufig elaborierte Traumbilder, die einer realen Geschichte ähnlich sind und die Angst, Furcht und andere negative Gefühle hervorrufen können. Die Träume beinhalten oft Versuche, unmittelbare Gefahr zu vermeiden.

Symptomatik

Albträume, die nach traumatischen Erlebnissen auftreten, können die bedrohliche Situation wiederholen. Beim Erwachen können Albträume gut erinnert und detailliert beschrieben werden. Sie entstehen fast immer aus dem REM-Schlaf heraus und können somit während der gesamten Schlafzeit auftreten, meistens aber in der zweiten Hälfte der Hauptschlafphase, wenn die Träume länger und intensiver sind. Umstände wie Schlaffragmentierung oder Deprivation, Jetlag und Medikamente, welche die REM-Schlaf-Intensität der frühen Nacht verstärken, können ein vorzeitiges Auftreten auch zu Beginn der Nacht verursachen. Albträume hören meist beim Erwachen auf; die unangenehmen Gefühle können allerdings bis in den Wachzustand anhalten und zu Einschlafschwierigkeiten und Belastungen am Tage beitragen.

Prävalenz

Etwa 4–5 % der Erwachsenen leiden unter Albträumen, wobei die Angaben zur Häufigkeit abhängig von den verwendeten Untersuchungsinstrumenten sind. Kinder sind deutlich häufiger betroffen (gelegentliches Auftreten bei 60–75 %, häufiges Auftreten bei 2–8 %). Die Prävalenz ist bei komorbiden psychiatrischen Erkrankungen deutlich höher [10].

Pathophysiologie

Das Spektrum der Hypothesen zur Entstehung und Aufrechterhaltung von Albträumen ist sehr breit und umfasst tiefenpsychologisch-psychoanalytische (z. B. ungelöste Konflikte) auf der einen sowie neurobiologische Modelle (Aktivierung dopaminerger Netzwerke) auf der anderen Seite. Störungen der emotionsregulierenden Prozesse werden ebenfalls in Betracht gezogen. Darüber hinaus soll es einen Zusammenhang zwischen Albträumen und chronobiologischen Faktoren bei Frauen geben: Unabhängig von Alter sollen Albträume häufiger auftreten, je stärker eine Ausprägung zum Abendtyp vorhanden ist. Zu den begünstigenden Faktoren sollen eine genetische Disposition, Traumata, Medikamente bzw. Drogen, Stress, spezifische Persönlichkeitsmerkmale sowie aufrechterhaltende Faktoren gehören.

Diagnostik

In ➤ Tab. 9.7 sind die diagnostischen Kriterien zusammengefasst.

Die Definition beinhaltet keine Kriterien für die Dauer. Bei Kindern darf die Diagnose erst gestellt werden, wenn es zu einer anhaltenden Belastung kommt oder sich diese verschlimmert. Schlafableitungen sind nicht routinemäßig indiziert, können aber durchgeführt werden, um andere Parasomnien oder schlafbezogene Atmungsstörungen auszuschließen.

Differenzialdiagnosen und Komorbiditäten

Albträume treten bei psychischen Erkrankungen wie schweren depressiven Störungen, schizophrenen Psychosen, Angst- und Borderline-Persönlichkeitsstörung sowie bei Trauer auf. Sie beginnen typischerweise kurzzeitig nach einem traumatischen Ereignis. Sie können auch unter Psychopharmaka oder Substanzen mit Missbrauchspotenzial bzw. deren Absetzen auftreten. Wiederkehrende Albträume kommen häufig im Rahmen einer posttraumatischen Belastungsstörung vor und können dadurch auch zu einer nachhaltigen Beeinträchtigung der Schlafquantität und -qualität führen (➤ Kap. 13).

Albträume treten gehäuft auch im Zusammenhang mit anderen spezifischen Schlafstörungen wie der Narkolepsie, der Verhaltensstörung im REM-Schlaf, schlafbezogenen Atmungsstörungen auf. In diesen Fällen ist eine diagnostische Polysomnografie von Bedeutung.

Therapie

Eine effektive und relativ einfach anzuwendende kognitiv-verhaltenstherapeutische Methode bei der Bewältigung von chronischen Alb- und Angstträumen ist ein Vorstellungstraining (Imagery Rehearsal Treatment), dessen wesentliche Komponenten aus der Konfrontation, der Bewältigung der Albtraumsituation und dem Trainieren der Bewältigungsstrategie bestehen [11].

Tab. 9.7 Diagnostische Kriterien der Albtraumstörung (ICSD-3) [1]

A. Wiederkehrende Aufwachepisoden aus dem Schlaf mit Erinnerung an intensive und beunruhigende Trauminhalte, verbunden mit Angst oder Furcht, aber auch Trauer, Ärger oder anderen dysphorischen Emotionen.
B. Vollständige Wachheit nach dem Erwachen mit unmittelbarer und klarer Erinnerung an die Trauminhalte.
C. Die Trauminhalte oder das Erwachen aus den Albträumen verursachen einen erheblichen Leidensdruck bei den Betroffenen.

PATIENTENINFO

Bausteine der verhaltenstherapeutischen Albtraumtherapie [12]

1. Sitzung: Einführung in die Albtraumtherapie mit Anleitung zur Albtraumdokumentation
2. Sitzung: Erlernen von Entspannungsverfahren, z. B. progressive Muskelrelaxation oder autogenes Training
3. Sitzung: Erlernen von Imaginationstechniken
bis 7. Sitzung: Albtraummodifikation mit Erarbeitung eines alternativen Traumherganges
8. Sitzung: Therapieabschluss

Ein weiterer Ansatz ist das Erlernen des Klarträumens (oder luziden Träumens). Mithilfe verschiedener Techniken (z. B. autosuggestiven Methoden) erlernt der Träumer, sich dessen bewusst zu sein, dass er träumt, und kann so den Trauminhalt aktiv beeinflussen. Dadurch lassen sich die Albtraumfrequenz reduzieren und die beängstigenden Inhalte des Traums langfristig verändern.

Albträume können nur begrenzt medikamentös behandelt werden. Darüber hinaus sollte bedacht werden, dass Psychopharmaka Albträume induzieren oder verstärken können [13].

EVIDENZ

Kontrollierte Studien zur Behandlung von Albträumen im Rahmen der posttraumatischen Belastungsstörung zeigten eine Wirksamkeit für Prazosin [14]. Fallberichte haben einen positiven Effekt von Mirtazapin, Trazodon, Clonidin, Quetiapin und Olanzapin beschrieben, umfassendere Studien fehlen jedoch.

9.4 Andere Parasomnien

9.4.1 Exploding-Head-Syndrom

Betroffene berichten, beim Einschlafen oder Erwachen ein lautes Geräusch, begleitet von einem Explosionsgefühl im Kopf, wahrzunehmen. Autonome Symptome wie Herzrasen oder Schwitzen können vorhanden sein, Schmerzen treten typischerweise nicht auf. Die Frequenz der Ereignisse kann von einem Ereignis oder einem Auftreten mit monatelangen Abständen bis hin zu mehrfachen Ereignissen in einer Nacht reichen. Die Störung kann in jedem Alter auftreten, bevorzugt bei älteren Menschen.

9.4.2 Schlafbezogene Halluzinationen

Schlafgebunde Halluzinationen sind überwiegend visuelle, selten akustische oder taktile Wahrnehmungsstörungen, die sich zu Schlafbeginn (hypnagog) oder beim Erwachen aus dem Schlaf heraus (hypnopomp) einstellen. Meistens treten sie als isoliertes Phänomen in Form kurzer Episoden mit traumähnlichen Bildern kurz nach dem Erwachen in der zweiten Nachthälfte oder nahe dem endgültigen Erwachen auf. Oft kommen sie assoziiert mit Schlaflähmungen vor. Differenzialdiagnostisch sind andere Erkrankungen auszuschließen, die komplexe, auch nächtliche visuelle Halluzinationen bedingen können, wie eine Narkolepsie, dopaminerge Behandlung der Parkinson-Krankheit, Lewy-Body-Demenz, Charles-Bonnet-Syndrom (visuelle Halluzinationen nach Erblindung), Schizophrenie oder fokale Epilepsien.

9.4.3 Enuresis nocturna

Enuresis nocturna bezeichnet einen unwillkürlichen Harnabgang während des Schlafs. Jungen sind etwa 2,5-mal häufiger betroffen als Mädchen. Die Häufigkeit beträgt etwa 10–15 % bei 5-Jährigen und 5–7 % bei 10-Jährigen. Organische Grunderkrankungen wie Epilepsie, neurologische Inkontinenz, strukturelle Veränderungen des Harntrakts und medizinische Erkrankungen – hierbei insbesondere Störungen der Volumenregulation – müssen ausgeschlossen werden. Primäre und sekundäre Formen der Enuresis nocturna werden gleich behandelt; dabei ist die höhere psychiatrische Komorbidität Letzterer zu berücksichtigen. Vor Beginn einer spezifischen Therapie sollten Beratung mit positiver Verstärkung, Entlastung und Kalenderführung stehen. Die apparative Verhaltenstherapie (AVT) mittels Weckapparaten ist Mittel der ersten Wahl bei der Therapie der Enuresis nocturna.

9.4.4 Parasomnien durch körperliche Erkrankungen

Diese Diagnose ist für parasomnische Ereignisse vorgesehen, die aufgrund einer zugrunde liegenden somatischen Erkrankung auftreten. Die REM-Schlaf-Verhaltensstörung ist eine Parasomnie, die relativ häufig mit einer zugrunde liegenden neurologischen Erkrankung („symptomatische REM-Schlaf-Verhaltensstörung") assoziiert ist. Dennoch sollte die Diagnose einer „REM-Schlaf-Verhaltensstörung" und nicht einer „Parasomnie durch eine körperliche Erkrankung" gestellt werden, wenn die spezifischen Kriterien für eine REM-Schlaf-Verhaltensstörung erfüllt sind (➤ Tab. 9.6).

Komplexe nächtliche hypnagoge (beim Einschlafen) oder hypnopompe (beim Aufwachen) Halluzinationen können bei neurologischen Erkrankungen wie der Narkolepsie, Morbus Parkinson, Lewy-Körperchen-Demenz und pathologischen Veränderungen im Diencephalon (pedunkuläre Halluzinose) auftreten. Traumartige Zustände oder Schlafparalysen können diese Halluzinationen gelegentlich begleiten.

9.4.5 Parasomnien durch Medikamente, Drogen oder Substanzen

Das entscheidende Kriterium einer Parasomnie bei Medikamenten- bzw. Drogengebrauch besteht in dem engen zeitlichen Zusammenhang zwischen der Einnahme der Substanzen und dem Auftreten der parasomnischen Ereignisse. Dabei können die parasomnischen Episoden erstmalig auftreten; es kann sich aber auch um die Verstärkung einer bereits chronischen, intermittierend verlaufenden Parasomnie oder eine Reaktivierung einer bereits früher vorhandenen Parasomnie handeln. Parasomnien, die am häufigsten mit dem Gebrauch von Medikamenten oder Drogen in Zusammenhang stehen, sind vor allem die Aufwachstörungen, schlafbezogene Essstörungen sowie die REM-Schlaf-Verhaltensstörung. Medikamenten- und Drogenanamnese sowie Drogen- bzw. Medikamentenscreening im Blut bzw. Urin geben wichtige diagnostische Hinweise. Die Behandlung besteht – wo immer dies möglich ist – in dem Absetzen oder Ausschleichen der als Trigger identifizierten Substanzen.

KAPITEL

10 Schlafbezogene Bewegungsstörungen

Thomas C. Wetter

Kernaussagen

- Die Merkmale schlafbezogener Bewegungsstörungen umfassen ein breites Spektrum von Bewegungsmustern ohne Krankheitswert über repetitive, stereotyp auftretende Bewegungen bis hin zu komplexen nächtlichen motorischen Störungen.
- Symptome eines nicht erholsamen Schlafs sowie Tagesmüdigkeit können vorhanden sein.
- Zur Diagnose und Differenzialdiagnose kann eine Video-Polysomnografie notwendig sein.
- Medikamente, insbesondere Psychopharmaka, können nächtliche Bewegungsstörungen induzieren oder verstärken.
- Das Restless-Legs-Syndrom ist ein häufiges Krankheitsbild mit einer genetischen Komponente. Dopaminagonisten sind wirksam, bergen aber das Risiko einer paradoxen Verschlechterung („Augmentation"). Auf einen ausreichenden Serum-Ferritinspiegel sollte geachtet werden.

10.1 Übersicht

DEFINITION

Schlafbezogene Bewegungsstörungen sind in der Regel einfache, stereotyp auftretende Bewegungsstörungen und umfassen nach der Internationalen Klassifikation von Schlafstörungen (ICSD-3) eine Reihe unterschiedlicher Störungsbilder. Trotz seiner komplexeren klinischen Symptomatik wird auch das Restless-Legs-Syndrom (RLS) dieser Gruppe zugeordnet.

Die Merkmale nächtlicher Bewegungsstörungen umfassen ein breites Spektrum von Bewegungsmustern ohne Krankheitswert (Normvarianten) über repetitive, stereotyp auftretende Bewegungen bis hin zu komplexen nächtlichen motorischen Störungen. Eine Beeinträchtigung der Erholungsfunktion des Schlafs kann vorhanden sein bzw. ist bei bestimmten schlafbezogenen motorischen Störungen eine notwendige Voraussetzung, um die Diagnose stellen zu können. Kenntnisse über schlafbezogene Bewegungsstörungen sind insofern von Bedeutung, als – ähnlich wie bei den Parasomnien – zahlreiche Psychopharmaka diese Störungsbilder auslösen oder verstärken können. Dies betrifft insbesondere auf das Restless-Legs-Syndrom und die periodische Gliedmaßenbewegungsstörung zu.

Klassifikation

Schlafbezogene Bewegungsstörungen werden nach der jüngsten Klassifikation von Schlafstörungen (International Classification of Sleep Disorders, ICSD-3, 2014) [1] in die in ➤ Tab. 10.1 aufgelisteten Hauptgruppen unterteilt.

Tab. 10.1 Klassifikation schlafbezogener Bewegungsstörungen nach ICSD-3 [1] [F759-005]
Restless-Legs-Syndrom
Periodische Gliedmaßenbewegungsstörung
Schlafbezogene Beinmuskelkrämpfe
Schlafbezogener Bruxismus
Schlafbezogene rhythmische Bewegungsstörung
Gutartiger Schlafmyoklonus bei Säuglingen
Propriospinaler Myoklonus beim Einschlafen
Bewegungsstörungen durch körperliche Erkrankungen
Bewegungsstörungen durch Medikamente, Drogen oder Substanzen

10.2 Restless-Legs-Syndrom

DEFINITION

Das **Restless-Legs-Syndrom (RLS),** auch als Willis-Ekbom-Erkrankung bezeichnet, ist eine Bewegungsstörung, die durch vornehmlich nächtliche beinbezogene Missempfindungen mit einem Bewegungsdrang sowie damit verbundene Schlafstörungen gekennzeichnet ist.

10.2.1 Symptomatik

Die beinbezogene Unruhe wird zumeist von unangenehmen bis quälenden Missempfindungen begleitet, die typischerweise als „extrem unangenehm“ beschrieben werden. Die Symptome treten auf oder verstärken sich, wenn die betroffene Person in Ruhe ist, d. h. vornehmlich im Sitzen oder Liegen. Die Beine werden in Bewegung gehalten (v. a. durch ein Umherlaufen), um die Missempfindungen zu lindern; bei sehr ausgeprägten Beschwerden wird ruhiges Sitzen, Liegen oder Schlafen fast unmöglich. Die Symptome treten anfangs typischerweise nur am Abend und in der Nacht auf, unabhängig von Schlafen oder Wachen. Bei längeren und schweren Krankheitsverläufen lässt sich diese zirkadiane Komponente oftmals nicht mehr eindeutig identifizieren und eine Ausbreitung der RLS-Beschwerden auf bisher nicht betroffene Körperteile beobachten.

Komorbiditäten

Krankheitsbilder, die mit einer erhöhten Inzidenz eines RLS einhergehen, sind in ➤ Tab. 10.2 zusammengefasst.

Der Zusammenhang zwischen **Eisenmangel** und dem Auftreten eines RLS ist ausreichend belegt. So wurde gezeigt, dass bei Vorliegen einer Eisenmangelanämie die Prävalenz des RLS ca. 6-fach höher liegt als in der Allgemeinbevölkerung. Als Indikator für den zerebralen Eisenspeicher wird der Ferritinspiegel im Serum verwendet. Bereits niedrig normale Ferritinwerte (< 50 µg/l) können mit stärkeren RLS-Beschwerden assoziiert sein. Eine ca. 2- bis 3-fach erhöhte Prävalenz besteht bei Patienten mit einer chronischen Niereninsuffizienz, wobei hier neben der Urämie Veränderungen im Eisenstoffwechsel eine Rolle spielen. Bei Dialysepatienten mit RLS remittieren die Symptome zumeist nach erfolgreicher Nierentransplantation.

Weitere komorbide internistische Erkrankungen sind Hypertonie und andere kardiovaskulären Erkrankungen, Diabetes mellitus, Fibromyalgie und Schilddrüsenerkrankungen. Periphere Neuropathien können ebenfalls mit einem RLS-Syndrom assoziiert sein. Für Narkolepsie, Migräne, Parkinson-Erkrankung und Multiple Sklerose wurde eine erhöhte RLS-Inzidenz beschrieben.

Eine **Schwangerschaft** ist mit einem erhöhten Risiko eines transienten RLS verbunden, das seinerseits mit einer erhöhten Wahrscheinlichkeit einhergeht, post partum chronische Beschwerden zu entwickeln. Der Gipfel der Erstmanifestation liegt im 3. Trimenon und die Symptome können bis wenige Monate nach der Geburt persistieren.

Tab. 10.2 RLS-Komorbiditäten [2] [H055-001]

Komorbidität	Anmerkung
Eisenmangel	RLS-Patienten weisen häufig niedrigere Serum-Ferritinwerte auf, insbesondere bei frühem Erkrankungsbeginn, bei Frauen und in der Schwangerschaft.
Nierenerkrankung, Urämie	Abhängig von Kreatininwerten bzw. glomerulärer Filtrationsrate
Polyneuropathie	Erhöhte Inzidenz von RLS bei verschiedenen Formen der PNP, insbesondere bei Small-Fiber-Neuropathie
Syringomyelie	Einzelfälle beschrieben: Patienten mit Querschnittssymptomatik und vermehrten PLMS
Spinocerebelläre Ataxie	Häufiges Auftreten von RLS beschrieben
Zöliakie	Assoziation zu RLS möglicherweise durch Eisenmangel bedingt
Rheumatische Erkrankungen/onkologische Erkrankungen	Assoziation zu RLS möglicherweise durch Eisenmangel bedingt
Schwangerschaft (hier eingeordnet, wenn auch keine Komorbidität i. e. S.)	Ursache von Schlafstörungen in der Schwangerschaft, vor allem im letzten Trimenon

Komorbide Angststörungen und/oder depressive Erkrankungen führen zu komplexen Interaktionen mit einem RLS. Im Hinblick auf das therapeutische Vorgehen ist es wichtig zu unterscheiden, ob sich eine psychische Symptomatik in der Folge des RLS entwickelt hat, annähernd zeitgleich aufgetreten ist oder ob die Depression dem RLS vorangegangen ist. In diesem Fall kann auch eine antidepressive Behandlung Ursache für ein RLS sein. Psychopharmaka, die ein RLS auslösen oder verstärken können, sind in ➤ Tab. 10.3 aufgelistet.

In einer prospektiven Studie zur Erfassung des RLS-Risikos im Rahmen einer Therapie mit Antidepressiva der zweiten Generation wurde Mirtazapin als das Antidepressivum mit dem höchsten RLS-Risiko identifiziert [3].

RLS und Lebensqualität

Ein klinisch relevantes RLS führt zu einer reduzierten Lebensqualität und ist häufig mit einer verminderten Konzentrationsfähigkeit, psychomotorischen Unruhe und Erschöpfungszuständen verbunden. Komorbide Angststörungen und depressive Erkrankungen stellen ebenfalls wesentliche beeinträchtigende Faktoren dar. Bei einem behandlungsbedürftigen RLS ist die Lebensqualität vergleichbar mit anderen

Tab. 10.3 Psychopharmaka mit potenzieller Induktion oder Verstärkung des RLS

Antidepressiva	Antipsychotika	Antikonvulsiva	Lithium
SSRI • Citalopram • Escitalopram • Fluoxetin • Paroxetin • Sertralin	**Klassische Antipsychotika** • Haloperidol • Chlorpromazin • Pimozid	• Mesuximid • Phenytoin • Zonisamid	
SNRI • Venlafaxin • Duloxetin	**Atypische Antipsychotika** • Quetiapin • Olanzapin • Risperidon • Clozapin		
Andere Antidepressiva • Mirtazapin • Amitriptylin • Mianserin			

chronischen Erkrankungen (z. B. Diabetes mellitus, Polyneuropathie) oder sogar als schlechter einzustufen.

10.2.2 Prävalenz

Das RLS ist eine häufige schlafbezogene Erkrankung. Die Prävalenz variiert abhängig von der untersuchten Population und den angewandten Kriterien. Werden ausschließlich die diagnostischen Kriterien herangezogen, lassen sich bei bis zu 10 % der kaukasischen Bevölkerung RLS-Beschwerden erfassen. Wird zusätzlich die Häufigkeit erhoben, zeigte sich, dass der Anteil behandlungsbedürftiger RLS-Patienten zwischen 1,5 und 2,7 % liegt [4].

Die Erkrankung betrifft vor allem Personen im mittleren und höheren Alter. Frauen sind häufiger betroffen als Männer (Verhältnis zwischen 1:1,5 und 1:2,0). Ausschlaggebend dafür scheint vor allem die Parität zu sein, wobei das Risiko, an RLS zu erkranken, mit zunehmender Zahl von Geburten steigt.

10.2.3 Pathophysiologie

Die Pathophysiologie des RLS ist nicht vollständig geklärt. Am besten untersucht sind Veränderungen im Eisenstoffwechsel und dem dopaminergen System sowie genetische Assoziationen der Erkrankung. Darüber hinaus werden auch periphere Mechanismen als mögliche pathogenetische Faktoren diskutiert.

In **genomweiten Assoziationsstudien** wurden Single Nucleotide Polymorphisms (SNPs) in bisher 6 verschiedenen Genen gefunden, die mit einem erhöhten Risiko, an RLS zu erkranken, assoziiert sind (MEIS1, BTBD, MAP2K5, PTPRD, SKOR1, TOX3). Die Funktion dieser Gene ist vielfach noch unbekannt. Funktionelle bildgebende Untersuchungen mittels SPECT, PET und MRT sowie die Wirksamkeit dopaminerger Substanzen geben Hinweise für eine subtile Rezeptordysfunktion des zentralen dopaminergen Systems.

Veränderungen im **Eisenstoffwechsel** zeigen sich bei RLS-Patienten im Sinne eines zentralen Eisenmangels. Sowohl im Liquor als auch in Autopsiepräparaten (hier v. a. in der Substantia nigra) wurden dazu passende Veränderungen gefunden (erniedrigtes Ferritin, erhöhtes Transferrin). Es gibt Hinweise, dass Eisen nicht nur eine wichtige Rolle als Kofaktor bei der Tyrosinhydroxylase und als geschwindigkeitslimitierendes Enzym in der Dopaminsynthese spielt, sondern auch wesentlich für die postsynaptische Aktivierung von D_2-Rezeptoren ist. Veränderungen der Funktionsfähigkeit dopaminerger Systeme könnten somit auch durch Störungen im Eisenstoffwechsel bedingt sein.

Einen neuen Ansatz in Überlegungen zur Pathophysiologie stellen periphere hypoxische Mechanismen dar, deren neurobiologische Grundlage noch nachgewiesen werden muss.

Verlauf

Bezüglich des Verlaufs wird zwischen „chronisch persistierendem RLS" (Auftreten von Beschwerden zumindest 2-mal/Woche innerhalb des letzten Jahres) und „intermittierendem RLS" (Auftreten der Beschwerden weniger als 2-mal/Woche im letzten Jahr und zumindest 5 Episoden insgesamt) unterschieden.

Der Erkrankungsbeginn reicht vom Kindesalter bis ins höhere Lebensalter, mit familiärer Häufung der Erkrankung bei früherem Krankheitsbeginn. Bei familiärem RLS wurde ein autosomal dominanter Erbgang mit inkompletter Penetranz beschrieben.

Das RLS ist in der Regel eine **chronische Erkrankung,** jedoch mit variablem Verlauf. Nach neueren Untersuchungen persistieren die Beschwerden bei knapp 50 % in Follow-up-Zeiträumen von 2 bis 5,2 Jahren. Eine mögliche Erklärung hierfür stellt die Fluktuation der Beschwerden dar [5].

Der Verlauf der Erkrankung wird auch vom Alter der Erstmanifestation bestimmt. Während bei Patienten mit einem frühen Beginn vor dem 45. Lebensjahr die Erkrankung schleichend und häufig auch mit längeren Phasen der Remission verläuft, sind bei Patienten mit einem Beginn nach dem 45. Lebensjahr ungünstigere Verläufe beschrieben worden.

10.2.4 Diagnostik

Essenzielle Kriterien

Um klinisch die Diagnose stellen zu können, müssen alle fünf Kriterien der International RLS Study Group [6] erfüllt sein (➤ Tab. 10.4).

Tab. 10.4 Diagnostische Kriterien des RLS [2, 6]

Essenzielle Kriterien	Beschreibung
1. Bewegungsdrang der Beine (ggf. auch der Arme), meist in Verbindung mit unangenehmen Missempfindungen der betroffenen Extremität(en)	Die Art der Bewegung gilt als willkürlich und wird im Sinne einer „Coping-Strategie" angewandt. Die Initiierung der Bewegung gilt jedoch als unwillkürlich, um Erleichterung zu erreichen.
2. Auftreten bzw. Verstärkungen dieser Beschwerden in Ruhesituationen	Meist in stillsitzenden und/oder liegenden Positionen; Ruhesituation beinhaltet auch jede Form von Immobilisation: Autofahrten, Flugreisen, Ruhigstellung z. B. bei Gipsverbänden oder auch während einer Dialyse.
3. Besserung bzw. Beseitigung der Beschwerden durch Bewegung	Erleichterung bringt vor allem Bewegung, insbesondere das Aufstehen und Umhergehen; Linderung durch Massagen, kalte Duschen, Bürsten und Reiben.
4. Zunahme der Beschwerden abends oder nachts	Die zirkadiane Komponente ist entscheidend in der Differenzialdiagnose zu ähnlichen Krankheitsbildern. Die RLS-Beschwerden sind entweder nur abends/nachts vorhanden oder intensiver als zu anderen Zeitpunkten. Liegende Position und Müdigkeit verstärken ein RLS.
5. Die genannten Kennzeichen sind nicht nur Symptome einer anderen medizinischen Erkrankung oder Verhaltensweise.	Beinmuskelkrämpfe, lagerungsbedingte Missempfindungen, Myalgie, venöse Insuffizienz, Beinödeme, Arthritis und andere Erkrankungen oder Beschwerden müssen vom RLS unterschieden werden.

Die Anwendung der Kriterien kann in der klinischen Praxis problematisch sein: Die Symptome sind in erster Linie subjektiv und beruhen fast ausschließlich auf den Angaben der Patienten. Betroffene können Schwierigkeiten haben, die unangenehmen Empfindungen sowie den Bewegungsdrang angemessen zu beschreiben. Die Beschwerden sind kaum mit anderen Qualitäten vergleichbar; somit fehlen den Patienten meist auch beschreibende Analogien. Ein Charakteristikum ist zudem, dass die Patienten ihre Beschwerden nicht als Symptome einer Erkrankung wahrnehmen. Patienten beschreiben eher die Konsequenzen, also in erster Linie Schlafstörungen. Beinmuskelkrämpfe oder Schmerzen in den Beinen sind häufig Anlass für Fehlinterpretationen im Sinne eines RLS, insbesondere wenn sie in Ruhe oder nachts auftreten.

Supportive Kriterien

In Ergänzung zu den essenziellen Kriterien wurden von der Internationalen RLS Study Group unterstützende Kriterien formuliert. Dazu gehören:

- Periodische Beinbewegungen
- Ansprechen auf eine dopaminerge Therapie
- Positive Familienanamnese
- Fehlen von Tagesschläfrigkeit

Periodische Beinbewegungen im Schlaf (PLMS) können polysomnografisch oder aktigrafisch verifiziert werden und sind ein unterstützender Hinweis auf ein RLS. Etwa 90 % der Patienten, bei denen ein RLS diagnostiziert wird, weisen auch PLMS auf. Tagesschläfrigkeit wird trotz subjektiver und objektiver Beeinträchtigungen des Schlafs kaum von den Betroffenen beklagt. Erhöhte Werte in der Epworth Sleepiness Scale (Instrument zur Erfassung von Tagesschläfrigkeit) sollten daher an komorbide Schlafstörungen (z. B. schlafbezogene Atmungsstörungen) denken lassen.

Klassifikation

Unterschieden werden das primäre und sekundäre (komorbide) RLS. Der neurologische Befund ist beim primären (idiopathischen) RLS in der Regel unauffällig. Im Hinblick auf die komorbiden RLS-Formen bzw. aus differenzialdiagnostischen Überlegungen sollten Nierenfunktionsstörungen oder Polyneuro- und Radikulopathien durch klinische und ggf. auch neurophysiologische Untersuchungen ausgeschlossen werden. Labortests sollten Nierenretentionswerte, TSH (und ggf. Schilddrüsenhormon) sowie Parameter des Eisenstoffwechsels einschließen.

Schlafableitung

In der Polysomnografie zeigen sich signifikante Auffälligkeiten beim RLS. Abgesehen von den regelhaft auftretenden periodischen Beinbewegungen im Schlaf ist typischerweise die Einschlaflatenz verlängert und der EEG-Arousal-Index erhöht, oft in Assoziation mit PLMS.

Häufig finden sich zusätzlich eine Verminderung von Schlafeffizienz und Gesamtschlafzeit sowie eine Verände-

Tab. 10.5 Indikationen zur Polysomnografie beim RLS [7]
„Atypisches" RLS
Anhaltende RLS-Beschwerden bzw. schwere Schlafstörungen unter Therapie
Tagesschläfrigkeit als Leitsymptom (bei gering ausgeprägter RLS-Symptomatik)
Junge Patienten mit schwerem RLS vor Beginn einer Therapie mit dopaminergen Substanzen oder Opioiden
Bei zusätzlichen schlafbezogenen Atmungsstörungen
Gutachterliche Stellungnahme

rung der Schlafarchitektur im Sinne einer Abnahme von Schlafstadium 2 und REM-Schlaf. Das **RLS ist eine klinische Diagnose,** sodass auf eine Schlafableitung bei eindeutigem Krankheitsbild verzichtet werden kann. Mögliche Indikationen für eine polysomnografische Diagnostik sind in ➤ Tab. 10.5 zusammengefasst.

10.2.5 Differenzialdiagnosen

Die Differenzialdiagnosen des RLS sind in ➤ Tab. 10.6 zusammengefasst.

Besserung durch eine einfache Positionsänderung, Begrenzung der Beschwerden auf die Gelenke, Berührungsempfindlichkeit der Muskeln und andere Auffälligkeiten bei der körperlichen Untersuchung sind nicht typisch für das RLS. Im Gegensatz zum RLS sind nächtliche Beinmuskelkrämpfe normalerweise nicht mit einem Bewegungsdrang bzw. häufigen Bewegungen der Extremitäten verbunden. Eine insbesondere in der psychiatrischen Behandlung wichtige Differenzialdiagnose ist die **Neuroleptika-induzierte Akathisie.** Diese unerwünschte Wirkung klassischer Antipsychotika kann eine RLS-ähnliche Symptomatik aufweisen, zeigt aber auch ganz typische Unterschiede (➤ Tab. 10.7).

Tab. 10.6 Differenzialdiagnosen RLS

Häufigere Störungen	Seltenere Störungen
Beinmuskelkrämpfe	Myelopathie
Lagerungsbedingte Missempfindungen	Myopathie
Umschriebene Beinverletzungen	Arterielle Verschlusskrankheit
Arthritis	Orthostatischer Tremor
Beinödeme	Painful-Legs-and-Moving-Toes-Syndrom
Venöse Insuffizienz	
Periphere Neuropathie	
Radikulopathie	
Myalgie	
Medikamentös induzierte Akathisie	
Gewohnheitsmäßiges Fußwippen	

Tab. 10.7 Unterscheidende Merkmale zwischen Akathisie und RLS

Merkmale	Akathisie	RLS
Bewegungsdrang	Ja	Ja
Umhergehen	Ja	Ja
Missempfindungen an den Beinen	Nein	Ja
Tagesschwankung der Beschwerden	Nein	Ja (abends/nachts)
Schlafstörung	Nein	Ja
PLMS in der Polysomnografie	Nein	Ja

Andere Störungen, die zu differenzialdiagnostischen Überlegungen führen, sind eine Myelopathie, die symptomatische venöse Insuffizienz, eine periphere arterielle Verschlusskrankheit, orthopädische Erkrankungen und eine angstinduzierte Unruhe bzw. agitierte Depression. Eine Verschlechterung in der Nacht und periodische Beinbewegungen kommen bei diesen Störungen nicht vor. Wenn die Diagnose des RLS unsicher ist, kann die Beurteilung der unterstützenden Merkmale des RLS, insbesondere von PLMS oder ein familiäres Auftreten, hilfreich sein, ebenso die klinische Reaktion auf eine Behandlung mit dopaminergen Substanzen.

10.2.6 Therapie

Medikamentöse Behandlung des primären RLS

Bei der medikamentösen Therapie handelt es sich um eine rein symptomatische Behandlung. Die Indikation stellt sich aus dem subjektiven Leidensdruck, insbesondere dem Ausmaß des Bewegungsdrangs und der Schlafstörungen. Dopaminerge und opioiderge Substanzen sind bislang am besten untersucht und in der Therapie des RLS zugelassen. Andere Präparate können in speziellen Indikationen hilfreich sein (➤ Tab. 10.8).

Die Auswahl der Medikamente sollte nach dem Schweregrad, der Häufigkeit des Auftretens und den zu erwartenden unerwünschten Wirkungen getroffen werden. Der RLS-Schweregrad kann anhand einer von der International RLS Study Group validierten Schweregradskala (IRLS) quantifiziert werden (1–10 = gering, 11–20 = mittelgradig, 21–30 = stark, 31–40 = sehr stark). Die IRLS-Skala ist in der „Leitlinie zur Diagnose und Therapie des Restless-Legs-Syndroms" der Deutschen Gesellschaft für Neurologie einsehbar (www.dgn.org/leitlinien/2386-II-06-2012-restless-legs-syndrom-rls-und-periodic-limb-movement-disorder-plmd). Erfahrungsgemäß kann davon ausgegangen werden, dass bei einem Patienten mit fast täglich auftretenden, beeinträchtigenden RLS-Beschwerden zumindest ein mittelgradiges RLS (≥ 15 Punkte in der IRLS-Skala) vorliegt.

L-Dopa

Bei intermittierenden Beschwerden ist eine bedarfsgerechte Therapie mit L-Dopa/Benserazid – ausschließlich bei entsprechendem Leidensdruck des Patienten – möglich. Für diese Gruppe von RLS-Patienten liegen keine extra ausgewiesenen Therapiestudien vor. Die Tagesdosis von L-Dopa sollte 200–300 mg nicht überschreiten, da sonst ein höheres Risiko für eine Augmentation besteht.

Dopaminagonisten

Bei mittelgradig bis schwerer Ausprägung und kontinuierlichem Auftreten von RLS-Beschwerden (IRLS ≥ 15) sind die

Tab. 10.8 Medikamentöse Therapie des RLS [2, 8]

Substanz	Dosisbeginn	Dosierung/24 h	Unerwünschte Wirkungen
Dopaminerge Substanzen			
L-Dopa/Carbidopa oder L-Dopa/Benserazid[1]	50/12,5 mg 50/12,5 mg	100/25–200/50 mg 50/12,5–200/50 mg	Übelkeit, Erbrechen, orthostatische Hypotension, Augmentation
Pramipexol[1]	0,088 mg	0,125–0,750 mg	Übelkeit, Insomnie, Schläfrigkeit tagsüber, Einschlafattacken, Impulskontrollstörung, Augmentation (seltener als L-Dopa)
Ropinirol[1]	0,25 mg	0,5–4,0 mg	Ähnlich wie Pramipexol
Antikonvulsiva (Alpha-2-Delta-Liganden)			
Pregabalin	25 mg	150–300 mg	Schwindel, Schläfrigkeit, Ataxie
Gabapentin	300 mg	300–1.800 mg	Ähnlich wie Pregabalin
Benzodiazepine			
Clonazepam	0,25 mg	0,25–2,0 mg	Schläfrigkeit, Hang-over-Effekt, Zunahme schlafbezogener Atmungsstörungen
Opioide			
Oxycodon/Naloxon[1]	5/2,5 mg	10/5–20/10 mg	Obstipation, Übelkeit, Kopfschmerz, Somnolenz, Zunahme schlafbezogener Atmungsstörungen, potenzielle Abhängigkeit
Tilidin/Naloxon	50/4 mg	50/4–100/8 mg	Ähnlich wie Oxycodon/Naloxon

[1] Zugelassen zur Behandlung des Restless-Legs-Syndroms

Non-Ergot-Dopaminagonisten (Pramipexol, Ropinirol, Rotigotin-Pflaster) zugelassen und die Medikamente der 1. Wahl. Abgesehen von einer individuellen Dosisanpassung kann ggf. ein zeitliches Splitting der Dosis notwendig sein, um eine optimale Besserung der Beschwerden zu erreichen. Wegen spezifischer Nebenwirkungen wie Herzklappenfibrosen und pleuraler Fibrosen sollten Ergot-Agonisten (Cabergolin, Pergolid) nur nach sorgfältiger Nutzen-Risiko-Abwägung eingesetzt werden; für diese Präparate besteht keine Zulassung in der Behandlung des RLS.

Augmentation

CAVE

Die wichtigste Komplikation der dopaminergen Therapie besteht in der Gefahr der Entwicklung einer Zunahme der RLS-Beschwerden (Augmentation), die unter L-Dopa und in geringerer Ausprägung auch unter Dopaminagonisten beschrieben wurde.

DEFINITION

Die **Augmentation** bezeichnet eine Verstärkung der Beschwerden i. S. einer paradoxen Reaktion auf die Behandlung, die sich in einer höheren Intensität der Symptome, einer kürzeren Zeitspanne bis zum Auftreten der Beschwerden in Ruhesituationen sowie einer Symptomausbreitung auf die Arme äußern kann.

Weitere Präparate

Bei unzureichendem Ansprechen auf Dopaminergika bzw. sehr stark ausgeprägter Symptomatik ist das Opioid Oxycodon/Naloxon als **Behandlung der 2. Wahl** zugelassen (Btm-pflichtig). Die Indikation sollte im Hinblick auf die Nebenwirkungen und das Abhängigkeitspotenzial streng gestellt werden.

PATIENTENINFO

Opiate sollten aufgrund ihrer atemdepressiven Wirkungen nur nach Ausschluss eines Schlafapnoesyndroms verordnet werden. Zu beachten ist, dass mit Ausnahme von Oxycodon/Naloxon Opiate in der Behandlung des RLS nicht zugelassen sind.

Insbesondere bei schmerzhaften RLS-Beschwerden sind Gabapentin oder Pregabalin (Alpha-2-Delta-Liganden) mögliche Behandlungsalternativen. Clonazepam ist weniger gut untersucht und scheint weniger effektiv zu sein. Für beide Substanzgruppen gibt es in Deutschland ebenfalls keine Zulassung für eine Behandlung des RLS. Eine komorbide schlafbezogene Atmungsstörung muss vor der Behandlung mit Opioiden bzw. Benzodiazepinen wegen der Gefahr einer Atemdepression ausgeschlossen sein.

Die Wirksamkeit von Zink, Vitamin B_1, Vitamin B_{12}, Vitamin C, Vitamin E, Dextran und Propranolol konnte bisher nicht durch methodisch fundierte Studien belegt werden.

Nichtmedikamentöse Therapie

Nichtpharmakologische Behandlungsformen bei leichteren RLS-Beschwerden umfassen schlafhygienische und verhaltenstherapeutische Maßnahmen sowie das Meiden von abendlichem Koffein-, Nikotin- und Alkoholgenuss. Akupunktur und transkranielle Magnetstimulation scheinen wenig wirksam zu sein; eine intermittierende pneumatische Kompressionstherapie versprich mehr Erfolg.

Therapie des sekundären RLS

Beim sekundären bzw. komorbiden RLS steht zunächst die Behandlung bzw. Beseitigung der zugrunde liegenden Störung im Vordergrund, insbesondere das Absetzen von RLS-induzierenden Medikamenten. Die intravenöse oder orale Eisensubstitution stellt eine Therapieoption bei Eisen- bzw. Ferritinmangel (< 50 µg/l) dar. Es wird empfohlen, das Ferritin bis in einen hochnormalen Bereich zu substituieren.

Linderung wird durch das Strecken der betroffenen Muskulatur, Massage oder Wärme erreicht. Wenn möglich, sollte eine Behandlung der zugrunde liegenden Ursache durchgeführt werden. Systematische Untersuchungen zur Wirksamkeit einer medikamentösen Behandlung liegen nicht vor. Nichtsystematische Studien zeigen, dass eine Behandlung mit Magnesium, Vitamin E oder Gabapentin hilfreich sein kann. Chininsulfat sollte aufgrund möglicher schwerwiegender Nebenwirkungen nur unter entsprechenden Vorsichtsmaßnahmen verordnet werden.

10.3 Periodische Gliedmaßenbewegungsstörung

DEFINITION

Die **periodische Gliedmaßenbewegungsstörung** ist eine schlafbezogene motorische Störung, die durch das Vorhandensein von periodisch auftretenden stereotypen Beinbewegungen im Schlaf im Zusammenhang mit einer klinisch relevanten Schlafstörung oder Tagesmüdigkeit definiert ist.

10.3.1 Symptomatik

Typisch sind Extensionen der großen Zehe sowie Flexionen von Sprunggelenk, Knie und Hüfte. Aus diagnostischen Gründen muss der Begriff der „periodischen Gliedmaßenbewegungsstörung" (Periodic Limb Movement Disorder, PLMD) von den auch isoliert vorkommenden „periodischen Beinbewegungen im Schlaf" (Periodic Leg Movements in Sleep, PLMS) unterschieden werden.

10.3.2 Prävalenz

Die genaue Prävalenz der PLMD ist nicht bekannt, sie scheint aber eher selten zu sein. In der Gesamtbevölkerung werden PLMS mit einer Häufigkeit von etwa 5–8 % gefunden. Kinder sind kaum betroffen, ältere Menschen deutlich häufiger.

10.3.3 Pathophysiologie

Die Pathophysiologie von PLMS bzw. der PLMD ist bislang nicht vollständig verstanden. Neurophysiologische und bildgebende Untersuchungen zeigen, dass sowohl spinale als auch supraspinale Mechanismen bei der Entstehung und Modulation von PLMS eine Rolle zu spielen scheinen. Genetische Faktoren, Veränderungen des zentralen Eisenstoffwechsels sowie eine Dysfunktion dopaminerger Systeme sind anscheinend ebenfalls von Bedeutung. Psychopharmaka können ebenfalls das Risiko für PLMS bzw. PLMD erhöhen. Andere Risikofaktoren sind Alkohol oder Schlafentzug, allerdings mit einer deutlich geringeren Evidenz.

10.3.4 Klinische Bedeutung von periodischen Beinbewegungen im Schlaf

Eine direkte Korrelation zwischen der Anzahl der PLMS und dem Auftreten von relevanten Schlafstörungen sowie einer erhöhen Tagesmüdigkeit scheint jedoch nicht zu bestehen. Aus diesem Grunde wird von manchen Autoren die klinische Bedeutung von PLMS infrage gestellt. PLMS können isoliert und ohne klinische Symptomatik auftreten und haben dann keinen Krankheitswert. Sie lassen sich aber auch i. S. einer Komorbidität bei einer Vielzahl anderer Erkrankungen nachweisen:

- Restless-Legs-Syndrom
- REM-Schlaf-Verhaltensstörung
- Narkolepsie
- Schlafapnoesyndrom
- Morbus Parkinson
- Multiple Sklerose
- Nierenfunktionsstörungen
- Rheumatische Erkrankungen

PLMS werden bei 80–90 % der Patienten mit einem RLS abgeleitet und als supportives Kriterium für ein RLS gewertet (➤ Kap. 10.2).

Studien der letzten Jahre haben gezeigt, dass PLMS mit einem kurzfristigen Anstieg der Herzfrequenz bzw. des Blutdruckes assoziiert sein können. Epidemiologische Untersuchungen weisen darüber hinaus auf einen Zusammenhang zwischen PLMS und kardiovaskulären Erkrankungen hin.

10.3.5 Diagnostik

Die diagnostischen Kriterien der PLMD (ICSD-3) sind in ➤ Tab. 10.9 zusammengefasst.

Um die Diagnose einer PLMD stellen zu können, müssen also mehrere Aspekte beachtet werden:

1. Es müssen periodische Bewegungen der Beine (bzw. der Arme) im Schlaflabor mittels einer standardisierten Aufzeichnung nachgewiesen und nach spezifischen Kriterien

Tab. 10.9 Diagnostische Kriterien der periodischen Gliedmaßenbewegungsstörung (ICSD-3). Kriterien A–D müssen erfüllt sein [1].

A. Polysomnografisch werden periodische Bewegungen der Gliedmaßen nachgewiesen. Die Definition dieser Bewegungen richtet sich nach den Kriterien der American Academy of Sleep Medicine (AASM).
B. Die Häufigkeit beträgt > 5/Stunde für Kinder und > 15/Stunde für Erwachsene.
C. Die periodischen Bewegungen verursachen klinisch relevante Schlafstörungen oder Beeinträchtigungen in psychischen, körperlichen, sozialen, schulischen, beruflichen oder anderen wichtigen Funktionsbereichen.
D. Die periodischen Beinbewegungen und die Symptome können nicht besser durch eine andere gleichzeitige Schlafstörung, psychische, neurologogische oder andere medizinische Störung erklärt werden (z. B. sollten PLMS in Zusammenhang mit Apnoen oder Hypopnoen nicht gewertet werden).

ausgewertet werden. Der PLMS-Index (Häufigkeit der Bewegungen/Stunde Schlaf) muss im Zusammenhang mit den klinischen Beschwerden der Patienten betrachtet werden. Ein Index > 5 bei Erwachsenen wurde z. B. auch bei symptomfreien Betroffenen beschrieben.

2. PLMS ohne gleichzeitig vorhandene Schlafstörung, Tagesmüdigkeit oder andere Beeinträchtigungen in wichtigen Funktionsbereichen werden lediglich als PSG-Befund gewertet.
3. Zwischen den PLMS und einer Insomnie bzw. Hypersomnie muss eine nachvollziehbare direkte Beziehung bestehen. Um die Diagnose einer PLMD stellen zu können, müssen daher andere Ursachen einer insomnischen oder hypersomnischen Symptomatik wie z. B. eine schlafbezogene Atmungsstörung oder eine Narkolepsie ausgeschlossen werden.

Schlafableitung

Der Goldstandard in der Diagnostik ist die Polysomnografie, in der neben den Beinbewegungen auch PLMS-assoziierte EEG-Arousals sowie kurzfristige Anstiege von Herzfrequenz und Blutdruck nachgewiesen werden können.

Nach den Kriterien der American Academy of Sleep Medicine [9] ist die einzelne Beinbewegung durch eine **Dauer von mindestens 0,5 bis maximal 10 Sekunden** definiert. Von einer PLM-Serie spricht man, wenn mindestens 4 Beinbewegungen in einem Abstand von 5 bis 90 Sekunden aufeinander folgen (➤ Abb. 10.1). Ausgeprägte PLMS können mit einer Abnahme von Schlafeffizienz und Gesamtschlafzeit sowie einer Veränderung der Schlafarchitektur im Sinne Zunahme des Leichtschlafstadiums 1, Verminderung von Stadium 2, Zunahme von Schlafstadienwechsel sowie Aufwachereignissen einhergehen. Zur Erfassung des Ausmaßes der durch die Bewegungen verursachten Schlafstörungen ist neben der Schlafeffizienz der PLMS-Arousal-Index ein bedeutsamer Parameter.

10.3.6 Differenzialdiagnosen

Unterschiedliche nächtliche motorische Störungsbilder müssen abgegrenzt werden. Die häufigsten Differenzialdiagnosen sind in ➤ Tab. 10.10 zusammengefasst.

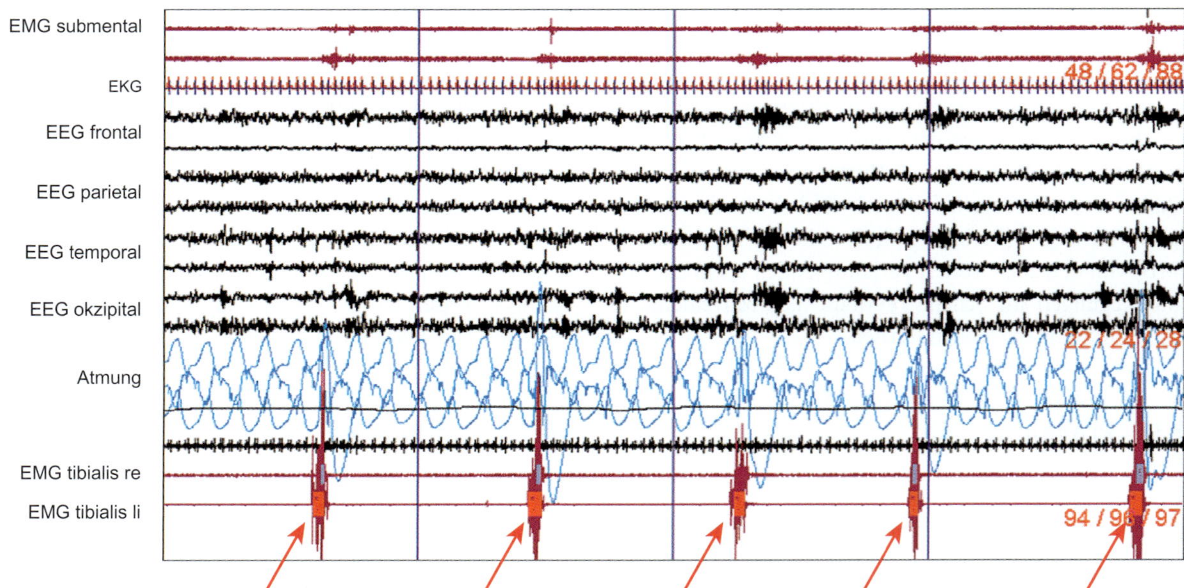

Abb. 10.1 Periodische Beinbewegungen im Schlaf. Im Abstand von etwa 15 Sekunden erfolgen regelmäßige Beinbewegungen, die zu einer EEG-Arousalreaktion und einer kurzfristigen Frequenzbeschleunigung im EKG führen. Die Pfeile zeigen EMG-Aktivierungen im rechten und linken M. tibialis anterior. [P492]

Tab. 10.10 Differenzialdiagnosen von PLMS und PLMD

Differenzialdiagnosen	Typische Merkmale	Unterscheidende Merkmale
Einschlafmyoklonien	Unwillkürliche Bewegungen beim Einschlafen	Beginn im Einschlafprozess, nichtperiodisch
Beinmuskelkrämpfe	Schmerzhafte Kontraktionen	Tonisch anhaltend, nichtperiodisch
Fragmentarischer Myoklonus	Zahlreiche EMG-Aktivierungen ohne Bewegungseffekt	EMG-Aktivität kürzer als 0,5 s
Propriospinaler Myoklonus	Quasi-periodisch, unwillkürliche Bewegungen beim Einschlafen	Nur im Einschlafprozess, EMG-Aktivität überwiegend kürzer als 0,5 s
Andere Myoklonien	Unwillkürliche Bewegungen im Schlaf	EMG-Aktivität kürzer als 0,5 s
REM-Schlaf-Verhaltensstörung	Unwillkürliche Bewegungen im REM-Schlaf	REM-Schlaf ohne Atonie
Nächtliche Epilepsie	Unwillkürliche Bewegungen im Schlaf	Nichtperiodisch, epileptische EEG-Aktivität
Schlafbezogene Atmungsstörungen	Unwillkürliche, manchmal periodische Bewegungen im Schlaf	Atmungsstörungen im Schlaf

10.3.7 Therapie

EVIDENZ

Für eine medikamentöse (insbesondere dopaminerge) Behandlung der isolierten PLMD (ohne RLS-Symptomatik) ist die Evidenz bisher nicht ausreichend [2].

Dopaminerge Substanzen können jedoch zu einer wesentlichen Reduktion von Beinbewegungen und assoziierten Arousals führen und dadurch die Schlafqualität und Tagesbeeinträchtigungen bessern. Für Clonazepam, Melatonin oder Valproinsäure konnten bislang keine überzeugenden Effekte nachgewiesen werden.

10.4 Schlafbezogene Beinmuskelkrämpfe

DEFINITION

Schlafbezogene Beinmuskelkrämpfe sind schmerzhafte, plötzlich auftretende, unwillkürliche Kontraktionen überwiegend der Wadenmuskulatur, die mitunter mehrere Minuten andauern können und in der Regel spontan remittieren

Üblicherweise beginnen sie abrupt, können aber auch mit weniger schmerzhaften Empfindungen eingeleitet werden. Die Häufigkeit variiert sehr stark von wenigen Krämpfen pro Jahr bis hin zu mehreren Episoden in jeder Nacht.

10.4.1 Symptomatik

Die Symptomatik kann entweder idiopathisch oder sekundär zu anderen Erkrankungen auftreten. Unterschiede hinsichtlich klinischer Erscheinungsformen finden sich nicht. Komorbide Erkrankungen bzw. Laborveränderungen sind der Diabetes mellitus, metabolische Erkrankungen und periphere Gefäßerkrankungen sowie Hypokaliämie, Hypokalzämie, Hypomagnesiämie und Hämodialyse. Prädisponierende Faktoren umfassen exzessiven Sport, langes Stehen am Arbeitsplatz, wenig Bewegungsmöglichkeiten, Dehydrierung und bestimmte Medikamente wie z. B. orale Kontrazeptiva, Diuretika, ß-Agonisten oder Statine [10].

10.4.2 Prävalenz

Schlafbezogene Beinmuskelkrämpfe treten häufig auf; beinahe jede Person älter als 50 Jahre ist zumindest einmal davon betroffen gewesen. Prävalenz und Häufigkeit nehmen in höherem Alter zu. Es wird angenommen, dass etwa 7 % der Kinder und Jugendlichen und 33 % der Erwachsenen über 60 Jahre und 50 % über 80 Jahre betroffen sind, Letztere mit einer Frequenz von einem Ereignis alle 2 Monate. In der Schwangerschaft sind etwa 40 % der Frauen betroffen.

10.4.3 Pathophysiologie

Die Pathophysiologie ist häufig nicht bekannt. Da es sich nicht um gleichzeitige Kontraktionen von Agonisten und Antagonisten handelt, werden sie nicht als Dystonien klassifiziert, auch wenn sie diesen ähnlich sein können.

10.4.4 Diagnostik und Differenzialdiagnosen

In polysomnografischen Ableitungen zeigen sich nichtperiodische Tonuserhöhungen der EMG-Aktivität im M. gastrocnemius. Diese Episoden entstehen aus dem Schlaf heraus ohne vorangehende physiologische Auffälligkeiten.

Differenzialdiagnostisch sollten – abgesehen von einem Restless-Legs-Syndrom und periodischer Beinbewegungen – eine chronische Myelopathie, eine periphere Neuropathie, schmerzhafte Muskelfaszikulationen und Erkrankungen des Mineralstoffwechsels ausgeschlossen werden. Gelegentlich können nächtliche Beinmuskelkrämpfe und ein RLS bzw. periodische Beinbewegungen aufgrund ihrer Häufigkeit auch gemeinsam auftreten.

10.4.5 Therapie

Linderung wird durch das Strecken der betroffenen Muskulatur, Massage oder Wärme erreicht. Wenn möglich, sollte eine Behandlung der zugrunde liegenden Ursache durchgeführt werden. Systematische Untersuchungen zur Wirksamkeit einer medikamentösen Behandlung liegen nicht vor. Nichtsystematische Studien zeigen, dass eine Behandlung mit Magnesium, Vitamin E oder Gabapentin hilfreich sein kann. Chininsulfat sollte aufgrund möglicher schwerwiegender Nebenwirkungen nur unter entsprechenden Vorsichtsmaßnahmen verordnet werden [10].

10.5 Schlafbezogenes Zähneknirschen (Bruxismus)

DEFINITION

Bruxismus ist durch eine rhythmische Aktivität der Kaumuskulatur vor allem im Non-REM-Schlaf gekennzeichnet.

Hierbei handelt es sich um tonische Kontraktionen oder um eine Serie von repetitiven phasischen Kontraktionen der Kaumuskulatur, die zu Schädigungen der Zähne, des Zahnhalteapparates und des Kiefergelenks führen können.

10.5.1 Symptomatik

Bruxismus wird am häufigsten von Zahnärzten und seltener aufgrund eines gestörten Schlafs diagnostiziert. Bei schweren Formen kann der Schlaf aber unterbrochen werden und aufgrund der lauten Geräusche auch den Schlaf des Bettpartners beeinträchtigen. Ein häufiges Symptom sind morgendliche Spannungskopfschmerzen der Temporalregion. Es gibt eine hohe interindividuelle Variabilität in der Intensität und Häufigkeit der Kontraktionen mit bis zu Hunderten Ereignissen in einer Nacht. Eine einfache Korrelation zwischen Ausprägung und Schweregrad der klinischen Symptomatik besteht nicht [10].

10.5.2 Prävalenz

Die Prävalenz ist bei Kindern mit 15–20 % hoch und nimmt über die Lebensspanne ab. Etwa 10–15 % der Jugendlichen und zwischen 3 und 10 % der Erwachsenen sind betroffen. Ein familiäres Auftreten wird bei 20–50 % beobachtet. Es wird angenommen, dass ein größerer Teil der Betroffenen asymptomatisch bleibt und der Verlauf günstig ist.

10.5.3 Pathophysiologie

Bruxismus kann primär oder sekundär im Rahmen anderer psychiatrischer, neurologischer oder schlafmedizinischer Erkrankungen (z. B. einer obstruktiven Schlafapnoe) auftreten. Eine wichtige iatrogene Form ist der medikamentös induzierte Bruxismus, v. a. durch psychoaktive Substanzen. Es bleibt ungeklärt, ob eine genetische Prädisposition besteht. Prädisponierende Faktoren können psychische (z. B. Angst, Stress) und körperliche Faktoren (u. a. Fehlstellungen der Zähne) sein.

10.5.4 Diagnostik und Differenzialdiagnosen

Schlafableitung

Polysomnografische Ableitungen weisen einen erhöhten Tonus der Mm. masseter und Mm. temporales im Schlaf auf, häufig assoziiert mit knirschenden Geräuschen. Eine rhythmische Aktivität kann in allen Schlafstadien auftreten, am häufigsten in den Schlafstadien 1 und 2, seltener im REM-Schlaf. Häufig sind die Bruxismus-Episoden mit EEG-Arousals und autonomer/kardialer Aktivität assoziiert (➤ Abb. 10.2). Eine Polysomnografie wird nicht routinemäßig durchgeführt, kann aber bei besonders schweren Formen oder zum Ausschluss anderer motorischer Störungen oder schlafbezogener Apnoen indiziert sein.

Differenzialdiagnosen

Differenzialdiagnostisch abgegrenzt werden sollten ein faziomandibulärer Myoklonus, schlafbezogene epileptische Aktivität, Dystonie und Chorea sowie die REM-Schlaf-Verhaltensstörung. Gelegentlich kann ein Bruxismus mit nächtlichen Schluckstörungen verwechselt werden.

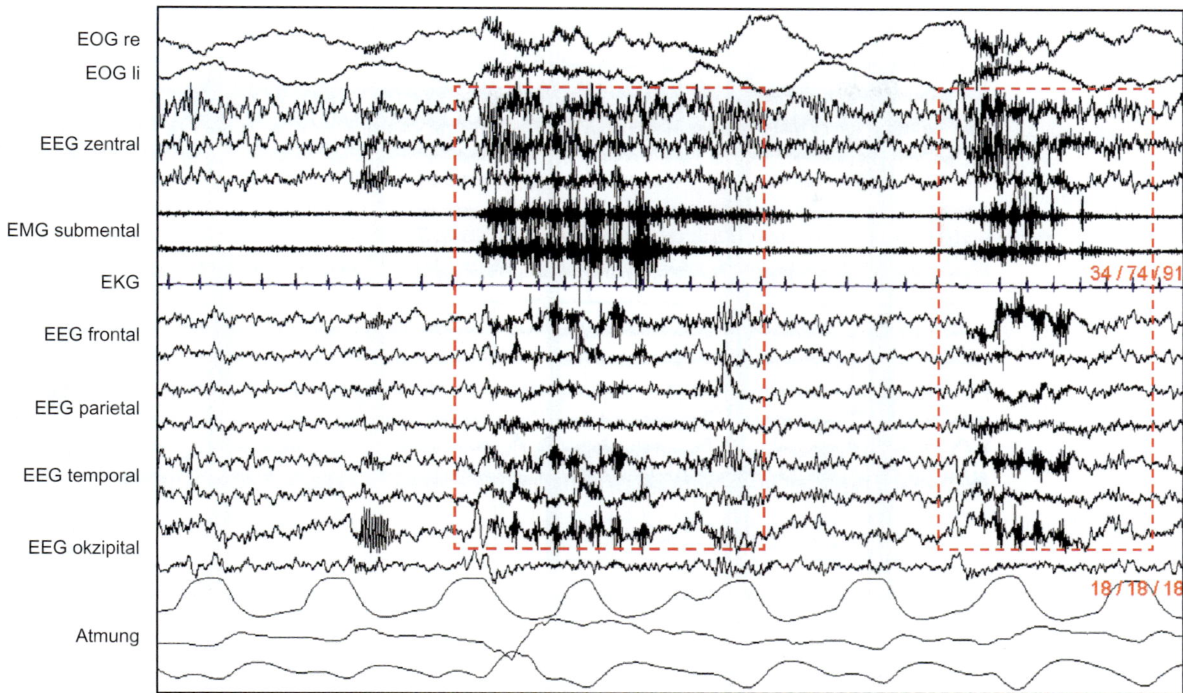

Abb. 10.2 Bruxismus. Polysomnografisch wurden zwei Episoden rhythmischer Aktivität (Umrahmungen) im Bereich der Kaumuskulatur mit Artefakten in den EEG-Ableitungen aufgezeichnet. [P492]

10.5.5 Therapie

Die Therapie besteht in erster Linie aus **kieferorthopädischen Maßnahmen** (Aufbissschiene zum Schutz gegen Zahnschmelzabreibungen). An weiteren nichtmedikamentösen Behandlungsansätzen haben sich verschiedene Methoden der Stressreduktion, Hypnotherapie sowie Muskelentspannungstechniken wie die progressive Muskelrelaxation, das autogene Training oder Biofeedback-Techniken teilweise bewährt. Bei stark ausgeprägten Beschwerden, die anderweitig nicht behandelbar sind, kann eine medikamentöse Behandlung mit muskelrelaxierenden Substanzen (Diazepam), Antidepressiva, dopaminergen Substanzen oder Clonidin in Erwägung gezogen werden. Kontrollierte Studien liegen jedoch kaum vor [10].

10.6 Schlafbezogene rhythmische Bewegungsstörung

DEFINITION

Schlafbezogene rhythmische Bewegungsstörungen sind repetitive Aktivitäten großer Muskelgruppen, die den Kopf oder den ganzen Körper betreffen und überwiegend beim Wach-Schlaf-Übergang auftreten.

10.6.1 Symptomatik

Rhythmische Bewegungsstörungen können verschiedene phänomenologische Formen von Körperbewegungen (Body Rolling oder Body Rocking) oder rhythmischen Bewegungen des Kopfes (Head Rolling oder Head Banging) aufweisen.

Die Dauer variiert zwischen wenigen Minuten bis zu einer halben Stunde. Manchmal werden sie auch bewusst als Einschlafritual durchgeführt. Die Episoden können aber letztlich zu jeder Zeit im Verlauf der Nacht auftreten. Die Diagnose sollte nur dann gestellt werden, wenn die nächtliche Aktivität die Erholungsfunktion des Schlafs beeinträchtigt oder es zu selbstverletzendem Verhalten kommt. Eine Fremdanamnese kann wichtige ergänzende Informationen für die Diagnose liefern [10].

10.6.2 Prävalenz

Sie sind im sehr frühen Kindesalter am häufigsten (Prävalenz bis 30 % bei Kindern < 3 Jahren) und nehmen mit zunehmendem Alter deutlich ab. Im Alter von 5 Jahren wird eine Prävalenz von 5 % angegeben. Hinweise für eine unterschiedliche Häufung bei beiden Geschlechtern bestehen nicht.

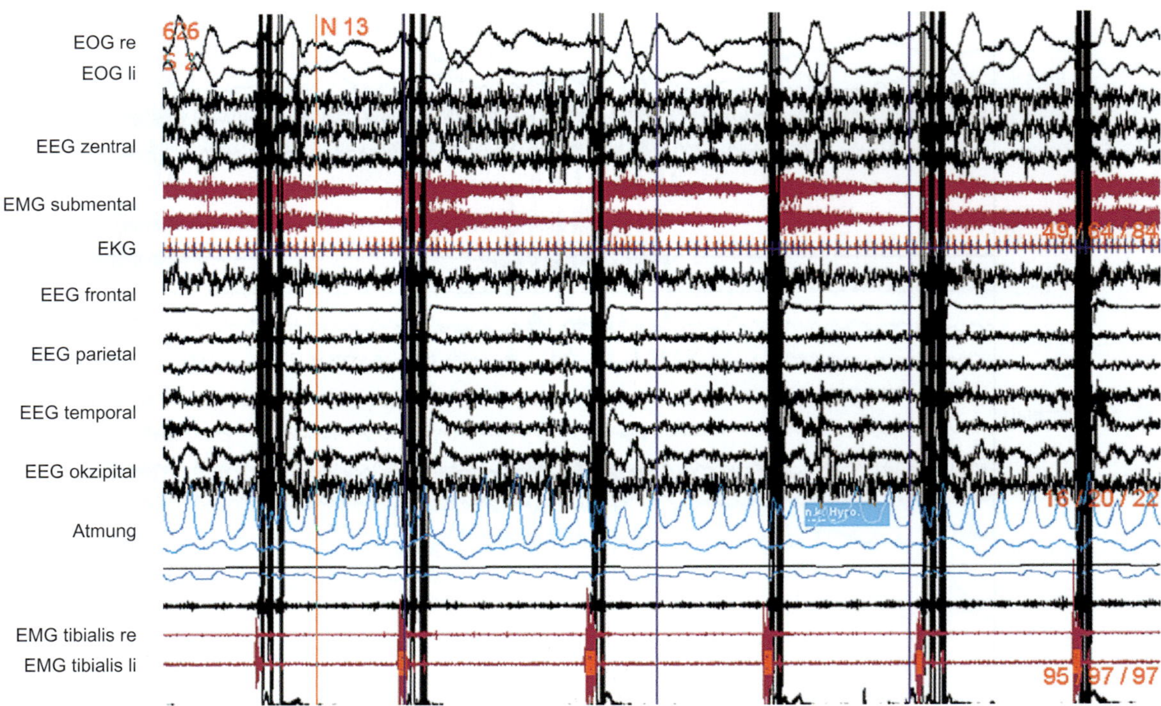

Abb. 10.3 Polysomnografie einer jungen Patientin mit rhythmischer Bewegungsstörung des Kopfes. Es kommt zu Artefakten, die sich über alle Ableitungen erstrecken. [P492]

10.6.3 Diagnostik und Differenzialdiagnosen

Schlafableitung

Video-polysomnografische Ableitungen zeigen rhythmische Bewegungen, die zu ca. 50 % im leichten Non-REM-Schlaf, zu etwa 20 % im REM-Schlaf und in 30 % der Fälle in beiden Schlafstadien auftreten (➤ Abb. 10.3). Ausschließlich im REM-Schlaf auftretende rhythmische Bewegungen treten deutlich häufiger bei Erwachsenen auf.

Differenzialdiagnosen

Eine wichtige Differenzialdiagnose ist die Verhaltensstörung im REM-Schlaf. Andere nächtliche motorische Störungen wie periodische Beinbewegungen oder die periodische Gliedmaßenbewegungsstörung sowie nächtliche Epilepsieformen sollten ausgeschlossen werden.

10.6.4 Therapie

Eine Behandlung ist im frühen Kindesalter selten notwendig. Treten rhythmische Bewegungsstörungen im Erwachsenenalter auf, so werden sie meist nur von den Bettpartnern als störend wahrgenommen. Lediglich wenn die Symptomatik im Zusammenhang mit anderen Verhaltensauffälligkeiten auftritt (z. B. Autismus), ist eine weiterführende klinische Abklärung und ggf. eine psychotherapeutische Behandlung indiziert. Bei ausgeprägten Formen mit Beeinträchtigung der Schlafqualität und Tagessymptomatik kann ein Behandlungsversuch mit Clonazepam, anderen Benzodiazepinen oder trizyklischen Antidepressiva durchgeführt werden. Auch für diese Störung gilt, dass bislang keine systematischen Studien zur pharmakologischen Behandlung vorliegen [10].

10.7 Gutartiger Schlafmyoklonus bei Säuglingen

DEFINITION

Gutartiger Schlafmyoklonus bei Säuglingen ist durch repetitive, meist beidseitig ausgeprägte myoklone Zuckungen großer Muskelgruppen gekennzeichnet, die ausschließlich im Schlaf auftreten.

Die Bewegungen können den gesamten Körper umfassen oder ausschließlich in den Gliedmaßen oder dem Stamm auftreten. Diese Myoklonusform ist selten und wird häufig mit einer Epilepsie verwechselt, zeigt aber einen gutartigen Verlauf.

10.8 Propriospinaler Myoklonus beim Einschlafen

DEFINITION

Propriospinaler Myoklonus beim Einschlafen beschreibt plötzlich auftretende myoklonische Bewegungen beim Übergang vom Wachen in den Schlaf, seltener auch beim morgendlichen Aufwachen. Betroffen ist v. a. die axiale Muskulatur mit einer rostralen und kaudalen Weiterleitung.

10.8.1 Symptomatik

Die Ausbreitung erfolgt von der Bauch- und Stamm-Muskulatur auf die proximale Muskulatur der Gliedmaßen und des Halses. Häufig handelt es sich um eine Bewegung der Flexoren, im Stammbereich auch der Extensoren. Die Intensität ist sehr unterschiedlich ausgeprägt; das Auftreten kann isoliert sein, aber auch clusterartig mit variablen Intervallen oder quasi-periodisch mit sehr kurzen freien Abschnitten.

10.8.2 Prävalenz

Es handelt sich um eine seltene Bewegungsstörung, Daten zur Häufigkeit sind nicht bekannt. Die Prävalenz ist bei Männern höher; Kinder scheinen nicht betroffen zu sein.

10.8.3 Pathophysiologie

Die Pathophysiologie ist nicht bekannt. Es wird vermutet, dass der Myoklonus aus einem fokalen spinalen Generator bei Abnahme supraspinaler inhibierender Mechanismen im entspannten Wachzustand entsteht. Über propriospinale Bahnen erfolgt dann eine kaudale und rostrale langsame Ausbreitung. Das spinale MRT ist häufig unauffällig; in etwa 20 % der Patienten lässt sich jedoch eine fokale Läsion nachweisen.

10.8.4 Diagnostik und Differenzialdiagnosen

Schlafableitung

In der Polysomnografie lassen sich kurze, sich wiederholende myokloniforme EMG-Bursts im Zusammenhang mit Alpha-EEG-Wellen nachweisen. Epileptische Aktivität besteht nicht. Aufgrund der repetitiven Bewegungen können ausgeprägte Einschlafstörungen resultieren, da der Trigger gerade in der sensiblen Übergangsphase in den Schlaf liegt.

Differenzialdiagnosen

Zu den Differenzialdiagnosen zählen der epileptische Myoklonus, der nicht auf das entspannte Wachsein beschränkt ist, und der fragmentarische Myoklonus sowie das RLS, PLMS und der psychogene Myoklonus.

10.8.5 Therapie

Eine kausale Therapie ist nicht bekannt; eine medikamentöse Behandlung mit Clonazepam kann probatorisch angewendet werden.

10.9 Bewegungsstörungen durch körperliche Erkrankungen, Medikamente oder Drogen

10.9.1 Bewegungsstörungen durch körperliche Erkrankungen

Diese Diagnose ist für schlafbezogene Bewegungsstörungen vorgesehen, die aufgrund einer zugrunde liegenden körperlichen Erkrankung auftreten und nicht die Kriterien für eine spezifische Bewegungsstörung erfüllen. Einige neurologische Erkrankungen können mit auffälligen Bewegungen im Wachen und Schlafen einhergehen, wie z. B. die Parkinson-Erkrankung oder auch Tic-Störungen. Gelegentlich können die nächtlichen Manifestationen von abnormen Bewegungen auftreten, bevor eine sichere neurologische Diagnose gestellt werden kann.

10.9.2 Bewegungsstörungen durch Medikamente oder Drogen

Medikamente, Drogen oder Substanzen können schlafbezogene Bewegungsstörungen induzieren oder eine bereits vorhandene Störung verstärken. Dies trifft z. B. für ein durch Neuroleptika oder Antidepressiva induziertes Restless-Legs-Syndrom oder die periodische Gliedmaßenbewegungsstörung zu. Wenn möglich, sollte die als Ursache identifizierte Substanz abgesetzt werden. Entscheidend für die Diagnose ist der enge zeitliche Zusammenhang zwischen der Einnahme der Substanz und den Bewegungsstörungen.

KAPITEL

11 Schlafstörungen im Alter

Roland Popp

Kernaussagen

- Schlafstörungen, v. a. Klagen über Schlaflosigkeit, sind die am häufigsten genannten Beschwerden im Alter.
- Im höheren Lebensalter kommt es meist zu einer alterstypischen Verschlechterung der Schlafqualität, wobei vor allem vermehrt Ein- und Durchschlafstörungen auftreten.
- Ursachen für viele klinisch relevante Schlafstörungen sind komorbide internistische, neurologische und psychiatrische Erkrankungen, Medikamenteneinnahme und ein veränderter Schlaf-Wach-Rhythmus
- Im Alter nehmen primäre Schlafstörungen wie RLS oder OSAS, die häufig in einer erhöhten Tagesschläfrigkeit resultieren, zu.
- Die Therapie zielt auf die effektive Behandlung somatischer und psychiatrischer Erkrankungen ab (dazu gehört auch die Therapie von OSAS, RLS, Insomnie oder Schlaf-Wach-Rhythmusstörungen).
- Therapeutische Grundlage bei jeder Form einer Schlafstörung – insbesondere der Insomnie – sind die Schlafhygiene und verhaltenstherapeutische Interventionen.

11.1 Übersicht Schlaf im höherem Alter

In kaum einer anderen Lebensphase klagen Personen so häufig über gestörten Schlaf wie im letzten Lebensdrittel. Bei den Beschwerden stehen Früherwachen sowie Ein- und Durchschlafstörungen meist im Vordergrund, gefolgt von vermehrter Müdigkeit und Erschöpfung am Tage. Dies führt zu einer deutlichen **Beeinträchtigung der Lebensqualität.**

Vor allem wird die mangelnde Erholsamkeit des Schlafs beklagt. Wissenschaftliche Studien belegen inzwischen die **hohe Prävalenz** von Schlafstörungen und deren Komplexität sowie die **erhebliche Relevanz** auf Gesundheit und Wohlbefinden. Trotz dieser Entwicklung werden in der hausärztlichen Praxis primäre Schlafstörungen kaum berücksichtigt. Selten wird gezielt nach Schnarchen, Apnoen, Verhaltensauffälligkeiten in der Nacht oder Tagesschläfrigkeit gefragt.

Dabei kommen Schlafstörungen gerade in einer **alternden Gesellschaft** eine besondere Bedeutung zu, zumal die Anzahl der Menschen steigt, die dement, multimorbid oder pflegebedürftig sind und daher oftmals in Heimen untergebracht sind. Diese Entwicklung stellt die Schlafmedizin vor besondere diagnostische und therapeutische Herausforderungen.

In der Bevölkerung wie auch im medizinischen Bereich ist die Fehleinschätzung weit verbreitet, dass das gehäufte Auftreten von Schlafstörungen im Alter eine normale und zu erwartende Entwicklung sei. Es ist jedoch nicht das Alter an sich, sondern es sind die damit verbundenen **komorbiden Erkrankungen** und **psychosozialen Faktoren,** welche die Ursache für klinisch relevante Schlafstörungen darstellen. Alte Menschen, die gesund sind, sollten eigentlich keine Veranlassung haben, über einen gestörten Schlaf oder eine beeinträchtigte Tagesbefindlichkeit zu klagen.

In der klinischen Praxis wie auch in der Diagnostik muss daher zwischen alterstypischen Veränderungen des Schlafmusters und klinisch bedeutsamen Schlafstörungen im Alter unterschieden werden.

11.1.1 Verändertes Schlafmuster

Objektiv lässt sich eine **Verschlechterung der nächtlichen Schlafkontinuität** mit einer Abnahme der Schlafeffizienz und einer Zunahme der Wachphasen belegen (➤ Kap. 11.2.1), sodass die Schlafdauer oftmals deutlich unter acht Stunden liegt. Jedoch tritt vermehrt Tagschlaf auf. So wird im höheren Alter oftmals das monophasische von einem **polyphasischen Schlafmuster** abgelöst.

CAVE

„Ältere Menschen benötigen von Haus aus weniger Schlaf als junge Erwachsene!" – Diese weitverbreitete Annahme ist falsch. Der jeweilige Schlafbedarf nimmt mit dem Alter nicht automatisch ab und ist intraindividuell über die Jahre äußerst stabil. Kürzerer Nachtschlaf im Alter wird meist durch Mittagsschlaf oder Tagschlafepisoden kompensiert. Die Schlafdauer über 24 Stunden insgesamt wie auch das individuelle Schlafbedürfnis bleiben somit überwiegend konstant.

11.1.2 Klinische Relevanz von Schlafstörungen

Die Bedeutungen und Folgen von Schlafstörungen bei Senioren werden im klinischen Alltag häufig unterschätzt. Oft ist die behandelnde Ärzteschaft nicht damit vertraut, welchen unabhängigen Einfluss Schlafstörungen sowohl auf andere Erkrankungen als auch auf die Lebensqualität haben können. Erst in den letzten Jahren rückte die Behandlung **schlafassoziierter Erkrankungen** bei älteren Menschen mehr in den Fokus der Aufmerksamkeit.

Schlafprobleme werden inzwischen auch als ein **multifaktorielles geriatrisches Syndrom** bezeichnet. Von besonderer Bedeutung ist eine bidirektionale Verbindung zwischen den Schlafstörungen und ernsthaften medizinischen Erkrankungen bei älteren Personen. So gibt es inzwischen gute Belege, dass Patienten mit Schlafstörungen mit höherer Wahrscheinlichkeit Bluthochdruck, Depressionen sowie kardiovaskuläre und zerebrovaskuläre Erkrankungen erleiden. Umgekehrt führen diese somatischen Erkrankungen zu einem erhöhten Risiko, chronische Schlafprobleme zu entwickeln.

11.1.3 Bedeutung für die klinische Praxis

Physiologische und altersnormale Veränderungen stellen an sich noch keine Schlafstörungen dar, da der Schlaf immer noch erholsam sein kann und es zu keinen Beeinträchtigungen am Tag kommt. In diesem Zusammenhang ist es wichtig, **Fehlerwartungen von älteren Menschen** hinsichtlich ihres eigenen Schlafverhaltens zu korrigieren. Andererseits ist es in der klinischen Praxis besonders wichtig, altersbedingte Schlafveränderungen von relevant gestörtem Schlaf im höheren Lebensalter abgrenzen zu können. Die altersbedingten Veränderungen des Schlafverhaltens bergen ein Risiko und Vulnerabilitätsfaktoren, insbesondere **insomnische Schlafstörungen** zu entwickeln.

Vor allem **Tagesschläfrigkeit** findet sich häufig bei älteren Personen und hat negative Auswirkungen auf das Gesundheitsempfinden, die Lebensqualität, den funktionellen Status, das Risiko für Stürze und sogar für die Mortalität. Hauptursachen für Tagesschläfrigkeit sind im Alter unter anderem:

- Mangel an erholsamem Schlaf, bedingt durch zu wenig oder fragmentierten Schlaf wie z. B. bei OSAS oder bei anderen somatischen oder psychischen Erkrankungen
- Zirkadiane Schlaf-Wach-Rhythmusstörungen
- Einnahme von Medikamenten mit sedierendem Effekt
- Neurodegenerative Veränderungen des zentralen Nervensystems wie bei Demenz oder Morbus Parkinson
- Physiologische Dysfunktionen wie hypoaktives Delir, Elektrolytstörungen oder Exsikkose infolge Dehydratation

11.2 Symptomatik

Beim Beschwerdebild **„Schlechter Schlaf und Schlafstörungen im Alter"** müssen die unterschiedlichen Ursachen für die Symptomatik berücksichtigt werden. Diese reichen von altersbedingt typischen Veränderungen des Schlafverhaltens und der Zunahme körperlicher Erkrankungen bzw. primärer Schlafstörungen über die vermehrte Einnahme von Medikamenten bis zum erhöhten Auftreten von sozialen Belastungsfaktoren.

11.2.1 Alterstypische Veränderungen des Schlafens und Wachens

Jedes Alter hat seinen eigenen Schlaf. Mit zunehmendem Alter kommt es zu quantitativen und qualitativen Veränderungen des Schlafs, die physiologisch bedingt sind und alterstypische Prozesse aufweisen. Diese Entwicklung ist über die Jahre hinweg oft schleichend und allmählich.

Allgemeine Beobachtungen

Im Allgemeinen erleben Senioren ihren Nachtschlaf als verkürzt, die Schlafkontinuität als verschlechtert und den Schlaf durch längere oder kürzere Wachzeiten unterbrochen. Insgesamt ist die Schlafeffizienz geringer, es kommt zu einer stärkeren Schlaffragmentierung und zu einer deutlichen Abnahme des Tiefschlafs. Damit verbunden sind eine Zunahme des Leichtschlafs und eine leichtere Weckbarkeit. Die Weckschwellen, vor allem für Geräusche, sind erniedrigt; daher kommt es zu häufigen Weckreaktionen und einem insgesamt weniger tiefen Schlaf. Typisch ist auch ein **Früherwachen** am Morgen. Der reduzierten Schlafeffizienz versuchen ältere Personen oft dahingehend entgegenzuwirken, dass sie ihre

Bettliegezeiten ausdehnen. Nicht selten kommt es zu einer Fehleinschätzung des eigenen Schlafverhaltens: *„Ich habe die ganze Nacht kein Auge zugetan"* und zu Fehlinterpretationen der Schlafdauer und Schlaftiefe. Im Schlaflabor zeigt sich häufig eine Diskrepanz zwischen objektiv und subjektiv bewerteter Schlafqualität.

Objektive Befunde

Nichtsdestotrotz sind polysomnografisch alterstypische Veränderungen im Schlaf gut belegt (➤ Tab. 11.1). Aufgrund des verkürzten Nachtschlafs kommt es häufig zu einem ausgedehnten Mittagsschlaf oder zusätzlichen Tagesnickerchen, um die fehlende Schlafdauer auszugleichen. Pro Lebensdekade vermindert sich die Schlafeffizienz um ca. 3 % und der Tiefschlafanteil (Schlafstadium N3) um etwa 2 %. Vom 30. bis zum 70. Lebensjahr steigt die nächtliche Wachzeit (**Wake after Sleep Onset,** WASO) um etwa 10 min pro Lebensdekade an, danach bleibt sie ziemlich stabil. Die nächtliche Schlafdauer nimmt dabei um etwa 10 min pro Dekade ab. Weniger klare Veränderungen zeigen die Einschlaflatenz und der Anteil der Schlafstadien N1 und N2 [1].

Durch körperliche Erkrankungen oder bedingt durch psychosoziale Faktoren, z. B. fehlende Tagesstruktur, geringere soziale und körperliche Aktivitäten, weniger Lichtexposition, kommt es zu **Veränderungen des Schlaf-Wach-Rhythmus.** Ebenfalls ist eine Veränderung des Chronotyps vom Abendtyp zu einem Morgentyp mit frühem Erwachen zu beobachten.

11.2.2 Zunahme körperlicher Erkrankungen und primärer Schlafstörungen

Im Alter nimmt die Inzidenz und Prävalenz von somatischen Erkrankungen deutlich zu und es werden auch vermehrt Medikamente eingenommen. Eine Reihe körperlicher Erkrankungen ist für die Altersgruppe älterer Menschen typisch (➤ Tab. 11.2) und hat einen negativen Effekt auf die Schlafqualität. Oftmaliges nächtliches Wasserlassen (Nykturie; ➤ Kap. 4.7) oder etwa durch Arthrose oder HWS-Beschwerden bedingte chronische Schmerzen können die Schlafkontinuität erheblich stören.

Viele kardiovaskuläre und pulmologische Krankheiten sowie gastrointestinale und urologische Erkrankungen können einerseits **Ein- und Durchschlafstörungen** bedingen, andererseits auch zu einer vermehrten **Hypersomnolenz** am Tage führen. Bei älteren Frauen kann durch das Einsetzen der Menopause zusätzlich der Schlaf gestört werden, da es zu Veränderungen des Hormonhaushalts kommt.

Tab. 11.1 Polysomnografische Befunde zu Veränderungen des Schlafs des Schlafs im mittleren und höheren Lebensalter (nach [1] [H054-002])

Altersgruppen (Jahre)	40–60 vs. 60–70	60–70 vs. >70
Gesamtschlafzeit (Total Sleep Time)	↓	↔
Schlafeffizienz	↓	↓
Einschlaflatenz	↔	↔
Schlafstadium N1 (Zeitdauer von Licht aus bis zum Einschlafen)	↑	↔
Schlafstadium N2	↑	↔
Schlafstadium N3 (Tiefschlafanteil)	↓	↔
REM-Schlaf	↓	↔
Latenz zu REM-Schlaf	↔	↔
Wachzeit nach Schlafbeginn (WASO)	↑	↔

Tab. 11.2 Häufige körperliche Erkrankungen im Alter

Chronische Schmerzerkrankungen	• Arthritis • Muskuläre Schmerzen • Andere Schmerzen
Kardiovaskuläre Erkrankungen	• Herzinsuffizienz • Nächtliche Angina pectoris • Bluthochdruck
Atemwegserkrankungen	• Lungenerkrankungen • COPD • Asthma bronchiale • Allergische Rhinitis
Gastrointestinale Erkrankungen	• Refluxösophagitis • Ulzera • Obstipation • Diarrhö
Urologische Erkrankungen	• Inkontinenz • Nykturie • Harnverhalt • Unvollständiges Entleeren der Harnblase
Menopause	• Hitzewallungen • Unruhe
Psychiatrische Erkrankungen	• Angststörungen • Depressionen • Schizophrene Psychosen • Demenz • Substanzmissbrauch
Neurologische/neurodegenerative Erkrankungen	• Bewegungsstörungen • Schlaganfall • Morbus Parkinson • Morbus Alzheimer • Anfallsleiden • Neuromuskuläre Störungen
Primäre Schlafstörungen	• Schlafbezogene Atmungsstörungen • Zirkadiane Rhythmusstörungen • Insomnie • Parasomnien, z. B. die REM-Schlaf-Verhaltensstörung • Bewegungsstörungen wie RLS oder PLMD

Vor allem bei den **neurodegenerativen Erkrankungen** tritt eine deutliche Beeinträchtigung des zirkadianen Schlaf-Wach-Rhythmus auf. Dies gilt insbesondere für demenzielle Entwicklungen. Als unmittelbare Folge neurodegenerativer Prozesse ergibt sich eine Vielzahl von möglichen Ursachen für insomnische und hypersomnische Beschwerden bei dementen Patienten.

Nicht zuletzt steigt mit zunehmendem Alter die **Prävalenz von primären Schlafstörungen,** wie dem obstruktiven Schlafapnoesyndrom (v. a. bei Männern), dem Restless-Legs-Syndrom (v. a. bei Frauen) oder den zirkadianen Schlaf-Wach-Rhythmusstörungen. Diese stellen den Behandler vor spezielle diagnostische und therapeutische Herausforderungen.

11.2.3 Einnahme von Medikamenten

Medikamente können Schlafstörungen auslösen oder verstärken, vor allem als Nebeneffekt von **sedierenden oder muskelrelaxierenden Substanzen.** So besteht häufig eine vermehrte Schlaftrunkenheit am Morgen. Ebenso besteht in der Nacht eine erhöhte **Sturzgefahr** beim Toilettengang.

Bedenklich ist der Anstieg von **Sedativa** ab dem 65. Lebensjahr. Generell ist die Wirkung von Medikamenten, die aufgrund anderer organischer Erkrankungen eingenommen werden, nicht zu unterschätzen, wenn es um die Induktion von insomnischen Problemen geht (➤ Tab. 11.3).

Vor allem im Bereich der neurodegenerativen Erkrankungen können viele Substanzen, die hauptsächlich zur Behandlung von Aggressionen, Angst, Depressionen oder psychotischen Symptomen eingesetzt werden, einen erheblichen **sedierenden Nebeneffekt** haben, der Hypersomnie und konsekutiv insomnische Beschwerden bedingen kann. Dies wie auch **Hang-over-Effekte** werden in der klinischen Praxis bei der Behandlung von Grunderkrankungen oftmals zu wenig bedacht (zu substanzinduzierten Schlafstörungen ➤ Kap. 16).

Tab. 11.3 Beispiele von Medikamenten, die insomnische Beschwerden induzieren können [2]
Stimulanzien (z. B. Koffein, Appetitzügler)
Hormonpräparate (z. B. Koffein, Appetitzügler)
Nootropika (z. B. Piracetam)
Durchblutungsfördernde Mittel (z. B. Dihydroergotamin)
Antibiotika (z. B. Gyrasehemmer)
Zytostatika
Migränemittel (z. B. Methysergid)
Antihypertensiva (z. B. Betablocker, Clonidin)
Antiasthmatika (z. B. Theophyllin, Clenbuterol)
Hormonpräparate (z. B. Glukokortikoide, Thyroxin, Kontrazeptiva)
Antiparkinson-Mittel (z. B. L-Dopa, Amantadin, Selegelin)
Antikonvulsiva (z. B. Phenytoin, Lamictal)
Psychopharmaka (antriebssteigernde Antidepressiva, MAO-Hemmer)
Chronischer Gebrauch/Abhängigkeit von Schlafmitteln
Antidementiva (v. a. Acetylcholinesterasehemmer)

11.2.4 Psychische Belastungen und soziale Faktoren

Im Alter verändern sich die Lebensumstände. Nicht selten stehen ältere Menschen nach der Berentung vor **neuen Entwicklungsaufgaben.** Sie müssen sich erst in diese neue Rolle hineinfinden, da es dadurch häufig zum Wegfall von sozialen Kontakten, einer Lebensaufgabe und einer klaren Tagesstruktur kommt. Oft nehmen auch die geistigen Herausforderungen ab.

Bei älteren Personen kommt es gehäuft zu einem Verlust von Freunden oder des Partners. Damit wächst die Gefahr der **sozialen Isolation** und der Vereinsamung. Dies wiederum führt dann zu einem häuslichen Rückzug und damit zu einer Verringerung der sozialen Stimulation, der Exposition von hellem Licht und einer geringeren Tagesstruktur.

Durch den **Wegfall von wichtigen zirkadianen Zeitgebern** kann es zu einer Störung des Schlaf-Wach-Rhythmus mit vermehrten Tagschlafepisoden und verstärkt auftretenden Ein- und Durchschlafstörungen kommen. Durch die Vielzahl psychosozialer Belastungsfaktoren wie auch von körperlichen Erkrankungen besteht ein deutlich erhöhtes Risiko für die Entwicklung einer depressiven Symptomatik, die meist ebenfalls mit massiven Schlafstörungen assoziiert ist.

11.3 Epidemiologie und Verlauf

Mit zunehmendem Lebensalter nehmen sowohl die Inzidenz als auch die Prävalenz von Schlafstörungen zu. Im Alter lassen sich auch **Geschlechtsunterschiede** bei den Schlafstörungen feststellen: Bei Frauen dominieren Ein- und Durchschlafstörungen und sind häufiger als bei Männern anzutreffen. So leiden etwa 20 % der Frauen über 75 Jahren unter erheblichen Schlafstörungen, bei Männern sind es 10 %.

Prävalenzzahlen, Geschlechtsunterschiede wie auch Verlauf sind für die jeweiligen Schlafstörungen unterschiedlich (➤ Kap. 11.6). So sind z. B. klinisch relevante Restless-Legs-Beschwerden bei Frauen häufiger anzutreffen als bei Männern. Bei der schlafbezogenen Atmungsstörung ist es umgekehrt.

11.4 Diagnostik

Allgemeines diagnostisches Prozedere

Das Erkennen und die Sicherstellung der Schlafstörung folgen ebenfalls einer **Stufendiagnostik** mit ausführlicher Anamnese, die zumeist Grundlage der Abklärung ist. Eine besondere Bedeutung kommt hier der Evaluation der persönlichen und sozialen Auswirkungen der Schlafstörungen zu. Für das Assessment von Schlafstörungen im Alter liegen evidenz- und expertenbasierte Empfehlungen vor [4].

In der **Anamnese** bzw. in der **Fremdanamnese** sollte die Schlafstörung (Beginn, Dauer, Schweregrad, Entwicklung) diagnostisch möglichst genau beschrieben werden. Auch die Beschreibung eines 24-Stunden-Schlaf-Wach-Rhythmus mittels **Schlaftagebüchern** oder **Aktigrafie** ist sinnvoll. Ziel ist es, mögliche Ursachen der jeweiligen Beschwerden und Leitsymptome (➤ Kap. 4) zu identifizieren. In diesem Zusammenhang kommt der Anamnese hinsichtlich Medikamentengebrauch und sonstigen körperlichen Erkrankungen eine besondere Rolle zu.

In der Schlafmedizin **häufig verwendete Fragebögen** wie die Epworth Sleepiness Scale (ESS) oder der Pittsburgh Sleep Quality Index (PSQI) sind auch bei Älteren (nicht aber für geriatrische Personen) validiert worden und können daher für diese Personengruppe eingesetzt werden.

Bestehen die Schlafbeschwerden, die Tagessymptomatik oder der individuelle Leidensdruck seit mindestens **4 Wochen,** bedarf es unbedingt einer weiterführenden diagnostischen Abklärung.

Tagesschläfrigkeit

Im Gegensatz zu Erwachsenen im mittleren Alter, die aufgrund von Tagesschläfrigkeit eine erhebliche Einschränkung der Leistungsfähigkeit, insbesondere der beruflichen, beschreiben, wird häufig eine erhöhte Tagesmüdigkeit von Senioren nicht von sich aus beklagt, sondern lässt sich erst durch Nachfragen identifizieren. Dabei ist zwischen Tagesschläfrigkeit und Erschöpfung/Fatigue zu unterscheiden (➤ Kap. 4.2). Da mit der Tagesschläfrigkeit erhebliche Gesundheitsrisiken assoziiert sind, besteht ein zunehmender Bedarf, Tagesschläfrigkeit bei älteren Personen zu erkennen und zu messen.

Beim **Messen der Tagesschläfrigkeit** in dieser Personengruppe bestehen jedoch besondere Herausforderungen wie eine verminderte Wahrnehmung der Schläfrigkeit, eine erhöhte Komorbidität und unter Umständen kognitive Beeinträchtigungen, welche die Erfassung von Ausmaß und Tragweite der Tagesschläfrigkeit erschweren können. Außerdem fehlen oftmals normative Daten und spezifische Erhebungsinstrumente für diese Population.

So besteht beim Assessment der subjektiven Tagesschläfrigkeit mittels ESS ein deutliches Problem in der Anwendbarkeit bei älteren, vor allem geriatrischen Personen. Der **Essener Fragebogen Alter und Schläfrigkeit (EFAS)** [3] bietet den Vorteil einer Fremdbeurteilungsskala, die auch bei kommunikativ eingeschränkten Patienten einsetzbar ist und auf Verhaltensbeobachtungen beruht.

Primäre Schlafstörungen

Da im Alter schlafbezogene **Atmungsstörungen** eine sehr hohe Prävalenz zeigen, sollten typische Symptome dieser Störungen (z. B. Tagesschläfrigkeit, Schnarchen, beobachtete Atemaussetzer, nicht erholsamer Schlaf am Morgen etc.) gezielt abgefragt werden. Dasselbe gilt analog für das ebenfalls weit verbreitete **Restless-Legs-Syndrom** oder für die **Insomnie.**

Bei Verdacht auf eine primäre Schlafstörung sollten eine **Polygrafie** (z. B. bei OSAS) oder eine weiterführende **Polysomnografie** erfolgen. Bei sekundär bedingten Schlafstörungen aufgrund anderer Erkrankungen sollten deren Auswirkung sowie die Effekte von Medikamenten berücksichtigt werden.

CAVE

Bei geriatrischen Patienten, die bettlägerig sind, können gängige Fragebögen wie die **Epworth Sleepiness Scale (ESS)** oder der **Pittsburgh Sleep Quality Index (PSQI)** nicht valide eingesetzt werden. Hier sollte auf Fragebögen zurückgegriffen werden, die auf Fremdbeobachtungen beruhen.

11.5 Allgemeine Therapieansätze bei Schlafstörungen im höheren Lebensalter

Vor allem bei älteren Personen sollten die Behandlungsmaßnahmen bei der Evaluation der **Erwartungen des Patienten** ansetzen. Worin besteht der Leidensdruck? Was führt zu einer erheblichen Beeinträchtigung der Schlaf- oder Lebensqualität? Sind die Veränderungswünsche realistisch oder liegen Fehlerwartungen hinsichtlich des Schlafvermögens vor (z. B. *„Ich will wieder wie früher komplett durchschlafen können"*)? So steht am Anfang jeder erfolgreichen Behandlung oft erst ein ausführliches Beratungsgespräch über Veränderungen des Schlafs im Alter, die entweder alterstypisch oder evtl. krankheitsbedingt sein können.

Die Behandlung sollte sich immer am Beschwerdebild des Patienten sowie an den Leitsymptomen der Schlafstörung ausrichten und im Falle **zugrunde liegender Komorbiditäten** und Gesundheitsstörungen bei diesen ansetzen [5]. Eine effektive Behandlung der internistischen, neurologischen und psychiatrischen Grunderkrankungen steht immer an erster Stelle. Dies gilt vor allem für sekundär bedingte Insomnien.

Eine Überprüfung und ggf. Optimierung der aktuellen **Medikation** hinsichtlich schlafstörender oder schläfrigkeitsinduzierender Nebenwirkungen ist ebenfalls notwendig.

Sind die Beschwerden durch **primäre Schlafstörungen** bedingt, erfolgt eine spezifische, schlafmedizinisch ausgerichtete Therapie (➤ Kap. 11.6).

Allgemein kann bei Schlafbeschwerden das Einhalten von **schlafhygienischen Maßnahmen,** d. h. von Verhaltensweisen und Lebensgewohnheiten, die einen positiven Einfluss auf das Schlafvermögen haben (➤ Kap. 1.7), hilfreich sein. Im Alter spielen dabei vor allem Maßnahmen zur Stabilisierung des Tag-Nacht-Rhythmus durch Tagesstruktur, viel Bewegung und Licht am Tag sowie durch regelmäßige Schlaf- und Wachzeiten eine wesentliche Rolle (➤ Patienteninfo). Die Maßnahmen sind einfach und ohne Nebenwirkungen. Daher sollten sie auf jeden Fall als Basisintervention eingesetzt werden. Allerdings ist Schlafhygiene allein oft nicht ausreichend, um ausgeprägte Schlafstörungen dauerhaft zu bessern.

PATIENTENINFO

Tipps für einen gesunden Schlaf im Alter

- Regelmäßige Zubettgeh- und Aufstehzeiten
- Keine zu langen Bettliegezeiten (die im Bett nicht schlafend verbrachte Zeit sollte so gering wie möglich gehalten werden)
- Viel Licht und Bewegung am Tag
- Klare Tagestruktur
- Tragen von Ohrstöpseln in der Nacht (bei leichter Weckbarkeit durch akustische Reize)
- Vor dem Zubettgehen keine größeren Flüssigkeitsmengen zu sich nehmen
- Allgemeine schlafhygienische Maßnahmen (➤ Kap. 1.7)

11.6 Spezifische Schlafstörungen im Alter

11.6.1 Schlafbezogene Atmungsstörungen

Symptomatik

Schlafbezogene Atmungsstörungen (SBAS) sind eine häufige Ursache für Tagesschläfrigkeit bei älteren Personen. Weiterhin haben sie bedeutsame Auswirkungen auf die allgemeine Gesundheit, sexuelle Funktionen, Nykturie, die Funktionalität im Alltag, Hirnleistungsfunktionen und Befindlichkeit bei dieser Personengruppe.

Ein ausgeprägtes, unbehandeltes Schlafapnoesyndrom erhöht das kardiovaskuläre Risiko und begünstigt das Auftreten eines Schlaganfalls oder Herzinfarkts. Durch den Konsum von Alkohol am Abend und die Einnahme von muskelrelaxierenden Sedativa oder opiathaltigen Schmerzmitteln kann die SBAS-Symptomatik bei älteren Personen noch weiter verschlimmert werden.

Vor allem muss berücksichtigt werden, dass beim Vorliegen einer schlafbezogenen Atmungsstörung der kognitive Abbau bei einer demenziellen Entwicklung und bei neurodegenerativen Prozessen beschleunigt werden kann.

Prävalenz

SBAS treten in allen Altersgruppen auf. Bei älteren Menschen sind über die Hälfte von einer SBAS betroffen. Eine Studie ergab sogar eine Prävalenz von 70 % bei Männern (56 % bei Frauen). Generell sind Männer deutlich häufiger betroffen als Frauen, bei denen die Inzidenz von SBAS nach der Menopause ansteigt.

Lautes Schnarchen und Atmungsstörungen nehmen im Alter meist zu. Einflussfaktoren sind dabei Gewichtszunahme, stärkere Erschlaffung des Bindegewebes und der Muskulatur sowie Hormonveränderungen.

Diagnostik

Aufgrund der internistischen und neurologischen Relevanz der Störung sollte die Indikation zu einer diagnostischen Abklärung (z. B. mittels Polygrafie) möglichst früh und großzügig gestellt werden. Bei der Diagnose sollten gleichfalls gezielt weitere kardiovaskuläre Risikofaktoren wie Hypertonie (besonders therapieresistente Formen), Herzfunktionsstörungen, Vorgeschichte eines Schlaganfalls etc. abgefragt werden. Ebenfalls sollte berücksichtigt werden, dass erektile Funktionsstörungen und Libidoverlust bei älteren Männern auch durch eine schlafbezogene Atmungsstörung bedingt sein können.

CAVE

Klagen ältere Männer über eine ausgeprägte **Nykturie,** werden die Beschwerden häufig mit urologischen Ursachen wie eine Prostatahyperplasie in Verbindung gebracht. Oft wird das nächtliche Wasserlassen jedoch durch ein obstruktives Schlafapnoesyndrom begünstigt und ausgelöst. So kann es bei einer effektiven CPAP-Therapie ebenfalls zu einer signifikanten Verbesserung der Nykturie kommen – bei Männern wie auch bei Frauen.

Therapie

Die Behandlung einer schlafbezogenen Atmungsstörung ist unabhängig von der Altersgruppe und erfolgt gemäß den geltenden Leitlinien (➤ Kap. 6). Ältere Personen profitieren gleichermaßen von der Beseitigung respiratorischer Ereignisse mittels **nächtlicher Überdruckbeatmung (PAP-Therapie).** Die Gewöhnungsphase an eine PAP-Therapie dauert bei Älteren aufgrund der schlechteren Schlafqualität vielfach länger als bei jungen Personen ohne insomnische Schwierigkeiten. Auch ist die Akzeptanz und Compliance gegenüber der Therapie geringer. Wenn Patienten ihre Gebissprothese während der Nacht im Mund behalten, wird die Maske oftmals besser toleriert.

Bei dementen Patienten wird das Hilfsmittel in der Nacht meist nicht toleriert. Zudem ist die Handhabe extrem erschwert.

Der Einsatz einer **Unterkieferprotrusionsschiene (UPS)** ist auch bei älteren Menschen indiziert und stellt eine mögliche Alternative zur PAP-Therapie da. Der Einsatz einer UPS ist jedoch vom Zahnstatus älterer Personen abhängig.

11.6.2 Restless-Legs-Syndrom

Symptomatik

Neben der schlafbezogenen Atmungsstörung gehört das Restless-Legs-Syndrom (RLS) zu den häufigsten organisch bedingten Schlafstörungen im Alter. Das klinische Erscheinungsbild und die diagnostischen Kriterien des RLS sind über alle Altersgruppen hinweg dieselben, auch die Behandlungsansätze unterscheiden sich nicht wesentlich (➤ Kap. 10.2). Im Alter tritt vermehrt die sekundäre Form des RLS auf. Als Ursache davon gelten u. a. Eisenmangel, Vitamin-B_{12}-Mangel, Polyneuropathie, Diabetes sowie dialysepflichtige Niereninsuffizienz. Ebenfalls können Medikamente wie z. B. Mirtazapin RLS verursachen.

Prävalenz

Das RLS ist eine häufige Erkrankung und weist eine Prävalenz von ca. 10 % und mehr auf. Bei älteren Personen liegt sie bei 20 %. Insgesamt sind Frauen stärker betroffen als gleichaltrige Männer.

Diagnostik

Bei älteren Patienten kann die RLS-Diagnose erschwert sein, wenn komorbide Erkrankungen (z. B. Polyneuropathie, Beinmuskelkrämpfe, Krampfadern, Muskel- bzw. Gelenkschmerzen in den Beinen, Immobilität) das klinische Erscheinungsbild überlagern oder gar vortäuschen. Besonders bei geriatrischen Patienten muss gezielt nach RLS-Symptomen gefragt werden, da sie selten von sich aus darüber berichten. Bei bettlägerigen oder in der Kommunikation eingeschränkten Patienten kann eine hochauflösende Aktigrafie der Beine entscheidende Hinweise auf eine vermehrte motorische Unruhe und auf periodische Bewegungen der Extremitäten im Schlaf (PLMS) oder im Wachzustand (PLMW) liefern. Diese objektiven Befunde können die Diagnose eines RLS stützen. Außerdem sind sie hilfreich, den Ausprägungsgrad eines RLS abzuschätzen. Dabei ist zu berücksichtigen, dass unabhängig von einem RLS auch PMLS im Alter zunehmen und nicht zwangsläufig einen schlafstörenden Effekt haben müssen (➤ Kap. 10.2).

Therapie

Eine medikamentöse Behandlung richtet sich nach dem **Schweregrad des RLS** und dem damit verbundenen Leidensdruck hinsichtlich beeinträchtigter Schlaf- und Lebensqualität.

In der Altersmedizin muss besonders bei Polypharmazie die Nebenwirkung von Medikamenten auf das RLS berücksichtigt werden. So können Neuroleptika, Mirtazapin oder trizyklische Antidepressiva RLS-Symptome auslösen oder verstärken.

Weiterhin ist bei der RLS-Behandlung mit dopaminergen Medikamenten darauf zu achten, dass diese im Alter leichter zu unerwünschten Nebenwirkungen führen und hohe Dosierungen nicht mehr so leicht vertragen werden. Zudem besteht mit zunehmender Dauer der Behandlung die Gefahr einer Augmentation (➤ Kap. 10.2).

Bei komplizierten Fällen ist es empfehlenswert, auf die Expertise eines spezialisierten Schlafmediziners zurückzugreifen und Therapieerfolge mittels Aktigrafie zu objektivieren.

11.6.3 Insomnie

Symptomatik

Ältere Menschen mit insomnischen Beschwerden weisen nicht nur häufig Beeinträchtigungen in ihrer kognitiven und funktionellen Leistungsfähigkeit auf, sie haben auch mehr Probleme bei der Selbstversorgung, stürzen häufiger und weisen eine höhere Mortalität auf als gleichaltrige Personen ohne Insomnie. Ein- und Durchschlafstörungen sind im höheren Lebensalter vermehrt mit anderen somatischen oder psychiatrischen Erkrankungen assoziiert (➤ Tab. 11.2) und führen zu Klagen über Schlaflosigkeit. So bedingen Schmerzzustände oder eine vermehrte Nykturie sehr leicht einen gestörten Nachtschlaf. Auch Substanzmissbrauch, bei Älteren häufig Alkohol und Medikamente, oder Depressionen beeinträchtigen die Schlafqualität.

Dennoch gilt: Ein höheres Lebensalter ist alleine noch kein eigenständiger Risikofaktor für eine Insomnie, die mit deutlichen Beeinträchtigungen der Tagesbefindlichkeit verknüpft ist.

Prävalenz

Über 40 % der älteren Menschen (≥ 65 Jahre) sind von insomnischen Problemen betroffen, wobei jedoch das Ausmaß der damit verbundenen Beeinträchtigungen am Tage (z. B. Müdigkeit, leichte Erschöpfbarkeit, reduzierte Leistungsfähigkeit, Ruhelosigkeit, Reizbarkeit, Stimmungstiefs etc.) erheblich variieren kann. Der Einfluss von Komorbiditäten und Polypharmazie auf die Prävalenz ist in dieser Altersgruppe gut belegt.

Diagnostik

Das stufendiagnostische Vorgehen ist mit dem Prozedere bei jüngeren Altersgruppen vergleichbar. Bei der Anamnese können untenstehende Screeningfragen eine erste Orientierung liefern (➤ Praxistipps). Klagen ältere Menschen über häufige (mindestens 3 × pro Woche) und andauernde (mindestens 4 Wochen) insomnische Beschwerden mit Beeinträchtigungen am Tage, sollte aufgrund des damit einhergehenden Leidensdrucks die Insomnie weiter abgeklärt werden.

PRAXISTIPPS

Screeningfragen zur Insomnie im Alter

- Fällt es Ihnen häufig schwer einzuschlafen?
- Wie oft wachen Sie in der Nacht auf?
- Wenn Sie nachts aufwachen, fällt es Ihnen schwer, wieder einzuschlafen?
- Auf wie viel Stunden Schlaf kommen Sie in der Nacht insgesamt?
- Leiden Sie unter der Schlaflosigkeit?
- Wenn Sie unter Ein- oder Durchschlafstörungen leiden, hat dies für Sie am Tag negative Folgen?
- Nehmen Sie Präparate, um den Nachtschlaf zu verbessern?

Bei Menschen höheren Lebensalters hat die Diagnostik der Komorbiditäten (v. a. von Depressionen und Schmerzsyndromen) und die Suche nach auslösenden Faktoren einen noch höheren Stellenwert als bei jungen, meist gesunden Menschen. Dasselbe gilt für die Evaluation der Medikation und deren Nebenwirkungen auf den Schlaf.

Therapie

Die Therapieansätze unterscheiden sich bei älteren Personen nicht grundsätzlich zum Vorgehen im Vergleich zu jüngeren, allerdings liegt der Schwerpunkt oft woanders.

Nichtmedikamentöse Maßnahmen wie Schlafedukation und Verhaltenstherapie (Multikomponententherapie mit Schlafrestriktion, Bettzeitkontrolle, Stimuluskontrolle, Entspannungsverfahren etc.) sind in allen Altersgruppen gleichermaßen wirksam. Eine **kognitive Verhaltenstherapie für Insomnie** (CBT-I) ist bei jüngeren wie auch älteren Personen nachgewiesenermaßen effektiv. Bei den schlafhygienischen Regeln sind zusätzlich altersspezifische Empfehlungen (z. B. die Verwendung von Ohrstöpseln) zu nennen.

Auch wenn in der Forschungsliteratur **nichtmedikamentöse Therapien** zur Behandlung der Insomnie favorisiert werden, überwiegt in der hausärztlichen Praxis leider der Einsatz von schlafinduzierenden Substanzen. Ältere Menschen (≥ 65 Jahre) mit Schlafproblemen nehmen häufiger und auch länger Medikamente ein als jüngere.

Bei der Pharmakotherapie werden Präparate wie Phytopharmaka, Benzodiazepine, Nichtbenzodiazepine, retardiertes Melatonin und oftmals Off-Label-Antidepressiva, Antikonvulsiva oder Antipsychotika mit sedierender Wirkung eingesetzt. Die Letzteren werden jedoch aufgrund von unerwünschten Nebeneffekten vor allem bei älteren Personen nur selten empfohlen.

Bei der **medikamentösen Therapie** der Insomnie (➤ Kap. 5.6.2) muss bei älteren Leuten vor allem auf das Abhängigkeitspotenzial, Gewöhnungseffekte und auf die Hang-over-Wirkung bei Sedativa (z. B. Benzodiazepine und Z-Substanzen) geachtet werden. Ebenso kann eine vorhandene schlafbezogene Atmungsstörung durch die Einnahme von Hypnotika und Muskelrelaxantien kritisch verstärkt werden. Aufgrund der muskelrelaxierenden und sedierenden Wirkung von Schlafmitteln (oder anderen Medikamenten) besteht vor allem bei älteren Personen das Risiko von Stürzen, Muskelschwäche, Inkontinenz, Schwindel und Benommenheit während der Nacht oder am frühen Morgen. Daher ist die Gabe von Medikamenten mit langer Halbwertszeit zu vermeiden.

So sollten Medikamente mit sedierender Wirkung bevorzugt am Abend, anregende oder schlafstörende Medikamente oder Diuretika eher am Morgen eingenommen werden.

Generell sollte bei älteren Personen nur mit einer **geringen Dosierung** der Medikamente begonnen werden. Zudem sollte man diese nur langsam steigern. Ebenso ist die Anwendungszeit möglichst kurz zu halten. Dabei muss immer berücksichtigt werden, dass sich im Alter die pharmakokinetischen Parameter wie Verteilung, Resorption und Elimination ändern. Bei einer vorbestehenden Medikation mit Benzodiazepinen oder Z-Substanzen sollten diese nicht abrupt abgesetzt werden, da sonst Entzugssymptome drohen.

Für ältere Personen ist in Deutschland ein retardiertes Melatoninpräparat zugelassen, das kein Schlafmittel ist, sondern als sogenanntes **Chronotherapeutikum** den Schlaf-Wach-Rhythmus stabilisieren und das Einschlafen erleichtern soll.

11.6.4 Schlaf-Wach-Rhythmusstörungen

Symptomatik

Im Alter nehmen **externe Einflüsse und äußere Zeitgeber** aufgrund geringerer sozialer Interaktionen und weniger Aufenthalte im Freien meist ab. Dies trifft insbesondere auf Patienten zu, die dauerhaft bettlägerig sind. **Sehstörungen** (Trübungen der Cornea) führen zusätzlich dazu, dass weniger Licht verarbeitet wird und es zu einer Desynchronisation des zirkadianen Rhythmus kommt. Insgesamt wird altersbedingt der Output des zentralen Taktgebers schwächer. Im Alter treten vornehmlich irreguläre Rhythmen bis hin zur **Tag-Nacht-Umkehr** auf, was häufig bei Demenzkranken zu beobachten ist. Generell kommt es zunehmend zu Früherwachen, Verschiebung des Chronotyps Richtung Morgentyp und zu einem polyphasischen Schlaf-Wach-Muster.

Prävalenz

Genaue Zahlen liegen nicht vor. Störungen des Schlaf-Wach-Ablaufs sind aber vor allem bei einer demenziellen Entwicklung sehr häufig anzutreffen.

Diagnostik

Mittels Anamnese, Fremdanamnese oder Schlaf-Wach-Protokollen (evtl. Aktigrafie) müssen zunächst die Form und der Ausprägungsgrad einer zirkadianen Schlaf-Wach-Rhythmusstörung bestimmt werden (➤ Kap. 8). In der Altersmedizin muss verstärkt auf Komorbiditäten und Polypharmazie geachtet werden.

Therapie

Der therapeutische Ansatz unterscheidet sich nicht wesentlich von den empfohlenen Interventionen bei den zirkadianen Rhythmusstörungen (➤ Kap. 8.1). Besonders in Pflegeheimen oder bei weniger mobilen Personen sind folgende Punkte zu beachten: genügend Lichtexposition am Tag (wenn möglich, Aufenthalt im Freien), intensive soziale Kontakte durch Pflegepersonal, Mitbewohner oder vertraute Personen, eine aktivierende Tagesstruktur, ein Mindestmaß an Bewegung sowie keine zu langen Bettliegezeiten (oft sind es 12 Stunden in der Nacht, was insomnische Probleme begünstigt).

11.6.5 Schlafstörungen bei neurodegenerativen Erkrankungen – zirkadiane Störungen und Parasomnie

Symptomatik

Massive Schlafstörungen mit langen Wachphasen in der Nacht und langen Schlafphasen tagsüber **(Tag-Nacht-Umkehr)** stellen aus Sicht der betreuenden Angehörigen die am belastendsten Symptome von Demenzpatienten dar. Sie sind auch einer der häufigsten Gründe für die Einweisung von Demenzerkrankten in ein Pflegeheim.

Eine demenzielle Entwicklung hat besonders gravierende Auswirkungen auf das Schlaf-Wach-Verhalten sowie auf das **zirkadiane System.** Ursache hierfür ist die Neurodegeneration des SCN, des Hirnstammes wie auch des Hypothalamus. Durch die Demenz kann es zu ausgeprägten nächtlichen Ein- und Durchschlafstörungen kommen sowie zu einer Tagesschläfrigkeit mit längeren Tagschlafepisoden. Dies kann bis zur Umkehr des Tag-Nacht-Rhythmus führen.

Eine **Hypersomnie** ist besonders bei Patienten mit einer Lewy-Körperchen-Demenz zu beobachten. Ebenso kann es dabei zum Auftreten einer **REM-Schlaf-Verhaltensstörung** mit komplexen, zielgerichteten Bewegungen und Vokalisationen während des REM-Schlafs kommen (➤ Kap. 9.3.1).

Beim **Morbus Parkinson** ist ebenfalls – vor allem bei älteren Männern – das Auftreten einer REM-Schlaf-Verhaltensstörung mit nächtlichem Umsichschlagen und Ausagieren von Träumen als erstes Anzeichen einer neurodegenerativen Entwicklung anzutreffen(➤ 13.2).

Prävalenz

Man geht davon aus, dass ca. zwei Drittel der Demenzkranken an Schlafstörungen leiden.

Diagnostik

Entsprechend komplex und vielschichtig ist das diagnostische Prozedere bei dieser Erkrankung. Ein Schwerpunkt liegt zunächst darauf, neurologisch eine beginnende Demenz oder einen Morbus Parkinson zu erkennen. Aus schlafmedizinischer Sicht kommt der Identifikation von Schlaf-Wach-Rhythmusstörungen eine besondere Rolle zu.

Da eine nächtliche Atmungsstörung **kognitive Dysfunktionen** begünstigen kann, ist es ratsam, eine entsprechende Diagnostik hinsichtlich eines Schlafapnoesyndroms bereits in den frühen Stadien einer demenziellen Entwicklung vorzunehmen.

Bei Hinweisen auf eine **REM-Schlaf-Parasomnie** (z. B. wenn auffälliges, oft aggressives Verhalten im Schlaf beobachtet wird) ist eine Polysomnografie mit detaillierter Videoaufzeichnung notwendig. Zudem sollte eine weiterführende neurologische Abklärung erfolgen.

Therapie

Der Fokus liegt auf der Behandlung der Demenz selbst. Bei begleitenden Schlafstörungen (z. B. OSAS, RLS, Insomnie, Schlaf-Wach-Rhythmusstörungen) erfolgt eine spezifische

Behandlung hinsichtlich der Störungsbilder. Bei insomnischen und zirkadianen Problemen kommt der Tagesstruktur mit sozialen Aktivitäten und Bewegung sowie hellem Licht am Tag eine besondere Bedeutung zu. Dies haben Untersuchungen in Pflegeheimen gut belegen können.

Antidementiva, Antidepressiva und andere Psychopharmaka mit anticholinergen Wirkungen (v. a. klassische Trizyklika) sollten wegen des Risikos deliranter Syndrome vermieden werden. Außerdem kann dadurch die Kognition weiter verschlechtert werden.

Bei der Behandlung der **REM-Schlaf-Verhaltensstörung** hat sich Clonazepam 0,25–1 mg zur Nacht als hilfreich erwiesen. Ebenfalls sollten Sicherheitsvorkehrungen im Schlafzimmer vorgenommen werden, um eine Selbst- oder Fremdgefährdung durch heftige Verhaltensausbrüche des Patienten zu vermeiden (➤ Kap. 9.3).

KAPITEL

12 Schlafstörungen bei psychiatrischen Erkrankungen

Thomas C. Wetter

Kernaussagen

- Die enge und wechselseitige Assoziation von Schlafstörungen und psychiatrischen Erkrankungen hat eine hohe klinische Relevanz. Beide Krankheitsbilder bedürfen einer genauen diagnostischen Abklärung und therapeutischen Einstellung.
- Chronische Schlafstörungen erschweren eine erfolgreiche Therapie psychischer Störungen. Darüber hinaus haben sie einen prädiktiven Wert für das Auftreten affektiver Störungen.
- Konsequenterweise sollten schlafmedizinische Überlegungen frühzeitig ein fester Bestandteil in der Therapieplanung psychischer Störungen sein.
- Objektive Schlafparameter differenzieren besser zwischen psychiatrischen Erkrankungen als rein subjektive schlafbezogene Beschwerden.
- Affektive Störungen sind polysomnografisch durch eine Dysregulation des REM-Schlafs gekennzeichnet. Störungen der Schlafkontinuität können keinen bestimmten psychischen Störungen zugeordnet werden.

12.1 Einführung

Bei vielen psychischen Erkrankungen finden sich Schlafstörungen in wechselnder Häufigkeit und Intensität. Ein- und Durchschlafstörungen sind in diesem Zusammenhang oft unspezifisch und haben wenig differenzialdiagnostische Aussagekraft. Dennoch hat die enge Assoziation von Insomnie und psychiatrischen Erkrankungen eine hohe klinische Relevanz und bedarf einer genauen diagnostischen Abklärung und Behandlung. Objektive polysomnografische Parameter insbesondere der Tief- und REM-Schlaf-Regulation differenzieren besser zwischen psychiatrischen Erkrankungen als die rein subjektiven schlafbezogenen Beschwerden.

Komorbidität von Schlafstörungen und psychischen Erkrankungen

Das häufige gemeinsame Auftreten von Schlafstörungen (insbesondere den Insomnien) mit anderen psychiatrischen Störungen hat in den letzten Jahren zu Überlegungen geführt, die weg von der Vorstellung einer primären und sekundären (symptomatischen) Insomnie hin zu einem Komorbiditätskonzept führen. Dabei wird die Insomnie als eigenständiges Störungsbild betrachtet, womit ihre Diagnostik und Therapie prinzipiell unabhängig von anderen Erkrankungen erfolgen sollen. Das Konzept der Komorbidität impliziert, dass eine erfolgreiche Behandlung der psychischen Erkrankung nicht zwangsläufig zu einer Remission der insomnischen Symptomatik führt. Umgekehrt tendieren Schlafstörungen zur Chronifizierung und erschweren eine erfolgreiche Therapie psychischer Störungen. Konsequenterweise sollten daher schlafmedizinische Überlegungen ein fester Bestandteil in der Therapieplanung psychischer Störungen sein.

12.2 Depression

Depressive Erkrankungen sind durch das phasenhafte Auftreten von gehemmt-depressiven Verstimmungen gekennzeichnet. Häufig treten diese Phasen wiederholt während des Lebens auf; dazwischen besteht in der Regel eine unauffällige psychische Verfassung. In manchen Fällen kommt es nicht zu einer vollständigen Remission und bis zu 20 % der depressiven Erkrankungen nehmen einen chronischen Verlauf.

12.2.1 Schlafstörungen

Prävalenz

Nahezu alle Patienten mit depressiven Erkrankungen leiden unter einer erheblichen Beeinträchtigung der Schlafqualität (➤ Tab. 12.1). Häufig treten Schlafstörungen auch als initiales Symptom auf. Aus diesem Grund werden Schlafstörungen zumindest bei schweren bis mittelschweren Episoden als nahezu konstituierendes Symptom der depressiven Erkrankung betrachtet. Insbesondere die Kombination aus frühmorgendlichem Erwachen mit einem Stimmungstief stellt für suizidale Patienten eine besondere Gefahr dar, Suizidpläne umzusetzen.

Subjektive Schlafqualität

Die subjektive Schlafqualität ist durch Einschlafstörungen, häufiges Erwachen sowie einen oberflächlichen oder fragmentierten Schlaf gekennzeichnet. Besonders charakteristisch ist ein morgendliches Früherwachen, ohne wieder einschlafen zu können, häufig verbunden mit ausgeprägtem Grübeln und negativen Gedanken. Oft werden auch negativ gefärbte Trauminhalte berichtet. Insgesamt bestimmt ein Gefühl, nicht erholsam geschlafen zu haben, die Schlafqualität. Ein kleinerer Teil der Patienten gibt weniger eine Insomnie als eine ausprägte Tagesmüdigkeit an, gelegentlich bestehen sowohl insomnische als auch hypersomnische Symptome (➤ Tab. 12.2).

Tab. 12.1 Häufigkeit typischer Symptome bei Depressionen [1]

Traurige Verstimmung	100 %
Schlafstörungen	100 %
Konzentrationsstörungen	94 %
Suizidgedanken	91 %
Müdigkeit	82 %
Reizbarkeit	76 %
Psychomotorische Verlangsamung	76 %
Appetitmangel	66 %
Tagesschwankungen	64 %
Hoffnungslosigkeit	51 %
Gedächtnisstörungen	35 %
Wahnideen	33 %
Suizidversuche	15 %
Akustische Halluzinationen	6 %

Tab. 12.2 Subjektive Veränderungen des Schlafs bei schwerer depressiver Erkrankung

• Einschlafstörungen
• Häufige nächtliche Aufwachereignisse
• Morgendliches Früherwachen
• Oberflächlicher, nicht erholsamer Schlaf
• Negativ gefärbte Trauminhalte
• Hypersomnische Symptome (seltener)

Polysomnografische Befunde

Eine Vielzahl polysomnografischer Studien zeigt, dass die Struktur des Schlafs bei der Depression im Vergleich zu nicht psychiatrisch erkrankten Personen verändert ist. Dies zeigt sich **besonders robust in Veränderungen des REM-Schlafs.** Die Schlafkontinuität ist aufgrund häufiger nächtlicher Aufwachereignisse sowie eines fragmentierten Non-REM- und REM-Schlafs beeinträchtigt. Die Gesamtschlafzeit sowie die Schlafeffizienz und die Schlafperiode sind reduziert. Bezüglich der Schlafarchitektur findet sich bei unbehandelten Patienten eine normale oder verlängerte Einschlaflatenz (Zeit bis zum erstmaligen Auftreten von konsolidiertem Schlaf) sowie eine Verminderung des Tiefschlafs mit Zunahme des absoluten und relativen Wachanteils.

Ein charakteristisches polysomnografisches Merkmal ist ein **erhöhter REM-Schlafdruck,** erkennbar an einer hohen Anzahl schneller Augenbewegungen, einer verlängerten ersten REM-Schlaf-Phase und einer verkürzten Dauer bis zum erstmaligen Auftreten von REM-Schlaf. Polysomnografische Studien zeigen ein signifikant häufigeres Auftreten von kurzen REM-Schlaf-Phasen. Einige dieser polysomnografischen Veränderungen persistieren auch über eine klinische Remission der Depression hinaus (➤ Tab. 12.3).

12.2.2 Pathophysiologie

Eine **Dysregulation des REM-Schlafs** spielt eine wesentliche Rolle in der Pathogenese der Depression. Ein erhöhter REM-Schlaf-Druck, erkennbar an der verkürzten REM-Latenz und einer erhöhten Augenbewegungsdichte, ist ein neurobiologischer Endophänotyp schwerer depressiver Störungen bzw.

Tab. 12.3 Objektive Veränderungen des Schlafs bei schwerer depressiver Erkrankung

Störungen der Schlafkontinuität
• Verlängerte Einschlaflatenz
• Erhöhte Wachzeit innerhalb der Schlafperiode
• Verminderung der Gesamtschlafzeit
Veränderungen der Schlafarchitektur
• Verminderter absoluter und relativer Tiefschlafanteil
REM-Schlaf-Störungen
• Verkürzte REM-Latenz
• Erhöhter REM-Schlafanteil
• Erhöhte Anzahl rascher Augenbewegungen (erhöhte REM-Dichte)

ein Vulnerabilitätsmarker für das spätere Auftreten einer erneuten depressiven Episode [2]. Befunde einer erhöhten REM-Dichte bei gesunden Angehörigen ersten Grades von Patienten mit depressiven Störungen haben gezeigt, dass diese Personen besonders gefährdet sind, ebenfalls an einer Depression zu erkranken.

12.2.3 Wechselseitige Beeinflussung

Die Beziehung zwischen Schlaf und Depression ist komplex und viele Befunde deuten darauf hin, dass sich Schlafstörungen und depressive Erkrankungen gegenseitig beeinflussen: So kann auf der einen Seite eine depressive Erkrankung zu Schlafstörungen führen, umgekehrt aber auch eine chronische Insomnie eine zentrale Rolle in der Entstehung und Aufrechterhaltung depressiver Symptome spielen [3]. Darüber hinaus wurde wiederholt beschrieben, dass der gestörte Schlaf ein prodromales Symptom für ein Rezidiv einer depressiven Symptomatik sein kann [4].

Während bei einem Teil der depressiven Episoden Schlafstörungen in engem zeitlichem Zusammenhang mit der depressiven Symptomatik beginnen und remittieren, wird andererseits beobachtet, dass gestörter Schlaf der Depression über einen längeren Zeitraum vorausgehen, andererseits aber auch eine Remission der Depression um Monate überdauern kann.

12.2.4 Chronische Schlafstörungen und Depression

Epidemiologische Studien und Metaanalysen haben gezeigt, dass Patienten mit chronischen Schlafstörungen ein **2- bis 3-fach erhöhtes Risiko** haben, an einer depressiven Episode zu erkranken [5]. Dies hat zu der Hypothese geführt, dass die Insomnie ein unabhängiger Risikofaktor und Prädiktor für das Auftreten einer Depression ist. Eine kausale Beziehung zwischen Insomnie und Depression ist jedoch nur durch prospektive Studien überprüfbar, mit der Hypothese der Prävention depressiver Erkrankungen durch eine erfolgreiche Behandlung einer chronischen Insomnie.

12.2.5 Therapie

Bei geringer Ausprägung von Schlafstörungen im Rahmen anderer psychiatrischer Erkrankungen ist in der Regel keine spezifische Therapie notwendig. Häufig kommt es gemeinsam mit den anderen Symptomen zu einer Verbesserung oder Remission unter einer störungsspezifischen Pharmako- und/oder Psychotherapie der Depression. Stärker ausgeprägte Schlafstörungen oder solche, die über die Remission der anderen Symptome der Erkrankung hinaus persistieren, sollten einer spezifischen schlafmedizinischen Therapie zugeführt werden. Eine pharmakologische oder verhaltenstherapeutische Behandlung scheint nicht nur im Sinne einer Verbesserung des Schlafs effektiv zu sein, sondern kann sich möglicherweise auch in einer rascheren Besserung der affektiven Symptomatik manifestieren.

Schlafentzug (Wachtherapie)

Auf eine zentrale Rolle des Schlafs in der Pathogenese der Depression weist auch der **antidepressive Effekt von Schlafentzug** hin. Studien und Metaanalysen zeigen übereinstimmend, dass akuter Schlafentzug bei etwa 60 % der Patienten mit einer depressiven Störung eine deutliche Stimmungsaufhellung am nächsten Tag zur Folge hat [6]. Allerdings führt die anschließende Erholungsnacht, oft sogar auch nur eine kurze Schlafepisode tagsüber, bei den meisten Patienten zu einem sofortigen Rezidiv der Depression. Deshalb wird den Patienten empfohlen, am Tag nach der durchwachten Nacht nicht zu schlafen, um den therapeutischen Effekt nicht vorzeitig zu beenden. Die antidepressive Medikation kann unverändert eingenommen werden; sedierende Psychopharmaka am Abend vor dem Schlafentzug sollten vermieden werden. Eine Wachtherapie kann 1–2-mal/Woche wiederholt werden. Insbesondere eine Kombination mit Lithium hat sich als hilfreich erwiesen. Vollständiger bzw. partieller Schlafentzug (➤ Tab. 12.4) sind gleich gut wirksam.

Tab. 12.4 Formen der Wachtherapie

totaler Schlafentzug (SE)	Beginnend am Morgen vor dem Schlafentzug bis zum Abend nach Schlafentzug
partieller SE der 2. Nachthälfte	Beginnend ab 2 Uhr morgens bis zum Abend nach Schlafentzug

Medikamentöse Behandlung

Sedierende Antidepressiva sind oftmals wirksame Substanzen in der Behandlung von Schlafstörungen bei depressiven Erkrankungen. Die wichtigsten Substanzgruppen sind trizyklische Antidepressiva (Amitriptylin, Amitriptylinoxid, Doxepin, Trimipramin), Trazodon und Mirtazapin. Bereits relativ niedrige Dosierungen führen zu einer **Verkürzung der Einschlaflatenz und einer Verbesserung der Schlafkontinuität.** Die Vorteile von Antidepressiva sind ein fehlendes Abhängigkeitsrisiko, geringe Absetzprobleme und eine antidepressive Wirksamkeit. Von Nachteil sind bei den trizyklischen Antidepressiva u. a. unerwünschte anticholinerge und kardiovaskuläre Wirkungen, Blutbildveränderungen, endokrine und metabolische Störungen, Gewichtszunahme sowie ihre relativ hohe Toxizität bei Überdosierung.

Ein charakteristischer neurobiologischer Effekt der Antidepressiva ist die **Suppression des REM-Schlafs** mit Reduktion der REM-Schlaf-Menge, Verlängerung der REM-Latenz und einem REM-Rebound nach dem Absetzen. Diese REM-Schlaf-bezogenen Effekte sind bei vielen, aber nicht bei allen Antidepressiva polysomnografisch nachweisbar. Trimipramin, Mirtazapin und Valdoxan z. B. führen zu keiner signifikanten REM-Schlaf-Veränderung (➤ Tab. 15.3). Eine früher angenommene kausale Assoziation von REM-Suppression und antidepressiver Wirksamkeit besteht also nicht.

12.3 Posttraumatische Belastungsstörung

Patienten mit einer posttraumatischen Belastungsstörung (PTBS) werden von wiederkehrenden, sich aufdrängenden Erinnerungen an das Trauma belastet (Intrusionen). Dabei können auch körperliche Sensationen oder Sinneseindrücke so realistisch nachempfunden werden, dass die Patienten das Gefühl entwickeln, das traumatische Ereignis noch einmal zu durchleben (Flashbacks). Ähnliche Episoden mit intensiver Angst werden in nächtlichen Albträumen durchlebt.

Das Vorliegen eines schweren Traumas ist Grundbedingung für die Diagnose einer PTBS. In der Regel folgt die Störung dem Trauma mit einer Latenz von Wochen bis Monaten, jedoch selten später als sechs Monate nach dem traumatischen Ereignis. Der Verlauf ist unterschiedlich, in der Mehrzahl der Fälle kann jedoch eine deutliche Besserung oder Heilung erwartet werden. Die PTBS kann aber auch über viele Jahre einen chronischen Verlauf nehmen und dann in eine andauernde Persönlichkeitsänderung übergehen.

12.3.1 Schlafstörungen

Prävalenz

Etwa 70–90 % der Patienten mit PTBS geben Schlafstörungen an, insbesondere Ein- und Durchschlafstörungen sowie Albträume, die das Trauma widerspiegeln. Diese sind häufig der Grund für die Patienten, therapeutische Hilfe in Anspruch zu nehmen.

Subjektive Schlafqualität

Ein- und Durchschlafstörungen scheinen häufig bereits in der frühen Phase nach einem Trauma aufzutreten, insbesondere bei Betroffenen, die im weiteren Verlauf eine PTBS entwickeln. Schlafunterbrechungen führen zu Reizbarkeit und Erschöpfung, beeinträchtigen emotionale Regulationsmechanismen und tragen damit zu einer frühen Entwicklung der Störung bei. Im Vergleich zur Insomnie ohne PTBS weisen Patienten mit einer PTBS zusätzlich ausgeprägte Ängste vor der Dunkelheit auf, nächtliches Wachliegen mit Grübeln über das Trauma, Sprechen und Schreien aus dem Schlaf heraus, Erwachen mit Desorientiertheit und erschwertes Wiedereinschlafen [7].

Polysomnografische Befunde

Untersuchungen im Schlaflabor zeigen eine Zunahme von Leichtschlaf (Stadium 1) und Abnahme von Tiefschlaf sowie eine Verminderung der Schlafeffizienz und Zunahme der Häufigkeit der Aufwachereignisse [8]. Darüber hinaus bestehen Veränderungen des REM-Schlafs unabhängig vom Vorliegen einer komorbiden Depression: Verkürzung der REM-Latenz, häufigere Unterbrechungen sowie eine erhöhte motorische Aktivität. Albträume und andere Aufwachereignisse kommen häufig aus dem REM-Schlaf vor.

12.3.2 Therapie

Die komplexe Symptomatik posttraumatischer Belastungssyndrome einschließlich der Schlafstörungen erfordert in der Regel **multimodale Konzepte.** Zur Behandlung von Ein- und Durchschlafstörungen können die Techniken der störungsspezifischen kognitiven Verhaltenstherapie eingesetzt werden. Dazu gehören:

- Körperliche Entspannung, progressive Muskelrelaxation
- Gedankliche Entspannung, Ruhebild, Fantasiereise, Achtsamkeit
- Regeln für einen gesunden Schlaf/Rhythmusstrukturierung
- Informationen zu Schlaf und Schlafstörungen, Schlafhygiene, Schlaf-Wach-Rhythmus-Strukturierung, Stimuluskontrolle, Schlafrestriktion
- Erkennen kognitiver Teufelskreise und sich selbst erfüllender Prophezeiungen
- Kognitives Umstrukturieren dysfunktionaler Gedankenkreisläufe

Eine effektive und relativ einfach anzuwendende kognitive Methode bei der Bewältigung von Alb- und Angstträumen bei PTBS ist ein **Vorstellungstraining** (Imagery Rehearsal Therapy) [9]. Bei schweren PTBS-Formen wird oft eine Kombination aus psychotherapeutischen und medikamentösen Therapien (Antidepressiva) angewendet.

Es existiert jedoch kaum empirisch fundiertes Wissen zur Wirksamkeit einer Langzeitbehandlung. Dies gilt auch für die Anwendung von Prazosin, das bei ausgeprägten Albträumen effektiv sein kann [10].

12.4 Angststörung

12.4.1 Panikstörung

Die Panikstörung ist durch wiederkehrende schwere Angstattacken (Panik), die sich nicht auf eine spezifische Situation oder besondere Umstände beschränken und deshalb auch nicht vorhersehbar sind, gekennzeichnet. Die Symptome äußern sich in plötzlich eintretendem, sich rasch steigerndem Herzklopfen, Brustschmerzen, Erstickungsgefühlen, Schwindel und Entfremdungsgefühlen des Körpers und der Umgebung.

Panikattacken im Schlaf können andere somatische Erkrankungen imitieren, insbesondere kardiologische und gastrointestinale Störungen. Insbesondere bei Verdacht auf nächtliche kardiale Rhythmusstörungen oder schlafbezogene Atmungsstörungen sind polysomnografische Untersuchungen bzw. Langzeit-EKG-Untersuchungen angezeigt [11].

Schlafstörungen

Prävalenz

Mindestens zwei Drittel der Patienten mit Panikstörung berichten über mäßige bis ausgeprägte Schlafstörungen mit Ein- und Durchschlafstörungen und nicht erholsamem Schlaf.

Subjektive Schlafqualität

Panikattacken können **unmittelbar aus dem Schlaf heraus** auftreten; wie häufig Panikattacken ausschließlich im Schlaf vorkommen, ist nicht bekannt. Die Episoden werden als ein abruptes Aufwachen mit starken Angstgefühlen, Herzrasen und Atemnot beschrieben. Die Ausprägung der Symptome und das unvorhersehbare Auftreten können im Verlauf der Erkrankung zu konditionierten Ängsten vor dem Schlaf und damit zu sekundären bzw. komorbiden Insomnien führen.

Polysomnografische Befunde

Die meisten polysomnografischen Studien zeigen, dass Patienten mit einer Panikstörung Störungen der Schlafkontinuität und eine verminderte Schlafeffizienz aufweisen. Panikattacken sind Phänomene des Non-REM-Schlafs und treten aus den Schlafstadien N2 oder N3 bzw. beim Übergang in den Tiefschlaf auf. Sie sind daher in der Regel nicht mit Traumerleben assoziiert. Das Auftreten von Panikattacken aus dem Schlaf heraus wird von manchen Angstforschern als Hinweis auf eine „endogene“ Pathogenese und weniger auf kognitive Prozesse gewertet.

12.4.2 Generalisierte Angststörung

Die generalisierte Angststörung besteht in einer generalisierten und anhaltenden Angst, die nicht auf bestimmte Situationen in der Umgebung beschränkt oder darin nur besonders betont ist. Die Patienten machen sich über die meiste Zeit des Tages Sorgen um alltägliche Angelegenheiten und leiden unter einer permanenten Ängstlichkeit und unverhältnismäßig starkem Grübeln über Alltagsereignisse im beruflichen oder privaten Umfeld, ohne dass eine aktuelle Bedrohung oder Gefahr besteht. Inhalte betreffen vor allem die eigene Gesundheit und die der Angehörigen sowie die Sorge vor einem Unglück. Die Betroffenen fühlen sich dauerhaft auf einem hohen Anspannungsniveau und einer vegetativen Übererregbarkeit.

Schlafstörungen

Prävalenz

56 bis 75 % der Patienten mit einer generalisierten Angststörung geben Schlafstörungen an.

Subjektive Schlafqualität

Ein- und Durchschlafstörung bzw. ruheloser und nicht erholsamer Schlaf ist eines der sechs Merkmale, die mit dem Kriterium der chronischen Sorgen assoziiert sind. Erschöpfung, Reizbarkeit und Konzentrationsstörungen sind darüber hinaus mögliche Folgen von Schlafmangel. Das Kernsymptom der generalisierten Angststörung (exzessive Sorgen) ist häufig an der Entstehung von insomnischen Störungen beteiligt und die Patienten berichten über nicht kontrollierbare und belastende Erwartungsängste insbesondere zur Bettzeit.

Polysomnografische Befunde

Schlafableitungen weisen eine reduzierte Gesamtschlafzeit, vermehrte Wachzeit nach dem Einschlafen sowie eine reduzierte Schlafeffizienz auf. Einige Untersuchungen fanden einen verminderten Tiefschlafanteil sowie vermehrt Schlafstadium 2. Insgesamt scheint bei dieser Form der Angststörung die Schlafarchitektur – im Gegensatz zur Schlafkontinuität – relativ wenig beeinträchtigt zu sein. Studien zeigen auch, dass die für eine Depression typische Verkürzung der REM-Latenz bei Patienten mit einer generalisierten Angststörung ohne Depression nicht zu finden ist.

12.4.3 Therapie

Schlafstörungen, insbesondere chronische Insomnien, sind ein Risikofaktor in der Entstehung bzw. einem Rezidiv von psychiatrischen Erkrankungen, insbesondere Depressionen und Angsterkrankungen. Eine effektive Behandlung der Schlafstörung mindert daher nicht nur die aktuellen Beschwerden, sondern kann auch eine präventive bzw. rezidivprophylaktische Wirkung entfalten. Anders als bei depressiven Störungen sprechen Angsterkrankungen in der Regel nicht auf eine Schlafentzugsbehandlung an bzw. kann eine Wachtherapie die Symptome noch verstärken. Eine möglichst individualisierte und auf das Krankheitsbild abgestimmte Behandlung ist daher von Bedeutung. Im Vordergrund stehen kognitiv-behaviorale Therapien wie spezifische Entspannungsverfahren bzw. Techniken der Stimuluskontrolle und der kognitiven Umstrukturierung. Hypnotika und Anxiolytika (Benzodiazepine, Z-Substanzen, Pregabalin) sind nur für Kurzzeitanwendungen geeignet. Für längere Behandlungen werden sedierende Antidepressiva und bei entsprechender psychiatrischer Komorbidität atypische sedierende Neuroleptika eingesetzt.

12.5 Schizophrenie

Die Schizophrenie ist durch ein Symptomspektrum gekennzeichnet, das Störungen mentaler Prozesse umfasst, die das Denken, Wahrnehmen, Fühlen sowie das Identitäts- und Realitätserleben betreffen. Das Erstmanifestationsalter liegt häufig zwischen der Pubertät und dem 30. Lebensjahr, wobei etwa 75 % vor dem 40. Lebensjahr erkranken. Die klinische Erfahrung zeigt, dass Schlafstörungen auch in dieser Störungsgruppe zu einer Einschränkung der Lebensqualität führen und möglichweise einer Exazerbation psychotischer Symptome vorausgehen können.

12.5.1 Schlafstörungen

Prävalenz

Etwa 80 % der stationär behandlungsbedürftigen und 45 % der Patienten mit einer chronisch-psychotischen Verlaufsform sind durch eine Schlafstörung bzw. nicht erholsamen Schlaf belastet.

Subjektive Schlafqualität

Patienten berichten über eine schlechte Schlafqualität in Form von nächtlicher Unruhe, langen Einschlaflatenzen, Schlaffragmentation sowie Einschlafhalluzinationen und Albträumen. In besonders ausgeprägten Fällen kann die Symptomatik in einer regelrechten Umkehr von Schlafen und Wachen bestehen, sodass die Patienten während des Tages schlafen und in der Nacht wach bleiben.

Polysomnografische Befunde

Insbesondere im Hinblick auf vermutete pathophysiologische Zusammenhänge zwischen psychotischem Erleben, Trauminhalten und REM-Schlaf-Phasen wurden nach Etablierung der Polysomnografie zahlreiche Untersuchungen zur Charakterisierung des Schlafs von schizophrenen Patienten durchgeführt. Seither liegen zahlreiche Studien vor, deren Ergebnisse jedoch immer im Zusammenhang mit den patienten- und krankheitsbezogenen Besonderheiten bewertet werden müssen. Metaanalysen weisen signifikante Veränderungen der Schlafarchitektur i. S. einer **Verringerung des Schlafstadiums 2 und des Tiefschlafs** gefunden. Darüber hinaus war die Schlafkontinuität durch eine Abnahme der Schlafeffizienz, eine Zunahme der Einschlaflatenz und die Anzahl der Aufwachereignisse beeinträchtigt. Die REM-Latenz war verkürzt; insgesamt wurde jedoch kein erhöhter REM-Schlafdruck beschrieben [12].

12.5.2 Therapie

Erkrankungen aus dem schizophrenen Formenkreis werden in der Regel neuroleptisch behandelt. Viele Antipsychotika weisen eine sedierende und schlafanstoßende Wirksamkeit auf, weshalb sie nicht nur zur Behandlung psychotischer Störungen, sondern auch in der Therapie insomnischer Störungen unterschiedlicher Ätiologie in Form einer Off-Label-Verordnung eingesetzt werden. Ausgeprägte Schlafstörungen, die durch eine neuroleptische Therapie nicht ausreichend eingestellt sind, können zeitlich begrenzt durch die zusätzliche Gabe von Benzodiazepinen bzw. Z-Substanzen behandelt werden (Tab. 15.4).

12.6 Aufmerksamkeits-/ Hyperaktivitätsstörung (ADHS) des Erwachsenenalters

Unter der Aufmerksamkeitsdefizit-/Hyperaktivitätsstörung (ADHS) des Erwachsenenalters wird eine Störung verstanden, die in der Kindheit beginnt und als Leitsymptome eine beeinträchtigte Aufmerksamkeit sowie Impulsivität und Hyperaktivität aufweist. Eine motorische Hyperaktivität kann im Erwachsenalter weniger sichtbar sein; stattdessen berichten die Patienten über ein ständiges Gefühl innerer Unruhe und Anspannung. Auch wenn Schlafstörungen im DSM-5 bzw. in der ICD-10 kein eigenständiges Kriterium für eine ADHS sind, können Schlafstörungen die Lebensqualität zusätzlich beeinträchtigen.

12.6.1 Schlafstörungen

Prävalenz

Etwa die Hälfte der erwachsenen Patienten mit ADHS gibt Schlafprobleme im Allgemeinen und 37 % geben eine erhöhte Tagesschläfrigkeit an [13].

Subjektive Schlafqualität

Ein- und Durchschlafstörungen, häufige nächtliche Aufwachereignisse sowie eine verminderte Schlafqualität werden am häufigsten angegeben.

Polysomnografische Befunde

Subjektive Beschwerden können häufig nicht objektiviert werden. Inkonsistente Ergebnisse finden sich hinsichtlich erhöhter Bewegungsindizes, verkürzter Einschlaflatenz, verminderter Schlafeffizienz, vermehrtem Anteil an Stadium 1 und vermindertem Anteil von REM-Schlaf. In einer Metaanalyse wurden bezüglich ADHS keine signifikanten Veränderungen der Schlafstadien und der REM-Schlafparameter gefunden [12].

12.6.2 Therapie

Die wirksamste medikamentöse Therapie ist eine Behandlung mit Methylphenidat, das eine Responderrate von etwa 70 % bei ADHS im Erwachsenenalter aufweist. Stimulanzien reduzieren Tagesschläfrigkeit und können die subjektive Schlafqualität verbessern.

Häufiger kommt es jedoch zu ungünstigen Effekten auf den Nachtschlaf: Amphetamine und Methylphenidat induzieren nicht selten erhebliche insomnische Symptome oder verstärken bereits vorhandene Schlafstörungen, wenn sie zu spät eingenommen werden. Die Umstellung auf eine Methylphenidat-Retardformulierung kann dann hilfreich sein.

KAPITEL

13 Schlafstörungen bei neurologischen Erkrankungen

Thomas C. Wetter

Kernaussagen

- Viele neurologische Erkrankungen sind mit insomnischen Symptomen vergesellschaftet, insbesondere bei komorbiden Schmerzstörungen.
- Läsionen im Bereich des Hirnstamms, Zwischenhirns oder des Thalamus können zu Schlafstörungen und/oder Tagesschläfrigkeit führen. Typische Beispiele hierfür sind der Morbus Parkinson, die Multiple Sklerose (MS) oder Schlaganfälle.
- Beim Morbus Parkinson kann eine Verhaltensstörung im REM-Schlaf den klassischen motorischen Symptomen um viele Jahre vorausgehen und somit ein Frühsymptom darstellen.
- Schlafstörungen können eine typische Fatigue-Symptomatik bei MS-Patienten noch verstärken.
- Bei der nächtlichen Frontallappenepilepsie treten die Anfälle ausschließlich aus dem Schlaf heraus auf. Wichtige Differenzialdiagnosen sind die Parasomnien.
- Eine extrem seltene, aber tödlich verlaufende Erkrankung ist die fatale familiäre Insomnie. Eine schwere therapieresistente Schlafstörung ist eines der Hauptsymptome.

13.1 Schlafbezogener Kopfschmerz

Schlafstörungen und Schmerzerkrankungen treten sehr häufig gemeinsam auf. Typische Klagen sind ein verzögertes Einschlafen, ein insgesamt oberflächlicher und leicht störbarer Schlaf und eine deutlich verringerte Gesamtschlafzeit. Ähnlich verhält es sich bei Patienten mit Schlafstörungen aufgrund von Kopfschmerzen.

DEFINITION

Unter **schlafbezogenen Kopfschmerzen** werden bi- oder unilateral auftretende Schmerzzustände verstanden, die während des Schlafs oder unmittelbar nach dem Aufwachen auftreten und in ihrer Dauer und Intensität variieren können.

Es handelt sich um eine heterogene Gruppe von unterschiedlichen Kopfschmerzformen mit dem gemeinsamen Merkmal des Auftretens während des Schlafs oder beim Erwachen:

- Migräne
- Cluster-Kopfschmerz
- Chronische paroxysmale Hemikranie
- Kopfschmerzen beim Erwachen
- Schlafkopfschmerz (Hypnic Headache)

13.1.1 Symptomatik

Schlafbezogener Kopfschmerz kann zu Störungen der Schlafkontinuität und insomnischen Beschwerden und damit zu einer Verminderung der Schlafeffizienz führen. Migräne, Clusterkopfschmerz und die paroxysmale Hemikranie scheinen häufiger aus dem REM-Schlaf heraus aufzutreten. Der Bezug der verschiedenen Kopfschmerzsyndrome zu spezifischen Schlafstadien ist jedoch nicht hinreichend untersucht. Kopfschmerzen beim Erwachen treten bei etwa 50 % der Patienten mit einem Schlafapnoesyndrom sowie bei Patienten mit ausgeprägtem Bruxismus auf.

Der Verlauf des schlafbezogenen Kopfschmerzes ist überwiegend günstig und nimmt in der Häufigkeit des Auftretens mit zunehmendem Alter ab. Spontane Remissionen über Monate und Jahre sind beschrieben [1].

13.1.2 Prävalenz

Die genaue Prävalenz ist nicht bekannt. Studien legen nahe, dass etwa 15–20 % der Kopfschmerz-Patienten auch unter nächtlichen bzw. frühmorgendlichen Kopfschmerzen leiden. In etwa der Hälfte können die Kopfschmerzen einer spezifischen Schlafstörung zugeordnet werden.

13.1.3 Pathophysiologie

Die Attacken beginnen in der Regel im REM-Schlaf, was als Hinweis auf eine REM-Schlaf-assoziierte Parasomnie gewertet wird. Insgesamt ist die Pathogenese wenig verstanden; das relativ konstante Auftreten zu einer bestimmten Nachtzeit weist auf eine chronobiologische Störung hin.

13.1.4 Differenzialdiagnostik

Differenzialdiagnostisch müssen andere Kopfschmerzformen, die nicht schlafgebunden sind, abgegrenzt werden. Dazu gehören z. B. der Spannungskopfschmerz oder Kopfschmerzen aufgrund von Bruxismus, Sinusitis, Zahninfektionen oder anderer entzündlicher Genese sowie Kopfschmerzen nach einem Trauma oder durch erhöhten Hirndruck. Auch das Exploding-Head-Syndrom (➤ Kap. 10.4.1) sollte vom schlafbezogenen Kopfschmerz unterschieden werden. Kopfschmerzen unmittelbar nach dem Aufwachen können überdies ursächlich mit schlafmedizinischen Erkrankungen (z. B. Schlafapnoesyndrom), internistischen (z. B. Hypertonie) sowie neurologischen (z. B. Gehirntumor, Thrombose, Trauma, Malformationen) Störungen in Zusammenhang stehen. Schlafbezogene Kopfschmerzen sollten daher differenzialdiagnostisch sorgfältig abgeklärt werden.

Sonderform Schlafkopfschmerz (Hypnic Headache)

Eine Besonderheit sind Kopfschmerzen, die ausschließlich im Schlaf auftreten (primäre schlafgebundene Kopfschmerzen). Nach dem Aufwachen hält der Schmerz in der Regel mindestens eine Viertelstunde und maximal 4 Stunden an. Die Diagnosekriterien sind erfüllt, wenn über 3 Monate hinweg mindestens 10 nächtliche Attacken pro Monat auftreten und sich keine kranialen oder autonomen Ursachen finden lassen.

Diese Kopfschmerzform ist **selten;** Betroffene sind meist ältere Menschen, zu ⅔ Frauen. Bei rund 60 % treten die Schmerzen bilateral auf. Im Vergleich zum Cluster-Kopfschmerz ist die Symptomatik weniger stark ausgeprägt, oft bilateral vorhanden und nicht mit den typischen kranial-autonomen Merkmalen assoziiert. Übelkeit oder Lichtempfindlichkeit können jedoch vorhanden sein [1].

13.1.5 Therapie

Die Behandlung von schlafbezogenen Kopfschmerzen unterscheidet sich nicht von einer konventionellen Kopfschmerztherapie. Aufgrund der Komorbidität mit insomnischen Symptomen sind kognitiv-behaviorale Ansätze (wie bei anderen Schmerzerkrankungen auch) effektiv. Neben den Maßnahmen zur Verbesserung der Schlafhygiene haben sich vor allem die Stimuluskontrolle und das Erlernen von Entspannungstechniken bewährt. Hypnotika sind in der Akutbehandlung und zeitlich begrenzt indiziert.

Der Schlafkopfschmerz spricht in der Akutbehandlung am besten auf ASS an, Triptane sind nicht effektiv. Lithium, Koffein, Indometazin oder Flunarizin können prophylaktisch wirksam sein, keinen Effekt haben Betablocker, Amitriptylin oder Steroide [2].

13.2 Schlafstörungen bei Morbus Parkinson

Der Morbus Parkinson ist eine neurodegenerative Erkrankung, die histologisch durch eine Akkumulation von Lewy-Körperchen (α-Synuklein) in Neuronen des ZNS charakterisiert ist. Die degenerativen Veränderungen gehen über die Zerstörung dopaminerger Zellen der Substantia nigra hinaus. Die klassischen motorischen Symptome wie Tremor, Rigor und Akinese sowie Störungen der Stellreflexe werden im Krankheitsverlauf häufig von nichtmotorischen (autonomen) Symptomen begleitet. Schlafstörungen, die bereits von dem Erstbeschreiber James Parkinson erwähnt wurden, gehören zu den wichtigsten und häufigsten **nichtmotorischen Symptomen** des Morbus Parkinson [3].

13.2.1 Symptomatik

Charakteristische Schlafstörungen und ihre Beschwerden sind:

- Ein- und Durchschlafstörungen, häufige Aufwachereignisse und prolongierte Wachphasen. Die mangelnde Schlafkonsolidierung führt zum Überwiegen von oberflächlichen Schlafstadien, geringer Schlafeffizienz und reduziertem REM-Schlaf.
- Eine besonders typische und häufig mit dem Morbus Parkinson assoziierte Schlafstörung ist die **Verhaltensstörung im REM-Schlaf,** die durch komplexe nächtliche motorische Verhaltensweisen im Zusammenhang mit bedrohlichen Trauminhalten gekennzeichnet ist. Als mögliches Frühsymptom der Parkinson-Erkrankung und aufgrund einer potenziellen Selbst- und Fremdgefährdung kommt ihr eine besondere Relevanz zu (➤ Kap. 11.3.1).

- Insbesondere im fortgeschrittenen Stadium der Erkrankung kann sich eine **Restless-Legs-Symptomatik** entwickeln. Die Patienten berichten über unangenehmen, meist schmerzhaften Bewegungsdrang der Beine, der durch dopaminerge Medikation gebessert werden kann.
- Schlafbezogene Atmungsstörungen scheinen nicht häufiger vorzukommen, können aber aufgrund einer extrapyramidalmotorischen Dysfunktion der Muskulatur der oberen Luftwege gravierend sein und bedürfen daher einer kontinuierlichen Therapie.
- Eine Tagesschläfrigkeit, die sich häufig im späteren Verlauf der Erkrankung entwickelt, ist nicht nur Folge des gestörten Nachtschlafs, sondern entsteht auch aufgrund degenerativer Veränderungen im neuronalen Netzwerk der Wach-Regulation (Arousal-System). Imperative Einschlafattacken können im Zusammenhang mit einer dopaminergen Therapie stehen.

13.2.2 Prävalenz

Mit einer Prävalenz von 100–200/100 000 Einwohner zählt der Morbus Parkinson zu den häufigsten neurologischen Erkrankungen. Die Erkrankung nimmt mit dem Alter zu: Etwa 3 % der 80-Jährigen sollen betroffen sein. Etwa 60–90 % der Patienten weisen im Krankheitsverlauf Schlafstörungen auf.

13.2.3 Pathophysiologie

Verschiedene Ursachen können den Schlafstörungen zugrunde liegen:

- **Dopaminmangel:** Die wesentliche pathophysiologische Veränderung besteht im nigrostriatalen Dopaminmangel. Sekundär sind auch serotonerge, adrenerge und cholinerge Systeme betroffen, die ebenfalls modulierend auf den Schlaf wirken.
- Eine **REM-Schlaf-Verhaltensstörung** entwickelt sich durch degenerative Veränderungen cholinerger Kerngebiete im Hirnstamm.
- **Nächtliche Bradykinesie/Akinese:** Bereits am Tage und unter optimaler Therapie ist es für Parkinson-Patienten schwierig, Rotationen im Liegen auszuführen. Dementsprechend klagen die Patienten sehr häufig über Schwierigkeiten beim Umdrehen im Bett. Bei ausgeprägter Akinese bleiben Lagewechsel oft nahezu aus und dieselbe Position wird so lange beibehalten, bis Schmerzen oder Parästhesien den Patienten wecken.
- **Tremor:** Diese Parkinson-Symptomatik kann auch während des Schlafs vor allem in oberflächlichen Schlafstadien weiterbestehen, aber auch während kurzer Arousal-Reaktionen und beim Schlafstadienwechsel.
- **Dopaminerge Substanzen:** Eine (abendliche) dopaminerge Therapie kann einerseits zu einer Zunahme der Schlaffragmentierung führen, andererseits durch eine Verbesserung der Beweglichkeit die Schlafqualität verbessern. Insgesamt sind die Effekte abhängig von der Dosis und der Schwere der Erkrankung.
- **Komorbide psychiatrische Erkrankungen:** Depressive Störungen sowie (dopaminerg induzierte) psychotische Symptome können die Schlafqualität zusätzlich ungünstig beeinflussen.
- **Weitere Faktoren:** Zu den krankheitsspezifischen Schlafstörungen addieren sich häufig altersbedingte physiologische Veränderungen mit Tiefschlafreduktion und häufigen Aufwachereignissen.

13.2.4 Diagnostik

Durch eingehende Anamneseerhebung, möglichst im Beisein des Bettpartners, lassen sich Schlafstörungen und ihre Ursachen in vielen Fällen bereits gut eingrenzen. Die Bedeutung der Einbeziehung des Bettpartners zeigt sich insbesondere im Hinblick auf das Vorkommen von parasomnischen Verhaltensweisen, Schnarchen und Apnoen. Insbesondere zur Abklärung auffälliger nächtlicher motorischer Symptome ist eine Polysomnografie indiziert.

13.2.5 Therapie

Aufgrund der komplexen Natur der Schlafstörung bei Parkinson-Patienten kann es keine einfachen Therapieempfehlungen geben. Nach einer umfassenden Symptomanalyse wird ein individuelles Behandlungskonzept erstellt.

Der erste Schritt besteht in einer möglichst optimalen Einstellung der Parkinson-Symptomatik. Dies kann je nach Situation eine Erhöhung oder eine Reduktion der dopaminergen Therapie bedeuten. Sollte eine schlafanstoßende Wirkung erwünscht sein, ist zunächst ein Versuch mit einer niedrigen Dosis eines sedierenden Antidepressivums empfehlenswert (z. B. Amitriptylin 25–50 mg, Mirtazapin 7,5–30 mg). Sollte ein Benzodiazepin bzw. eine Z-Substanz erforderlich sein, ist eine Intervalltherapie anzustreben, um einer Toleranzentwicklung entgegenzuwirken (z. B. Zolpidem 5–10 mg, Zopiclon 3,75–7,5 mg) [3].

CAVE

Gerade bei älteren Patienten können paradoxe Reaktionen auf Benzodiazepine und Z-Substanzen auftreten. Ihr Einsatz ist insbesondere auch bei kognitiver Beeinträchtigung problematisch. Es muss bedacht werden, dass Benzodiazepine aufgrund der muskelrelaxierenden Wirkung die Sturzgefahr erhöhen und die nächtliche Respiration verschlechtern können. Eine schlafbezogene Atmungsstörung sollte vor ihrem Einsatz ausgeschlossen sein.

Die motorischen Manifestationen einer Verhaltensstörung des REM-Schlafs können meist mit Clonazepam in einer Dosis von 0,25–2 mg kontrolliert werden. Alternativ kann Melatonin wirksam sein. Zur antidepressiven Behandlung können SSRI oder SNRI eingesetzt werden. Als unterstützende Maßnahmen sind Tageslichtexposition sowie soziale und motorische Aktivitäten während des Tages empfehlenswert, auch um den häufig beeinträchtigten zirkadianen Rhythmus zu stärken.

13.3 Schlafstörungen bei Multipler Sklerose

Die Multiple Sklerose (MS) ist eine schubförmig oder chronisch progredient verlaufende Erkrankung, die durch entzündliche Herde an unterschiedlichen Lokalisationen im ZNS charakterisiert ist. Die Symptomatik ist vielgestaltig und umfasst spastische Paresen, Extremitäten- und Gangataxie, zentrale Visusminderung, Doppelbilder, Parästhesien, Dysarthrie sowie Blasenfunktionsstörungen. Eine der häufigsten Symptome ist die Fatigue, die durch eine unkontrollierbare Erschöpfung und Energiemangel gekennzeichnet ist.

13.3.1 Symptomatik

Die häufigsten schlafbezogenen Beschwerden sind Ein- und Durchschlafstörungen, wiederholtes nächtliches Erwachen und ein unruhiger, nicht erholsamer Schlaf. Hinter einer insomnischen oder hypersomnischen Symptomatik können sich schlafbezogene Atmungsstörungen, eine Narkolepsie, zirkadiane Rhythmusstörungen und ein Restless-Legs-Syndrom verbergen. Die MS und das RLS weisen eine hohe Komorbidität auf: Die Prävalenz des RLS liegt bei MS-Patienten zwischen 12 und 65 % und ist damit deutlich höher als in der Allgemeinbevölkerung gleichen Alters. Auch eine Fatigue-Symptomatik kann im Zusammenhang mit einem RLS oder anderen Schlafstörungen stehen bzw. durch diese verstärkt werden. Daher sollte bei MS-Patienten immer auf komorbide Schlafstörungen geachtet werden [4].

13.3.2 Prävalenz

Die MS hat eine Prävalenz von 50–120/100 000 Einwohnern. Zwischen 25 und 54 % der MS-Patienten geben eine schlechte Schlafqualität an. Schlafstörungen treten damit bei MS-Patienten häufiger auf als in der Allgemeinbevölkerung.

13.3.3 Pathophysiologie

Die häufigsten Ursachen für eine insomnische Symptomatik sind **nächtliche Spasmen und Missempfindungen** in den Beinen, periodische Beinbewegungen (PLMS), nächtlicher Harndrang und Blasenfunktionsstörungen (Nykturie), Depressionen und Medikamenteneffekte. Eisenmangel und die chronisch-entzündlichen Prozesse können zur Entwicklung eines RLS beitragen. Das RLS muss von RLS-ähnlichen Symptomen (sog. „RLS-Mimics“) der MS wie tonischen Spasmen und Dysästhesien unterschieden werden. Parasomnische Symptome wie z. B. die REM-Schlaf-Verhaltensstörung werden im Zusammenhang mit Hirnstammläsionen oder der Therapie mit Antidepressiva (SSRI, SNRI) beobachtet.

13.3.4 Therapie

Im Vordergrund steht eine möglichst kausale Behandlung der Schlafstörungen bzw. die symptomatische Therapie insomnischer oder hypersomnischer Symptome. Beispiele sind die Behandlung einer Blasenstörung bei häufiger Nykturie mit Desmopressin oder eines RLS mit Dopaminagonisten. Letzteres kann zu einer Besserung der Fatigue führen. Die Behandlung einer Fatigue unabhängig von komorbiden Schlafstörungen ist komplex und umfasst unterschiedliche Strategien.

13.4 Schlafstörungen nach Schlaganfall

Der Schlaganfall (Apoplex) ist keine Krankheitseinheit, sondern definiert als zerebrovaskuläre Erkrankung mit akut auftretendem neurologischem Defizit. Es werden die häufigeren Infarkte von den selteneren Hirnblutungen unterschieden. Fokale Defizite wie Paresen, Sensibilitätsstörungen, Dysarthrie oder Doppelbilder hängen im Wesentlichen von der Lokalisation und dem Ausmaß der akuten Durchblutungsstörungen ab.

Schlaf-Wach-Störungen und Apoplex sind häufig miteinander vergesellschaftet: Sie können aufgrund ähnlicher prädisponierender Faktoren entstehen und unterliegen einer wechselseitigen Beeinflussung. So können z. B. schlafbezogene Atmungsstörungen Folge eines Schlaganfalles sein, auf der anderen Seite aber auch das Risiko für einen Schlaganfall erhöhen.

13.4.1 Symptomatik

Patienten in der frühen Erholungsphase nach einem Schlaganfall weisen eine schlechtere Schlafeffizienz, eine verkürzte

Gesamtschlafzeit sowie mehr Wachzeiten im Verlauf der Nacht auf. Schlafableitungen zeigen, dass der Schlaf oberflächlicher ist mit einer Zunahme von Leichtschlaf (Stadium N1) bei gleichzeitiger Abnahme von tieferen Schlafstadien (N2 und N3). Der REM-Schlaf scheint dagegen wenig verändert zu sein.

Abgesehen von insomnischen Symptomen werden bei manchen Patienten nach einem Apoplex auch eine Hypersomnie sowie Tagesschläfrigkeit beobachtet. Ursache sind vermutlich unterschiedliche Lokalisationen der Infarkte in den Zentren der Schlaf-Wach-Regulation. Die Studienlage dazu ist jedoch sehr begrenzt; insbesondere liegen kaum Untersuchungen zu Schlafstörungen in der späten Rehabilitationsphase vor [5].

Schlaganfall und schlafbezogene Atmungsstörungen

Es besteht eine sehr enge und wechselseitige Beeinflussung von Schlaganfall und schlafbezogenen Atmungsstörungen. Schlaganfälle können zum Auftreten eines obstruktiven Schlafapnoesyndroms (OSAS) führen. Dadurch verschlechtern sich die Prognose und Lebensqualität der Patienten u. a. durch eine Reduktion kognitiver Funktionen oder Verstärkung depressiver Symptome. Umgekehrt ist ein unbehandeltes OSAS ein **unabhängiger Risikofaktor** für das Auftreten eines Schlaganfalls. Auffällig ist, dass OSAS-Patienten nach einem Apoplex unter einer vergleichsweise geringgradig ausgeprägten Tagesschläfrigkeit leiden. Dies hat zur Folge, dass aufgrund dieser Konstellation oftmals nicht früh genug an das Vorliegen einer obstruktiven Schlafapnoe gedacht und ein wesentlicher Risikofaktor nicht behandelt wird [6].

13.4.2 Prävalenz

Der Schlaganfall hat eine Inzidenz von 160–240/100 000 Einwohner/Jahr und ist die häufigste Ursache einer neurologisch bedingten Hospitalisation. Die genaue Komorbiditätsrate von Schlafstörungen und Schlaganfall ist nicht bekannt.

13.4.3 Pathophysiologie

Pathogenetisch bedeutsam sind apnoeassoziierte Faktoren wie eine arterielle Hypertonie, Vorhofflimmern, ein erhöhter Sympathikotonus, eine intermittierende Hypoxie sowie eine vaskuläre Dysfunktion. Patienten mit einer zerebralen Minderperfusion sowie einer schlafbezogenen Atmungsstörung sind vor allem im Schlaf bzw. in den frühen Morgenstunden durch akute zerebrale Ereignisse gefährdet. Eine Zunahme des Sauerstoffverbrauchs bei sympathikotoner Herzfrequenzbeschleunigung und Blutdruckerhöhung, eine Abnahme des Sauerstoffangebots bei apnoeischer Hypoxie sowie die Aktivierung von Gerinnungsfaktoren prädisponieren für das Auftreten nächtlicher zerebraler Infarkte. Pathophysiologisch bedeutsam für diese zirkadiane Ausprägung sind auch physiologische Veränderungen der Plasmakonzentrationen von Kortisol und Katecholaminen.

13.4.4 Therapie

Eine frühzeitige Diagnosestellung und Therapieeinleitung von Schlafstörungen und hier insbesondere der schlafbezogenen Atmungsstörungen nach einem Schlaganfall können zu einem verbesserten Behandlungsergebnis führen. Davon unabhängig führt die Behandlung eines OSAS zu einer Reduktion des Risikos für zerebrovaskuläre Durchblutungsstörungen.

13.5 Schlafgebundene Epilepsie

13.5.1 Übersicht

Eine Epilepsie besteht, wenn Anfälle rezidivierend und nicht provoziert, d. h. spontan und ohne erkennbare Auslösung, auftreten. Die Epilepsie betrifft etwa 0,5–1 % der Bevölkerung. Gelegenheitsanfälle treten deutlich häufiger auf. Zahlreiche Anfallsformen zeigen eine Bindung an den Schlaf-Wach-Rhythmus und manifestieren sich ausschließlich oder überwiegend im Schlaf bzw. nach Weckreaktionen aus dem Schlaf heraus (➤ Tab. 13.1) [7]. Ein Schlafapnoesyndrom kann bei Epilepsiepatienten die Manifestation von Anfällen provozieren.

Symptomatik

Häufige schlafgebundene Anfälle führen zu einer Verminderung der Schlafqualität mit Störung der Schlafkontinuität und der Schlafarchitektur. Tagsüber wird über Müdigkeit geklagt. Häufig bestehen kognitive Beeinträchtigungen mit Konzentrations- und Merkfähigkeitsstörungen sowie emotionaler Instabilität.

Tab. 13.1 Anfallsformen schlafgebundener Epilepsie
• Nächtliche Frontallappenepilepsie • Benigne Epilepsie mit zentrotemporalem Fokus • Epilepsie des Kindesalters mit okzipitalen Paroxysmen • Juvenile myoklonische Epilepsie • Generalisierte tonisch-klonische Anfälle beim Erwachen • Epilepsie mit anhaltenden Spike-Wave-Entladungen im synchronisierten Schlaf

Diagnostik

Die meisten Formen können anhand der Anamnese sowie der genauen Anfallsbeschreibung und der EEG-Befunde sicher diagnostiziert werden. Diagnostische Kriterien finden sich in ➤ Tab. 13.2. Schwierigkeiten kann die Gruppe der nächtlichen Frontallappenepilepsien (NFLE) bereiten.

13.5.2 Nächtliche Frontallappenepilepsie (NFLE)

DEFINITION

Die **NFLE** ist durch eine komplexe, aber stereotype motorische Aktivität aus dem Non-REM-Schlaf heraus gekennzeichnet. Die Anfälle treten unprovoziert und oft in Clustern überwiegend in der zweiten Nachthälfte auf.

Symptomatik

Typischerweise ist das Anfallsbild **individuell stereotyp monomorph** mit plötzlichen, aus dem Schlaf auftretenden **hypermotorischen Entäußerungen** mit Dystonien, Dyskinesien und choreatiformen Bewegungen der Extremitäten und des Rumpfes von relativ kurzer Dauer (< 1–2 min). Deutliche vegetative Aktivierung mit ängstlicher Mimik. Postiktal ist der Patient wach, sehr rasch reorientiert mit einer Amnesie für das Ereignis. Insbesondere das streng stereotype Bewegungsmuster in einer hohen Anfallsfrequenz (bis zu 10 Anfälle/Nacht) und das Ansprechen auf Antiepileptika legen die Diagnose einer nächtlichen Frontallappenepilepsie nahe [8].

Tab. 13.2 Diagnostische Kriterien der schlafbezogenen Epilepsie nach ICSD-2 [7]

A. Zumindest zwei dieser Merkmale treffen zu und scheinen mit dem Anfall in Verbindung zu stehen: – Abruptes Erwachen aus dem Schlaf – Generalisierte tonisch-klonische Entäußerungen der Arme und Beine – Fokale motorische Entäußerungen der Arme oder Beine – Zuckungen der Gesichtsmuskulatur – Automatismen (z. B. orofaziale Bewegungen) – Urininkontinenz – Zungenbiss – Postiktale Verwirrtheit und Lethargie
B. Mehr als 70 % dieser Episoden ereignen sich während des Schlafs.
C. Polysomnografisches Monitoring zeigt eines der folgenden Merkmale: – Epileptiforme Entladungen in Assoziation mit dem Symptom – Interiktuale epileptiforme EEG-Aktivität in einem der Schlafstadien. Aber: Ein normales EEG schließt die Diagnose einer Epilepsie nicht aus.
D. Die Störung kann nicht durch eine andere Schlafstörung, eine körperliche oder psychische Erkrankung, Medikamenteneinfluss oder Substanzmissbrauch besser erklärt werden.

Prävalenz

Unter den fokalen Epilepsien soll die nächtliche Frontallappenepilepsie mit einer Häufigkeit von 10–20 % die zweithäufigste Form nach den Temporallappenanfällen sein. Die NFLE tritt in allen Altersgruppen auf.

Subtypen

Innerhalb der heterogenen Gruppe der nächtlichen Frontallappenepilepsien können drei Subtypen unterschieden werden, die alle durch ein abruptes Erwachen aus dem Non-REM-Schlaf gekennzeichnet sind:

- **Paroxysmale Arousals:** einfache motorische Bewegungen, Vokalisationen, Dauer < 20 s
- **Nächtliche paroxysmale Dystonie:** stereotype komplexe Bewegungsmuster der Arme und Beine, Dauer 20–30 s
- **Episodisches nächtliches Umherwandern:** angstvolles, bizarres Verhalten, assoziiert mit Umhergehen für die Dauer von mehreren Minuten

Diese Episoden können einzeln und nacheinander auftreten, aber auch ineinander übergehen. Charakteristisch ist die clusterartige Häufung zahlreicher Anfälle während einer Nacht. Gewöhnlich finden sich keine Triggerfaktoren und keine oder geringe Selbst- oder Fremdverletzungen.

Pathophysiologie

Pathogenetisch wird eine häufigere sporadische Form der NFLE von einer selteneren familiären, autosomal dominant vererbten Form (Autosomal Dominant Nocturnal Frontal Lobe Epilepsy, ADNFLE) unterschieden. Die meisten familiären Formen sind durch Mutationen im Acetylcholinrezeptor verursacht, dessen strukturelle Veränderungen an der Anfallsauslösung aus dem leichten Non-REM-Schlaf beteiligt zu sein scheinen.

Differenzialdiagnostik

Die Gruppe der NFLE kann insbesondere in der Abgrenzung gegenüber Parasomnien und schlafbezogenen Bewegungsstörungen Schwierigkeiten bereiten, die in seltenen Fällen sogar gemeinsam auftreten können. Zu den wichtigsten Differenzialdiagnosen gehören:

- Non-REM-Schlaf-Arousalstörungen (Schlafwandeln, Pavor nocturnus)

- REM-Schlaf-Verhaltensstörung
- Albträume
- Nächtliche Panikstörung
- Basalganglienerkrankungen

Anhand **klinischer Merkmale** (Manifestationsalter, zeitliches Auftreten, Häufigkeit und Dauer der Episoden, Triggerfaktoren, Vorhandensein von Selbst- und Fremdverletzungen) können differenzialdiagnostische Unterscheidungen vorgenommen werden. Eine zusammenfassende Darstellung klinischer Merkmale zur Unterscheidung von Parasomnien und nächtlichen Frontallappenanfällen findet sich in ➤ Kap. 4 und ➤ Tab. 4.8.

Erlaubt die Klinik und Video-Schlafableitung mit zusätzlicher 10–20-EEG-Ableitung keine eindeutige Zuordnung, ist eine umfassende differenzialdiagnostische Abklärung einschließlich eines Video-EEG-Monitorings in einem spezialisierten Zentrum indiziert.

Therapie

Bei der NFLE besteht ein gutes therapeutisches Ansprechen auf Carbamazepin. Die Prognose dieses Anfallstyps ist in der Regel ebenfalls günstig.

13.6 Schlaf bei neuromuskulären Erkrankungen

Im Zentrum der Schlafstörungen bei Patienten mit neuromuskulären Erkrankungen stehen die schlafbezogenen Atmungsstörungen. Sie finden sich typischerweise im Krankheitsverlauf bei der Amyotrophen Lateralsklerose, der myotonen Dystrophie (z. B. myotone Dystrophie nach Curschmann-Steinert), den metabolischen Myopathien (z. B. Morbus Pompe) oder den spinalen Muskelatrophien (z. B. SMA I). Bei der Muskeldystrophie Typ Duchenne tritt die Atmungsstörung bereits im frühen Kindesalter auf [9].

13.6.1 Symptomatik

Insbesondere im **REM-Schlaf** kommt es zu einem Anstieg des CO_2- und einem Absinken des O_2-Partialdrucks. Die respiratorische Entgleisung führt zu Arousals, teilweise mit vollständigem Erwachen. Der Schlaf ist fragmentiert, die Schlafdauer verkürzt und die Schlafeffizienz reduziert. Patienten mit einer neuromuskulären Erkrankung leiden häufig unter chronischem Schlafmangel sowie einer Tagesmüdigkeit.

Viele neuromuskuläre Erkrankungen zeigen eine über Jahre oder Jahrzehnte hinweg langsame Progredienz. Eine zunehmende ventilatorische Insuffizienz ist die häufigste Todesursache neuromuskulär Erkrankter.

13.6.2 Prävalenz

Schlafbezogene Atmungsstörungen sind eine häufig gestellte Diagnose bei neuromuskulären Erkrankungen. Die häufigste Form ist dabei das alveoläre Hypoventilationssyndrom.

13.6.3 Pathophysiologie

Die Muskelschwäche der Atemmuskulatur (Interkostalmuskulatur und Zwerchfell) hat eine alveoläre Hypoventilation zur Folge. Aufgrund der physiologischen Absenkung des Muskeltonus im REM-Schlaf tritt die Atmungsstörung initial v. a. in diesem Schlafstadium auf. Der Schweregrad der Hypoventilation hängt dabei ganz entscheidend von der Art der neuromuskulären Erkrankung und von der Verteilung der von der Erkrankung betroffenen Muskulatur ab. Die Muskelschwäche führt überdies zu einem ineffektiven Hustenstoß mit der Folge der Sekretretention. Eine zusätzliche Bedeutung haben Deformitäten des Thorax, Skoliose, Übergewicht sowie kraniofaziale Veränderungen [10].

13.6.4 Therapie

Die Therapie der Wahl ist die **nichtinvasive Beatmung** (NIV). Wegen des unterschiedlichen Verlaufs der einzelnen neuromuskulären Erkrankungen ist ein individuelles Patientenmanagement notwendig. Die Beatmungstherapie muss in Abhängigkeit der Krankheitsprogression immer wieder überprüft werden. Eine regelmäßige engmaschige Kontrolle und ggf. Anpassung der Beatmungsparameter ist deshalb unabdingbar. Ziel der Beatmungstherapie ist es, durch die Verbesserung des Nachtschlafs eine Verbesserung bzw. eine Stabilisierung der Lebensqualität am Tag zu erzielen. Zusätzlich ist die Prävention respiratorischer Infekte durch ein suffizientes Sekretmanagement von großer Bedeutung.

LEITLINIEN

Die Einleitung einer nichtinvasiven Beatmungstherapie ist in der S2-Leitline der Deutschen Gesellschaft für Pneumologie und Beatmungsmedizin e. V. (DGP) empfohlen [11]: Sie sollte begonnen werden, wenn folgende Kriterien nachweisbar sind:

- CO_2-Retention (> 50 mmHg) in der Nacht
- Leichte CO_2-Retention während des Tages (45–50 mmHg) mit Symptomen einer Atmungsstörung
- Signifikante nächtliche Sauerstoffentsättigung (< 88 %) oder
- Abnahme der forcierten Vitalkapazität (FVC) < 50 %

13.7 Letale familiäre Insomnie

DEFINITION

Bei der **letalen familiären Insomnie** (Fatal Familial Insomnia, FFI) handelt es sich um eine sehr seltene, autosomal dominant vererbte Prionenerkrankung mit infauster Prognose.

Der Erkrankungsbeginn liegt meistens zwischen dem 35. und 60. Lebensjahr. Der Verlauf kann kurz (Tod innerhalb von 12 Monaten) oder länger sein mit progredienter Verschlechterung der neurologischen Symptomatik bis hin zum apallischen Syndrom. Das letzte Krankheitsstadium ist durch eine autonome Hyperaktivität mit Fieber, Tachykardien und Dyspnoen gekennzeichnet. Die unmittelbare Todesursache ist häufig ein Infekt der Atemwege.

13.7.1 Symptomatik

Die Erkrankung ist initial durch Ein- und Durchschlafstörungen mit rasch fortschreitender Progredienz gekennzeichnet. Weitere Symptome sind eine zunehmende Tagesschläfrigkeit sowie traumartige (oneiroide) Zustände. Polysomnografisch lassen sich in diesen Episoden ein desynchronisiertes EEG, REM-Bursts sowie Myoklonien und Tremor nachweisen. Mit Fortschreiten der Erkrankung kommt es zu einem Verlust von Tiefschlaf, Schlafspindeln und zirkadian modulierter Rhythmen. Neuropathologisch lassen sich ein bilateraler Neuronenverlust in den anterioren und dorsomedialen Thalamuskernen sowie eine reaktive Gliose nachweisen [12].

13.7.2 Pathophysiologie

Die Ursache der Erkrankung ist **molekulargenetisch bekannt** und liegt in einer zum Aminosäurenaustausch führenden Mutation in dem Gen auf Chromosom 20, welches das Prionprotein codiert (Codon 178: GAC → AAC). Eine zusätzliche Codierung für die Aminosäure Methionin an Codon 129 führt schließlich zur Entwicklung der fatalen familiären Insomnie. Einer spontanen letalen Insomnie mit ähnlicher klinischer Symptomatik liegt ein homozygoter Methionin-Polymorphismus an Codon 129 zugrunde [13].

13.7.3 Differenzialdiagnose

Differenzialdiagnostisch sollten andere Prionenerkrankungen (Creutzfeld-Jakob-Erkrankung), die REM-Schlaf-Verhaltensstörung, Narkolepsie sowie andere degenerative Gehirnerkrankungen ausgeschlossen werden.

13.7.4 Therapie

Eine kausale Behandlung ist nicht bekannt. Die Therapie besteht in einer möglichst umfassenden Linderung aller Symptome.

KAPITEL

14 Schlafstörungen bei internistischen Erkrankungen

Michael Arzt

Kernaussagen

- Kurze Schlafzeiten und ein gestörter Schlaf sind mit einer Reihe von internistischen Erkrankungen assoziiert. Dabei kann der gestörte Schlaf Folge und Ursache der internistischen Erkrankung sein.
- Die bestmögliche Behandlung der internistischen Grunderkrankung ist in diesem Kontext ein wichtiger Bestandteil der Behandlung der Schlafstörungen.
- Die obstruktive Schlafapnoe gehört zu den häufigsten Ursachen einer sekundären arteriellen Hypertonie.
- Bei Patienten mit schwer einstellbarer Hypertonie und schwerer obstruktiver Schlafapnoe gehört die Therapie mit Continuous Positive Airway Pressure (CPAP) zu den effektivsten nichtpharmakologischen antihypertensiven Therapien.
- Die obstruktive Schlafapnoe ist ein Risikofaktor für das Auftreten von Vorhofflimmern und für ein Rezidiv von Vorhofflimmern nach elektrischer Kardioversion oder Vorhofflimmerablation.
- Eine Herzinsuffizienz kann sowohl die obstruktive als auch die zentrale Schlafapnoe verschlechtern. Der Schweregrad der Schlafapnoe sollte daher bei Änderungen der Herzfunktion reevaluiert werden.
- Die optimale Therapie der Herzinsuffizienz ist die erste Therapiemaßnahme bei Patienten mit Herzinsuffizienz und Schlafapnoe

Fast alle internistischen Erkrankungen können zu Schlafstörungen in unterschiedlichem Ausmaß führen. Hierbei spielen nächtliche Symptome (z. B. Schmerzen, Juckreiz oder Atemnot) oder die Auslösung von spezifischen Schlafstörungen (z. B. schlafbezogene Atmungsstörungen bei Herzinsuffizienz oder Lungenerkrankungen sowie Restless-Legs-Syndrom und periodische Beinbewegungen während des Schlafs bei terminaler Niereninsuffizienz) eine wichtige Rolle (➤ Tab. 14.1). Häufig finden sich jedoch in Abhängigkeit vom Schweregrad der Grunderkrankung eine stärkere Schlaffragmentierung und kürzere Schlafzeiten, ohne dass eine spezifische Ursache identifizierbar ist.

Dabei kann der gestörte Schlaf sowohl Folge als auch Ursache der internistischen Erkrankung sein. Die bestmögliche Behandlung der internistischen Grunderkrankung ist ein wichtiger Bestandteil der Behandlung der Schlafstörungen bei internistischen Erkrankungen.

Bei einzelnen internistischen Erkrankungen (arterielle Hypertonie und Vorhofflimmern) sind positive Effekte einer Behandlung der Schlafstörung bzw. schlafbezogenen Atmungsstörung auf die internistische Erkrankung nachgewiesen.

Im Folgenden werden die Zusammenhänge von ausgewählten internistischen Erkrankungen und Schlafstörungen exemplarisch ausgeführt.

14.1 Schlafstörungen und arterielle Hypertonie

Die arterielle Hypertonie ist eine der häufigsten Erkrankungen in den westlichen Industrienationen und einer der wichtigsten Risikofaktoren für Arteriosklerose, Herzinfarkt und Schlaganfall. Bei den meisten Betroffenen ist die Ursache der arteriellen Hypertonie nicht bekannt (essenzielle bzw. primäre arterielle Hypertonie). Eine Reihe von Erkrankungen kann zu einer arteriellen Hypertonie führen oder eine beste-

Tab. 14.1 Internistische Erkrankungen und assoziierte Schlafstörungen (modifiziert nach [8])

Organsystem	Beispiele internistischer Erkrankungen	Schlafstörung oder Symptome des gestörten Schlafs
Herz-Kreislauf-System	• Arterielle Hypertonie • Vorhofflimmern • Herzinsuffizienz	• Obstruktive Schlafapnoe • Zentrale Schlafapnoe • Periodische Beinbewegungen im Schlaf
Lungenerkrankungen	• Chronisch-obstruktive Bronchitis • Interstitielle Lungenerkrankungen	Schlafbezogene Hypoxämie oder Hypoventilation
Krankheiten der Verdauungsorgane	• Gastroösophageale Refluxkrankheit • Gastroduodenale Ulkuskrankheit	• Ein- und Durchschlafstörungen • Schlafbezogene Atmungsstörungen
Erkrankungen der endokrinen Organe	• Diabetes mellitus Typ II • Adipositas • Hypo- oder Hyperthyreose • Akromegalie	• Schlafbezogene Atmungsstörungen • Tagesschläfrigkeit • Ein- und Durchschlafstörungen
Krankheiten des Bewegungsapparates	• Fibromyalgie • Chronische Polyarthritis	• Ein- und Durchschlafstörungen • Tagesschläfrigkeit
Hämatologische Erkrankungen	Anämie	• Restless-Legs-Syndrom • Periodische Beinbewegungen im Schlaf
Maligne Erkrankungen	Malignes Melanom	Schlafbezogene Atmungsstörungen

hende arterielle Hypertonie verschlechtern (sekundäre arterielle Hypertonie). Erkrankungen, die zu einer sekundären arteriellen Hypertonie führen, sind z. B. die obstruktive Schlafapnoe, Nierenarterienstenosen, renoparenchymatöse Erkrankungen, Hyperaldosteronismus sowie weitere, seltenere Ursachen.

DEFINITION

Als **schwer einstellbare arterielle Hypertonie** bezeichnet man eine unzureichende Blutdruckeinstellung (> 140/90 mmHg) unter drei verschiedenen Medikamenten unterschiedlicher Wirkstoffklassen in ausreichender Dosierung und inkl. eines Diuretikums.

Die obstruktive Schlafapnoe gehört zu den häufigsten Ursachen einer sekundären und schwer einstellbaren arteriellen Hypertonie.

14.1.1 Epidemiologie

20–30 % der Patienten mit arterieller Hypertonie weisen eine Schlafapnoe auf. Bei Patienten mit medikamentös schwer einstellbarer arterieller Hypertonie liegt die Prävalenz einer Schlafapnoe mit 65–90 % noch deutlich höher. Schlafapnoepatienten haben in Abhängigkeit vom Schweregrad ein erhöhtes Risiko, im Verlauf eine arterielle Hypertonie zu entwickeln. Typisch für Patienten mit einer Schlafapnoe ist eine fehlende Tag-/Nacht-Absenkung in der 24-Stunden-Blutdruckmessung (Non-Dipping) oder sogar ein nächtlicher Blutdruckanstieg (Rising). Diese Blutdruckmuster stellen einen eigenständigen, kardiovaskulären Risikofaktor für die betroffenen Patienten dar.

14.1.2 Pathophysiologie

Die Blutdruckregulation des Menschen unterliegt im Wesentlichen dem **Renin-Angiotensin-Aldosteron-System (RAAS)** sowie der **Sympathikusaktivität.** Die obstruktive Schlafapnoe führt zu einer erhöhten Sympathikusaktivität, einer Stimulation des RAAS, erhöhten Endothelin- und erniedrigten Stickstoffmonoxidspiegeln. Über diese Mechanismen trägt die obstruktive Schlafapnoe zu erhöhten Blutdruckwerten sowohl in der Nacht als auch am Tag bei.

14.1.3 Antihypertensive Effekte einer Therapie der obstruktiven Schlafapnoe

Eine Therapie mit Continuous Positive Airway Pressure (CPAP) führt bei Patienten mit obstruktiver Schlafapnoe zu einer Reduktion der Sympathikusaktivität und einer moderaten Senkung des arteriellen Blutdrucks um ca. 2 mmHg vor allem nachts, aber auch am Tag. Bei Patienten mit medikamentös schwer einstellbarer arterieller Hypertonie ist die Blutdrucksenkung durch eine CPAP-Therapie stärker ausgeprägt (ca. −5 mmHg).

Sind die Prädiktoren für eine effektive Blutdrucksenkung mittels CPAP-Therapie gegeben (➤ Tab. 14.2), ist eine Reduktion des arteriellen Blutdrucks um 10 mmHg und mehr möglich (➤ Abb. 14.1).

PRAXISTIPP

Da CPAP den arteriellen Blutdruck vor allem nachts und morgens senkt, sind Morgenblutdruckprotokolle des Patienten sowie 24-Stunden-Blutdruckmessungen vor Therapie und nach Einleitung der CPAP-Therapie geeignete Methoden, um den Therapieerfolg zu überprüfen.

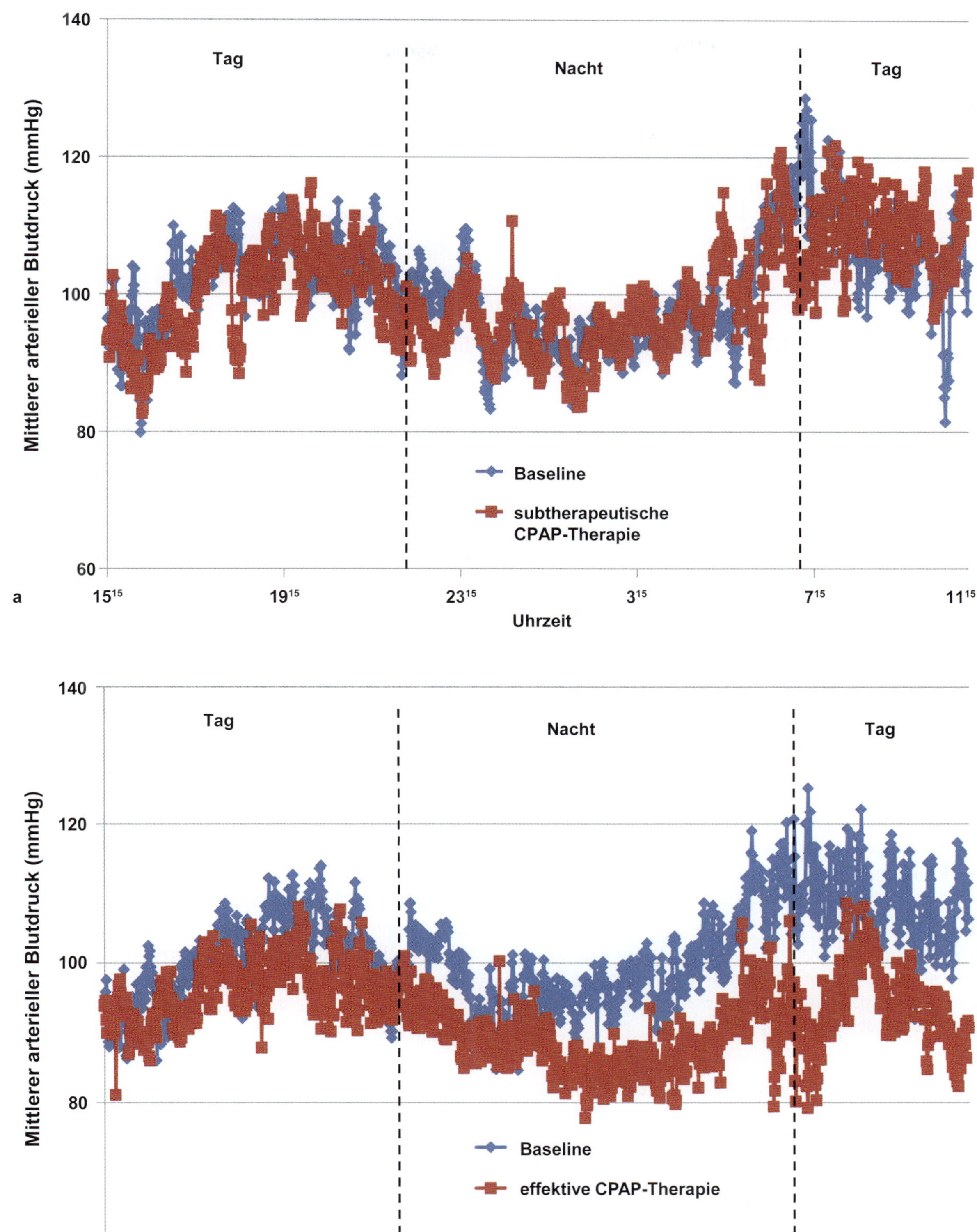

Abb. 14.1 Effekte einer CPAP-Therapie auf den arteriellen Blutdruck. In einer randomisierten Studie erhielten Patienten mit obstruktiver Schlafapnoe eine Therapie mit Continuous Positive Airway Pressure (CPAP). In **a** ist der mittlere arterielle Blutdruck zwischen 15:15 Uhr und 11:15 Uhr vor subtherapeutischer CPAP-Therapie (Baseline, blau) und unter subtherapeutischer CPAP-Therapie (rot) dargestellt. Es zeigte sich keine relevante Veränderung des arteriellen Blutdrucks. **b** dokumentiert den mittleren arteriellen Blutdruck zwischen 15:15 Uhr und 11:15 Uhr vor CPAP-Therapie (Baseline, blau) und unter effektiver CPAP-Therapie (rot). Vor allem nachts und in den Morgenstunden zeigte sich eine relevante Reduktion des mittleren arteriellen Blutdrucks um 10 mmHg und mehr. (modifiziert nach [1]) [F783-004]

Zusätzlich normalisiert eine Therapie der obstruktiven Apnoen und Hypopnoen die negativen intrathorakalen Druckschwankungen. Dies führt zu einer Reduktion der nächtlichen Herzfrequenz und des nächtlichen arteriellen Blutdrucks. Dadurch kommt es selbst bei Patienten ohne arterielle Hypertonie zu einer bedeutsamen Reduktion der linksventrikulären Wandspannung (ca. –20 mmHg) und somit der Nachlast sowie zu einer Reduktion der linksventrikulären Arbeitslast (Herzfrequenz × systolischer arterieller Blutdruck).

14.2 Schlafstörungen und kardiale Erkrankungen

14.2.1 Kardio- und zerebrovaskuläres Risiko

Schlafbezogene Atmungsstörungen sind bei Patienten mit koronarer Herzerkrankung und Schlaganfall häufiger als bei Patienten ohne bekannte kardio- oder zerebrovaskuläre Erkrankung. Bei Patienten mit schwerer obstruktiver Schlafapnoe ist das Risiko, einen Herzinfarkt oder einen Schlaganfall zu erleiden, erhöht. Patienten mit obstruktiver Schlafapnoe weisen typischerweise weitere kardiovaskuläre Risikofaktoren auf, die teilweise durch das Vorliegen einer obstruktiven Schlafapnoe verstärkt werden können. Hierzu gehören u. a. die arterielle Hypertonie, die viszerale Adipositas, der Diabetes mellitus Typ II und die endotheliale Dysfunktion.

Die vorliegenden epidemiologischer Daten und zahlreichen pathophysiologische Untersuchungen legen nahe, dass eine obstruktive Schlafapnoe zum kardio- und zerebrovaskulären Risiko beiträgt.

EVIDENZ

Es konnte bisher nicht nachgewiesen werden, dass eine alleinige Therapie der obstruktiven Schlafapnoe mittels Continuous Positive Airway Pressure das Risiko, einen Herzinfarkt oder einen Schlaganfall zu erleiden, senken kann.

Bei Patienten mit kardiovaskulären und zerebrovaskulären Erkrankungen beruht daher die Indikation zur Therapie der schlafbezogenen Atmungsstörungen vor allem auf der Kontrolle der bestehenden Symptome und ggf. zusätzlich auf einer besseren Kontrolle der arteriellen Hypertonie. Hinsichtlich der Senkung des kardiovaskulären Risikos nimmt die Therapie der obstruktiven Schlafapnoe die Rolle eines Bausteins in einem multimodalen präventivmedizinischen Ansatz ein (➤ Tab. 14.3). Zusätzlich zur möglichen Prävention von Erkrankungen können durch die Therapie der Schlafapnoe die Symptomlast vermindert und die Lebensqualität verbessert werden.

Tab. 14.2 Prädiktoren für eine effektive Blutdrucksenkung durch eine Therapie mit Continuous Positive Airway Pressure

Schwere obstruktive Schlafapnoe
Tagesschläfrigkeit
Schwer einstellbare arterielle Hypertonie
Mittlere tägliche Nutzung der CPAP-Therapie > 4 Stunden

Tab. 14.3 Maßnahmen zur Prävention von kardio- und zerebrovaskulären Erkrankungen (modifiziert nach [6])

Arterielle Hypertonie	Therapie nach Leitlinie [3,7]
Gewichtsabnahme	Therapie nach Leitlinie (z. B. Diättagebuch, strukturiertes Gewichtsabnahmeprogramm, Adipositaschirurgie) [2]
Bewegungsmangel	Aktivitätstagebuch [7]
Hyperlipidämie	Therapie nach Leitlinie [7]
Schlafapnoe	Therapie nach Leitlinie [5]
Tabakverzicht	Therapie nach Leitlinie [7]

14.2.2 Vorhofflimmern

DEFINITION

Vorhofflimmern, auch als absolute Arrhythmie bezeichnet, ist eine vorübergehende oder dauerhafte Herzrhythmusstörung mit ungeordneter Tätigkeit der Herzvorhöfe.

Durch die unkoordinierte Erregung der Vorhöfe kommt es bei Vorhofflimmern zu keiner vollständigen Kontraktion der Vorhöfe. Dies hat eine um bis zu 25 % reduzierte Herzleistung und ein erhöhtes Risiko für die Bildung von Thromben im Vorhof zur Folge. Daher ist tachykardes (Herzfrequenz > 100/min), bradykardes (Herzfrequenz < 60/min) als auch normofrequentes Vorhofflimmern oft mit einer reduzierten Lebensqualität und einem deutlich erhöhten Risiko für kardioembolische Schlaganfälle verbunden.

Therapieziel ist, das Vorhofflimmern wieder in den Sinusrhythmus zu überführen. Dies kann durch pharmakologische oder durch elektrische Kardioversion erfolgen. Bei ausgewählten Patienten bietet sich dazu eine Vorhofflimmerablation bzw. Pulmonalvenenisolation an. Kann kein stabiler Sinusrhythmus mehr erreicht werden, erfolgt eine pharmakologische Frequenzkontrolle. Zentraler Bestandteil der Therapie ist die Prävention eines Schlaganfalls durch eine orale Antikoagulation.

Epidemiologie

Die Prävalenz des Vorhofflimmerns steigt aufgrund des demografischen Wandels und der zunehmenden Häufigkeit des metabolischen Syndroms. Bei Patienten mit Vorhofflimmern liegt bei ca. 25–50 % eine mindestens mittelgradige obstruktive Schlafapnoe vor.

Pathophysiologie

Vor allem die obstruktive Schlafapnoe kann via Erhöhung des Sympathikotonus, repetitiver Hypoxie, regionaler Ischämie und repetitiver sowie anhaltender Myokarddehnung ein Vorhofflimmern verursachen. Diese Faktoren können bei Patienten mit obstruktiver Schlafapnoe sowohl zu einer erhöhten Inzidenz von Vorhofflimmern als auch zu einem vorzeitigen Wiederauftreten von Vorhofflimmern nach elektrischer Kardioversion oder Katheterablation führen.

Therapie der obstruktiven Schlafapnoe bei Vorhofflimmern

Aufgrund der erhöhten Rezidivrate nach elektrischer Kardioversion oder Katheterablation bei Patienten mit obstruktiver Schlafapnoe ist vor entsprechenden Eingriffen der Beginn einer CPAP-Therapie empfohlen. Ähnlich wie bei der arteriellen Hypertonie ist davon auszugehen, dass die Effekte einer CPAP-Therapie auf die Vorhofflimmer-Rezidivrate bei schwereren Formen der obstruktiven Schlafapnoe mit Tagesschläfrigkeit ausgeprägter sind (➤ Tab. 14.2). Insgesamt ist die Therapie der obstruktiven Schlafapnoe als Teil eines multimodalen präventiven Therapieansatzes (➤ Tab. 14.3) mit der zusätzlichen Möglichkeit, Schlafapnoe-assoziierte Symptome zu bessern, zu sehen.

14.2.3 Herzinsuffizienz

DEFINITION

Die **Herzinsuffizienz** wird in einen Typ mit normaler linksventrikulärer Ejektionsfraktion (Heart Failure with Normal Ejection Fraction, HFnEF; diastolische Herzinsuffizienz) oder reduzierter Ejektionsfraktion (Heart Failure with Reduced Ejection Fraction, HFrEF; systolische Herzinsuffizienz) unterteilt.

Die Schlafapnoe ist eine häufige Komorbidität bei Patienten mit Herzinsuffizienz. Bei Patienten mit Herzinsuffizienz tritt sowohl die obstruktive Schlafapnoe als auch die zentrale Schlafapnoe auf, die oft mit einem periodischen Atmungsmuster einhergeht und dann Cheyne-Stokes-Atmung genannt wird. Sowohl die obstruktive Schlafapnoe als auch die zentrale Schlafapnoe sowie die Cheyne-Stokes-Atmung sind bei Patienten mit Herzinsuffizienz mit einer eingeschränkten Lebensqualität, einem höheren Schweregrad der Herzinsuffizienz und einer erhöhten Mortalität assoziiert.

Bei Patienten mit Herzinsuffizienz ist sowohl eine kurze als auch eine lange subjektive Schlafdauer mit einer erhöhten Mortalität assoziiert. Bei objektiver Messung der Schlafzeit steigt das Mortalitätsrisiko mit abnehmender Schlafzeit.

Epidemiologie

Circa 50 % der Patienten mit stabiler Herzinsuffizienz haben eine klinisch relevante Schlafapnoe (Apnoe-Hypopnoe-Index ≥ 15/h). Die Prävalenz der Schlafapnoe ist bei Patienten mit Herzinsuffizienz mit normaler linksventrikulärer Ejektionsfraktion (HFnEF) oder mit erhaltener Ejektionsfraktion (HFpEF) ähnlich. Von den Patienten mit HFrEF und Schlafapnoe haben etwa 50 % eine überwiegend obstruktive Schlafapnoe und 50 % eine überwiegend zentrale Schlafapnoe. Bei einer großen Gruppe (ca. 40 %) liegt sowohl eine obstruktive als auch eine zentrale Schlafapnoe vor. Bei Patienten mit HFpEF überwiegt der Anteil der Patienten mit obstruktiver Schlafapnoe.

Bei Patienten mit akuter, dekompensierter Herzinsuffizienz ist die Häufigkeit von schlafbezogenen Atmungsstörungen (44–97 %) noch höher als bei stabilen Patienten mit HFnEF oder HFpEF. In der Phase der akuten Dekompensation überwiegt die zentrale Schlafapnoe und ist ein Risikofaktor für eine frühzeitige Wiederaufnahme in das Krankenhaus sowie für eine erhöhte Mortalität.

Pathophysiologie

Begünstigt wird das Auftreten der zentralen Schlafapnoe mit Cheyne-Stokes-Atmung bei Herzinsuffizienz durch einen erhöhten Atemantrieb, d. h. durch eine verstärkte Atemantwort auf ansteigende Kohlendioxidspiegel, der bei zunehmender pulmonaler Stauung verstärkt zu finden ist. Cheyne-Stokes-Atmung tritt bei schwer herzinsuffizienten Patienten auch am Tage auf, vor allem unter Belastung.

Eine Verschlechterung der systolischen oder diastolischen linksventrikulären Funktion geht mit einem höheren Schweregrad der obstruktiven und/oder zentralen Schlafapnoe einher. Demgegenüber verbessert eine Therapie der Herzinsuffizienz mit eingeschränkter Pumpfunktion z. B. durch Medikamente, durch eine kardiale Resynchronisationstherapie, durch die Therapie eines Herzinfarkts oder durch eine Herztransplantation den Schweregrad der obstruktiven und/oder zentralen Schlafapnoe.

Therapie der Schlafapnoe bei Herzinsuffizienz

Deshalb ist die **optimale Therapie der Herzinsuffizienz** die erste Therapiemaßnahme bei HfnEF- oder HfpEF-Patienten mit Schlafapnoe. Ziel der apparativen Therapie der Schlafapnoe mit Positivdruckverfahren ist eine möglichst vollständige Reduktion der Apnoen und Hypopnoen. Die Effekte einer Positivdrucktherapie auf die Schlaffragmentierung und Schlafqualität sind bei Patienten mit Herzinsuffizienz in der Regel geringer als bei Herzgesunden. Darüber hinaus sind Patienten mit Herzinsuffizienz hinsichtlich der Schlafapnoe weniger symptomatisch als Patienten ohne Herzerkrankung und ähnlichem Schweregrad der Schlafapnoe. Daher ist bei Patienten mit Herzinsuffizienz durch eine Positivdrucktherapie der Schlafapnoe auch schwerer eine Verbesserung der Symptomatik zu erreichen. Als Positivdruckverfahren bei Herzinsuffizienz und Schlafapnoe kommen hauptsächlich die CPAP-Therapie und die adaptive Servoventilation zum Einsatz. Die primäre Behandlungsstrategie bei mittel- und schwergradiger obstruktiver Schlafapnoe ist die CPAP-Therapie. Eine zentrale Schlafapnoe sollte bei Herzinsuffizienz mit mittel- bis hochgradig eingeschränkter linksventrikulärer Ejektionsfraktion (≤ 45 %) derzeit **nicht** behandelt werden. Andere Therapiemodalitäten sollten nur im Rahmen von klinischen Studien getestet werden.

14.3 Schlafstörungen und Niereninsuffizienz

Chronische Nierenerkrankungen gehen häufig mit unterschiedlichen Schlafstörungen einher. Häufigste Formen der Schlafstörungen bei niereninsuffizienten Patienten sind die obstruktive und zentrale Schlafapnoe, das Restless-Legs-Syndrom, periodische Beinbewegungen im Schlaf (PLMS) sowie die Insomnie. Dabei treffen die typischen Risikofaktoren in diesem Patientenkollektiv oft nicht zu, da die Niereninsuffizienz selbst den wichtigsten Risikofaktor für die Entwicklung der Schlafstörungen darstellt. Zudem wird die Diagnose einer Schlafstörung häufig erst spät gestellt, da die Symptome durch die Niereninsuffizienz verschleiert werden. Eine Umstellung bzw. Intensivierung der Dialysetherapie oder aber eine Nierentransplantation können die Schlafstörungen positiv beeinflussen. Niereninsuffiziente Patienten haben eine reduzierte Schlaf- und Lebensqualität sowie ein erhöhtes kardiovaskuläres Risiko, die durch das Vorliegen einer Schlafstörung weiter ungünstig beeinflusst werden können.

KAPITEL

15 Substanzinduzierte Schlafstörungen

Thomas C. Wetter

Kernaussagen

- Viele psychoaktive Substanzen haben Auswirkungen auf den Schlaf- und Wachzustand.
- Insbesondere Substanzen mit einem Missbrauchspotenzial können Ursache von hartnäckigen Schlafstörungen sein. Eine gezielte Anamnese ist notwendig.
- Insomnische, hypersomnische sowie parasomnische Verhaltensweisen können klinisch bedeutsam werden. Die zugrunde liegenden Mechanismen sind oft nicht genau bekannt.
- Therapeutisch kann das Absetzen bzw. Umstellen der Substanz notwendig werden.

15.1 Überblick

DEFINITION

Eine **substanzinduzierte Schlafstörung** steht ursächlich mit der Einnahme der Substanz bzw. des Medikaments in Zusammenhang: Die Symptome setzen ein, während die Person die Substanz einnimmt, oder auch während des Entzugs. Wenn die Behandlung abgesetzt wird, sollte sich die Schlafstörung innerhalb von Tagen oder wenigen Wochen wieder zurückbilden.

Symptomatik

Eine substanzinduzierte Schlafstörung ist von einer Schlafstörung, die eine andere Erkrankung als Ursache hat, nicht immer leicht zu unterscheiden. Beide Störungen können ähnliche Symptome einer Insomnie, Hypersomnie oder Parasomnie aufweisen. Bei Substanzen mit Missbrauchspotenzial gibt es Hinweise aus der Vorgeschichte, der körperlichen Untersuchung oder aus Laborbefunden, ob Abhängigkeit, Missbrauch, Intoxikation oder Entzug vorliegen. Eine substanzinduzierte Schlafstörung tritt nur in Verbindung mit Intoxikations- oder Entzugszuständen auf, wogegen andere Schlafstörungen dem Beginn der Substanzeinnahme vorausgehen oder während eines Zeitraums andauernder Abstinenz auftreten können.

Differenzialdiagnostik

Wenn die Symptome über 4 Wochen hinaus bestehen bleiben, sollte auch an andere Ursachen für die Schlafstörung gedacht werden. Nicht selten nehmen Personen mit einer anderen Schlafstörung Medikamente oder Substanzen mit Missbrauchspotenzial ein, um ihre Symptome zu lindern (z. B. Alkohol als Versuch der Selbstbehandlung einer Insomnie).

Hinweise auf eine unabhängige, nicht substanzinduzierte Schlafstörung können sein:

- Die Symptome waren vor Beginn der Substanzeinnahme vorhanden.
- Die Symptome halten über eine beträchtliche Zeitspanne (z. B. etwa 1 Monat) nach Beendigung des akuten Entzugs oder nach einer Intoxikation an.
- Eine Vorgeschichte von rezidivierenden, nicht substanz-/medikamentenbezogenen Episoden von Schlafstörungen.

Interaktion mit der Schlaf-Wach-Regulation

Zahlreiche Medikamente, die auf das zentrale oder vegetative Nervensystem wirken, können Schlafstörungen hervorrufen. In der S3-Leitlinie der DGSM „Nicht erholsamer Schlaf" [1] wird in dem klinischen Algorithmus zur Erkennung von Schlafstörungen auch auf die Einnahme von schlafstörenden oder die Wachheit beeinträchtigenden Substanzen Bezug genommen und entsprechende Behandlungsmaßnahmen werden empfohlen (Abb. 3.1).

15.2 Psychopharmaka

Abgesehen von den klassischen Stimulanzien und Hypnotika führt eine Vielzahl von Medikamenten, die bei psychischen, neurologischen, internistischen und anderen Erkrankungen eingesetzt werden, zu erwünschten oder unerwünschten Wirkungen auf Schlaf und Vigilanz (➤ Tab. 15.1). Dazu zählen u. a. adrenerge, dopaminerge, cholinerge und serotonerge Agonisten und Antagonisten, Antiepileptika, Antihistaminika und Kortikosteroide. Psychopharmaka können zu charakteristischen polysomnografischen Veränderungen des Schlafmusters (z. B. Unterdrückung des REM-Schlafs durch Antidepressiva) führen, die aber nicht spezifisch und daher diagnostisch nur bedingt verwendet werden können.

Tab. 15.1 Psychopharmaka und andere Medikamente, die mit der Schlaf-Wach-Regulation interferieren [2] [G710]

Insomnie-Typ	Hypersomnie-Typ
Psychopharmaka	
Amphetamine (z. B. Methylphenidat)	Benzodiazepinrezeptoragonisten
Aktivierende Antidepressiva (z. B. MAO-Hemmer, SSRI, SNRI)	Sedierende Antidepressiva (z. B. Amitriptylin, Doxepin, Mirtazapin)
Antidementiva	
Nootropika mit aktivierender Wirkung (z. B. Piracetam)	
Neurologische Medikamente	
Antiparkinson-Medikamente in höherer Dosierung (z. B. L-Dopa, Dopaminagonisten)	Antiparkinson-Medikamente in niedriger Dosierung (z. B. L-Dopa, Dopaminagonisten)
	Ältere und neuere Antikonvulsiva
Internistische Medikamente	
Antiasthmatika (z. B. Theophyllin, Clenbuterol)	Sedierende immunmodulatorische Pharmaka (z. B. Interferone und andere Zytokine)
Sympathomimetika (z. B. Ephedrin)	
Schlafstörende Antihypertensiva (z. B. ß-Blocker)	Sedierende Antihypertensiva (ACE-Hemmer)
Antibiotika (z. B. Gyrasehemmer, Makrolide)	
Appetitzügler (z. B. Rimonaband, Silbutramin)	
Migränemittel (z. B. Methysergid)	
Chemotherapeutika	
Kortikosteroide	
Thyroxin	
Statine	
Thiazid-Diuretika	Kaliumsparende Diuretika
Genussmittel	
Koffein-/teeinhaltige Getränke	Alkohol
Illegale psychotrope Substanzen	
Amphetaminähnliche Substanzen (z. B. Ecstasy)	Cannabinoide
Kokain	Opioide
	Gammahydroxybutyrat (GHB)

Tab. 15.2 Psychopharmaka mit potenzieller Induktion oder Verstärkung von Parasomnien

- Zolpidem (Schlafwandeln, schlafbezogene Essstörung)
- Lithium (häufig in Kombination mit anderen Psychopharmaka)
- Thioridazin
- Perphenazin
- Chlorprothixen
- Olanzapin
- Trizyklische Antidepressiva
- Paroxetin
- Sertralin

Der Parasomnie-Typ tritt wesentlich seltener als der Insomnie- bzw. Hypersomnie-Typ auf. Entscheidend ist auch hier ein enger zeitlicher Zusammenhang zwischen der Einnahme und dem Auftreten der parasomnischen Ereignisse. Solche Episoden können erstmalig auftreten oder es kann eine bereits bestehende Parasomnie verstärkt oder reaktiviert werden (➤ Tab. 15.2). Am häufigsten kommen mit dem Gebrauch von Medikamenten oder Drogen Aufwachstörungen, schlafbezogene Essstörungen, eine REM-Schlaf-Verhaltensstörung bzw. ein Parasomnie-Overlap (klinische und polysomnografische Anteile von Schlafwandeln und REM-Schlaf-Verhaltensstörung) vor. Medikamenten- und Drogenanamnese sowie ggf. Drogen- bzw. Medikamentenscreening im Urin oder Blut können wichtige diagnostische Hinweise liefern.

15.2.1 Hypnotika

Chronischer Gebrauch von Benzodiazepinrezeptoragonisten kann zu Toleranz und dem Wiederauftreten der Insomnie führen. Abruptes Absetzen führt häufig zu einem Entzugssyndrom, oft auch zu einer Rebound-Insomnie, d. h. verstärkt auftretenden Schlafstörungen für einige Tage. Entzugssymptome sind bereits bei kurzzeitigem Gebrauch möglich. Substanzen mit kurzer Halbwertszeit rufen eher eine Rebound-Insomnie hervor, während die Medikamente mit längerer Halbwertszeit öfter zu Tagesschläfrigkeit führen.

Hypnotika können durch ihre atemdepressive Wirksamkeit die Frequenz und das Ausmaß obstruktiver Schlafapnoe-Ereignisse erhöhen. Bezüglich der Induktion von parasomnischem Verhalten ist **Zolpidem** in diesem Zusammenhang besonders hervorzuheben. Die Inzidenz von Schlafwandeln unter Zolpidem wurde mit 7 von 1972 (0,3 %) und 1 von 96 Patienten (1 %) berichtet [3]. Die pathogenetischen Grundlagen sind ungeklärt. Der europäische Ausschuss für Risikobewertung im Bereich der Pharmakovigilanz hat 2014 empfohlen, in der Produktinformationen für zolpidemhaltige Arzneimittel verstärkt auf die Risiken einer eingeschränkten Fahrtüchtigkeit und von Schlafwandeln hinzuweisen [4].

Fallbeispiel
Eine 67-jährige Patientin erhielt aufgrund ausgeprägter Einschlafstörungen Zolpidem 10 mg zur Nacht verschrieben. Darunter entwickelte sie innerhalb kürzester Zeit nächtliche Schlafwandelepisoden mit ausgeprägtem selbstverletzendem Verhalten in Form von Stürzen auf das Gesicht und den Thorax. Da die Patientin alleine lebte, konnte sie sich die nächtlichen Verletzungen nicht erklären und wurde stationär aufgenommen. Hier konnte sehr rasch die Diagnose einer Zolpidem-induzierten Parasomnie mit Selbstverletzungen gestellt und durch Absetzen der Medikation ein vollständiges Sistieren der Symptomatik erzielt werden. Es stellte sich zudem heraus, dass die Schlafstörungen auf ein bislang nicht erkanntes Restless-Legs-Syndroms zurückzuführen waren.

15.2.2 Antidepressiva

Antidepressiva zeigen in Abhängigkeit von ihrem Wirkmechanismus und Rezeptorprofil sehr unterschiedliche Effekte auf den Schlaf (insomnisch oder sedierend) und unterscheiden sich teilweise auch hinsichtlich ihrer Effekte auf das Schlaf-EEG. Ein charakteristischer neurobiologischer Effekt der Antidepressiva ist die Suppression des REM-Schlafs mit Reduktion der REM-Schlaf-Menge, Verlängerung der REM-Latenz und einem REM-Rebound nach dem Absetzen. Diese REM-Schlaf-bezogenen Effekte sind bei vielen, aber nicht bei allen Antidepressiva polysomnografisch nachweisbar (➤ Tab. 15.3). Zur REM-Schlaf-Dysregulation bei der Depression siehe auch ➤ Kap. 12.2.

Sedierende Antidepressiva wie Doxepin, Trimipramin oder Mirtazapin werden auch in der Indikation einer insomnischen Störung als Alternative zu Benzodiazepin-Hypnotika eingesetzt.

Tab. 15.3 Effekte von Antidepressiva auf den Schlaf

Antidepressivum	Schlafkontinuität	Tiefschlaf	REM-Schlaf
Trizyklische AD			
Amitriptylin	↑↑	↑	↓↓
Doxepin	↑↑	↑	↓↓
Trimipramin	↑↑	↔	↔
Serotonin-Wiederaufnahmehemmer			
Fluoxetin	↓	↔	↓↓
Paroxetin	↓	↔	↓↓
Citalopram	↓	↔	↓↓
Sertralin	↔	↔	↓↓
Serotonin-Noradrenalin-Wiederaufnahmehemmer			
Venlafaxin	↓	↔	↓↓
Duloxetin	↓	↔	↓↓
Andere Wirkmechanismen			
Mirtazapin	↑↑	↑	↔/↓
Trazodon	↑↑	↑↑	↔/↓
Agomelatin	↑↑	↑	↔

15.2.3 Neuroleptika

Klassische und atypische Neuroleptika unterscheiden sich in ihren Wirkmechanismen und daher in ihren Effekten auf den Schlaf und die Vigilanz. Klassische hochpotente Antipsychotika (z. B. Haloperidol, Flupentixol) blockieren selektiv postsynaptische dopaminerge D_2-Rezeptoren; atypische Neuroleptika (z. B. Olanzapin, Quetiapin, Risperidon, Aripiprazol) blockieren Rezeptoren des dopamingergen und serotonergen Systems. Darüber hinaus kommt es zu Interaktionen mit adrenergen, cholinergen und histaminergen Neurotransmittersystemen. Prinzipiell verbessern Neuroleptika das Einschlafen und die Aufrechterhaltung der Schlafkontinuität bei Patienten mit psychotischen Erkrankungen (➤ Tab. 15.4).

15.2.4 Stimulanzien

Zentrale Stimulanzien sind die Amphetamine, Methylphendiat und Modafinil. Sie verstärken die Freisetzung von Dopamin und blockieren die Wiederaufnahme von Noradrenalin, Serotonin und Dopamin. Eingesetzt werden sie in der Behandlung von Tagesschläfrigkeit und der Aufmerksamkeits-/Hyperaktivitätsstörung. Sie können die Schlafqualität deutlich stören, insbesondere bei Einnahme vor der Bettzeit: Die Gesamtmenge an Schlaf wird reduziert; es kommt zu einer Schlaffragmentierung mit vermehrten Aufwachereignissen und einer verlängerten Einschlaflatenz. Das Schlafstadium 1 ist erhöht, Stadium 2, Tiefschlaf und häufig auch REM-Schlaf (mit Ausnahme von Modafinil) werden reduziert. Bei akutem Entzug sind die objektiven und subjektiven Befunde widersprüchlich mit einer deutlich verkürzten Gesamtschlafzeit bei verbesserter subjektiver Schlafqualität.

Tab. 15.4 Effekte atypischer Antipsychotika auf den Schlaf

Antipsychotikum	Schlafzeit	Einschlaflatenz	Leichtschlaf	Tiefschlaf
Clozapin	↑↑	↓	↑	↑↑
Quetiapin	↑↑	↓↓	↑	0
Olanzapin	↑↑	↓↓	↓/↑	↑↑
Risperidon	-	↓	-	↑

15.2.5 Anti-Parkinson-Medikamente

Schlafstörungen sind ein häufiges und multifaktorielles Symptom bei Patienten mit einer Parkinson-Erkrankung und umfassen insomnische und hypersomnische Beschwerden, Bewegungsstörungen und parasomnische Phänomene. Medikamente zur Behandlung des Morbus Parkinson können ebenfalls den Schlaf beeinflussen. Vermutlich haben L-Dopa und Dopaminagonisten dosisabhängig schlafverbessernde oder schlafstörende Effekte auf den Schlaf. Ob die beschriebenen „Einschlafattacken" unter diesen Substanzen ein spezifisch medikamentöser Effekt sind oder durch die Pathophysiologie der Erkrankung an sich verursacht werden, ist ungeklärt.

15.3 Genussmittel

15.3.1 Alkohol

Die alkoholinduzierte Schlafstörung tritt überwiegend als **Insomnie-Typ** auf. Während der akuten Einnahme hat Alkohol in Abhängigkeit von der Menge einen unmittelbar sedierenden Effekt, begleitet von einer Zunahme des Tiefschlafs und einer Reduktion des REM-Schlafs. Diesem anfänglichen Effekt folgen in der zweiten Schlafhälfte vermehrte Wachepisoden, verminderter Tiefschlaf sowie erhöhter REM-Schlaf. Dieser biphasische Effekt entsteht durch rasche Resorption, Metabolisierung und Elimination von Alkohol. In den USA konsumieren etwa 11 % der gesunden Menschen Alkohol als Einschlafhilfe und 15–28 % der Personen mit Einschlafstörungen [5].

Aufgrund einer Herabregulierung GABAerger Rezeptoren kommt es zu einer raschen Toleranzentwicklung. Bei chronischem Konsum hat Alkohol noch einen kurz andauernden sedierenden Effekt, im weiteren Verlauf stellen sich Insomnie, zirkadiane Rhythmusstörungen und teilweise auch parasomnische Phänomene ein. Während des akuten Alkoholentzugs (1–10 Tage nach dem letzten Konsum) ist der Schlaf schwer gestört. Betroffene zeigen typischerweise eine stark unterbrochene Schlafkontinuität, begleitet von einem Anstieg in Menge und Intensität der REM-Schlafphasen. Dies wird oft von lebhaften, ängstlich gefärbten Träumen begleitet und bildet im extremsten Fall einen Teil des Alkoholentzugsdelirs. In der subakuten Abstinenzphase (bis 8 Wochen) finden sich typischerweise eine Schlaffragmentierung mit häufigen Stadienwechseln, eine verlängerte Einschlaflatenz, vermehrt Leichtschlafstadium N1 und REM-Schlaf bei verringertem Tiefschlaf. Longitudinale kontrollierte Studien bei Abstinenz über längere Zeiträume fehlen jedoch.

15.3.2 Koffein

Koffein ist die meistverbreitete wachheitsfördernde Substanz und u. a. in Kaffee, Tee, Cola und Energy Drinks enthalten. Pharmakologisch handelt es sich um einen Phosphodiesterase-Hemmer, der durch Blockade von Adenosinrezeptoren die Wachheit verstärkt bzw. dosisabhängig eine Insomnie verursacht. In 2–3 Tassen Kaffee sind ca. 250 mg Koffein enthalten; die Halbwertszeit beträgt 2 bis 4,5 Stunden. 100–400 mg Koffein in der letzten Stunde vor der Bettzeit führen zu einer verlängerten Einschlaflatenz, einer verkürzten Gesamtschlafzeit und verminderten Schlafeffizienz. In höherer Dosierung wird die Tiefschlafmenge im ersten Nachtdrittel reduziert [6].

Koffein führt tagsüber zu einer Verbesserung der im Tagesverlauf abnehmenden kognitiven Leistungsfähigkeit. Die Effekte sind jedoch sehr variabel; Gewöhnung und genetische Aspekte spielen eine wichtige Rolle. Im Zusammenhang mit Koffeinentzug bei chronischem Gebrauch werden von Betroffenen eine über 3–5 Tage anhaltende Tagesmüdigkeit, Kopfschmerzen, Irritierbarkeit und teilweise auch depressive Symptomen berichtet. Eine Hypersensitivität von Adenosinrezeptoren nach Absetzen von Koffein scheint von Bedeutung zu sein.

15.3.3 Tabak

Chronischer Tabakkonsum ist in großen Querschnittsstudien mit schlechten Schlafgewohnheiten, schlechter Schlafqualität und einer Beeinträchtigung der Tagesbefindlichkeit assoziiert [7]. Häufiges nächtliches Erwachen kann auch durch Nikotin-Craving verursacht sein. In niedriger Dosierung hat Nikotin eine mild-sedierende und entspannende Wirkung; in höherer Konzentration führt es zu vermehrten nächtlichen Arousals. Verglichen mit Placebo führt die akute Gabe von Nikotin über ein Pflasterpräparat zu einer verlängerten Einschlaflatenz, verminderter Schlafeffizienz und weniger REM-Schlaf. In kontrollierten Studien weisen Raucher eine verlängerte Einschlaflatenz, eine verminderte Gesamtschlafzeit, mehr Leichtschlaf und weniger Tiefschlaf auf. Der REM-Schlaf scheint nur geringfügig verändert zu sein.

Nikotinentzug ist mit den Symptomen einer Insomnie, vermindertem Tiefschlaf und Abnahme der Schlafeffizienz bei vermehrter Tagesschläfrigkeit verbunden. Nach einer längeren Abstinenzphase kann sich die Schlafqualität wieder bessern. Es scheint einen positiven Zusammenhang zwischen Rauchen und schlafbezogenen Atmungsstörungen zu geben; allerdings sind die Daten nicht eindeutig. Nikotin kann Apnoen in den ersten zwei Stunden reduzieren bzw. zu kürzeren Apnoephasen führen.

15.4 Psychotrope Substanzen

15.4.1 Cannabis

Der aktive Inhaltsstoff von Cannabis ist Delta-9-tetra-hydrocannabinol (THC). Die Substanz hat eine Hypnotika-ähnliche Wirkung: Sie induziert Schlaf, vermindert Tief- und REM-Schlaf und führt bei Absetzen zu einem gegenteiligen Effekt. Die beschriebenen Effekte hängen von der Dosierung sowie der akuten oder chronischen Einnahme ab. Bei akuter Einnahme kann die Einschlaflatenz verkürzt, die Tiefschlafmenge vermehrt und der REM-Schlaf unterdrückt werden. Es können auch Erregungseffekte mit Verlängerung der Einschlaflatenz vorkommen. Bei chronischem Gebrauch entwickelt sich eine Toleranz gegenüber dem schlafinduzierenden und dem tiefschlaffördernden Effekt.

Bei Entzügen wurden über mehrere Wochen anhaltende Schlafstörungen und Albträume berichtet. In der Polysomnografie zeigen sich eine Abnahme von Tiefschlaf und eine Zunahme des REM-Schlafs. Interessant ist die Beobachtung, dass eine chronische Insomnie bei Heranwachsenden (häufig auf der Grundlage einer physiologisch vorhandenen verzögerten Schlafphase) das Risiko von Cannabiskonsum (im Sinne einer Selbstmedikation) im Vergleich zu gleichaltrigen Schlafgesunden um das 2-Fache erhöht. Umgekehrt kann eine Beachtung und Behandlung von Schlafstörungen bei Jugendlichen das Risiko von Drogengebrauch reduzieren [8].

15.4.2 Opioide

Opioide können, wenn sie kurzfristig eingenommen werden, Schläfrigkeit induzieren und die subjektive Einschlaflatenz verkürzen. Mit kontinuierlicher Einnahme kann sich eine Toleranz gegenüber der sedierenden Wirkung entwickeln, im weiteren Verlauf auch eine Insomnie. Die Wirkungen der Opioide auf den Schlaf scheinen überdies von einem komorbiden Schmerzsyndrom abhängig zu sein: Bei Schmerzpatienten können Opioide den Schlaf günstig beeinflussen und eine verlängerte Gesamtschlafzeit sowie weniger Arousals und Aufwachereignisse bewirken. Eine missbräuchliche Anwendung kann zu deutlich negativen Effekten auf den Schlaf führen. In der palliativen Behandlung wurde über eine Assoziation von Opioidgebrauch und Schlafstörungen sowie Albträumen berichtet.

Opioide mit kurzer Halbwertszeit (2–5 Std.) führen häufiger zu Missbrauch als Opioide mit längerer Halbwertszeit (8–12 Std.). Zusätzliche Risikofaktoren für ungünstige Effekte sind ein gleichzeitiger Missbrauch von Benzodiazepinen und komorbide psychiatrische Erkrankungen. Im Rahmen einer Entzugssymptomatik sind die Gesamtschlafzeit, der Tief- und REM-Schlaf vermindert. Bei einer längeren Abstinenzphase können Tief- und REM-Schlaf wieder zunehmen. Methadon-substituierte Patienten geben zu 84 % eine klinisch signifikante Schlafstörung an. Sie weisen gegenüber gesunden Personen mehr Aufwachereignisse, eine geringere Schlafeffizienz, weniger Tiefschlaf und mehr zentrale Apnoen auf. Entsprechend der atemsuppressiven Wirkung können Opioide ein vorbestehendes **Schlafapnoesyndrom verschlechtern** [9].

15.4.3 Amphetaminähnliche Substanzen

3,4-Methylendioxy-N-Methylamphetamin (MDMA; „Ecstasy") und verwandte Substanzen führen innerhalb von 48 Stunden nach Einnahme zu ruhelosem und gestörtem Schlaf für mehrere Tage. Während der Periode der akuten Intoxikation wird die Gesamtmenge an Schlaf bis zur Schlaflosigkeit reduziert. Polysomnografisch sind die Einschlafzeit verlängert, Schlafstadium 1 vermehrt sowie Stadium 2, Tief- und REM-Schlaf vermindert. MDMA ist eine synthetische Substanz mit halluzinogen Eigenschaften und hohem Missbrauchs- und Abhängigkeitspotenzial. Pharmakologisch verstärkt die Substanz die Freisetzung von Dopamin bei gleichzeitiger Blockade der Wiederaufnahme von Noradrenalin, Serotonin und Dopamin.

Eine Intoxikation mit Kokain führt zu einer verlängerten Einschlafzeit von mehreren Stunden, verminderter Schlafeffizienz sowie vermindertem REM-Schlaf. Bei Entzug werden Schlafstörungen im Sinne einer Hypersomnie sowie verstärktes Träumen angegeben. Schlafstörungen sind mit einer Häufigkeit von 75 % die zweithäufigsten Entzugsbeschwerden nach depressiven Verstimmungen. Polysomnografische Befunde zeigen eine erhebliche Beeinträchtigung der Gesamtschlafzeit, Schlafeffizienz und Einschlaflatenz bei einer Zunahme von REM-Schlaf und einer erhöhten REM-Dichte. Auch nach länger anhaltender Abstinenz bestehen anhaltende Symptome von Schlafstörungen, Angst und Depression [10].

15.5 Therapie

Therapeutisch wichtig ist ein Absetzen, Ausschleichen oder Reduzieren der als Trigger identifizierten Medikamente, Drogen oder anderen Substanzen. Sollten die Maßnahmen die Beschwerden nicht ausreichend reduzieren, ist im Einzelfall eine medikamentöse Behandlung erforderlich. Je nach zugrunde liegender Symptomatik kann auf die hierfür empfohlenen Therapiemöglichkeiten zurückgegriffen werden.

In der medikamentösen Behandlung von Insomnien bei Patienten mit Abhängigkeitserkrankungen sollten Benzodiazepine aufgrund ihres Suchtpotenzials vermieden werden. Häufig wird auf sedierende Antidepressiva wie Doxepin, Trazodon, Trimipramin, Amitriptylin oder Mirtazapin zurückgegriffen. Das atypische Neuroleptikum Quetiapin hat schlafverbessernde Effekte und kann das Risiko für einen Rückfall in abhängiges Verhalten reduzieren. Niederpotente Neuroleptika (Melperon, Pipamperon, Levomepromazin) können ebenfalls hilfreich sein. Eine formale Zulassung für diese Medikamente in dieser Indikation besteht nicht; kontrollierte Studien liegen nicht vor.

Komorbide depressive oder psychotische Störungen bedürfen bei entsprechendem Schweregrad einer konsequenten antidepressiven oder neuroleptischen Therapie. Antiepileptika werden aufgrund ihrer sedierenden und antikonvulsiven Eigenschaften insbesondere bei alkoholabhängigen Patienten gelegentlich eingesetzt. Eine wirksame Behandlung umfasst immer auch nichtmedikamentöse Therapieansätze, die neben den kognitiv-behavioralen Techniken Strategien zur Schlafrestrukturierung und Schlafhygiene (z. B. regelmäßige Bettzeiten), Maßnahmen zur Entspannung (progressive Muskelrelaxation, autogenes Training) und Stimuluskontrolle sowie Methoden der kognitiven Restrukturierung mit einschließen.

KAPITEL

16 Normvarianten und isolierte Symptome

Thomas C. Wetter

Kernaussagen

- Lang- und Kurzschläfer liegen im Kontinuum normalen Schlafverhaltens und sind daher nicht behandlungsbedürftig.
- Gleiches gilt für die häufig auftretenden Einschlafmyoklonien und das Sprechen im Schlaf. Eine Behandlungsindikation ergibt sich erst bei entsprechendem Leidensdruck.
- Der hypnagoge Fußtremor, die alternierende Fußbewegung und der fragmentarische Myoklonus sind fast immer inzidentelle polysomnografische Befunde, die nur ausnahmsweise klinisch bedeutsam werden.

In diesem Abschnitt werden schlafbezogene Symptome besprochen, die im Bereich des Kontinuums noch normalen Schlafverhaltens liegen, sowie Störungsbilder, die bei stärkerer Ausprägung die Schlafqualität beeinträchtigen und somit pathologischen Charakter aufweisen können. Bislang ungeklärte Symptome werden ebenfalls hier klassifiziert.

16.1 Lang- und Kurzschläfer

Die Schlafdauer beträgt bei den meisten Menschen 7 bis 8 Stunden, ist aber individuell sehr unterschiedlich ausgeprägt. Kurz- und Langschläfer nehmen ihren Schlaf als erholsam wahr. Sie sind mit ihrer Schlafqualität zufrieden und klagen nicht über zu viel oder zu wenig Schlaf. Typischerweise bestehen auch keine Beschwerden in Bezug auf Befindlichkeit und Leistungsfähigkeit tagsüber. Von spezifischen Therapiemaßnahmen kann daher abgesehen werden. Eine Aufklärung über die (extremen) Normvarianten eines physiologisch bedingten Schlafbedarfes ist oftmals ausreichend [1].

16.1.1 Langschläfer

DEFINITION

Langschläfer zeigen im Vergleich zu Normalschläfern eine andauernd verlängerte Schlafdauer von 10 bis 12 Stunden pro Nacht. Sie stellen auf dem Kontinuum einer durchschnittlichen Schlafdauer das Maximum dar.

Die verlängerte Schlafdauer beginnt meist in der Kindheit und setzt sich im weiteren Leben fort. Die Prävalenz ist nicht genau bekannt; man geht von 2 bis 5 % in der Bevölkerung aus. Die Ursache ist nicht bekannt. Störungen treten erst dann auf, wenn Langschläfer über längere Zeiträume mit weniger Schlaf auskommen müssen.

16.1.2 Kurzschläfer

DEFINITION

Kurzschläfer stellen mit höchstens 5 Stunden das untere Ende der Schlafdauer dar, die notwendig ist, um sich tagsüber erholt und ausgeschlafen zu fühlen.

Kurzschläfer kommen nachhaltig mit weniger Schlaf aus. Sie weisen daher auch unauffällige Vigilanz- und Schläfrigkeitstests auf. Die Prävalenz soll zwischen 1,5 und 2,5 % liegen. Die Mechanismen für den reduzierten Schlafbedarf sind nicht bekannt; eine genetische Disposition scheint aber eine wesentliche Rolle zu spielen. Kurzschläfer kommen innerhalb einer Familie gehäuft vor.

16.2 Sprechen im Schlaf (Somniloquie)

DEFINITION

Somniloquie beschreibt Sprechen oder Vokalisationen im Schlaf, das zumeist durch den Bett- oder Zimmerpartner berichtet wird, wobei der Betroffene sich meistens nicht über das Sprechen bewusst ist.

Symptomatik

Das Kernsymptom ist ein mehr oder weniger verständliches Sprechen, das meistens aus dem Non-REM-Schlaf (Schlafstadien 2 oder 3) oder seltener aus dem REM-Schlaf auftreten kann. Gelegentlich kommt es auch nur zu einzelnen Vokalisationen und Äußerungen. Komplikationen können dann auftreten, wenn das Sprechen sehr laut ist und häufig auftritt oder für den Betroffenen bzw. für andere Unangenehmes geäußert wird. Der Inhalt des Sprechens scheint in keinem Zusammenhang mit vorangegangenen Beschäftigungen im Wachzustand zu stehen. Gelegentlich besteht ein Zusammenhang mit einer späteren Traumerinnerung [1].

Prävalenz

Sprechen im Schlaf kommt häufig vor: Die Prävalenz soll bei Erwachsenen zwischen 5–17 % liegen, bei Kindern kommt es noch wesentlich häufiger vor. Geschlechtsunterschiede sind nicht beschrieben. In Zwillingsstudien konnte ein deutlicher Hinweis auf genetische Faktoren gefunden werden. Über den Verlauf der Somniloquie ist wenig bekannt.

Ursachen

Sprechen im Schlaf kann idiopathisch auftreten oder sekundär (komorbid) mit anderen Parasomnien, insbesondere der REM-Schlaf-Verhaltensstörung oder beim verwirrten Erwachen. Auch Fieber, Stress oder ein gestörter Schlaf können das Sprechen induzieren oder verstärken. Die Symptomatik kann kurzen Weckreaktionen aus dem Schlaf folgen oder, wenn auch seltener, selbst zu Arousals führen. Eine Erinnerung an das Gesprochene gibt es meistens nicht.

Therapie

Das Sprechen im Schlaf ist in den allermeisten Fällen nicht behandlungsbedürftig. Eine Aufklärung über die Harmlosigkeit ist oft ausreichend. Nur bei sehr ausgeprägter Symptomatik und damit verbundenen Schlafstörungen oder Beeinträchtigungen in sozialer Hinsicht ist ein Therapieversuch mit Clonazepam in niedriger Dosierung (0,5–2 mg zur Nacht) indiziert.

16.3 Einschlafmyoklonien

DEFINITION

Einschlafmyoklonien sind plötzlich auftretende, kurze, simultane Kontraktionen der Körpermuskulatur oder der Extremitäten beim Übergang vom Wachen zum Schlafen oder im Einschlafstadium.

Symptomatik

Am häufigsten betroffen sind die Beine, aber auch Arme oder der Kopf können mit einbezogen werden. Die Myoklonien können mit einem Gefühl des Fallens, blitzartigen sensorischen Missempfindungen oder auditorischen Eindrücken einhergehen. Gelegentlich treten auch sehr bildliche Trauminhalte auf.

Prävalenz

Einschlafmyoklonien sind weit verbreitet: Die Prävalenz von leichteren Formen soll zwischen 60 und 70 % liegen. Sie können in jedem Alter vorkommen und zeigen keine Geschlechtspräferenz oder familiäre Häufung.

Ursachen

Einschlafmyoklonien treten sehr häufig idiopathisch-sporadisch auf und haben in der Regel keine pathologische Bedeutung. Der Verlauf ist individuell sehr verschieden. Im ungünstigen Fall können sich Ängste vor dem Einschlafen entwickeln und das Gefühl der Entspannung beim Einschlafen verloren gehen.

Stimulanzien wie Koffein oder körperliche Arbeit vor dem Schlafengehen können zu einer Verstärkung führen. Es wird vermutet, dass eine Enthemmung normalerweise inhibitorisch wirksamer Neurone beim Übergang in den Schlaf die Symptomatik auslöst.

Diagnostik und Differenzialdiagnostik

Eine polysomnografische Untersuchung ist nur dann notwendig, wenn die motorischen Phänomene zu erheblichen Schlafstörungen führen oder Zweifel an der Diagnose bestehen. Differenzialdiagnostisch sollten abgegrenzt werden:

- Fragmentarischer Myoklonus (führt zu keinen sichtbaren Bewegungen)
- Propriospinaler Myoklonus (betrifft v. a. die Stammmuskulatur)
- Myoklonusepilepsie (typische EEG-Veränderungen)

Therapie

Nur wenn Myoklonien sehr ausgeprägt sind und mehrfach hintereinander auftreten, können sie zu Einschlafschwierigkeiten führen. Eine medikamentöse Intervention mit Clonazepam kann bei ausgeprägter Manifestation probatorisch eingesetzt werden. Eine Aufklärung über die gutartige Diagnose und Prognose kann aber bereits zu einer Entlastung und Besserung der Schlafqualität führen [1].

16.4 Hypnagoger Fußtremor und alternierende Muskelaktivierung

DEFINITION

Der **hypnagoge Fußtremor** ist durch rhythmische, mehrere Sekunden bis Minuten anhaltende schnelle Bewegungen des Fußes oder der Zehen während des Überganges vom Wach- in den Schlafzustand gekennzeichnet. Die **alternierende Muskelaktivierung** besteht aus einer kurzen Aktivierung des M. tibialis anterior in einem Bein im Wechsel mit einer gleichartigen Aktivierung im anderen Bein während des leichten Non-REM-Schlafs.

Symptomatik

Beide Varianten treten häufig in Assoziation mit einer anderen motorischen Schlafstörung, insbesondere einem Restless-Legs-Syndrom oder einer REM-Schlaf-Verhaltensstörung auf. In isolierter Form handelt es sich bei der **alternierenden Muskelaktivierung** um ein rein polysomnografisches Muster und ist mit keinen Schlafstörungen verbunden. Über die Prävalenz ist bisher kaum etwas bekannt.

Der **hypnagoge Fußtremor** ist ein relativ häufiges Phänomen. In der Regel zeigen sich diese Bewegungen in vielen Nächten und über einen Zeitraum von mehreren Monaten, ohne von den Betroffenen wahrgenommen zu werden (➤ Abb. 16.1). Gelegentlich kann ein hypnagoger Fußtremor auch in stark ausgeprägter Form auftreten und dann zu Einschlafstörungen sowie zu Unterbrechungen des Schlafs führen.

Ursachen, Differenzialdiagnosen, Therapie

Ähnlichkeiten zwischen beiden Phänomenen lassen vermuten, dass es sich nicht um unabhängige Erscheinungen handelt; die genauen Zusammenhänge sind jedoch ungeklärt. Über die Pathophysiologie ist kaum etwas bekannt; möglicherweise können Psychopharmaka (Antidepressiva) die Symptomatik auslösen. Differenzialdiagnostisch sollten periodische Beinbewegungen im Schlaf, propriospinale Myoklonien sowie rhythmische Bewegungsstörungen oder eine Neuroleptika-induzierte Akathisie ausgeschlossen werden. Eine spezifische Therapie ist nicht bekannt, im Vordergrund

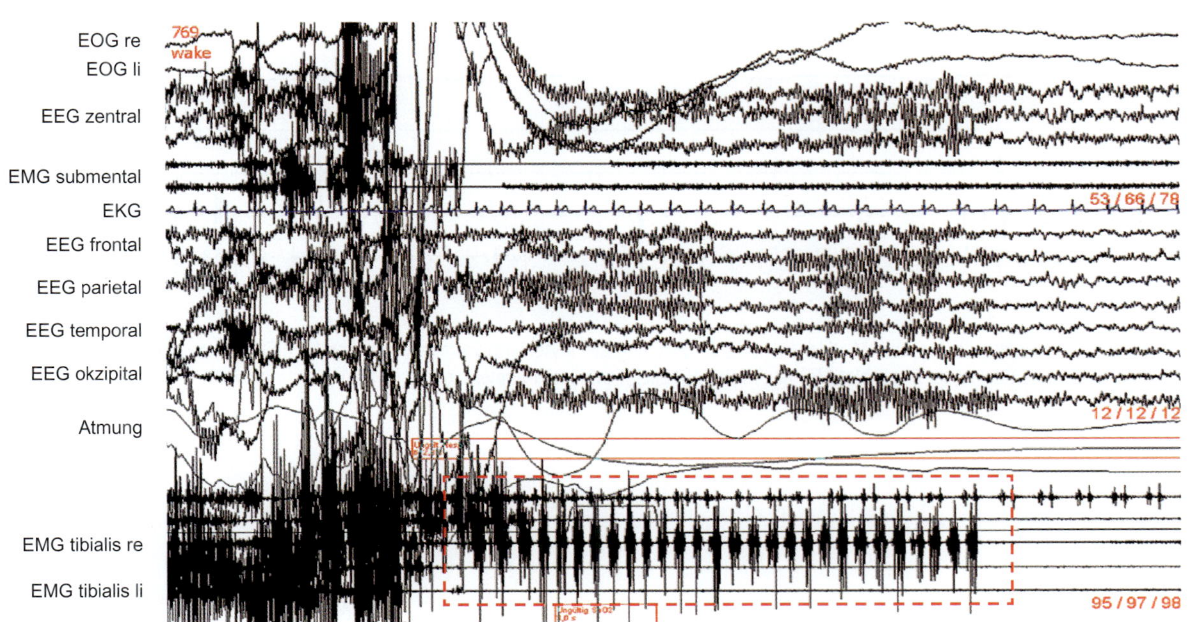

Abb. 16.1 Hypnagoger Fußtremor. Polysomnografische Darstellung schneller Fußbewegungen im Bereich des rechten M. tibialis anterior (Umrahmung). Die Fußbewegungen beginnen mit der Weckreaktion (Arousal) und sistieren mit dem Wiedereinschlafen. [P492]

steht die Behandlung assoziierter Schlafstörungen wie die eines RLS [1].

16.5 Exzessiver fragmentarischer Myoklonus

DEFINITION

Der **exzessive fragmentarische Myoklonus** (EFM) ist fast immer ein inzidenteller polysomnografischer EMG-Befund, der durch kaum oder nicht wahrnehmbare Bewegungen der Finger oder Zehen gekennzeichnet ist. Diese Myoklonusform tritt nur im Non-REM-Schlaf auf.

Symptomatik

Der EFM kann isoliert vorhanden sein oder häufiger mit anderen spezifischen Schlafstörungen (u. a. Narkolepsie, periodische Beinbewegungsstörung, Restless-Legs-Syndrom, REM-Schlaf-Verhaltensstörung, Schlafapnoe-Syndrom) gemeinsam vorkommen, ohne dass er zur Symptomatik eines gestörten Schlafs beiträgt. In der polysomnografischen Ableitung zeigen sich isolierte, sehr kurze (75–150 ms) EMG-Potenziale sehr unterschiedlicher Muskelgruppen ohne schlafstörenden Effekt (➤ Abb. 16.2). Die Potenziale treten asynchron und asymmetrisch auf. Der EFM findet sich in allen Non-REM-Schlafstadien, wobei die Intensität im Tiefschlaf am geringsten ist.

Ursachen und Therapie

Die Pathophysiologie ist bisher nicht geklärt. Vermutet wird u. a. eine Desinhibition der normalen motorischen Kontrolle während des Schlafs. Die Prävalenz ist nicht bekannt. Das Phänomen ist für die Betroffenen meist nicht bemerkbar, es hat keine klinische Bedeutung und führt daher auch zu keinen therapeutischen Konsequenzen [1].

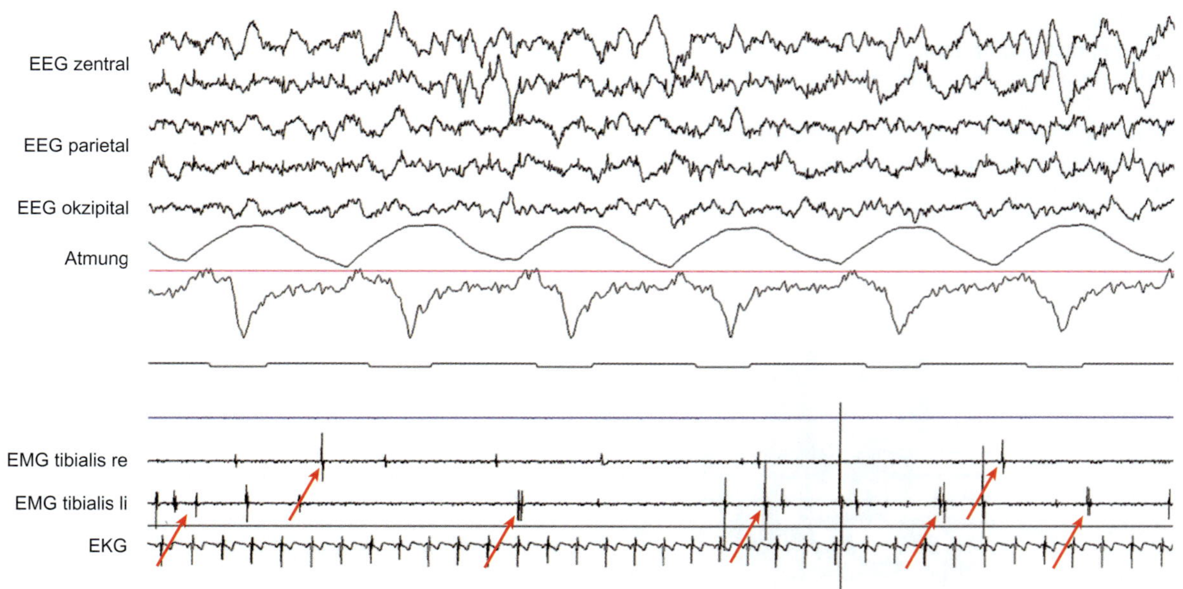

Abb. 16.2 Exzessiver fragmentarischer Myoklonus. In der Polysomnografie lassen sich vor allem im linken M. tibialis anterior zahlreiche sehr kurze EMG-Potenziale ohne Effekte auf das Schlaf-EEG nachweisen (Pfeile; nicht jeder fragmentarische Mykolonus ist markiert).

Literaturverzeichnis

Kapitel 1

[1] Hobson JA. Sleep is of the brain, by the brain and for the brain. Nature 2005; 437 (7063): 1254.
[2] Borbély AA. A two process model of sleep regulation. Hum Neurobiol 1982; 1: 195–204.
[3] Hobson JA, McCarley RW, Wyzinski PW. Sleep cycle oscillation: reciprocal discharge by two brainstem neuronal groups. Science 1975; 189 (4196): 55–58.
[4] Spektrum der Wissenschaft Kompakt: „Gesunder Schlaf". Heidelberg: Spektrum der Wissenschaft Verlagsgesellschaft; 2017.
[5] Schredl M. Traum. München: Reinhardt/UTB; 2008.
[6] Peter H, Penzel T, Peter JH. Enzyklopädie der Schlafmedizin. Heidelberg: Springer; 2007.

Kapitel 2

[1] Deutsches Institut für Medizinische Dokumentation und Information (DIMDI) (Hrsg.). Internationale statistische Klassifikation der Krankheiten und verwandter Gesundheitsprobleme. 10. Revision, Version 2018 (ICD-10-GM). Köln: Deutscher Ärzte-Verlag; 2017.
[2] American Academy of Sleep Medicine. The International Classification of Sleep Disorders (ICSD-3): Diagnostic and Coding Manual. 3. A. Darien, Illinois: American Academy of Sleep Medicine; 2014.
[3] Falkai P, Wittchen HU, Döpfner M, et al. (Hrsg.) Diagnostisches und Statistisches Manual Psychischer Störungen DSM-5. Deutsche Ausgabe. American Psychiatric Association. Hogrefe 2015.

Kapitel 3

[1] Mayer G, Fietze I, Fischer J et al. S3-Leitlinie Nicht erholsamer Schlaf/Schlafstörungen. Somnologie 2009; 13 (Suppl 1): 4–160.
[2] Ott H, Bischoff RC, Oswald I et al. Review of sleep induction and hangover effects with visual analogue scales. In: Kubicki S, Herrmann WM (Hrsg.): Methods of sleep research. Stuttgart: Fischer 1985; 76–91.
[3] Buysse DJ, Reynolds CF, Monk TH et al. Pittsburgh sleep quality index: a new instrument for psychiatric practice and research. Psychiatry Res 1989; 28: 193–213.
[4] Netzer NC, Stoohs RA, Netzer CM et al. Using the Berlin Questionnaire to identify patients at risk for the sleep apnea syndrome. Ann Intern Med 1999; 131: 485–491.
[5] Weeß HG, Schürmann T, Binder R, Steinberg R. Landecker Inventar zur Erfassung von Schlafstörungen. Frankfurt/M: Pearson Assessment & Information; 2008.
[6] Crönlein T, Geisler P, Langguth B et al. Regensburg Insomia Scale (RIS), a new short rating scale for psychological symptoms and sleep in psychophysiological insomnia. Manuscript for BMC Psychiatry 20/01/2011.
[7] Dieck A, Morin CM, Backhaus J. A German version of the Insomnia Severity Index. Somnologie 2018; 22 (1): 27–35.
[8] Johns MW. A new method for measuring daytime sleepiness. The Epworth Sleepiness Scale. Sleep 1991; 14: 103–109.
[9] Åkerstedt T, Gillberg M. Subjective and objective sleepiness in the active individual. Intern J Neurosci 1990; 52: 29–37.
[10] Hoddes E, Zarcone V, Smythe H et al. Quantification of sleepiness: a new approach. Psychophysiol 1973; 4: 431–436.
[11] Frohnhofen H, Bibl M, Nickel B, Popp R. Der Essener Fragebogen Alter und Schläfrigkeit (EFAS) – ein neues Assessmentinstrument zur Messung von Tagesschläfrigkeit bei alten Menschen. Eur J Ger 2010; 12: 84–89.
[12] Flemons WW, Reimer MA. Quality of life consequencesof s leep-disordered breathing. Am J Resp Crit Care Med 1998; 158: 494–503.
[13] Fulda S, Hornyak M, Müller K et al. Entwicklung und Validierung des Münchner Parasomnie-Screening (MUPS): Ein Fragebogen zur Erfassung von Parasomnien und nächtlichen Verhaltensweisen. Somnologie 2008; 12: 56–65.
[14] Stiasny-Kolster K, Mayer G, Schäfer S et al. The REM sleep behavior disorder screening questionnaire – a new diagnostic instrument. Mov Disord 2007; 22: 2386–2393.
[15] Stiasny-Kolster K, Möller JC, Heinzel-Gutenbrunner M et al. Validierung des Fragebogens zum Screening auf Restless-Legs-Syndrom. Somnologie 2009; 13: 37–42
[16] Allen RP, Earley CJ. Validation of the Johns Hopkins restless legs severity scale. Sleep Med 2001; 2: 239–242.
[17] Griefahn B, Künemund C, Bröde P, Mehnert P. Zur Validität der deutschen Übersetzung des Morningness-Eveningness-Questionnaires von Horne und Östberg. Somnologie 2001; 5: 71–80.
[18] Schredl M, Berres S, Klingauf A, Schellhaas S, Göritz AS. The Mannheim Dream Questionnaire (MADRE): Retest reliability, age and gender effects. International Journal of Dream Research 2014; 7 (2): 141–147.
[19] Gemeinsamer Bundesausschuss (BUB). Richtlinine Methoden vertragsärztliche Versorgung. 2018. Aus: https://www.g-ba.de/downloads/62-492-1527/MVV-RL_2017-11-17_iK-2018-02-01.pdf (letzter Zugriff: 9.5.2018).
[20] Berry RB, Brooks R, Gamaldo CE, Harding SM, Marcus CL, Vaughn BV. The AASM manual for the scoring of sleep and associated events. Rules, terminology and technical specifications. Darien, Illinois: American Academy of Sleep Medicine; 2012.
[21] Rechtschaffen A, Kales A. A manual of standardized terminology, technique and scoring system for sleep stages of human sleep. Los Angeles Brain Information Service. Los Angeles: Brain Information Institute, UCLA; 1968.
[22] Bullinger M, Kirchberger I. SF-36 Fragebogen zum Gesundheitszustand – Handanweisung. Göttinhgen: Hogrefe; 1998.
[23] Hautzinger M, Keller F, Kühner C. Beck depressions-inventar (BDI-II). Frankfurt: Harcourt Test Services; 2006.
[24] Beck AT, Epstein N, Brown G, Steer RA. An inventory for measuring clinical anxiety: psychometric properties. J Consult Clin Psychol 1988; 56 (6): 893.
[25] Krupp LB, LaRocca NG, Muir-Nash J, Steinberg AD. The fatigue severity scale: application to patients with multiple sclerosis and systemic lupus erythematosus. Arch Neurol 1989; 46 (10): 1121–1123.
[26] Carskadon MA, Dement WC, Mitler MM et al. Guidelines for the multiple sleep latency test (MSLT): a standard measure of sleepiness. Sleep 1986; 9: 519–524.
[27] Geisler P, Tracik F, Crönlein T et al. The influence of age and sex on sleep latency in the MSLT-30 – a normative study. Sleep 2006; 29 (5): 687–692.
[28] Mitler MM, Gujavarty KS, Brownman CP. Maintenance of wakefulness test: a polysomnographic technique for evaluating treatment in patients with excessive somnolence. Electroencephalogr Clin Neurophysiol 1982; 53: 658–661.

[29] Doghramji K, Mitler MM, Sangal RB et al. A normative study of the maintenance of wakefulness test (MWT). Electroencephalogr Clin Neurophysiol 1997; 103: 554–562.

[30] Bennett LS, Stradling JR, Davies RJ. A behavioural test to assess daytime sleepiness in obstructive sleep apnoea. J Sleep Res 1997; 6 (2): 142–145.

[31] Zimmermann P, Fimm B. Testbatterie zur Aufmerksamkeitsprüfung – Version 2.2: (TAP). Herzogenrath: Psytest; 2009.

[32] Findley L, Unverzagt M, Guchu R et al. Vigilance and automobile accidents in patients with sleep apnea or narcolepsy. Chest 1995; 108: 619–624.

Kapitel 4

[1] American Academy of Sleep Medicine. The International Classification of Sleep Disorders (ICSD-3): Diagnostic and Coding Manual. 3. A. Darien, Illinois: American Academy of Sleep Medicine; 2014.

[2] Reyner LA, Horne JA. Suppression of sleepiness in drivers: combination of caffeine with a short nap. Psychophysiology 1997; 34: 721–725.

[3] Heiser C, Hofauer B. S2k-Leitlinie: Diagnostik und Therapie des Schnarchens des Erwachsenen. Bayerisches Ärzteblatt 2017; 7–8: 336–343.

[4] Pollmächer T, Wetter TC, Happe S, Richter K, Acker J, Riemann D. Schlafmedizinische Differenzialdiagnostik in Psychiatrie und Psychotherapie. Nervenarzt 2014; 85: 57–66.

[5] Fulda S, Hornyak M, Müller K, Cerny, L, Beitinger P, Wetter TC. Development and validation of the Munich Parasomnia Screening (MUPS): a questionnaire for parasomnias and nocturnal behaviours. Somnologie 2008; 12: 56–65.

[6] Mayer G, Fietze I, Fischer J et al. S3-Leitlinie Nicht erholsamer Schlaf/Schlafstörungen. Somnologie 2009; 13 (Suppl 1): 4–160.

[7] Allen RP, Picchietti DL, Garcia-Borreguero D et al. Restless legs syndrome/Willis-Ekbom disease diagnostic criteria: updated International Restless legs Syndrome Study Group (IRLSSG) consensus criteria – history, rationale, description, and significance. Sleep Med 2014; 15: 860–873.

[8] Tinuper P, Provini F, Bisulli F et al. Movement disorders in sleep: guidelines for differentiating epileptic from non-epileptic motor phenomena arising from sleep. Sleep Med Rev 2007; 11: 255–267.

[9] Koopman MG, Koomen GC, Krediet RT, de Moor EA, Hoek FJ, Arisz L. Circadian rhythm of glomerular filtration rate in normal individuals. Clin Sci (Lond) 1989; 77 (1): 105–111.

[10] Stölting P. Nykturie bei Senioren. Ars medici 2012; 19: 1016–1019.

Kapitel 5

[1] Riemann D, Baum E, Cohrs S et al. S3-Leitlinie Nicht erholsamer Schlaf/Schlafstörungen. Somnologie 2017; 21: 2–44.

[2] Pollmächer T, Wetter TC. Schlafstörungen und psychische Erkrankungen. Stuttgart: Kohlhammer; 2018.

Kapitel 6

[1] Mayer G, Arzt M, Braumann B et al. Deutsche Gesellschaft für Schlafforschung und Schlafmedizin: S3-Leitlinie Nicht erholsamer Schlaf/Schlafstörungen – Kapitel „Schlafbezogene Atmungsstörungen“. Somnologie 2017; Suppl 2: S97–S180.

[2] McEvoy RD, Antic NA, Heeley E et al. CPAP for prevention of cardiovascular events in obstructive sleep apnea. N Engl J Med 2016; 375 (10): 919–931.

[3] Randerath W, Verbraecken J, Andreas S et al. Definition, discrimination,diagnosis and treatment of central breathing disturbances during sleep. Eur Respir J 2017; 49 (1): pii: 1600959.

[4] Randerath WJ, Hein H, Arzt M et al. Konsensuspapier zur Diagnostik und Therapie schlafbezogener Atmungsstörungen bei erwachsenen. Pneumologie 2014; 68 (2): 106–123.

[5] Sturm A, Clarenbach P. Checkliste Schlafstörungen. Stuttgart, New York: Thieme; 1997.

[6] Schulz H, Geisler P, Rodenbeck A; Deutsche Gesellschaft für Schlafforschung und Schlafmedizin. Kompendium Schlafmedizin für Ausbildung, Klinik und Praxis. 28. A. Landsberg: ecomed; 2018.

[7] Woehrle H, Oldenburg O, Stadler S, Arzt M. Schlafapnoe als Komorbidität bei Herzinsuffizienz. Internist (Berl) 2018; 59 (5): 428–438.

Kapitel 7

[1] American Academy of Sleep Medicine. The International Classification of Sleep Disorders (ICSD-3): Diagnostic and Coding Manual. 3. A. Darien, Illinois: American Academy of Sleep Medicine; 2014.

[2] Young P, Heidbreder A. Diagnostik und Therapie der Narkolepsie. Somnologie 2018. [E-pup ahead of print].

[3] Mayer G, Pollmächer T (Hrsg.), Narkolepsie – Neue Chancen in Diagnostik und Therapie. Stuttgart: Thieme; 2007.

[4] Scammel ES. Narcolepsy. N Engl J Med 2015; 373: 2654–2662.

[5] Mayer G. Neues von Diagnostik, Pathogenese und Therapie der Narkolepsie. NeuroTransmitter 2016; 27: 24–28.

[6] Diener HC, Weimar C et al. Leitlinien für Diagnostik und Therapie in der Neurologie: Kapitel Schlafstörungen, Narkolepsie. Stuttgart: Thieme; 2012.

[7] Barateau L, Lopez R, Dauvilliers Y. Management of narcolepsy. Curr Treat Options Neurol 2016; 18: 43.

[8] Arnulf I. Kleine-Levin Syndrome. Sleep Med Clin 2015; 10: 151–161.

[9] Leu-Semenescu S, Le Corvec T, Groos E, Lavault S, Golmard J, Arnulf I. Lithium therapy in Kleine-Levin syndrome: an open-label, controlled study in 130 patients. Neurology 2015; 85: 1655–1662.

Kapitel 8

[1] American Academy of Sleep Medicine. The International Classification of Sleep Disorders (ICSD-3): Diagnostic and Coding Manual. 3. A. Darien, Illinois: American Academy of Sleep Medicine; 2014.

[2] Reid KJ, Zee PC. Circadian rhythm sleep disorders. Semin Neurol 2009; 29 (4): 393–405.

[3] Seibt A, Knauth P, Griefhahn B et al. Arbeitsmedizinische Leitlinie der Deutschen Gesellschaft für Arbeitsmedizin und Umweltmedizin e. V.: Nacht und Schichtarbeit. Arbeitsmedizin, Sozialmedizin, Umweltmedizin 2006; 41 (8): 390–397.

[4] Benedetti F, Barbini B, Colombo C et al. Chronotherapeutics in a psychiatric ward. Sleep Med Rev 2007; 11: 509–522.

Kapitel 9

[1] American Academy of Sleep Medicine. The International Classification of Sleep Disorders (ICSD-3): Diagnostic and Coding Manual. 3. A. Darien, Illinois: American Academy of Sleep Medicine; 2014.

[2] Cartwright RD. Parasomnias due to medications or substances. In: Thorpy MJ, Plazzi G (Hrsg.): The parasomnias and other sleep-related movement disorders. Cambridge: Cambridge University Press 2010; 42–53.

[3] Zadra A, Desautels A, Petit D, Montplaisir J. Somnambulism: clinical aspects and pathophysiological hypotheses. Lancet Neurol 2013; 12: 285–294.
[4] Mayer G, Fietze I, Fischer J et al. S3-Leitlinie Nicht erholsamer Schlaf/Schlafstörungen. Somnologie 2009; 13 (Suppl 1): 4–160.
[5] Tinuper P, Provini F, Bisulli F et al. Movement disorders in sleep: guidelines for differentiating epileptic from non-epileptic motor phenomena arising from sleep. Sleep Med Rev 2007; 11: 255–267.
[6] Harris M, Grunstein R. Treatment for somnambulism in adults: assessing the evidence. Sleep Med Rev 2009; 13: 295–297.
[7] Howell MJ, Schenck C. Rapid eye movement sleep behavior disorder and neurodegenerative disease. JAMA Neurol 2015;72: 707–712.
[8] Iranzo A, Santamaría J, Tolosa E. Idiopathic rapid eye movement sleep behaviour disorder: diagnosis, management, and the need for neuroprotective interventions. Lancet Neurol 2016; 15: 405–419.
[9] Teman PT, Tippmann-Peikert M, Silber M, Slocum NL, Auger RR. Idiopathic rapid-eye-movement sleep disorder: Associations with antidepressants, psychiatric diagnoses, and other factors, in relation to age of onset. Sleep Med 2009; 10: 60–65.
[10] Spoormaker VI, Schredl M, van den Bout J. Nightmares: from anxiety symptom to sleep disorder. Sleep Med Rev 2006; 10: 19–31.
[11] Krakow B, Kellner R, Patheak D, Lambert L. Imagery rehearsal treatment for chronic nightmares. Behav Res Ther 1995; 33: 837–843.
[12] Thünker J, Pietrowsky R. Albträume – Ein Therapiemanual. Göttingen: Hogrefe; 2011.
[13] Tribl GG, Wetter TC, Schredl M. Dreaming under antidepressants: a systematic review on evidence in depressive patients and healthy volunteers. Sleep Med Rev 2013; 17: 133–142.
[14] Kung S, Espinel Z, Lapid MI. Treatment of nightmares with prazosin: a systematic review. Mayo Clin Proc 2012; 87: 890–900.

Kapitel 10

[1] American Academy of Sleep Medicine. The International Classification of Sleep Disorders (ICSD-3): Diagnostic and Coding Manual. 3. A. Darien, Illinois: American Academy of Sleep Medicine; 2014.
[2] Trenkwalder C, Benes H, Buschmann H et al. Restless legs Syndrom (RLS) und Periodic Limb Movement Disorder (PLMD). In: Diener HC, Weimar C et al. Leitlinien für Diagnostik und Therapie in der Neurologie. Stuttgart: Thieme 2012; 89–107.
[3] Rottach KG, Schaner BM, Kirch MH et al. Restless legs syndrome as side effect of second generation antidepressants. J Psychiatr Res 2008; 43: 70–75.
[4] Ohayon MM, O'Hara R, Vitiello MV. Epidemiology of restless legs syndrome: a synthesis of the literature. Sleep Med Rev 2012; 16: 283–295.
[5] Szentkirályi A, Fendrich K, Hoffmann W, Happe S, Berger K. Incidence of restless legs syndrome in two population-based cohort studies in Germany. Sleep Med 2011; 12: 815–820.
[6] Allen RP, Picchietti DL, Garcia-Borreguero D et al. Restless legs syndrome/Willis-Ekbom disease diagnostic criteria: updated International Restless legs Syndrome Study Group (IRLSSG) consensus criteria – history, rationale, description, and significance. Sleep Med 2014; 15: 860–873.
[7] Hornyak M, Kotterba S, Trenkwalder C et al. Indications for performing polysomnography in the diagnosis and treatment of the restless legs syndrome. Somnologie 2001; 5: 159–162.
[8] Wetter TC, Mitterling T. Diagnosestellung und Therapie des Restless legs Syndroms. Somnologie 2016; 20: 309–321.
[9] American Academy of Sleep Medicine. The AASM Manual for the Scoring of Sleep and Associated Events: Rules, Terminology and Technical Specifications. Westchester, Illinois: American Academy of Sleep Medicine; 2007.
[10] Mayer G, Fietze I, Fischer J et al. S3-Leitlinie Nicht erholsamer Schlaf/Schlafstörungen. Somnologie 2009; 13 (Suppl 1): 4–160.

Kapitel 11

[1] Ohayon MM, Carskadon MA, Guilleminault C, Vitiello MV. Meta-analysis of quantitative sleep parameters from childhood to old age in healthy individuals: developing normative sleep values across the human lifespan. Sleep 2004; 27 (7): 1255–1273.
[2] Happe S. Schlaf und seine Störungen im Alter. Somnologie 2012; 16: 80–87.
[3] Frohnhofen H, Bibl M, Nickel B, Popp R. Der Essener Fragebogen Alter und Schläfrigkeit (EFAS) – ein neues Assessmentinstrument zur Messung von Tagesschläfrigkeit bei alten Menschen. Eur J Ger 2010; 12: 84–89.
[4] Bloom HG, Ahmed I, Alessi CA et al. Evidence-based recommendations for the assessment and management of sleep disorders in older persons. J Am Geriatr Soc 2009; 57 (5): 761–789.
[5] Frohnhofen H, Schlitzer J, Netzer N. Schlaf und Schlafstörungen beim alten Menschen. Somnologie 2017; 21 (1): 67–81.

Kapitel 12

[1] Winokur G, Clayton PJ, Reich T. Manic depressive illness. St. Louis: Mosby; 1969.
[2] Palagini L, Baglioni C, Ciapparelli A, Gemignani A, Riemann D. REM sleep dysregulation in depression: State of the art. Sleep Med Rev 2013; 17: 377–390.
[3] Staner L. Comorbidity of insomnia and depression. Sleep Med Rev 2010; 14: 35–46.
[4] Perlis ML, Glies DE, Buysse DJ, Tu X, Kupfer DF. Self-reported sleep disturbances as a prodromal symptom in recurrent depression. J Affect Disorder 1997; 42: 209–212.
[5] Baglioni C, Battagliese G, Feige B et al. Insomnia as a predictor of depression: a meta-analytic evaluation of longitudinal epidemiological studies. J Affective Disord 2011; 135: 10–19.
[6] Giedke H, Schwärzler F. Therapeutic use of sleep deprivation in depression. Sleep Med Rev 2002; 6: 361–377.
[7] Mellman TA. Sleep and post-traumatic stress disorder: a roadmap for clinicians and researchers. Sleep Med Rev 2008; 12: 165–167.
[8] Pigeon WR, Gallegos AM. Posttraumatic stress disorder and sleep. Sleep Med Clin 2015; 10: 41–48.
[9] Krakow B, Kellner R, Patheak D, Lambert L. Imagery rehearsal treatment for chronic nightmares. Behav Res Ther 1995; 33: 837–843.
[10] Kung S, Espinel Z, Lapid MI. Treatment of nightmares with prazosin: a systematic review. Mayo Clin Proc 2012; 87: 890–900.
[11] Gold AR. Functional somatic syndromes, anxiety disorders and the upper airway: a matter of paradigms. Sleep Med Rev 2011; 15: 389–401.
[12] Baglioni C, Nanovska S, Regen W et al. Sleep and mental disorders: a meta-analysis of polysomnographic research. Psychol Bull 2016; 142: 969–990.
[13] Philipsen A, Hornyak M, Riemann D. Sleep and sleep disorders in adults with attention deficit/hyperactivity disorder. Sleep Med Rev 2006; 10: 399–405.

Kapitel 13

[1] American Academy of Sleep Medicine. The International Classification of Sleep Disorders (ICSD-3): Diagnostic and Coding Manual. 3. A. Darien, Illinois: American Academy of Sleep Medicine; 2014.
[2] Happe S, Zeitlhofer J, Evers S. Schlafgebundene Kopfschmerzen. Wien Klin Wochenschr 2001; 113: 259–265.
[3] Högl B, Wetter TC, Trenkwalder C. Pathophysiologie, Klinik und Therapie von Schlafstörungen beim Morbus Parkinson. Nervenarzt 2001; 72: 416–424.

[4] Brass SD, Duquette P, Proulx-Therrien J, Auerbach S. Sleep disorders in patients with multiple sclerosis. Sleep Med Rev 2010; 14: 121–129.

[5] Baglioni C, Nissen C, Schweinoch A et al. Polysomnographic characteristics of sleep in stroke: a systematic review and meta-analysis. Plos One 2016; 11 (3) e0148496.

[6] Köhler U, Cassel W, Hildebrandt O et al. Obstruktive Schlafapnoe bei neurologischen Erkrankungen. Nervenarzt 2014; 85: 35–42.

[7] American Academy of Sleep Medicine. ICSD-2 – International Classification of Sleep Disorders. 2. A. Diagnostic and Coding Manual. Westchester, Illinois: American Academy of Sleep Medicine; 2005.

[8] Voges B, Stodieck S. Epilepsie und Schlaf. Somnologie 2017; 21: 229–246.

[9] Mayer G. Schlaf und neurologische Erkrankungen. Nervenarzt 2016; 87: 616–622.

[10] Heidbreder A, Young P, Okegwo A, Orth M. Schlafbezogene Hypoventilatinen bei neuromuskulären Erkrankungen. Somnologie 2012; 16: 160–166.

[11] Deutsche Gesellschaft für Pneumologie und Beatmunsmedizin e. V. S2-Leitlinie „Nichtinvasive und invasive Beatmung als Therapie der chronisch respiratorischen Insuffizienz". Pneumologie 2010; 64: 207–240.

[12] Lugaresi E, Medori R, Montagna P et al. Fatal familial insomnia and dysautonomia with selective degeneration of thalamic nuclei. N Engl J Med 1986; 315: 997–1003.

[13] Montagna P, Gambetti P, Cortelli P, Lugaresi E. Familial and sporadic fatal insomnia. Lancet Neurol 2003; 2: 167–176.

Kapitel 14

[1] Becker HF, Jerrentrup A, Ploch T et al. Effect of nasal continuous positive airway pressure treatment on blood pressure in patients with obstructive sleep apnea. Circulation 2003; 107 (1): 68–73.

[2] Hauner H, Moss A, Berg A et al. Interdisziplinäre Leitlinie der Qualität S3 zur „Prävention und Therapie der Adipositas". Adipositas – Ursachen, Folgeerkrankungen, Therapie 2014; 08 (04): 179–221.

[3] Mancia G, Fagard R, Narkiewicz K et al. 2013 ESH/ESC guidelines for the management of arterial hypertension: the Task Force for the Management of Arterial Hypertension of the European Society of Hypertension (ESH) and of the European Society of Cardiology (ESC). Eur Heart J 2013; 34 (28): 2159–2219.

[4] McEvoy RD, Antic NA, Heeley E et al. CPAP for prevention of cardiovascular events in obstructive sleep apnea. N Engl J Med 2016; 375 (10): 919–931.

[5] Mayer G, Arzt M, Braumann B et al. Deutsche Gesellschaft für Schlafforschung und Schlafmedizin: S3-Leitlinie Nicht erholsamer Schlaf/Schlafstörungen – Kapitel „Schlafbezogene Atmungsstörungen". Somnologie 2017; Suppl s2: S97–S180.

[6] Pathak RK, Middeldorp ME, Lau DH et al. Aggressive risk factor reduction study for atrial fibrillation and implications for the outcome of ablation: the ARREST-AF cohort study. J Am Coll Cardiol 2014; 64 (21): 2222–2231.

[7] Piepoli MF, Hoes AW, Agewall S et al. 2016 European Guidelines on cardiovascular disease prevention in clinical practice: The Sixth Joint Task Force of the European Society of Cardiology and Other Societies on Cardiovascular Disease Prevention in Clinical Practice. Developed with the special contribution of the European Association for Cardiovascular Prevention & Rehabilitation (EACPR). Eur Heart J 2016; 37 (29): 2315–2381.

[8] Sturm A, Clarenbach P. Checkliste Schlafstörungen. Stuttgart, New York: Thieme; 1997.

[9] Schulz H, Geisler P, Rodenbeck A; Deutsche Gesellschaft für Schlafforschung und Schlafmedizin. Kompendium Schlafmedizin für Ausbildung, Klinik und Praxis. 28. A. Landsberg: ecomed; 2018.

[10] Woehrle H, Oldenburg O, Stadler S, Arzt M. Schlafapnoe als Komorbidität bei Herzinsuffizienz. Internist (Berl) 2018; 59 (5): 428–438.

Kapitel 15

[1] Mayer G, Fietze I, Fischer J et al. S3-Leitlinie Nicht erholsamer Schlaf/Schlafstörungen. Somnologie 2009; 13 (Suppl 1): 4–160.

[2] Pollmächer T. Schlafstörungen. In: Möller HJ, Laux G, Kampfhammer HP (Hrsg.): Psychiatrie, Psychosomatik, Psychotherapie. Heidelberg: Springer 2017; 2281–2322.

[3] Hoque R, Chesson AL. Zolpidem-induced sleepwalking, sleep related eating disorder, and sleep-driving: Fluorine-18-Fluorodeoxyglucose positron emission tomography analysis, and a literature review of other unexpected clinical effects of zolpidem. J Clin Sleep Med 2009; 5: 471–476.

[4] Huber M, Sherwood K. Zolpidem im Zusammenhang mit eingeschränkter Fahrtüchtigkeit, Verkehrsunfällen und Schlafwandeln – Europäisches Risikobewertungsverfahren. BfArM 2014; 2: 7–11.

[5] Brower KJ. Insomnia, alcoholism and relapse. Sleep Med Rev 2003; 7: 523–539.

[6] Landolt HP, Rétey JV, Tönz K et al. Caffeine attenuates waking and sleep electroencephalographic markers of sleep homeostasis in humans. Neuropsychopharmacology 2004; 29: 1933–1939.

[7] Phillips BA, Danner FJ. Cigarette smoking and sleep disturbance. Arch Intern Med 1995; 155: 734–737.

[8] Gates PJ, Albertella L, Copeland J. The effects of cannabinoid administration on sleep: a systematic review of human studies. Sleep Med Rev 2014, 18: 477–487.

[9] Garcia AN, Salloum IM. Polysomnographic sleep disturbances in nicotine, caffeine, alcohol, cocaine, opioid, and cannabis use: a focused review. Am J Addict 2015; 24: 590–598.

[10] Arnedt JT, Conroy DA, Brower KJ. Sleep and substance use disorders. In: Morin CM, Espie CA (Hrsg.): The Oxford Handbook of Sleep and Sleep Disorders. Oxford: Oxford University Press 2012; 526–554.

Kapitel 16

[1] American Academy of Sleep Medicine. ICSD-2 – International Classification of Sleep Disorders. 2. A. Diagnostic and Coding Manual. Westchester, Illinois: American Academy of Sleep Medicine; 2005.

Register

S

T